U0107580

启真馆 出品

CAMBRIDGE 启真·思想家

HUME

An Intellectual Biography

[英]

詹姆斯·A. 哈里斯 著

James A. Harris

张正萍 译

大卫·休谟
思想传

ZHEJIANG UNIVERSITY PRESS
浙江大学出版社

图书在版编目（CIP）数据

大卫·休谟思想传/（英）詹姆斯·A.哈里斯著；
张正萍译. — 杭州：浙江大学出版社，2023.11
（启真·思想家）
书名原文：Hume：An Intellectual Biography
ISBN 978-7-308-24176-2

Ⅰ.①大… Ⅱ.①詹…②张… Ⅲ.①休谟（Hume，
David 1711-1776）-哲学思想-思想评论 Ⅳ.①B561.291

中国国家版本馆CIP数据核字（2023）第163042号

大卫·休谟思想传

[英] 詹姆斯·A.哈里斯　著　张正萍　译

责任编辑	叶　敏
责任校对	汪　潇
装帧设计	罗　洪
出版发行	浙江大学出版社
	（杭州天目山路148号　邮政编码310007）
	（网址：http://www.zjupress.com）
排　　版	北京辰轩文化传播有限公司
印　　刷	北京中科印刷有限公司
开　　本	710mm×1000mm　1/16
印　　张	36.25
字　　数	574千
版 印 次	2023年11月第1版　2023年11月第1次印刷
书　　号	ISBN 978-7-308-24176-2
定　　价	158.00元

序

据我所知，这是第一本关于休谟的思想传记。这本传记尝试为休谟的各种观点勾勒一幅完整的画面，而这些观点体现在休谟关于哲学、政治、历史、经济、文学的所有著作中。本书焦点几乎完全集中在已发表的文本上，因为我们大多数人都只能从这些文本出发。休谟一生做了大量笔记，这些笔记肯定塞满了他的引文、疑问和思考，但存留下来的笔记非常少。留下来的手稿只有他的两部主要著作：一部是《自然宗教对话录》，另一部是《自尤利乌斯·恺撒入侵至亨利七世登基以来的英格兰史》[1]（以下简称《英格兰

---

[1] 休谟《英格兰史》一著的标题与出版的时间顺序有着密切关系。一开始，休谟打算撰写英格兰的历史，从詹姆斯一世 1603 年登上英格兰王位起笔。因为詹姆斯一世原是苏格兰国王，斯图亚特王朝的历史必定会涉及这一时期的苏格兰史。故而，休谟 1754 年出版其第一部历史著作时，标题为《大不列颠史：詹姆斯一世和查理一世统治时期》。1757 年，第二部历史著作出版，标题为《大不列颠史：共和国、查理二世和詹姆斯二世统治时期》。1759 年出版了这两部历史著作的修订本，标题为《斯图亚特王朝统治下的大不列颠史》。同年，威廉·罗伯逊所写的《苏格兰史》也出版了，这部历史主要叙述玛丽女王至詹姆斯六世的苏格兰历史。詹姆斯六世登上英格兰王位成为詹姆斯一世之后的历史，不是罗伯逊《苏格兰史》的重点。17、18 世纪，英格兰、苏格兰的文人撰写了大量的历史，由于 1707 年两地才联合在一起，因此，这一时期的作者也有意识地区分了两地的历史。

1759 年，休谟所写的《都铎王朝统治下的英格兰史》出版。此时，在休谟心中，"大不列颠史"和"英格兰史"还是两部不同的著作。1759 年夏天，休谟开始撰写两卷本的"自尤利乌斯·恺撒入侵以来到亨利七世继位"的历史。1762 年，休谟的这两卷历史也出版了。同年 3 月，书商安德鲁·米勒手中的"大不列颠史"和"英格兰史"存量不足，打算出一个新的合集版。休谟很高兴，并将这套书的标题改为《自尤利乌斯·恺撒至 1688 年以来的英格兰史》。为保障 6 卷本的连贯性，休谟调整了各卷的章节数量。这套历史著作即后人所说的《英格兰史》。最初的"大不列颠史"以及随后的标题变化，还有相关的出版详情可参考第六章和第七章。汉语常不区分英格兰史和英国史，但这两者在 18 世纪的语境中还是有很大差异的。

此外，需要说明的是，休谟一生中除了《人性论》仅出版过一次外，其他作品均有再版。每次再版，休谟对书名、文章标题以及内容都有不同程度的修改，读者在阅读时需要分外注意。——译者注

史》)。休谟似乎不记日记。他也肯定写了数千封信，但现存的却不到八百封，而大多数信件几乎不能为他思想的来源和提炼提供线索。大约有三分之二的信件，日期是 1762—1776 年这段时间，而在这个时间段，休谟几乎没发表任何有实际意义的新作。休谟从来没有在大学教过书，所以也没有任何学生记的讲义笔记。他给许多文学协会和哲学俱乐部递交过论文，但没有详细记载表明他在那些语境中尝试表达的观点。休谟在即将去世时写的那篇传记极为简短，他自己也承认那部传记的内容几乎是一部"我的著作史"。因此，对于这位写过《人性论》《关于若干主题的论文和论述》《英格兰史》《自然宗教对话录》的作家，探索已出版文本的真意，获得其思想的真谛，的确是非常困难的。休谟竭尽全力确保他身后留下的所有东西都只是他已发表的作品，他的这一努力非常成功。尽管如此，本书不仅仅是对休谟曾对什么主题说了什么以及何时说的那些话做一个概要性的叙述。本书将休谟的作品及其构思、写作这些作品的背景与这些作品可能想要针对的讨论结合起来，斗胆对休谟以特有的方式论述人性、政治、经济、历史和宗教时的意图做了一系列推测。

对于休谟的思想成就，我没有提供一个整体性的解释。如我在导言中解释的，我不认为休谟有一个单一的计划，该计划可能囊括了其所有作品或者说绝大部分的作品。没有证据表明，《人性论》的"导言"中多宣告的规模宏大、野心勃勃的写作计划；即，建立在新的"人的科学"基石之上的"完整的科学体系"的计划在休谟为了散文写作而放弃《人性论》后依然存在。但是，这并不意味着 19 世纪末休谟的批评者们的说法就是对的，这些人声称休谟放弃哲学是为了满足一种过度的名声之好的欲望。我觉得，更有意义的是采取以下立场，即休谟从一开始就将自己想象为一位特殊的文人。他不是其同时代人詹姆斯·拉尔夫所说的确切意义上的"职业作家或卖文为生的作家"。休谟和约翰逊也不一样，他没有从事过新闻行业，也从未应出版商的要求汇编、编辑或翻译任何作品。独立，是其"文人生活"概念的重要内容。休谟想要写任何他想写的东西，并且以他想要的方式写作，没有任何赞助人、政治恩主或书商的干预。他还想摆脱任何具体职业要求的束缚。我认为，休谟不想成为一位哲学教授，就像他不想成为一名律师一样。他兴趣广泛，爱好众多，追求这些爱好、兴趣需要自由，这种自由不可能拘泥于 18

世纪大学教授的教育和布道义务。他的著作中表现出的研究兴趣不能拼在一起构成一个有机体系。将休谟作品统一在一起的，是这位作家毫无羁绊的、怀疑的、哲学的心境。

这里需要强调的是，在一开始我就说过，我所写的不能自命为严格意义上的传记。休谟一生中好几个重要的时段，我说得很少，或根本没提。我没有完整地叙述 1746—1748 年间休谟和詹姆斯·圣卡莱尔一起在欧洲大陆度过的时光，我也没尝试着详细构建 1763—1766 年间他在巴黎担任不列颠外交大臣秘书的生活。我仅用一章就概括了休谟最后十五年的生活。读者若想读到休谟与巴芙勒伯爵夫人关系的真实故事，或想读休谟与让 - 雅克·卢梭的友谊灾难性崩溃的细枝末节，他们将会感到失望。读者若想读到休谟基督教害群之马的名声所带来的众多如今已耳熟能详的逸事，他们也将会感到失望。对休谟完整的一生，而非仅对其作为作家的生涯感兴趣的读者，最好的出发点是欧内斯特·C.莫斯纳的《大卫·休谟传》。该著第一版于 1954 年出版，第二版也即修订版于 1980 年出版。一些新的，但并不是很多的生平信息，自 1980 年以来逐渐为大众所知。莫斯纳的好几个假设，经过详细检验，看来几乎不能成立，或者没有证据支撑。该著对传主充满了浓烈的爱惜之情，这种感情偶尔妨碍了对历史事实进行恰切、平心静气的考察。即便如此，作为休谟生平的记述，它仍然举世无双。

莫斯纳在其序言中说，他的写作对象是"那些对休谟本人而非对其观点更感兴趣的读者"。与此相反，本书的写作对象是那些对休谟观点和休谟捍卫其观点所做的论断，以及隐蔽在这些论断背后的语言感兴趣，而非对其本人更感兴趣的读者。本书当然不是对休谟思想传记的最后一次尝试。我所讨论的每个阶段，从 18 世纪 20 年代休谟早年在爱丁堡接受教育到 1779 年休谟去世三年之后《自然宗教对话录》发表，都值得进行更贴近、广泛的考察。我的叙述或许可以视为通往某种难度极高的思想领域的初次旅行。在完成这次旅行时，我在很大程度上都仰仗其他人的研究。在很大意义上，这是一本综合前人研究的书，借助 1960 年以来的学者们对 18 世纪思想史的理解所取得的瞩目进步才有可能完成。我在注释中标明了我所受到的非常重要的启发。不过，读者应该意识到，我的注释并不试图对研究休谟的二手文献进行全面的考察和评价。那将是皓首穷经的工作。我也没有用注释去表述、解

viii

释我与其他学者在这点或那点阐释上的不同意见。在这方面，我追随休谟自己树立的榜样。休谟 1755 年在给安德鲁·米勒的信中说："争论，无论举止多么文雅，其本质都不可避免是尖锐刺耳的。"无疑，我将来还有机会对本书提出的理解进行解释和辩护。

ix

2003 年初，我有机会为剑桥大学出版社撰写休谟思想传记。我的第一任编辑特里·莫尔在我开始写作之前去世了。见证这本书出版的任务就落在比亚特利斯·雷勒身上了，对于她和伊莎贝拉·维蒂的耐心以及她们给我提出的有益建议，我深表感谢。迪亚纳·阿尔松和雷切尔·科克斯是效率极高的责任编辑，我也对他们深表感谢。我还要感谢普贾·班达里及其团队为这个文本所做的所有工作。

如果我没获得圣安德鲁斯大学哲学、人类学和电影研究学院给予的大量研究时间，写这本书可能还需要更长的时间。我要感谢学院的两任院长彼得·克拉克和凯瑟琳·霍利，他们让我得以摆脱教学事务和行政职务。我尤其要感谢 2014 年秋天获得的提前的学术休假，这段休假使我能够完成这一写作计划。我还要感谢以下机构为我提供了财政支持，让我能够离开圣安德鲁斯大学，它们是：利华休姆信托基金授予我 2009—2010 年学术年的研究奖金；艺术和人文研究委员会授予我 2011—2012 学术年的奖金（AH/I022759）；在普林斯顿高等研究院，我作为一名研究员度过了 2012—2013 学术年。在普林斯顿高等研究院，我受到历史研究院尤其是乔纳森·以色列的欢迎。成为这个著名学术共同体的一分子，是我巨大的荣幸。我在高等研究院是汉斯·科恩成员，我愿对科恩家族的无比慷慨表达我的感激之情。

当我写作本书时，我得到了本领域其他人的很多帮助。我尤其要感谢亚历山大·布罗迪、罗杰·爱默生、努德·哈孔森、詹姆斯·摩尔、尼古拉斯·菲利普森、约翰·罗伯逊、M.A.斯图亚特、保罗·伍德、约翰·赖特等人的建议和支持。这些来自 18 世纪苏格兰思想史学家共同体的长辈学者——我希望他们不会介意我这么称呼，他们的鼓励是无价之宝。罗杰·爱默生、约翰·罗伯逊两位为剑桥大学出版社审读了这本书的草稿，并写了非常详细的报告，敦促我进行大大小小的修改。他们可能都希望我在回应他们点评时所做的改动更广泛一些。罗伯特·曼金、埃米洛·马扎、尼古拉斯·菲利普森、米科·托洛宁、韦恩·韦克斯曼、卡尔·温纳林德、肯尼

斯·温克勒、约翰·赖特也审读了这本书的底稿，并向我提出了非常有用的
建议。我知道，抽出时间来审读和评价像本书这么长的文本有多么难，所以
我要深深地感谢这些人。大卫·伍默斯利在本书的出版阶段提供了非常宝
贵的校对技巧。我也需要感谢那些不辞劳苦回应我的问题和信息请求的人。
保守估计的话，他们是托马斯·安纳特、唐纳德·艾因斯利、彼得·安斯
蒂、莫里茨·鲍姆斯塔克、理查德·博克、马克·博克斯、莎拉·布罗迪、
简·布朗、薇薇安·布朗、帕蒂·布拉德、达里奥·卡斯蒂莱昂、埃里克
斯·科恩、保尔·戴维斯、托马斯·迪克森、西蒙·格洛特、科林·海特、
汤姆·琼斯、马克·尤迪亚维克、托尼·拉沃帕、亚历山人·隆、尼尔·麦
克阿瑟、彼得·米利肯、达里奥·佩里内蒂、亚当·波特凯、大卫·雷纳、
伊莎贝尔·里弗斯、艾瑞克·施利塞尔、理查德·萨金特森、理查德·谢
尔、马克·斯宾塞、M.A.斯图亚特、大卫·伍默斯利和比尔·扎克斯等。
我确定还有其他人，我真希望能做一个更好的记录。所有这些人帮我减少了
本书所可能包含的大量事实错误和解释错误，但是，仍然存在的错误完全是
我的责任。

　　我对18世纪英国文化的兴趣或许源于我还是牛津大学贝利奥尔学院一
名英语本科生时罗杰·朗斯代尔的辅导。但恐怕我对那些辅导课提供的各种
机会利用的太少了。我在美国纽约的新社会研究院读研究生时，韦恩·韦
克斯曼把我引向休谟。在我返回牛津获得哲学学士和哲学博士学位之后，我
经常和大卫·威金斯、盖尔·斯多森一起讨论休谟。我走向休谟研究这个广
阔世界的第一步，是由休谟协会的年会促成的，我乐意在这里记下休谟协会
给予我的关心和关注，以及对引导刚开始学术生涯之辈的人的敬佩之情。休
谟协会举办的每届年会所营造的平等、友好的氛围在这个世界上是非同寻常
的，它的确为今天繁荣的休谟研究作出了很大的贡献。

　　关于本书，我的大部分研究和写作工作都是在爱丁堡乔治四世桥旁边的
苏格兰国家图书馆里完成的。苏格兰国家图书馆仍像托马斯·卡莱尔所说的
那样，在我们苏格兰的所有图书馆中是无与伦比的。事实上，没有其他地方
能让我完成这本书，所以我要感谢苏格兰国家图书馆员工无尽的慷慨帮助。
我还要感谢普林斯顿高等研究院的历史研究和社会科学图书馆、普林斯顿大
学燧石图书馆的同人。

当我写本书的时候，米科·托洛宁和我几乎是持续不断地讨论休谟——但还不够频繁，我们经常在爱丁堡的弯弓酒吧（The Bow Bar）喝完啤酒后聊天。我和艾伦·加勒特也有多次对谈，除了休谟，我们还谈其他关于19世纪哲学的内容。非常感谢马克·哈里斯、安娜·哈里斯、亚当、汤姆、约翰尼在克雷尔自始至终提供的招待。布鲁斯·泰勒一如既往，总是"定心丸"和"开心果"，即便他住的地方实在太远。乔什·德·拉马尔，在我们每年的苏格兰高地毅行途中直率地询问我最近进展到哪儿了。克里斯·威尔斯在伦敦总是亲切地招待我。特别要提到林肯·爱丽丝，在我们的越洋电话交谈中，她几乎不留情面地提醒我已经在这本书上花了多少时间。

我真正开始休谟思想传记的工作是在2009年秋天。那时，我在爱丁堡厄舍大厅（Usher Hall）遇到了詹妮弗·布朗，我们在那儿等待苏黎世托纳管弦乐团的音乐会开场。在过去五年左右的时间，詹妮弗和我结婚，生下两个孩子，佛罗伦萨和阿尔伯特。佛罗伦萨出生后不久，詹妮弗离开她的家人和朋友，到普林斯顿待了八个月，这样我才得以在高等研究院完成本书的初稿。她忍耐的事情并不止于此。我将本书献给她。

哈里斯 于爱丁堡

2014年12月

文本注释

由于休谟各种观念的变化发展是本书的主要关切所在，因此，我引用的是 18 世纪原版的休谟著作。通常，我使用的特殊版本收藏于苏格兰国家图书馆。大多数（但不是全部）休谟著作的 18 世纪版本都可以通过 Gale Artemis 在 18 世纪作品在线数据库（ECCO）中获得。休谟的早期作品中，所有名词都是大写的。他晚期的作品与现代体例保持一致，只大写了合适的名词。为了与休谟在此事上的思考保持一致，也为了让我的文本更方便现代读者阅读，我在引用早期作品时默默地改掉了不合适的名词大写。不过，原来的拼写、标点、斜体仍然保留。有一些作品，休谟频繁参考并经常引用，我认为是休谟可能已经阅读的。通常很难确定休谟读的是这些著作的哪些版本，而我偶尔引用的都是现代标准版本。为了保持一致，我也改掉了这些文本中过时的大写字母。

本书边码的设置

本书边码的页码为原书（英文版）的页码，并且是标注在英文版页码当页结束时的位置。

目　录

导言：文名之爱

"如果休谟死于二十六岁，那他已经完成了他在这个世上的真正作品，而且，他也牢牢地确立了他的名声。"[1]利顿·斯特雷奇在《人物小传》文集中如此评价休谟。至二十六岁，休谟已经完成了前两卷《人性论》，"这部杰作包含了他思想中最重要的所有内容"，尽管，《人性论》是"彻头彻尾的失败"，随后的几年到来的是贫穷和无足轻重。休谟在那几年写了一系列散文，主题丰富多样，但斯特雷奇觉得没有必要提及或讨论这些杂文中的任何内容。当然不能以同样的方式忽视《英格兰史》。它在休谟有生之年获得了巨大成功，在其去世之后，它在很多年间还是同一主题的模范作品。但是，《英格兰史》太体现那个时代的特点了，现在已不必认真对待。"形而上学家之德便是历史学家之恶"，这位《伊丽莎白女王和埃塞克斯伯爵》的作者如是宣称。"当人们思考因果法则时，普遍化、无色无味、刻板直接地看待事情，是值得钦佩的，但当人们打算描述伊丽莎白女王时，就需要其他品质了。"[2]《英格兰史》出版后，在斯特雷奇以及其他很多之前和之后的人看来，此书不过是填以奇闻逸事，别无其他。于是，一位肥胖的、在巴黎的奉承谄媚中举止笨拙、结结巴巴的休谟的形象，就这样被带到了读者面前。同样被带到读者面前的还有下列故事中的形象：这位肥胖的休谟落入爱丁堡北湖后面的泥淖，虽然他是无神论者，但仍能背诵天父祷告文以寻求过路渔妇的帮

---

[1] Strachey, *Portraits in Miniature*, p.140.

[2] Strachey, *Portraits in Miniature*, p.145.

1

助；以及这位不再肥胖的休谟在临终之时讲笑话，找借口恳求冥府渡神推迟死期。

斯特雷奇让人觉得，休谟思想传记如果不是毫无意义，必然也是非常简短的，这是合情合理的。毕竟，休谟在 26 岁时已经提出他所有最重要的思想了。在斯特雷奇看来，休谟在其思想成熟期再也没有写出任何让读者关注的东西。他生命的最后时期，是一段"颐养天年"的时光。今天，人们给予《人性论》之后的作品恰当的关注。在沉寂了一段时间之后，《英格兰史》在 20 世纪中期再次拥有了读者。休谟的最后几年，不像斯特雷奇暗示的那样，在思想尝试上空空如也。事实上，几乎休谟思想的每个方面，都是现代学者研究的对象，人们对于作为一个整体的休谟思想成就达成了一个共识，这个共识看来彻底颠覆了斯特雷奇的解释。然而，这种表象具有欺骗性。斯特雷奇理解休谟思想发展的方法，在一个重要的方面仍然被认为是不成问题的。在这篇导言中，我将追溯斯特雷奇评价休谟的历史起源，并表明其基本前提为什么还能被当作新近研究的出发点。进而，我将提出一种不同的描画休谟思想肖像的方法。我认为，我们应该认真对待休谟自己的描述：他形容自己一生自始至终都想成为一名文人。最好不要把休谟看作为了写作散文和历史抛弃哲学或没抛弃哲学的哲学家；最好把他当作一个文人，一位有哲学头脑的文人，他写人性、政治、宗教，写自公元前 55 年到公元 1688 年的英格兰历史。因此，为了理解休谟的思想肖像，我们需要理解，在 18 世纪中叶的不列颠，成为一名文人意味着什么；同时还要理解，休谟对文人使命的阐释中哪些是非常独特的。在勾勒本书章节的内容之后，我简短反思了休谟在《我的一生》中对其作为文人的事业所讲述的故事。

描绘休谟思想肖像的方法

休谟的第一部传记著作由托马斯·爱德华·里奇完成，于 1807 年出版。[1]如该书评论者们所抱怨的，里奇的传记几乎不过是休谟书信、杂七杂八的小作品、被撤掉的论文，以及主要基于休谟《我的一生》相关叙述的汇总。[2]不过，里奇的结论从休谟的生平回到了他的作品。他写道，"从休谟先生的文学风格来看，他可以被视为：（1）一位**形而上学家**；（2）一位**道德学家**；（3）一位**论述普遍政体的作家**；（4）一位**历史学家**"。[3]很快就明确的是，里奇认为，休谟在前三种身份的考量中一无所获，这一点是无可争议的。里奇的评论和批评表明他自己是托马斯·里德的信徒。在里奇看来，休谟在《人性论》第一卷和《人类理解力研究》中设置的前提"本质上是错误的"，因为这些前提说明休谟理所当然地将观念的存在视为知觉和思想的直接对象，同时理所当然地认为"物质法则"（the laws of matter）适用于心灵的运行。于是，一点儿也不奇怪，休谟从本质上错误的前提出发得出的关于人类认知能力的结论在本质上是错的，因为其本质是怀疑论的。即便如此，休谟关于这些主题的作品"可能还有些用，因为真理往往由意见的碰撞和鲁莽的阐释引出并确立"[4]。至于休谟论道德的文章，它们的意义因信奉"唯有效用"才是德行基石而削弱。《道德原则研究》的风格足以令人愉快，该书关于礼貌（politeness）的训诫，不次于切斯特菲尔德给他儿子信中的家教——"但是，休谟先生为**效用**的普遍法则描绘的诱人画面可能会被另一位

2

---

[1] 关于里奇（Ritchie），除了知道他是邓巴（Dunbar）地区贝尔黑文（Belhaven）营房的营房主之外，别无所知。他发表的其他两部著作，一部是《拿破仑 1796—1797 意大利战役记》的译本，一部是《1799 年欧洲政治和军事回忆录》（*Political and Military Memoirs of Europe*，*During the Year 1799*，1800—1802）。1801 年 1 月 22 日的《晨记》（*The Morning Chronicle*）表明，那时里奇打算汇编一套多卷本的《十七、十八世纪苏格兰知名人士和博学人士传记》（*Lives of Eminent and Learned Scotsman*，*During the Seventeenth and Eighteenth Centuries*）。这则广告宣称："那些在'文人共和国'声名卓著的苏格兰人的生平，将可能占据每卷的大部分内容。"1803 年 2 月的《苏格兰人杂志》（*The Scots Magazine*）声称，里奇已经准备好印刷的《休谟传》，将是这套丛书的第一卷，看起来也是最后一卷。1809 年，里奇去世。感谢简·布朗为我提供了里奇的这条信息。

[2] 已发表的评论摘录，见菲泽（Fieser）的《对休谟的早期回应》（*Early Responses to Hume*，vol. x，pp.293-294.）。《每月评论》（*Monthly Review*）评论说，"最初的构思中，这部分内容是很少的"，"即使它的篇幅仍然很小，但作者的名声和这本著作的价值将不会受损"。里奇在序言的一条短小的注释中说，作为一名传记作者，他有责任调查一下《我的一生》中没提到的两件小事：一件是 1755—1756 年对休谟和凯姆斯亵渎上帝的起诉未遂，一件是和卢梭的争论。

[3] Ritchie，*Life and Writings of David Hume*，pp.303-304.

[4] Ritchie，*Life and Writings of David Hume*，pp.325-326.

作家颠覆，并沦落到最坏的目的"[1]。里奇继续说道，那些关于商业和宪政主题的论文，仅仅值得我们粗略地了解一下，因为这些论文本身就非常肤浅。里奇评论说，休谟关于那些主题的每篇文章大约都写了五页，而在其他作家笔下则"需要用一卷的篇幅"[2]。换言之，休谟两卷本的《关于若干主题的论文和论述》没什么值得关注的内容。如果休谟没有在历史领域中获得踏实笃定的成就，那么，除了从他的错误中吸取教训的哲学家之外，几乎没人会继续阅读休谟的作品。至于《英格兰史》，里奇宣称，"我们处处都能看到孜孜不倦的研究、坚韧不拔的毅力、勇敢坚定的独立思考、臧否人物的巧妙天赋"[3]。《英格兰史》"于这位政治家而言是有用信息的源泉，是这位作者才华的崇高丰碑，是留给国家的无价之宝"[4]。

里奇成功地让人们认为：休谟在其时代尤其是在宗教方面造成的所有惊恐、忧虑和愤怒，仿佛在他1776年去世后的三十年间几乎彻底烟消云散了。一代人过去了，约翰逊、沃伯顿、比蒂之辈在休谟著作中感受到的那种威胁也已经不在了。休谟"形而上的"著作所包含的错误依然还是错误，不过已经不再是危险了。相反，这些错误被当成是发展一种更好的哲学的途径。这种看法，不仅里奇有，连杜格尔特·斯图尔特在其为第五版《不列颠百科全书》（1815—1817）所写的自文艺复兴以来的哲学史的"专论"中也持这种看法。在斯图尔特看来，休谟的《人性论》，对随后人类心灵哲学的发展"或直接或间接的贡献，比其他任何著作都要多"[5]。这么说是可以的，但这并不意味着，休谟的任何结论都会被认可。如斯图尔特所理解的，休谟的"目标是确立普遍的怀疑主义，让读者对自己的能力形成彻底的不信任。为了达到这些目的，他利用了那些看来最对立派别的数据巧妙地从一个立场转到另一个最适用于他当时论证范围的立场。唯一的例外是培尔，他将这种推理模式推得比任何现代哲学家都

[1] Ritchie, *Life and Writings of David Hume*, p.329.

[2] Ritchie, *Life and Writings of David Hume*, p.342.

[3] Ritchie, *Life and Writings of David Hume*, p.347.

[4] Ritchie, *Life and Writings of David Hume*, p.368.

[5] Stewart, *Dissertation*, in *Works*, ed.Hamilton, vol. i, p.431.

要远"[1]。休谟的结论"往往太离谱、太危险，乃至他应该把它们当作他数据缺陷的证据"——这正是休谟之后的那些人看待他的方式。休谟为里德铺好了路，同样也为康德——据斯图尔特所言，康德本质上是里德式哲学思维的典范——铺好了路。休谟在表明基本认知和实践原理的信念不能交给理性判断时的论断，是完全正确的。他认为这是天生的怀疑主义的结论，则是错的。"这些真理证据中的缺陷"，如斯图尔特追随里德看到的那样，"源于它们的自明性，因此不影响论证"[2]。里德关于自明性的信念原理的本质和作用的论述，使得休谟怀疑主义的担忧毫无必要。或许由于这个原因，休谟在下一位苏格兰哲学传统的重要代表人物威廉·汉密尔顿爵士的著作中几乎没有地位。在汉密尔顿看来，休谟象征着一个危急时刻，彼时，哲学家们不得不二选一，"要么，抛弃无效的哲学；要么，上升到更高的原理，以便重建哲学，以反对怀疑主义的简化"[3]。这一危机已经过去了，里德和康德这样的哲学家选择上升到更高的原理，所以可以允许休谟溜入历史，随后的每一次哲学进展甚至不得不"直接或间接地"提到他[4]。

4

　　19世纪前半叶的不列颠，与休谟有关的真正问题是他的《英格兰史》。用1825年约翰·艾伦（John Allen）的话说，人们一直满怀信心地称赞"那些全面综合的观点是真知灼见，那些技艺高超的政治智慧的训诫深谙人性，冷静洞察、公正无偏地权衡各种意见，所有这些从休谟的书页中散发出来，让我们满怀欣喜、受益匪浅"[5]。二十年后，亨利·布鲁厄姆宣称休谟是不列颠第一位杰出的历史学家，"第一位兼具优秀作家天赋和哲学研究者习性的历史学家，无疑值得称颂"[6]。另外，休谟形而上的著作又被布鲁厄姆形容为"喜欢特立独行，厌恶附和他人，特别是庸碌大众"——考虑

[1] Stewart, *Dissertation*, in *Works*, ed.Hamilton, vol. i, pp.437-438.

[2] Stewart, *Dissertation*, in *Works*, ed.Hamilton, vol. i, p.449.

[3] Hamilton, *Lectures on Metaphysics and Logic*, vol. i, p.395.

[4] 关于休谟的认识论和形而上学在19世纪英国哲学中的接受的详细叙述，参见 Harris, 'The Reception of Hume in Nineteenth-Century British Philosophy'. 琼斯编辑的《休谟在欧洲的接受》（*The Reception of Hume in Europe*）一书讲述了休谟在整个欧洲——从法国到俄国、从瑞典到意大利——是如何被理解的。

[5] Allen, 'Review of Lingard's History of England', p.3. *Edinburgh Review* 42（1825）: 3-7.

[6] Brougham, *Lives of Men of Letters of the Time of George* III, vol. i, p.196.

到《人性论》写出来时休谟"正处于标榜自己异于凡人、斗胆批评人们通常奉为神圣的观点、最是虚荣自负和踌躇满志的年纪",这一点也就不足为怪了[1]。

但是,几十年过去了,有两波批评浪潮越来越激烈。[2]一方面,休谟因其研究的缺陷和对已出版资料的依赖而被谴责。这一攻击的重大声势来自乔治·布罗迪(George Brodie)1822 年的《不列颠帝国史》(*History of the British Empire*)。该书对历史学家休谟再次报以辉格式的不满,并为弗朗西斯·杰弗里(Francis Jeffrey)在《爱丁堡评论》和小约翰·斯图尔特·密尔在《威斯敏斯特评论》(*The Westminster Review*)的进一步攻伐提供了机会。布罗迪显然要彻底摧毁休谟,他力求表明休谟甚至没有恰当利用他在 18 世纪 50 年代能够获得的那些文献。"他着手历史时带着不利于冷静研究、追求真相的预设倾向,对坚持不懈的精选细查、审核校对典故来源这些孜孜不倦的研究感到厌烦、颇不耐心",布罗迪声称,休谟"允许他的叙述按照自己的偏好行文,忽视了众多素材,而他本应从这些素材中构思他的叙述的"[3]。这就告诉密尔,休谟的《英格兰史》"实际上是一部罗曼史;记载了几乎类似于真正发生的任何事情,就像司各特的《修墓老人》(*Old Mortality*)或《艾凡赫》(*Ivanhoe*)一样"[4]。在杰弗里看来,这表明休谟"忝列历史学家之中是因为他观点正确,就像长期以来神学家对正统信仰的主张一样,这些观点很快低到了尘埃"[5]。另一方面,休谟作为历史学家的身份因一个完全不同的原因遭遇了失败——事实上,准确地说,是因为其冷静的哲思和不露声色的意见权衡。在密尔看来,与托马斯·卡莱尔写的新历史著作进行比较,是指出问题之关键所必需的。密尔在评论卡莱尔的《法国大革命史》(*French Revolution: A History*)时指出,休谟没有让他的主人公们表现为有血有肉的人。他让我们对这些主人公是什么样的人,他们的脑中所思和心中所想都一无所知。[6]

---

[1] Brougham, *Lives of Men of Letters of the Time of George* Ⅲ, vol. i, p.200.

[2] 这里,我采取的是斯宾塞和史密斯的观点,见'*Canonization and Critique*'。

[3] Brodie, *History of the British Empire*, vol. i, pp.iii-iv.

[4] Mill, 'Brodie's History of the British Empire', p.3.

[5] Jeffrey, 'Review of Brodie's *History of the British Empire*', *Edinburgh Review* 40 (1824): 93.

[6] Mill, 'Carlyle's French Revolution', pp.134-136.

这两波批评浪潮在 1849 年同时爆发，这一年麦考莱的《自詹姆斯二世登基以来的英格兰史》(*History of England from the Accession of James II*) 第一卷出版。麦考莱做的研究显然比休谟多得多。不过，与此同时，如一位评论者指出的，休谟和在他之后的吉本一样，只为知识精英写作，而在麦考莱那里，我们发现自己"置身于他所描绘的那些人、那些时代和活动的生活以及真正现实的画面中"[1]。

如果说有一本书决定性地改变了 19 世纪的休谟争论，让休谟的哲学再次出现而其历史学逐渐消失在人们视野中的话，那这本书就是密尔的《威廉·汉密尔顿爵士哲学之考察》(*Examination of Sir William Hamilton's Philosophy*) (1865)。尽管密尔对休谟的历史著作感到愤怒，对其更泛泛的政治学也很恼火，但他是一位公认的休谟式哲学家，他一心想用"联想主义"破坏一种结合了里德和康德的哲学，据说这种哲学给了休谟一个确定的答案。[2] 在密尔摧毁汉密尔顿之后，休谟的怀疑主义似乎再次成了麻烦。19世纪 80 年代中期，安德鲁·塞思·普林格尔 - 帕蒂森 (Andrew Seth Pringle-Pattison) 明确表示，休谟的真正意义仍然未被恰当地领会[3]，詹姆斯·哈钦森·斯特灵 (James Hutchison Stirling) 也指出康德实际上并没有回答休谟[4]。莱斯利·斯蒂芬的《18 世纪英国思想史》(*History of English Thought in the Eighteenth Century*) (1876) 一书指出，对休谟的里德式回答被形容为失败。用斯蒂芬的话说，休谟揭示的基本问题比通常认识到的要艰深得多，需要 18 世纪的英国哲学家无法想象的解决方案。从中可以得出的教训以及休谟得出的教训，就是有必要完全放弃哲学并"彻底转向经验"。斯蒂芬所说的休谟同时代最能干的人——威廉·罗伯逊和吉本，都以休谟为榜样，为了历史"放弃了思辨 (speculation)"[5]。不过，斯蒂芬继续说，对一位纯粹的经验主义者或

---

[1] 引自 Spencer and Smith, 'Canonization and Critique', p.312.

[2] 麦科什在《苏格兰哲学》(McCosh, *The Scottish Philosophy*) 一书中试图指出，密尔在《考察》(*Examination*) 中"在很大程度上再造了休谟的理论，但显然没有清楚地看到或公开承认其后果"(第 133 页)。

[3] Pringle-Pattison, *The Scottish Philosophy*, pp.66-71.

[4] Stirling, 'Kant has not Answered Hume'.

[5] Stephen, *History of English Thought in the Eighteenth Century*, vol. i, p.57.

实证主义者而言，历史肯定无法让人满足。这是注定的，因为"认识不到塑
造历史的强大力量，就看不到赋予历史真正统一的连续性"[1]。同样的道理，
也不能看到"将人们维系在一起的那些强大的力量"，仅仅以经验为基础的
政治哲学同样也是不可能的。历史和政治社会都将简化为无意义的事实堆
积，毫无任何连接原理。

斯蒂芬用上述方式勾勒出了一个有关休谟作为一位作家的事业生涯的
设想，这个设想影响深远。故事是这样的，休谟开始是一位哲学家，但他
在《人性论》中把自己推向一个让哲学仿佛在系统的怀疑主义论证压力下自
我毁灭的境地。因此，他从哲学转向那些可以纯粹从经验上讨论的主题，诸
如政治、政治经济学和历史，但如斯蒂芬指出的，休谟在每个主题上写出来
的文章，都证明他作为破坏者的力量要比他作为创造者的能力大得多。[2]而
且，妨碍他在政治、政治经济学和历史中创造有价值东西的，恰好正是他在
《人性论》中得出的哲学结论。休谟的怀疑主义让他在写这些主题的文章时
试图搓成一条沙绳。詹姆斯·麦科什在《从哈奇森到汉密尔顿的……苏格兰
哲学》(*The Scottish Philosophy ... from Hutcheson to Hamilton*)（1875）中基本
上也给出了同样的看法。据麦科什所言，《人性论》无疑是休谟的重要著作。
"他在该书中竭力奉献了他卓越的才华。"[3]不过，他在这个过程中所发现的
是，被视为"形而上学这门科学"的哲学毫无用处。因此，休谟放弃哲学，
彻底转向类型完全不同的主题——用麦科什的话说，尝试（这一尝试徒劳
无功）表明"某些行为被认为是让自己和他人愉快的，对自己和他人有用，
在这些条件的基础上可能有一门伦理学科学（还有一门政治学科学）"[4]。然
而，他在后来著作中的努力仅表明："无论休谟在推翻错误方面有多少功劳，
他……在确立积极真理方面的功劳却几乎没有。"[5]《英格兰史》是休谟"一
生计划中虽有挫败但仍坚韧不拔"的纪念碑，但这还轻易表明，"这部著作

---

[1] Stephen, *History of English Thought in the Eighteenth Century*, vol. i, p.57-58.

[2] Stephen, *History of English Thought in the Eighteenth Century*, vol. ii, p.179.

[3] McCosh, *The Scottish Philosophy*, p.121.

[4] McCosh, *The Scottish Philosophy*, p.155.

[5] McCosh, *The Scottish Philosophy*, p.124.

作为一个整体，阐释了他的形而上学和伦理的理论"。[1]

休谟的思想发展有两个主要阶段：在《人性论》中发现在哲学上显然不可能有进展，以及在此之后从事的非哲学问题研究。这一观点的全面阐释出现在 T.H. 格林和 T.H. 格罗斯编辑的《人性论》（1874）和《论道德、政治和文学》（1875）的导言中，而且相当刻薄。在格林、格罗斯以及斯蒂芬看来，休谟在《人性论》中无意流露出康德哲学革命的必然性。从此，"休谟在哲学上的努力戛然而止"：休谟"将其哲学批判推到了反面的境地，如他清晰看到的，要么，他必须搁置这个主题，要么努力重建"[2]。格罗斯对他接下来发表的评论给予了一种道德化的论调。由于休谟既没有哲学"重建"工作的欲望，也缺乏"重建"的能力，他屈服于自己对文名的热望，并以各种可能的方式激起公众的关注。据格罗斯所言，"几乎没有几个文人像休谟这样，内心对名声如此自负、如此贪婪"[3]。休谟 19 世纪末的哲学家朋友和敌人都谴责他出于卑劣动机而放弃哲学。密尔在关于边沁的论文中评判休谟是"文艺爱好者（dilettanti）王子"[4]，对此，T.H. 赫胥黎在为"英国文人"系列所写的关于休谟的著作（1879）中基于应合，对休谟缺乏应用性感到遗憾。赫胥黎指出，休谟已经洞察到以下真相，即"哲学的基础是心理学；而且研究心灵的内容和运行必须由物理研究的原理引导"，但他放弃了整个事业，表现出他"对那纯粹臭名和庸俗成功的强烈渴望，而不是那种对踏踏实实、坚实持久的名声可原谅的——若非可敬的雄心抱负"。换句话说，他放弃了"哲学研究"，反而选取那些"容易获得成功，事实上也的确获得成功的政治和历史话题，成功带来的更多回报才是他的灵魂之爱"[5]。L.A. 塞尔比 - 比杰在两部《研究》（1894）的编者导言中，因为休谟《人类理解力研究》谋篇布局中的疏漏和增补而指责他缺乏哲学判断力。《道德原则研究》以及《人类理解力研究》只能被解释为休谟想让自己对"咖啡馆的常客们（habitues）"更有吸引力，同时也想冒犯那些有宗教信仰的人而让自己显得

7

---

[1] McCosh, *The Scottish Philosophy*, p.125.

[2] Grose, 'History of the Editions', pp.75，76.

[3] Grose, 'History of the Editions', p.36.

[4] Mill, 'Bentham', p.80 fn.

[5] Huxley, *Hume*, pp.52，11.

与众不同。[1]

于是，我们看到利顿·斯特雷奇为什么能如此自信地说休谟的真正工作在他 26 岁时就已经完成了。激发这种看法的哲学信念——大体上是斯蒂芬和麦科什的康德式信念、格林的黑格尔式信念——已变得不太流行，但这种想法也没有绝迹，因为它在逻辑实证主义者那里幸存下来了；逻辑实证主义者把休谟当作他们从整体上摧毁"形而上学"、进行哲学改革计划的先驱，严格地说，该计划打算将经验科学从先验的概念分析和意义分析中区分出来。[2]然而，这种看法在 20 世纪初开始遭到质疑，最著名的质疑来自诺曼·肯普·史密斯和约翰·莱尔德。这两位都着手削弱 19 世纪时认为休谟的成就纯粹是消极的、破坏性的看法。两位都严肃认真地对待《人性论》导言中所描述的"人的科学"计划，将该计划描绘为一个框架，休谟后来所有的著作都需要放在这一框架中理解。换句话说，休谟所有的著作，汇在一起构成了一个统一的、系统的人性研究。这种观点在过去一百年的休谟研究中有着深远的影响。然而，我相信，这种观点对于认真思考休谟思想发展仍然是有害的，一如认为休谟为追求金钱名声而放弃哲学的观点一样有害。

肯普·史密斯以"休谟的自然主义"为题发表过两篇重要的论文，一篇发表在 1905 年的《心灵》（*Mind*）上，一篇收在 1941 年的《大卫·休谟的哲学》中。这两篇文章中，肯普·史密斯反驳了密尔所说的休谟是"史上最消极思想家"的看法。[3]在他看来，休谟远非斯蒂芬说的"绝对的怀疑主义者"，绝不是主张"所有推理都是荒谬的"[4]，而是提出一种新的人性理论的哲学家。休谟的怀疑主义不过是思想革命的序曲，在这场思想革命中，理性对激情的优越性被颠覆了，理性，不仅在道德领域臣服于情感——如哈奇森宣称的那样，而且在更一般的信仰领域也臣服于情感。这就彻底抛弃了"柏拉图—笛卡尔传统以来将理性视为人类生活最高立法者"的观点，取而代之的则是，"人，不过和动物一样，生活在大自然（nature）的庇护之下，必须在它的指示中而非任何必须诉诸理性自证的计划下发现信念和行动的根本准

---

[1] Selby-Bigge, Introduction to Hume's *Enquiries*, p.xii.

[2] See Wright, 'The Scientific Reception of Hume's Theory of Causation', pp.345-347.

[3] Mill, 'Bentham', p.80.

[4] Stephen, *History of English Thought in the Eighteenth Century*, vol. i, p.57.

则"[1]。肯普·史密斯想摧毁 19 世纪末对休谟的看法，这一想法必然让他思考一个问题，即休谟放弃《人性论》转而进行散文和历史写作是否深受卑劣动机的影响。肯普·史密斯认为休谟没有受那些卑劣动机的影响。他指出，事实是，当人们将休谟的事业视为一个整体时，有点反常的恰是《人性论》，尤其是第一、二两卷。休谟对哲学和肯普·史密斯所说的"一般生活"之间的关联尤其感兴趣。他的理想是哲学被想象为"文学（literature）的一个部门，能让所有聪明的读者读懂，并在生活中与当代思想联系起来"。这样的哲学，其源泉在道德哲学，主要关切的是"批评、政治理论、经济学，以及与这些密切相关的，尤其是与道德和政治理论以及历史研究密切相关的内容"。这些内容是休谟最初的"写作计划"。休谟"一再主张他的思想兴趣自幼年起便平分给了纯文学（belles lettres）和哲学，而且一再声称，文学，如他告诉我们的那样，是他生活的激情，是他享受人生的主要源泉"。在《人性论》第一卷和第二卷上花费的那些年表明休谟"暂时偏离了他为自己选定的道路"。[2]

9

据肯普·史密斯所言，休谟始于道德哲学，他在《人性论》之后的事业可以视为与《人性论》第三卷的"教导"（teaching）保持了一致。这就很好理解：从道德哲学那里转到政治和经济问题，"自然而然地，将他的政治理论用到了《英格兰史》的写作中"[3]。换言之，休谟所写的一切，都是从他最早的哲学洞见中发展而来的。所以，肯普·史密斯版本的休谟思想传记首先相信休谟事业的最初阶段是最重要的，其次，其他任何事情都可以被理解为与第一阶段相关。这样的见解还可以从约翰·莱尔德的《休谟的人性哲学》（1932）中找到。莱尔德主张，斯特雷奇的过错仅仅在于他的说法——休谟的真正作品在他二十六岁的时候就已经完成——稍微有点夸大。休谟后来所写的任何作品，"《英格兰史》和宗教讨论也不例外"，"显然根源于"前《人性论》时期。因此，相较于休谟整个一生中的其他时期，这个时期需要给予更广泛的讨论。[4]当莱尔德在其最后一章转而讨论休谟的政治学、经济学、

[1] Kemp Smith, *Philosophy of David Hume*, p.45.

[2] Kemp Smith, *Philosophy of David Hume*, pp.527-528，538.

[3] Kemp Smith, *Philosophy of David Hume*, p.538.

[4] Laird, *Hume's Philosophy of Human Nature*, p.10.

历史和批评时，他思考的是这些内容在多大程度上表明休谟终其一生完成了"他对人性科学的设计"。[1] 稍微公正地说，事实上，莱尔德认为休谟的早年如何塑造了他的后期作品这种特别的说法，其影响比肯普·史密斯的说法还要大。这是因为，几乎没有几位休谟研究者接受肯普·史密斯的故事——该故事中，休谟直接从哈奇森和道德感理论那里汲取了一个建设性的、积极的哲学计划。而莱尔德主张，休谟关于"人类心灵的牛顿主义"的计划有着持久的意义，该主张牢牢地植入直至 20 世纪中期的休谟研究文献中。于是，断言休谟的所有著作都可视为始于《人性论》的人性科学的发展，这种说法就变得稀松平常了。也正因为这个原因，主张休谟在《人性论》之后为了其他类型的文学尝试而放弃哲学的说法——就像很多 19 世纪的评论者说的那样——也就错了。[2]

如同盛行的哲学风潮可以影响 19 世纪末关于休谟思想发展的看法一样，

[1] Laird, *Hume's Philosophy of Human Nature*，p.247. 他认为，休谟哲学和他的史学之间的紧密联系解释了后者明显的缺点。休谟不是像伏尔泰一样的哲学家式的历史学家，而"只是一个转向历史学家的哲学家——一个非常不同的人物"（第 266 页）。

[2] 例如，1941 年，恩斯特·坎贝尔·莫斯纳宣称休谟荒废哲学转向史学只是一个小错。莫斯纳指出，"在转到历史的过程中，他并没有离开哲学，而只是在结论中扩大了哲学的经验数据"。历史于休谟而言"……本身并不是一个实体，而是总体上更大的伦理学主题、人类行为研究的重要组成部分；历史是所有社会研究的基石"（'An Apology for David Hume, Historian'，p.666）。《大卫·休谟传》中，莫斯纳主张，对休谟而言，历史和哲学"关系密切，因为历史学家的工作是追溯人类心灵的发展，而这一发展为哲学家提供了素材，进而，哲学家从中厘清思考和行为的原理"（第 301 页）。约翰·帕斯莫尔（John Passmore）在《休谟的意图》（*Hume's Intentions*，1952）中也否认休谟放弃了哲学。事实是，休谟"因其自身原因离开了逻辑研究或形而上学或认识论研究"，但这些主题并不能定义休谟所理解的哲学。在休谟看来，政治、经济和历史都是哲学：也就是说，它们都是人的科学或"道德科学"的重要部分，而"这门科学本身就关注人类心灵和社会中的人类关系"。所以，可以说，"他没时间抛弃他的原有计划"（第 4、17 页）。约翰·B. 斯图尔特（John B. Stewart）在《大卫·休谟的道德哲学和政治哲学》（*The Moral and Political Philosophy of David Hume*，1963）一书中否认休谟《人性论》之后的著作是"激进的新创作"，"相反，它们可以理解为《人性论》中展示的各种原理的运用和推断"（第 17 页）。休谟的散文"作为《道德篇》阐释的信条的延伸和运用时最容易理解"（这里的《道德篇》即《人性论》第三卷）。《宗教的自然史》和《自然宗教对话录》从《人性论》中产生。斯图亚特"详细考察"《英格兰史》时发现，"它直接受《人性论》第三卷一个论点的启发"（第 19 页）。和莱尔德一样（见上文的注释），在斯图亚特看来，休谟史学的哲学特性是史学失败的原因所在。《人性论》是"反历史的"，所以，《英格兰史》也是如此。休谟在任何地方都没有表现出"一位真正的历史学家对过去的热爱之情"（第 298 页）。

20世纪对休谟的解读可以被理解为由哲学本身的宽泛趋势塑造而成。肯普·史密斯和莱尔德提出的休谟解释在当时的哲学环境中是有吸引力的，彼时，自然主义这种宽泛而多样的分析，被人们当作富有成效的方法接受，用以理解心灵、意义、知识和道德。例如，巴里·斯特劳德为劳特里奇"哲学家争鸣"系列所写的《休谟》一书（1977）中，显然致力于从逻辑实证主义者的立场重申休谟的观点，而逻辑实证主义者将哲学狭隘地定义为先验的概念分析。在斯特劳德看来，休谟《人性论》中的思想精髓可以与观念论分离，确切地说，可以从"人们在人类生活中的真正所思、所感和所做"的意义和概念基础上进行描述。[1] 这是一个哲学议程，同时也是维特根斯坦和蒯因所追求的，虽然是以相反的方式。斯特劳德将休谟的人的科学植根于一种传统之中，而这种传统以马克思和弗洛伊德的方式进入20世纪。安内特·贝尔（Annette Baier）在《情感的进程》（*A Progress of Sentiments*）（1991）中也是如此。她主张，休谟哲学是一种人性科学，不能确切地被理解为现代心理学目标的一个预示。不如说它是"一门更广的反思人性的学科，查尔斯·达尔文、米歇尔·福柯，以及威廉·詹姆斯、西格蒙德·弗洛伊德都被认为属于这门学科"[2]。休谟的自然主义被解释为一种示范，以此证明我们的理性（reason）概念本身需要"扩大"，所以，推理力（rationality）被揭示为"一种社会能力，体现在社会活动和评判它们是否优秀的准则中"[3]。按照贝尔的理解，休谟《人性论》第二、三卷中对激情和道德的分析，是这种理性的扩大所必不可少的。

斯特劳德声称，根据他对《人性论》的"总体解释"，休谟后来的著作"可以视为他哲学工作的众多篇章，比他通常被认为的多得多"[4]。而贝尔主张，《人性论》开始的"探索"在"后来的著作中延续"[5]。斯宾塞·韦茨（Spencer Wertz）在《休谟的哲学与史学之间》（*Between Hume's Philosophy and History*）一书中，明确表示自己追随贝尔对后来著作的延续探索的理解。

11

---

[1] Stroud, *Hume*, p.222.

[2] Baier, *A Progress of Sentiments*, p.25.

[3] Baier, *A Progress of Sentiments*, p.280.

[4] Stroud, *Hume*, p.ix.

[5] Baier, *A Progress of Sentiments*, p.viii.

一些人挑战了休谟转向历史相当于放弃哲学的说法，韦茨是其中之一，相反，他指出，历史从一开始就是休谟哲学的一部分。1965 年，大卫·费特·诺顿（David Fate Norton）指出，休谟的哲学和他的史学"只是其综合系统的哲学怀疑主义的不同面向"。休谟的人的科学，"和其他怀疑主义者对人的本性和意见一样"，是以"历史为基础的"。[1] 根据唐纳德·利维斯通（Donald Livingston）在《休谟的日常生活哲学》（*Hume's Philosophy of Common Life*）（1984）中的说法，"显然，休谟任何时候都没有为了历史而放弃哲学"，"他的作家事业中，自始至终，他都既致力于历史研究，也致力于这种研究所激起的哲学问题"。但同时，休谟哲学上的怀疑主义特征决定了他所写的历史类型：一种关于惯例（conventions）的叙事学研究，因为存在着"一条主导性的故事线"——其形式是"人类心灵进程的故事"——从而摆脱了相对主义。[2] 克劳迪亚·施密特（Claudia Schmidt）提出了一个大体相似的说法，他在《大卫·休谟：历史中的理性》（*David Hume：Reason in History*）（2003）中将休谟的研究视为一个整体，并以"理性的历史维度"这种说辞加以解释。[3] 关于休谟著作的所有研究中，在理解休谟的思想发展时《人性论》总是被放在第一重要的位置。据称，休谟在他的第一部著作中为自己设定了一个他毕生要完成的任务。实际上，休谟的思想有基本的统一性和连续性，此话已是休谟研究中的老生常谈了。关于这种影响的论断已经成为休谟哲学教科书式叙述的例行特征了。[4] 但是，按照这种方式理解休谟，势必在很大程度上等同于斯特雷奇对休谟的描述，即认为休谟最重要的思想在《人性论》出版之前就已经形成了。休谟所写的任何作品都包含在他的第一部著作中。他后来的著作只是从第一部著作中延伸出来的。休谟的思想生涯没有真正发展，没有任何有意义的新观点，他随着岁月的流逝而改变的兴趣一点儿也不重要。

---

[1] Norton, 'History and Philosophy in Hume's Thought', pp.xxxvii-viii.

[2] Livingston, *Hume's Philosophy of Common Life*, pp.214, 238.

[3] Schmidt, *David Hume：Reason in History*, esp.pp.1-11.

[4] 例如，大卫·费特·诺顿的《休谟：剑桥手册》（*Cambridge Companion to Hume*）中的"休谟思想导论"，第 30 页："休谟的《道德和政治论文集》和《英格兰史》在很多方面构成了他早期著作的延续研究。当然，这些著作是休谟进一步表达他在道德主题中扩展推理的实验方法的尝试。它们也是他通过考察根源或开端而获得理解的尝试。"还可以参见 Robison, 'Hume's Other Writings'。

如果是这样的话，那么，休谟是否有一部值得大书特写的思想传记，就更值 12
得怀疑了。休谟思想有一个体系可以描述，但没什么故事可讲。

邓肯·福布斯在《休谟的哲学政治》（1975）中对所有的休谟解读——
将《人性论》中的哲学放在优先位置、坚持认为他后来的文学创作是这一
哲学的产物——发起了挑战。福布斯主张，他所说的"一种揭示政治思想
的更真实的历史途径"，必须"尝试与阐释某位思想家时几乎只依赖内部交
流线索的趋势逆向而行"，这种趋势，他补充说，"在休谟研究中往往意味
着尽量将任何事情都与其哲学关联起来，仿佛他活在他自己织就的茧房之
中"。[1]福布斯没有走得太远，未能彻底甩开《人性论》去理解《道德和政
治论文集》以及《英格兰史》。相反，他将休谟在《人性论》第三卷中铺陈
的"现代自然法理论"视为政治科学的"基石"。不过，福布斯认真对待以
下任务：尝试从《道德和政治论文集》和《英格兰史》的不同语境中来理解
它们，而不是单纯地以它们可能与《人性论》的主题和论证关联的方式来看
待它们。[2]在这方面，福布斯的研究是激励我在这本书中将休谟思想肖像视
为一个整体的主要源泉。因为，在我看来，没有证据表明休谟本人把《人性
论》导言中宣称的"完整的科学体系"的抱负当作他之后写的所有著作的理
论依据。休谟也没有说，《道德和政治论文集》《政治论丛》《英格兰史》可
以按照那种方式理解。[3]在后来的生涯中，休谟根本没有在任何地方说自己
的所有作品应该被视为一个统一体。休谟曾经放弃《人性论》，从未宣称自
己是一个系统的思想家，一如某人构想他的作品分为地基和上层建筑，或者
中心和边缘，或者树干和树枝那样。相反，放弃《人性论》的计划可能表明

---

[1] Forbes, *Hume's Philosophical Politics*, pp.ix-x.

[2] 不能说福布斯成功地说服所有学生，让他们相信休谟聚焦于历史语境有着重要的政治思想，而
不是休谟政治学和哲学之间有"沟通的内在线索"：如 Miller, *Philosophy and Ideology in Hume's
Political Thought* 和 Whelan, *Order and Artifice in Hume's Political Philosophy*。

[3] 在《关于人类理解力的哲学论文集》中，休谟声称历史的"主要用途"，"只是"通过表明人们
在各种各样的环境和情形中，被给予了各种物质条件，从中可以形成我们自己的评价，逐渐
了解人类活动和行为的常规动机，进而"发现人性中持续且普遍的原理"[*Philosophical Essays*
（1748），p.134]。我认为休谟适时利用了那个时代的陈腔滥调，以便支持他对人类活动的统一
性和可预见性的一般信念。我不认为这段话告诉我们更多有关休谟自己对历史写作目的的
想法。

他放弃了哲学体系的整体观点，以便利于几种区别明显、截然不同的哲学计划。[1]

尽管如此，坚称休谟著作作为一个整体的统一性和体系性，其危险性在于，那些不同的哲学计划的特殊性，与其说似乎有从视野中消失的征兆，不如说从来没有走向前台。因为，一切都建立在我们一开始就知道的那个假设之上，因为我们在《人性论》中就被告知休谟的哲学抱负特征是什么。休谟的政治兴趣，他在自己创作的政治作品中想要表达的意图，仅仅被归入"人的科学"的总体计划之中。他对政治经济学、宗教和历史的兴趣和意图，也是如此。这一不可避免的结果，可以说限缩了我们为休谟及其思想发展描绘的画面。早年发生的事情被给予大量的关注，与此同时，后来发生的事情在兴趣和意义上似乎减少了。以一种新方式思考休谟提出的新关注点和新计划，思考他对自己和写作的设想，就变得更难了。他在 1739 年之后解读的事物或许造成了思想的根本转型，这种看法就变得更难被认真对待了。想象休谟对个人环境、社会环境和政治环境的变化作出应对也变困难了。而休谟的读者就会非常容易地假定他们一开始就知道哲学对休谟而言意味着什么，假定让《人性论》成为哲学的思维方式便是其政治经济学、宗教和历史成为哲学的思维方式。对休谟为其他事情"放弃"哲学这一看法的回应，以这种

---

[1] 以历史的、发展的方法揭示休谟思想的意义，受到另一种常见方法的质疑，也就是将休谟著作视为一个整体。尼古拉斯·菲利普森在 1989 年首次出版的研究历史学家休谟的著作中主张，"休谟的全部哲学、全部史学，都指向一个目标，这个目标便是教导男男女女去追求日常生活世界而非身后之世的幸福，去关注他们对其同胞尽义务，而非对一个迷信的上帝尽责任"（Nicholas Phillipson, *David Hume*, p.14）。很多休谟的读者，包括批评者也包括赞赏者，都认为这一点如此明显，以致几乎无须提到休谟的事业——这一事业被理解为从各个面向反对一般而言的宗教。这种理解的精深版，可参见 Herdt, *Religion and Faction in Hume's Moral Philosophy*, 还可参见 Siebert, *The Moral Animus of David Hume*, ch. 2. 在那些以这种方式看待休谟的人们眼中，《人性论》对宗教表现出明显的不感兴趣，通常被解释为青年休谟的自我审查，这位青年休谟强烈渴望获得诸如约瑟夫·巴特勒这样颇有影响的文人的称赞。然而，保尔·拉塞尔指出，诸种表象正好与此相反，《人性论》是休谟反宗教的重要战场。在拉塞尔看来，"休谟哲学的核心，由他最早在《人性论》铺垫并提出的本质上反宗教决心和目标所构建，并由此引导"（*The Riddle of Hume's Treatise*, p.300）。但是，如果休谟所写的任何东西都"由他本质上不信教精神构建并引导"，那么，谈论休谟的观点如何随着时间而变就似乎没什么意思了。因为，根据这个假设，它们没有随着时间而变化。按照这条线索，休谟的事业将被理解为对他最初提出的观点的细节填充。

方式形成的一幅休谟画像仍然妨碍了认真思考其思想的发展。如果我们打算严格按照其原有的方式对待休谟的每部重要作品，视其为休谟天赋的独立而与众不同的表达，如果我们打算祛除将这些作品中的任何一部简单地视为比其他作品更重要的魅惑，那么，我们就需要另一种方法。[1]

作为文人的休谟

1776 年 4 月，休谟在其所写的简短自传《我的一生》中告诉读者，他的一生几乎所有的时间都"耗费在文学创作"上。他写道，在青年时期，"就被一种文学的激情俘获，而这种激情成为主导我一生的激情，是我各种娱乐的重要源泉"。他的家人想让他成为一名律师——"但我发现，除了追求哲学和大学问之外，我对一切事情都感到不可抑制的厌恶"。二十多岁的时候，他决定"视万物为草芥，唯有提高我的文学天分"。他的第一本书是最不幸的"文学尝试"。他后来的很多著作也受到尖锐的批评，但他成功地让自己在"文学争论"中保持清醒。1751 年，他从乡下迁往城市，此时，他已在"一个真正的文人舞台"上确立了自己的声名。在不断地写作中，他看到自己"文名"鹊起的迹象，所以在生命的尽头，"文名之爱"这一一直

14

----

[1] 当然，这不是说此前的每一部论述休谟的著作都因为强调《人性论》和人的科学最重要的意义而缩短了他的事业。已经有一些反对如此理解休谟的声音，尤其是，有学者认为《人类理解力研究》与《人性论》第一卷有非常重要的不同之处，而且可能还胜过第一卷，比如，克雷格关于休谟对观念论逐渐缩减的笔墨的讨论，见 Craig, *The Mind of God and the Works of Man*, ch.2；米利肯认为《人类理解力研究》包含了休谟的"成熟哲学"，见 Millican, 'The Context, Aims, and Structure of Hume's First *Enquiry*'；巴克尔在《休谟的启蒙之书》(Buckle, *Hume's Enlightenment Tract*) 中声明想要"按其本义"探讨《人类理解力研究》。其他一些人关注到《道德原则研究》的特殊性：比如，泰勒的文章《休谟后来的道德哲学》(Taylor, 'Hume's Later Moral Philosophy')。最近关于休谟政治经济学的一本论文集也质疑休谟的经济思想"从属于政治和哲学思考的地位"[Wennerlind and Schabas (eds.), *David Hume's Political Economy*, p.1]。对于《人性论》为休谟后来所写的所有著作提供了"密钥"这一假设最全面的质疑来自莫里茨·鲍姆施塔克的博士论文——《大卫·休谟：一位哲学历史学家的养成》(Moritz Baumstark, *David Hume: The Making of a Philosophical Historian*)，特别是在"导论"部分。休谟研究将会从鲍姆施塔克更多研究的发表中受益良多。

"主导他的激情"得到了满足。[1] 18 世纪的"文学"并不像现在通常的意思，指一种独特的作品类型，包括诗歌、小说、戏剧在内，可以按照语言在图书馆书架上摆放在一起，或可以作为一个学术主题加以考察。当时所说的"文学"本质上和"史学""哲学""政治学""神学"没什么不同。约翰逊在《英语字典》中将"文学"仅仅定义为"学问；文字上的技巧"[2]。如此，文人就是一个有知识的人。但他同时也是一个有某种特殊知识的人，用休谟的话说，是有"大学问"的人。说自己是个文人，就是让自己与大学里的术业专攻者以及执念于狭隘学究的通才绅士区分开来。休谟在《我的一生》中多次提到他的"研究"，他乐意说自己在他生命的最后尽头仍然能够以"一如往常的热情"继续那些研究。[3] 我们的意思并不是从这里推断休谟终其一生坚持不懈地专心于少数主题。相反，说他是一个文人，其意义恰在于，休谟若不是在所有的"学问"中纵横捭阖，那也在众多领域中自由驰骋。哲学是他的兴趣之一，但不是唯一。当他的家人认为他在读法律课本时，他实际上却在读西塞罗还有维吉尔。[4]

　　休谟心怀文人生活之念最早可能源于沙夫茨伯里的著作，尤其可能是源于沙夫茨伯里的《给作者的建议》一文。休谟可能会在这篇文章中发现对迂腐学究和博学通才的否定，以及对知识重要性的强调，因为知识为滋养心灵的全部能力提供了全面的养分。沙夫茨伯里认为作者需要为自己立身，这种信念需要作者具有独立于意见、纷争和时尚的自我知识。不过，《我的一生》表明，休谟很快形成了一种更切实的独立文人的概念。《我的一生》其中一个主题，是休谟从一个并不富裕的家庭中拥有"很少财产"的幼子到六十岁时"非常宽裕"、"年收入一千英镑"的人生旅程。[5] 这里说的独立直接了当的是财务上的。但是，同样重要的是，钱从哪里来。如休谟想象的那种文

15

---

[1] *Life of David Hume*（1777），pp.2，4，6，7，15，16，32，33.

[2] Johnson，*Dictionary of the English Language*，'Literature'.

[3] *Life of David Hume*（1777），p.31.

[4] 关于知识宽度对于 18 世纪文人认同的核心意义的讨论，可参见 Chartier，'L'Homme de Lettres'.
　　夏蒂埃（Chartier）的出发点是伏尔泰为《百科全书》所写的"文人"（Gens de Lettres）词条。
　　伏尔泰在那里写道，"我们不会把知之甚少、只知道一类知识的人称为文人"（引自第 159 页）。

[5] *Life of David Hume*（1777），pp.5，2，30.

人生活，不适合依附于一个贵族成员的赞助或沃尔波尔时代常见的政治家的赞助。这种生活同样不适合依附出版商。休谟为自己塑造的文人标杆，可能是蒲柏，他是第一位改变作者和出版商之间的力量对比并按照自己的方式获得财务成功的英语作家。[1]蒲柏表明，一位作家如果足够优秀并有足够敏锐的写作嗅觉，他就不需要一个赞助人或雇主。这种新型的著作权模式引起了某些不适。旧的贵族赞助文化或许能以某种方式更确切地保证文人的正直与独立。[2]如果休谟在这方面有任何担忧，那他从未坦言这一点。《我的一生》的语调毫不掩饰他自己在财务上成功的骄傲。休谟明确宣告这一事实，即他从书商那里得到的钱"远远超出以往任何英格兰人的所得"，这笔钱不只是让他独立，还让他富裕。[3]另一位重要的标杆可能是伏尔泰，他不反感大人物的赞助，同时也是营销他自己著作的一把好手。年轻的休谟可能知道伏尔泰早年的《俄狄浦斯》和《亨利亚特》所取得的著名成功。他可能还对伏尔泰在《英国通信》中的评论印象深刻。伏尔泰评论说，英格兰对艺术致以"崇高的敬意"，越多普通英格兰人对高贵的天赋致以敬意，就越能保证"他们国家有才能的人总是有信心发家致富"。[4]

　　休谟对用笔头赚钱毫不焦虑的一个原因可能是，事实上，他不是他那个年代所谓"卖文为生"的人。他的家庭可能不太有钱，但无论如何，至少能给他一点补贴，这就意味着他从来不会被迫只为稻粱谋。从这个重要的意义上说，休谟从一开始就是独立的。他不需要一个赞助人，也从不寻求一

---

[1]关于蒲柏职业这方面的详细研究，参见 Foxon and McLaverty, *Pope and the Early Eighteenth-Century Book Trade*。蒲柏作为不列颠文人出现，该成就的重要意义，由贝尔雅姆在《十八世纪的文人和英国公众》(Beljame, *Men of Letters and the English Public in the Eighteenth Century*)、柯林斯在《约翰逊时代的著作权》(Collins, *Authorship in the Days of Johnson*)所强调。贝尔雅姆和柯林斯浓重的辉格式论述，在格里芬《英格兰的文学赞助》(Griffin, *Literary Patronage in England*)和《长十八世纪的著作权》(Griffin, *Authorship in the Long Eighteenth Century*)中得到怀疑主义式的审查。

[2]詹姆斯·拉尔夫的《职业作家或以卖文为生的作者们》(James Ralph, *The Case of Authors by Profession or Trade Stated*, 1758)、奥利弗·戈顿史密斯《关于欧洲文雅知识的目前状况的研究》(Oliver Goldsmith, *Enquiry into the Present State of Polite Learning in Europe*, 1759)，诸如此类的文本，是对这类焦虑的回应。

[3]*Life of David Hume*(1777), p.25.

[4]Voltaire, *Letters concerning the English Nation*, p.224.

个赞助人。[1] 1748 年，他曾送给第三代阿盖尔公爵一本他的《道德和政治论文集》，彼时他非常清楚地确定这不是"给阿盖尔公爵，而是给阿奇博尔德·坎贝尔这位无疑有见识有学问的人"[2] 的礼物。他所写的唯一的献词是给他的朋友，身为牧师、剧作家的约翰·霍姆。他也没从事过新闻工作以糊口。在这方面，休谟作为文人的生活与他几乎同时代的塞缪尔·约翰逊形成了鲜明的对比，后者的早年生活充满了艰辛和妥协，而休谟足够有幸对那样的艰辛和妥协一无所知。[3] 休谟和约翰逊事业起点的对比，表明对休谟而言，让自己转向他想要的文人生活实际上是多么轻松。休谟的处境让他更像贺拉斯·沃尔波尔或者吉本，而非约翰逊或亨利·菲尔丁。[4] 但是，如约翰逊一开始指出的，作为苏格兰人，休谟具有约翰逊或菲尔丁都不曾有的一个劣势。杜格尔特·斯图尔特在威廉·罗伯逊的传记中提到，18 世纪 30 年代，"苏格兰人不知道著作权交易"[5]。休谟这一代的苏格兰人，包括罗伯逊本身，通常把文人生活与职业结合在一起。生于 1696 年的凯姆斯的亨利·霍姆，已经表明一位律师如何同时也是一个成功的作家。要么身在教会，比如罗伯逊、约翰·霍姆、罗伯特·华莱士，要么当大学教授，像托马斯·里德、乔治·坎贝尔、亚当·斯密（一段时间），或者两者兼具，如休·布莱尔和亚当·弗格森。但是，对于休谟而言，其理想是不受任何职业责任的束缚。他曾让自己两度进入大学教职的提名，但可能并不真的想得到任何一个。值得让人提及的是，一旦可能，斯密便放弃了其格拉斯哥的职位，为的是给自己

---

[1] 我没有找到有说服力的证据证明休谟是想得到安德鲁的阿盖尔公爵的赞助，见 *Patrons of Enlightenment*，pp.124-129.

[2] *Letters of David Hume*, ed.Greig, vol. i, p.113.

[3] 关于约翰逊的早年生活，最重要的部分，鲍斯威尔没有详细记述，见 Martin，*Samuel Johnson*，Parts Ⅰ-Ⅲ。在我看来，休谟和约翰逊的差异，总体上比波特凯《追求幸福的激情》（Potkay，*Passion for Happiness*）中所说的多得多。

[4] 格里芬将 18 世纪的文人分成"职业作家"和"绅士作家"两类，见 *Authorship in the Long Eighteenth Century*，pp.84-88，and ch. 11。但他也承认，不太可能清楚地区分两种不同的文学事业。休谟很难正好适合任何一类。比如，不能想象像沃尔波尔或吉本这样的绅士作家公开宣称他们的书赚了多少钱。休谟从不铤而走险，但钱对他来说很重要。实际上，与约翰逊相比，钱对休谟更重要。根据鲍斯威尔的记载，"……与那些以文学为职业的人相比，约翰逊较少关心他的劳动所得"（*Life of Samuel Johnson*, ed. Womersley, p.579）。

[5] Stewart, 'Account of the Life and Writings of William Robertson', p.104.

写作《国富论》空出所需要的自由时间。

休谟能够独善其身，不让自己卷入 1707 年议会联盟后构建起来的苏格兰公共生活的任何机构之中。可以设想，这不仅有助于休谟把自己当作一位苏格兰作家，而且还是一个不列颠作家和一位欧洲作家。另一件让他超然于苏格兰之外的事情，是他对如何改善苏格兰这个国家——如他同时代人所面临的——这个非常重要的问题兴趣寥寥。像凯姆斯、罗伯逊、阿奇博尔德·坎贝尔即第三代阿盖尔公爵这样的人物，都全神贯注于如何救治落后于英格兰的苏格兰这一问题。[1]休谟没有。他不反对改进，这一点毋庸置疑，但他不打算把自己绑在这个事情上。对于让苏格兰变得更好这一实践不感兴趣，无疑成为他对没能获得大学教职并不十分失望的另一个原因。这并不是说，休谟认为公共职务或大人物的帮助本身不适于一个文人所必需的独立。如他在《我的一生》中详细叙述的，在人生的不同时期，他接受了詹姆斯·圣克莱尔将军提供的职位，还接受了赫特福德伯爵以及赫特福德兄长亨利·西摩 - 康威将军两人提供的不同职位。而且，他曾不断尝试让自己获得来自这些职位的津贴。他从未接受的，是可能妨碍他按他想写的内容写作的职位或帮助。他对自己的定位是一个不受任何实际要求——无论是职业要求还是政治要求，或由此而来的道德要求——束缚的文人。

有一种描绘这种文人生活概念的方式，即冠之以 "哲学的定语"。休谟作为文人的目标是有足够的自由，能够超越日常琐事和具体事情，站在那个有利位置来辨别、描述那些很难察觉的——如果不是不可能察觉的——一般原理。这种哲学不能理解为一种学说或一个主题，而是一种思维习惯、思考风格、写作风格，就像那种原则上能够运用于任何主题的哲学。这种对哲学的理解在 18 世纪中期的不列颠是寻常事，彼时，我们现在所谓的自然科学仍然被称为自然哲学，道德哲学不仅包括伦理学，还包括我们现在所谓的心理学、人类学、政治学和政治经济学。在约翰逊的《英语词典》中，他给

17

---

[1]"改良"对定义苏格兰启蒙运动的重要意义，是罗杰·爱默生著作的核心主题。可参见，'What is to be Done About the Scottish Enlightenment?'，详细研究参见 *An Enlightened Duke：The Life of Archibald Campbell*，esp.pp.345-360.

出了四种"哲学"定义。第一种，很简单，只是"自然知识或道德知识"。[1]
二十年后，《艺术和科学现代词典》(*Modern Dictionary of Arts and Sciences*)把
哲学定义为"知识，即基于理性和经验的自然研究和道德研究"，并把它分
成三个主要部分：逻辑和形而上学研究、自然法和万民法研究、有生命和无
生命物体的研究。[2]詹姆斯·哈里斯在《赫耳墨斯：关于普遍语法的哲学研
究》(*Hermes, or a Philosophical Inquiry Concerning Universal Grammar*)一书中
宣称，"没有一个在自然界拥有基础的主题不在尊贵的哲学研究之下"。而哲
学研究被哈里斯形容为"见多识广"的发展，"从小事物到大事物"的转变。
因此，作为一位哲学家，他感兴趣的是**普遍**语法以及所有能够被称为人类语
言的共同原理。[3]类似地，伯克在《关于我们崇高和优美观念的哲学研究》
中将对动机的考察和对激情运行的追溯描绘成对"事物的普遍体系"这一
更广范围探索的一部分，目的是去除繁复，化为"极简"，进而"向趣味传
递一种哲学上的稳定性"。[4]成为这个时代的哲学家，意味着以一种谨慎的、
分析的、归纳的方法研究一个主题或任何主题，并从一种研究中抽离出最大
限度的一般性解释原理。约瑟夫·布莱克在其同时代人看来是一位哲学式的
化学家，詹姆斯·赫顿是一位哲学式的地质学家。哲学式的宗教研究是获得
所有信仰共有的核心原理，而哲学式的政治研究，诸如孟德斯鸠或亚当·斯
密的研究，寻求的是政治生活本身的基本法则。哲学家没有实践计划。他对
一般而非具体的关注是秘而不宣的。这就让哲学式的政治学看起来有别于追
逐私利的党派争论、政治争吵，从而更有吸引力。它也让哲学式的宗教，至
少在某些方面看似有了该遭谴责的理论化和"冷酷"。

　　休谟改写的《人性论》第一卷的最初使用的标题是《关于人类理解力
的哲学论文集》，让人想到这类理解力所具有的哲学属性。在这部著作的第
一篇论文中，休谟在某种程度上解释了这一研究涉猎的内容。他在那里写
道，哲学家的独特关切，是以一般原理构建并解释日常经验的具体特性。哲

18

---

[1] 第二种是"解释自然影响的假设或体系"。第三种是"推理、论证"。第四种是"学校里阅读的
　　科学课程"。参见 Johnson, *Dictionary of the English Language*, 'Philosophy'。

[2] Proctor, et al., *Modern Dictionary of Arts and Sciences*, 'Philosophy'.

[3] Harris, *Hermes*, pp.8, viii.

[4] Burke, *Enquiry into Our Ideas of the Sublime and Beautiful*, pp.i-ix.

学家为了追求这些研究不得不让自己摆脱对日常生活的沉迷。哲学家因"性情"（turn of mind）"不能从事商业和一般活动"。人们形容"纯粹的哲学家"居于"人们的交流之外……全神贯注于同样也超出人们理解力的原理和概念"[1]。休谟的目的是弥合"纯粹哲学家"和"俗世"的鸿沟，但这往往要试着使读者尽可能地摆脱日常信念和情感，而不是去损害哲学家的客观性。1742年，《伊壁鸠鲁学派》《斯多葛学派》《柏拉图学派》《怀疑主义者》这几篇论文合在一起，其实可以视为休谟对以下问题的解释：为什么他不认为自己能够延续道德哲学传统中的情感治疗和性格改善计划，以及作为道德哲学家，为什么他自己关心的纯粹是鉴别决定道德判断因素的阐释性任务。休谟喜欢将自己描述为道德生活的解剖学家，以及政治的解剖学家。休谟为超然于党派之争，真正不偏不倚地讨论，为理解危及1688年宪政解决法案——该法案被过度吹捧——更深层的力量而做出的尝试，比当时的一般人要多得多。在休谟写关于商业的论文时，没有任何人请他为这种或那种立法改革，为这种或那种商业团体、制造业团体写论贸易著作。休谟在《论商业》中写道，哲学家和政治家的"主要业务"，是"认识事物的一般进程"，"把他们的眼光放大到那些普遍命题上，在这些命题之下理解无数的个例，把一门完整的科学揽进一条单独的定理中"[2]。在给出版商威廉·斯特拉恩的信中，休谟经常提到收集在《关于若干主题的论文和论述》中的所有文章——包括《人类理解力研究》《道德哲学研究》《道德和政治论文集》《政治论丛》《宗教的自然史》，这些著作是他的"哲学篇章"或"哲学著作"。[3]他这样说是因为每篇都是运用哲学式推理模式的范例。从这个角度来看，这些文章无一不比剩下的其他著作更"哲学"。

当休谟开始构思《大不列颠史》——后来标题改为《英格兰史》——时，他告诉勒·布朗神父，"我在我所有的著作中都倾注的哲学精神，在这里找到了可以大显身手的充分素材"[4]。休谟的历史写作想要写成哲学式的，

---

[1] *Philosophical Essays Concerning Human Understanding*（1748），pp.2-5.

[2] *Political Discourses*（1752），pp.2-3.

[3] See *Letters of David Hume*, ed. Greig, vol. ii, p.233, 235, 250, 304, 315, 330.。

[4] *Letters of David Hume*, ed. Greig, vol. i, p.193.

而且也被他的很多读者理解为哲学式的，正如《关于若干主题的论文和论述》一样。历史，通过将重点从个别历史人物的行为转移到能够解释长时间、大范围的社会、政治、经济和文化变迁的一般原理，从而让历史本身变得哲学化了。[1] 当然，休谟所写的这类叙述史，虽区别于通常的国王、女王的统治史，但他并没有完全放弃描述和解释个别人物的行动。实际上，休谟在描述具体人物的癖好和弱点这方面有着小说家的兴趣。他作为历史学家的风格一直在具体事务和一般事务之间切换。他坚定地写道，作为一个民族故事的讲述者，不时"停顿一下没什么不合适，比如，考察一个王国的状况，考察其政府、风俗、财政、军队、贸易和学问时，停顿一下没什么不好"。因为，"这些具体事情没有形成一个恰当的概念，那么，这样的历史几乎没有教导意义，也往往不好理解"[2]。托比亚斯·斯摩莱特（Tobias Smollett）称赞休谟"理解历史所有对象的尝试"，休谟的历史对象不仅包括大人物的事务，而且"为了指出该民族政治、商业和文学改进的过程，详细考察与警政、商业或岁入相关的规章制度，思考那些才华横溢的散文"。斯摩莱特断言，休谟以这种方式"对事实细节方面作出了一位哲学式史学家的思考"[3]。尽管休谟声称他在写《英格兰史》第一卷时不知道伏尔泰的《路易十四时代》，但很难相信，他在哲学式历史的构思方面一点都没受伏尔泰的影响。[4]而且，和斯摩莱特一样，伏尔泰也以他的立场对休谟《英格兰史》的成就颂称有加。他尤其称赞休谟思考问题的旨趣让他绝对打破了迄今为止英国历史写作特有的党派性。在伏尔泰看来，休谟既没有让自己表现为一名议会派，

---

[1] See Phillips, *Society and Sentiment*, pp.51-52.

[2] *History of Great Britain*, vol. i（1754），p.116.

[3] 斯摩莱特评休谟的《都铎王朝治下的英格兰史》，参见 *The Critical Review* 7（1759）：289-303；Fieser（ed.），*Early Responses to Hume*, vol. vii, pp.184-185. 斯摩莱特三年前对《大不列颠史》第 2 卷的评论中，他对现代历史学家的反思倾向性还不太确定。他抱怨说："这种疯狂的反思，甚至是教条化的反思，似乎迷住了这个国家以及欧洲其他国家近期所有的汇编者们。各种历史都变形为专论；贯穿事件的链条断了，读者的注意力分散了。"[*The Critical Review* 2（1756）：385-404；Fieser（ed.），*Early Responses to Hume*, vol. vii, p.146]。

[4] 可能的原因是，休谟关于历史的观念不是由伏尔泰本人塑造的，而是由塑造伏尔泰历史观念的同一批作家塑造的。布鲁姆费特（Brumfitt，*Voltaire*，*Historian*，ch. 2）指出：伏尔泰，尤其是丰特奈尔、费纳隆、布兰维利耶，所有这些人，我们猜想休谟都非常了解。

也不是保王派，既不是国教派，也不是长老派，他只是一位"公正之士"。他"谈论缺点、错误、野蛮，就像一位医生谈论流行病一样"[1]。

很多休谟的早期读者，包括斯摩莱特，都认为休谟写《英格兰史》时模仿了伏尔泰。约翰逊认为，"如果伏尔泰没有在休谟之前写历史，那么休谟将永远不会写历史"[2]。然而，休谟没有伏尔泰宗教和政治上的改革热忱。休谟不是像伏尔泰那样，"为了行动"而写作。不可想象休谟会写让·卡拉斯这样的案件，或者像伏尔泰一样写一本《论宽容》的书。[3] 休谟似乎被"哲人们"乌托邦式的乐观和独断的自信弄得很不舒服——这或许是他尝试帮助他们辛辣的批评者让-雅克·卢梭的部分原因。他甚至比卢梭本人都怀疑一个作家所做之事能有多少可能去改变或改善他所生活的这个世界。他关于人性的论述颠覆了理性的权威，认为一般意义上的信念是情感而非理性的作用，这些都对开明革新和改善的可能性投去了怀疑的阴影。休谟描述的政治取决于"意见"（opinion），而休谟的哲学式历史把意见描述为不是由论据而是由大范围的、非人格的社会—经济力量塑造而成的。

休谟并没有认真尝试着把宗教整合到他的哲学式历史中。宗教和宗教信徒往往被他描写成社会和政治秩序不协调的破坏性因素。然而，在《宗教的自然史》中，休谟清楚地表明，宗教仍然有着最深的人性根基。它源于诸如恐惧和希望这样的激情，是人类结构中不可分割的一部分。这就让人毫不惊讶：当休谟设想一个理想的共和国时，他感到必须回答的问题之一是关于最好的教会治理形式。如休谟理解的，政治的核心问题是应该如何管理宗教，以及遇到它对稳定性构成的威胁。这表明，如果有人认为休谟所理解的哲学式文人的职责是致力于基督教的灭亡，那这种说法几乎没什么道理。当然，哲学推理将用于宗教，就像用于其他任何事物一样。宗教将从最超然、最无羁绊的视角去考察。迷信和狂热将呈现它们真正的形象，中庸节制将在它们

---

[1] 伏尔泰关于 1762 年《英格兰史》的评论，刊载在 *La Gazette Littéraire de l'Europe*，1764 年的评论刊在 *Articles Extraits de la Gazette Littéraire de l'Europe*，pp.451，456。

[2] *Boswell*，*Life of Samuel Johnson*，ed. Womersley，p.290. 约翰逊接着说，休谟"与伏尔泰共鸣"。

[3] 约翰·格雷关于伏尔泰的评说是，"他毕生的研究是通过构建一位基督教的继任者而将欧洲生活置于一个新基础之上"，对他而言，哲学是"解放的工具"（*Voltaire*，pp.1，2）。这样的话，休谟是不可能说出口的。

的地盘上耕耘。但是，没有理由相信哲学或许能在弱化宗教对大多数人的掌控上做点什么事。而且，18世纪中期的不列颠，也没有迫切需要铲除基督教的欲望。没有人像卡拉斯那样受到酷刑，被迫承认杀害自己的儿子，以阻止他皈依其他宗教。在家乡爱丁堡，休谟有一群苏格兰教会的温和派相伴，他认为他们中间的一些人是他最敏锐的批评者。[1]

　　休谟在临终榻上开玩笑说，他或许可以从冥府渡神的手上买些时间，因为他要告诉渡神他想等到基督教垮台再进入冥府。亚当·斯密在他发表的有关休谟之死的文章中把这个笑话重讲了一遍，结果激怒了休谟的敌人，但是，笑话终究是笑话。我觉得，这个笑话告诉我们更多的是，休谟宁愿把他作为一位无神论者的名声以滑稽效果呈现出来，也不愿展现他作为文人的真正意图。休谟还设想要告诉渡神，他正在为他的著作校对新版本，并希望看到公众如何接受他的这些改变。这虽然也是休谟打趣自己的笑话，却告诉我们休谟作为一个文人的意图。对他而言，最重要的是找到可能的最好方式与读者交流他的观点。休谟认为，《人性论》的主要问题是它的风格而非内容。他对那个时代的读者期望的风格发生了误判，为他的人性理论选择了一种错误的形式。他的第一卷"打造的宏大的巴洛克式建筑"看来是排斥而非吸引人们的，如果休谟的观点想要被人们了解、被人们讨论，就需要一种完全不同的表述方式。形式问题一直是休谟致力于改进的，直到他对《人性论》的改写完成。他不止一次改变他的思考（mind），比如，如何恰当地将哲学反思整合到历史写作的流畅叙述中。从休谟给斯特拉恩的通信中判断，纠正语言和句法一直困扰着休谟。他一直在重读自己的著作，绝大多数都是选词和句式结构上的微小变化。休谟出版了新版《英格兰史》和《关于若干主题的论文和论述》，每个新版出版后不久，休谟又开始着手另一个新版了。承认

---

[1] 肯普·史密斯担任逻辑学家和形而上学教授时，爱丁堡的道德哲学教授 A.E. 泰勒在他1927年的莱斯利·斯蒂芬讲座上指出，"以下一点和其他事情一样是完全确定的，即休谟事实上不是反教权狂热分子，而是一位和蔼可亲、随和温厚的人，他所选择的社交圈很多都是爱丁堡长老派的'温和派'。确切地说，这些圈子的成员，不是信仰移山辟地、征服世界的人。但他们重视现有信仰在保护安定、和平和社会秩序方面的意义，而且如果有一套教义学说能够维持'庸众'安于其位、保证'有思想'的少数人的安逸闲适不被打扰，如果允许对这样的教义学说进行激烈肆意的攻击的话，他们将会是最后一批人"（*David Hume and the Miraculous*, pp.2-3）。

这一点，就是承认休谟作为一位文人的事业并没有结束于 1761 年末《英格兰史》的完成。修改就像写作一样，是休谟文学生涯的重要部分。没有一本书是已经完工的。它总是在不断改进的过程之中。没有迹象表明休谟认为这件事是令人厌烦的。他可能说过，正如蒲柏说的一样，"我校订，是因为对我而言，校订和写作一样令我愉悦"，而且，"最初我太溺爱我的作品以致无法评鉴它们，最后我有太多的评判以致无法喜欢它们"。[1]

准确地说，对休谟而言，作为文人，风格非常重要，因为他不是作为一个专业人士仅仅为专业的同胞写作。他在他那个时代的不列颠以及更广阔的欧洲受过教育的男男女女中寻求并找到了人批读者。他从他的读者那里想要得到的，但并不总是能得到的，是读者与他一起进入某种散漫的空间，进入一种或许最好被称为哲学的交谈中。这种交谈是哲学的，因为其兴趣在于构成一般的解释性原理的基础，而且重要的是其语气的非人格性。对休谟而言，不能忍受的是他的一些读者把他的著作和他个人的信仰——或没有信仰——拙劣地关联起来。休谟的时代，太容易猜测作家的性格和生平，以致作者的性格和生平（而非应予以思考的著作本身）成了讨论对象。休谟希望他的著作对这类讨论作出基本贡献，希望各党派只关注观点和论断，而不是试图猜测人们揣着什么企图会提出这样的观点和这样的论断，什么样的人可能会以这种方式谈论这个主题。所有的政治和宗教义务都被搁到一边了。休谟对他的一位批评者说："我们作为文人彼此之间的联系，超过了我们坚持不同派别或体系的分歧。"他接着说，"让我们唤醒那些快乐的时光，彼时，伊壁鸠鲁学派的阿提卡和卡西乌斯、学园派的西塞罗、斯多葛派的布鲁图斯，所有这些人，在一起生活，毫无保留地友好相处，意识不到他们之间所有的分歧，除非他们设置了讨论和交谈的话题"。[2]休谟写下这些话的时候，可能更多出于希望而非期待。他经常被人提醒，即便是他同时代的文人，要搁置个人的敌意和对抗有多困难。他被告知，他既是辉格党，又是托利党，

23

---

[1] 蒲柏，1717 年版《作品集：诗集》（*Works: Poetical Works*, ed. Davis）的序言，戴维斯编辑，第 3 页。

[2] *Letters of David Hume*, ed. Greig, vol. i, p.173. 这里的批评家指的是《道德本质和道德义务简述》（*A Delineation of the Nature and Obligation of Morality*, 1753）的作者，其名字［詹姆斯·巴尔夫（James Balfour）］休谟一直都不知道。参见下文第 299 页。

而他认为自己不属于任何党派。他被告知，他是一个无神论者，而他相信自己在所有的著作中没有流露出任何个人的宗教观。他被告知，他对道德肆无忌惮，是道德的颠覆者，而他认为他所做的不过是表明道德可以如何被更好地理解。有时候休谟发现这些事情很好笑，有时候他发现这些事情具有强烈的攻击性。这些事情表明，他所想要进行的哲学对谈不可能像设想的那样顺利进行，等他在这场对谈中找到自己的位置。他作为文人的任务，便是为促使这场交谈——这场我们称为启蒙运动的对谈——成为真实存在而努力做好自己的那部分工作。[1]

叙事大纲

首先且最重要的是把休谟当作一位文人，像休谟一直做的那样，他把哲学当作一种思考风格和写作风格而非一个主题或一种学说，这种做法避免了以两种最常见方式解释其文学事业而强加于这位思想传主头上所陷入的困境。以这种方式理解休谟，就不再需要做二选一的选择题：一则故事是 19世纪的，在这个故事中，他放弃了哲学，结合智力上的疏懒与那种想要轻松名声的欲望，从而选择了要求不高的主题；另一则故事时间上更近一些，在这个故事中，他所有的著作都被视为他第一本书导言勾勒的计划的延续和发展。我们的观点与这两个故事相反：休谟从未放弃哲学，他选择适于哲学推理的主题的方式也没有什么体系。虽然休谟的思想铸型本质上铁定是哲学的，这一点毫无疑问是事实；但他对很多事情都有兴趣，也没有尝试组织这些兴趣并按顺序排列它们，这一点也是事实。托马斯·里德的著作，无论发表的还是未发表的，放在一起构成了一个有机的、统一的整体。[2] 亚当·斯

---

[1] 格里芬认为，在 18 世纪作家的眼中，尤尔根·哈贝马斯在《闲谈者》和《旁观者》中洞察到的"公共领域"，更像是想象的理想，而非实际社会实践的真实描述，我觉得这一点是对的。参见'Fictions of Eighteenth-Century Authorship'，p.191.

[2] 关于里德道德思想"紧凑、系统的"连贯性，参见哈孔森编辑的里德的《实践伦理学》(*Practical Ethics*) 一书所写的序言，尤其是第 xxxv-lxxvi 页。

密的著作也可以这么说。[1] 从我的理解来看，休谟不是这样。所以，本书不打算论证休谟有一个体系，休谟的所有著作都在这个体系中有其自己的位置。我认为他的著作只有在每本书上耗费的分析能力是统一的。而且，我还认为休谟愿意随着思想和环境的改变而修改他的著作。他并不致力于脱离他所处的世界去填充他的思想见解。他敏锐地感受着自己所处的时间和空间的复杂性，带着他的愿望写作、修订，以表明哲学如何能阐释他生活的时代所面临的一些更深层次的问题。本书的目标是描述休谟对人性、政治、贸易、宗教和英国历史的哲学式分析，把它们植根于广泛的历史语境中，描述并解释——如果可能的话——他在不断思考它们时所做的修改。[2]

　　第一章，对于如何理解休谟 1725 年离开大学到 1734 年夏天出发前往法国这段时间的思想发展，我做了一些推测。我们认为，几乎没有证据表明休谟从他的教育获益良多。如果说，休谟从罗伯特·斯图尔特最后一年的讲义中认识到自然哲学实验主义的重要意义的话，那么，除了拉丁语和希腊语，这可能是他离开爱丁堡时带走的唯一收获了。作为法律学生的短暂时光，可能让年轻的休谟对近代自然法理学产生了兴趣，此时，近代自然法理学正好开始影响苏格兰道德哲学和政治哲学的发展。但休谟的思想兴趣已经有很多了，而且是分散的，法律职业看来不符合这些兴趣引领的方向。他的家人允许他放弃法律，让他能够随心所欲地广泛阅读他想读的书。休谟思想生涯中最初真正有重大意义的事件，可能是遇见沙夫茨伯里的《人、风俗、意见、时代之特征》。1726 年，休谟买了一本，或是别人给了他一本，休谟最早的信件给人的印象是，在接下来的两三年时间里，他非常努力地追随沙夫茨伯里关于趣味、个性应该如何形成的教导。休谟似乎尽其最大努力让自己转变成一个斯多葛派，尽管是一种现代的、文雅类

25

---

[1] 关于斯密"对思想体系的毕生热爱以及他把体系精神结合到真正的哲学思考中"的论述，参见 Phillipson, *Adam Smith: An Enlightened Life.*

[2] 我不是第一个认真看待休谟在《我的一生》中将自己描述为文人、明确这种描述的重要意义的人。还可参见 Buckle, *Hume's Enlightenment Tract*, pp.13-16; Christensen, *Practicing Enlightenment*, pp.3-17; 以及 Richetti, *Philosophical Writing*["休谟力求避免那种削弱哲学著作新颖性和针对性的专业化。他希望与其像一位修复体系和长期存在问题的修订者，不如像它们的批评者一样，像彻底转型的新传统的奠基人一样，这种新传统从书本转向经验，与广大眼光敏锐的读者交谈"（第 184 页）]。

型的斯多葛派。这个实验不成功。它导致休谟在 1729 年秋天身体和精神两方面的损坏。在休谟逐渐康复的这段时间里，他对他的思想使命有了一种全新的认识。他不再像沙夫茨伯里一样推崇古代道德哲学，而是相信在人性研究方面需要一个全新的开始。在休谟构思他新的哲学计划时，考虑一下曼德维尔和培尔对他的重要影响是有道理的。休谟以良好的心态热烈地回应曼德维尔和培尔对哲学家们迄今为止一直研究的人性概念的怀疑，回应这两位对斯多葛主义的怀疑，尤其是曼德维尔对沙夫茨伯里斯多葛主义的怀疑。冷静、真实地描述激情的力量，尤其是骄傲的力量，或许是他的趣味所在，同时描述的是理性的软弱无力。不过，猜测休谟与 18 世纪 30 年代初期苏格兰思想界发生的事情合拍也是合情合理的。此时，哈奇森刚刚开始作为格拉斯哥大学道德哲学教授的时光，而哈奇森无疑是对休谟早期思想发展产生强大影响的另一位人物。一边是曼德维尔和培尔，一边是哈奇森，两边的紧张冲突塑造了休谟在其第一本书中阐释的哲学式人性分析的主要特征。

1734 年夏天，休谟前往法国，并在那里待了三年。在这段时间的末了，休谟拿出《人性论》第一卷和第二卷的完整草稿，除此之外，关于休谟这段时间的生活，我们几乎一无所知。他在写《人性论》时读了哪些书，如何提出他的观点，这些就只能靠猜了。在第二章，我主要关注的是把《人性论》的主要论点与休谟建构其人性理论时对他而言显然非常重要的文本关联起来。《人性论》的第一、二卷被理解为自成一体的整体，用休谟在《人性论》"公告"中的一个术语说是"一条完整的推理之链"。在第一卷，对人类理性的本质的怀疑式考察催生了一个新问题：信念是如何由经验生成并被规范的。如我呈现的，休谟的怀疑主义不仅源于对培尔的长期兴趣，还源于他对贝克莱的反抽象主义之于传统哲学模式理性能力的摧毁性意义的认识。如我所描述的，休谟对理性的重构源于他在贝克莱启发之下而生的洞见，即：洛克没能解释经验如何在经验性事实上成为非阐释性推理的基础。休谟在关于或然性、因果推理的新论述中使用的大量素材，都来自马勒伯朗士。他并没有分享马勒伯朗士对思维的心理学基础的兴趣，或者他对人类自堕落之后犯错倾向的困惑。但他同意马勒伯朗士关于理性没有能力控制激情的说法。在休谟看来，这就意味着需要论述激情是如何自我控制的，尽管马勒伯朗士不

26

这么想。《人性论》第二卷提出了这样的论述，主要利用了曼德维尔在《蜜蜂的寓言》中对骄傲或"自赏"（self-liking）的分析。一俟第一、二卷的出版就绪，休谟便返回了苏格兰，认真准备第三卷《道德篇》的出版。我使用了休谟1740年与哈奇森的通信，作为推测第三卷构思创作的基础。我认为《人性论》第三卷第二、三章的写作可能早于第一章，而人为之德与自然之德的区分是休谟道德哲学的核心。我在本书第二章的结尾处讨论了一个问题，即休谟原本尝试在《人性论》未写完的几卷中研讨批评和政治学。我认为，《批评篇》可能会讨论一些类似于哈奇森论美感的内容，就像《道德篇》讨论的内容与哈奇森论道德感的义章有关。而在《政治篇》，休谟可能尝试写文明社会的推测史，这一内容后来由斯密、弗格森和米勒这些苏格兰同代人开掘。

即使是休谟在写《人性论》的时候，他也一直在古典学、现代政治算术和政治经济学领域方面进行着广泛的阅读。我在第三章开始评价所谓早期札记告诉我们的休谟完成《人性论》第三卷这段时间他的思想兴趣。从这个意义上说，休谟已经在写散文了。在第三章接下来的内容中，我仔细考察了休谟作为散文作家在1741年和1742年这两年发表《道德和政治论文集》时的创作情形。休谟在1741年《道德和政治论文集》的《公告》中说，他的每篇散文都应该被当作"一个独立的作品"，事实的确如此，没办法把这两部论文集当作一个整体进行统一的、系统的论述。我将从以下四点来考察它们。首先，我关注的是，这些散文中，休谟明显把艾迪生当作他的榜样，我认为休谟这些散文没有让我们更多地理解休谟作为散文作家的抱负。很多散文都从后来几版的《道德和政治论文集》中抽掉了。其次，我想，休谟论不列颠党派政治的文章，能够更多地告诉我们他想以散文形式表达的东西。它们成功地以一种新视角呈现了派系争论，18世纪40年代初期，休谟的读者非常熟悉这些争论。所有讨论政治的作家都渴望"公正无偏"，但休谟在政治论争上获得了一种难以给他的观点打上党派、政治特征的视角。再次，即便这些散文极具话题性，但也频频暗示一种隐藏其后的政治哲学。我尝试着勾勒这些散文对于休谟关于"政治科学"应采取的形式的想法的意义。我认为，对休谟以及18世纪上半叶的众多英国作家而言，詹姆士·哈林顿是哲学式政治分析的出发点。然而，如果承认"意见"在政治中的重要性，如果

27

考虑迅速发展的国际贸易的政治意义的话，那么，哈林顿作为权力和权威基础的财产理论就需要在几个关键的方面加以修正。最后，我考察了《论雄辩》和《论艺术与科学的兴起与发展》这些散文背后的文化现象更广阔的历史解释，以及休谟在古代主要哲学流派代表特征"拟人化"的四篇论文中蕴含的观点。我认为，最后这几篇散文，可以理解为对《人性论》纯粹的、"解剖学式的"哲学方法的解释和辩护。《道德和政治论文集》赢得了比《任性论》更多的读者，它们的成功很好地促使休谟重新思考在现代条件下应该如何书写哲学这个问题。

第四章始于休谟在彻恩塞德（Chirnside）的家居生活，他在希腊语上用功，继续广泛阅读。据我们所知，他没写什么想要出版的文章。18 世纪 40 年代初期的某个时间，休谟放弃了《人性论》的计划。看来决定下一步做什么花费了休谟一点时间。他的第一次挪动是打算寻求某种能支付薪水的工作。他最初考虑的是当家庭教师，不过接着，他就让其大名出现在 1745 年春即将空出来的爱丁堡道德哲学教授候选人的名单上。他不是很合适的候选人，而且也没有获得这份工作，这显然让他长舒了一口气。"爱丁堡事件"产生了一本为《人性论》辩护，澄清其怀疑主义性质的短小册子。这似乎刺激了休谟，让他重写《人性论》第一卷，我接着就来谈这个问题。《关于人类理解力的哲学论文集》似乎开始于 1745—1746 年，此时，休谟正在给有精神疾病的安南戴尔侯爵当家庭教师，陪伴着这位伯爵。在休谟受雇于詹姆斯·圣克莱尔将军，启程开始两年几乎全在海外的生活之前，第一卷的重写基本完成了。休谟声称，《关于人类理解力的哲学论文集》体现了他讨论人类理解力的"风格"变化，而非"内容"上的变化。没什么理由反驳这一评判，不过，休谟暗示了他对理解宗教信仰理性基础的怀疑主义观点，从而增加了"内容"，这一点也的确是事实。"风格"上的变化是引人注目的。这表明休谟重新考虑了读者的期望，以及对人类认知基本原理的激进、颠覆性的分析如何迎合这些期望。在此之后，我思考了休谟重写《人性论》计划的另一个因素：1745—1746 年詹姆斯党的反叛激发了关于政治义务的三篇新论文的写作。前两篇（《论消极服从》和《论原始契约》）发表于 1748 年，但第三篇（《论新教徒继承》）很可能因引起争议而有所克制，发表于 1752 年的《政治论丛》。这些论文的基础是《人性论》第三卷第二章关于效忠的讨论，阐明了效忠对于 18 世纪中期的英国人的意义。与此同时，它们进一步定义了休谟关于政治如何成为哲学考察主题的概念。

多亏休谟担任圣克莱尔秘书的那段时间，到 1749 年，他认为自己成功地获得了经济独立。接下来的两年，他不再担心身陷他两年前给凯姆斯的信中所诉的"某种困窘的生活"。再次返回彻恩塞德之后，休谟完全过着一种文人的生活，在很短的时间内写出了大量主题宽泛的文章。1749 年春天到 1751 年夏天，他完成了《道德原则研究》和《政治论丛》。他还完成了《自然宗教对话录》的草稿。有理由认为他还另外写了《宗教的自然史》、《论悲剧》、《人性论》第二卷《论激情》的新版以及可能重新阐释了《人性论》第一卷关于我们空间和时间的观念。我在第五章开始阐释《道德原则研究》所包含的不妥协的道德哲学特征及其对文学风格问题的关注。然后我接着谈《政治论丛》。我将休谟的政治经济学置于其时代语境中，目的是理解休谟在《我的一生》这个文本中承认的当前重大成功的确切意图是什么。休谟对待当时一系列讨论贸易文献的主题时的风格、方式，再次成为理解休谟这个意图的关键。在《政治论丛》中，各篇论文的主要观点往往不是休谟自己创造的。他的目的通常是提出问题，激起进一步思考，而不是明确确立一个理论假设。重要的是，休谟不是以坎蒂隆、斯图亚特或斯密的方式详细阐释一个系统的商业理论。他似乎旨在针对那些本身对商业这个或那个分支没有直接兴趣的人，把商业转化成反思和谈话的主题。在这一章的最后一节，我认为休谟至少有可能在这一时期写了《宗教的自然史》以及 1757 年以《论文四篇》为题发表了其他论文。不过，我的主要关注点是为《自然宗教对话录》提供一个初步的解读。我认为，它可以被理解为一种理想化的思想共同体的代表，一种对休谟希望相信那个时代、那个地方有可能形成的哲学讨论的描绘。我研读了休谟与其他哲学文人的通信——包括罗伯特·华莱士、乔治·坎贝尔、托马斯·里德和理查德·普莱斯，这些通信证明：即便是那些在思辨性问题尤其是思辨的宗教问题上有巨大分歧的人之间，也可能缔结哲学上的友谊，这一点对休谟是多么重要。

1751 年，休谟最终离开了家人，和他的妹妹定居于爱丁堡。他最初的挪动是为了出版他所有作品的文集，除了《人性论》和一些让他更声名鹊

29

起的艾迪生式散文之外，还有以《关于若干主题的论文和论述》为题的著作。他没能得到另一个大学——这次是格拉斯哥——的教授职位，可能他也不太想要，随后他被选为律师图书馆的图书管理员，到 1752 年 9 月，他开始着手《大不列颠史》的第一卷。在第六章的前半部分，我勾勒了休谟历史写作的历史编纂语境。对历史学家休谟来说非常重要的参考文献，无疑是拉潘的《英格兰史》及其主导的自光荣革命以来英国历史研究的现代化的辉格式叙事。不过，博林布鲁克把拉潘的叙事改编成托利式结局，促使了辉格历史的新发展，休谟似乎对此印象更深刻。沃尔波尔吹鼓手们的回应是把托利史改编成辉格式的结局，休谟 18 世纪 40 年代的政治论文表明，他也认为，把英格兰的古代宪政如何免遭斯图亚特专制的邪恶设计的荼毒这个标准的故事拆开，能够最好地服务于为 1688 年革命申辩这一基本的辉格目标。我还考虑了休谟意图引起的史学**风格**上的革命。在第六章的后半部分，我继续讨论休谟于 1754 年和 1757 年出版的两卷《大不列颠史》的主要观点。我认为，这对于理解作为一个整体的《大不列颠史》是很有必要的。因为，从休谟对 17 世纪英格兰史的理解来看，内战一无所获。内战导致的根本的宪政问题——国王的真正权力与詹姆斯一世、查理一世关于王室特权的基础和范围的信念，这两者之间的失调——没有在复辟期间解决。光荣革命被休谟描述为一种解决方案，却是一种可能永远也无法和解的解决方案。革命不是不可避免的，休谟在《大不列颠史》的结尾表明，1688 年后的宪政代表了一种复杂的，却非常容易被打破的平衡方案。然而，除了对最近政治史基本动态的哲学分析之外，《大不列颠史》还有其他内容。休谟关于恰当的史学风格的想法，促使他在努力做到公正无偏和让读者对大大小小历史牺牲者的命运动之以情的念头之间加以平衡。他希望《大不列颠史》既是哲学的，也是"有趣的"。

　　休谟一开始想从乔治一世的继位开始往前叙述，后来决定往后追溯直到都铎时期，这段时期的各股势力已经开始了破坏性的影响，并造成了 17 世纪的灾难。由于在 1603 年王冠共戴一君之前没有类似的事情，这就需要改变标题。休谟现在写的是英格兰的历史。这是第七章主要讨论的问题。但在讨论都铎和中世纪之前，我要描述一下苏格兰教会正统的加尔文"民众"派的作为，他们先是于 1755—1756 年控诉休谟亵渎上帝，接着又于 1757 年控诉休谟的朋友、剧作家约翰·霍姆。我认为，正是这些插曲促使休谟发表《宗教的自然史》。因而，"自然史"不仅可以视为对"迷信"的隐晦攻击，还可以视为对心胸狭隘的苏格兰加尔文教的原教旨主义的含蓄批评。接着，我会讨论《都铎王朝治下的英格兰史》，这本书开始写于1757年初，出版于1759年春天。这本书进一步证实了政治论文集和《大不列颠史》中表达的观点，即都铎英格兰自始至终或多或少是绝对君主制。占据了整个第二卷的伊丽莎白的统治，并不是标准的辉格史所描述的自由的黄金时期。托利党人、沃尔波尔的辉格党人都有权对最后一位都铎君主和第一位斯图亚特王朝君主进行所谓对比。即便休谟得出了这样的观点，他也致力于分清这种观点与其托利党根源的关系，最明显的做法是他对长期争论的苏格兰女王玛丽问题的处理。而且，在谴责宗教改革余波中天主教和新教的君主们惩罚英格兰的恐怖时，休谟完全是铁面无私的。亨利七世的财产立法，随后权力的天平偏离贵族、偏向下议院，这些在某种意义上可能是光荣革命的起源，但是，自亨利七世至威廉、玛丽登基这条路上充满了错综复杂的历史事件、反讽、未料到的结局。第六章的最后一节，考察《自尤利乌斯·恺撒入侵至亨利七世登基以来的英格兰史》，写于1759年到1761年这两年间。休谟在这一卷彻底推翻了辉格史，对中世纪的叙述非常倚重托利派历史学家卡特（Carte）和布雷迪（Brady），旨在表明无论前诺曼时代英格兰的事实如何，诺曼征服以及被迫接受封建主义从根本上改变了一切，因而没法祈求盎格鲁—撒克逊的本土自由。1762年，休谟将他所有的历史著作收集在一起，题为《自尤利乌斯·恺撒入侵至1688年革命的英格兰史》。确切地说，这本书的总体观点 32 是，不存在既定的英国宪法（the English constitution）这样的事物。相反，有一系列完全不同的宪法，每个宪法都改头换面、变异融入下一个宪法中。因此，没有什么特殊的历史时刻——要么庆祝这个时刻、要么发现缺少这个时刻——可以用来衡量当下。历史不再是政治党派用来彼此攻击的武器。

《英格兰史》让休谟变得有钱了。它也让休谟不确定下一步要做什么。他的出版商希望他回到最初的计划，从1688年往前推至18世纪初期的历史。还有一个想法是写一部基督教的教会史。休谟坦言无心于这两个计划势必让他卷入的论战，相反，他接受了英国驻巴黎外交大臣赫特福德伯爵的邀请，成为伯爵的秘书。休谟在巴黎的时间是1763年9月到1766年1月，这是我第八章开头的内容。休谟逐渐结识了法国启蒙运动的很多著名人物，但结果是，他没有被激励着写任何新东西。现存的少量证据表明，他在这些哲人中间没有感到十足的惬意，这可能是为什么他离开巴黎时真的与让 - 雅克·卢梭相伴，并想帮助卢梭在英格兰寻求一个庇护所和一份王室津贴。正如可能被预测的，卢梭的事情没有顺利进行，友谊也以非常公开的方式破裂了。接下来我要描述休谟在伦敦度过的两年，他开始是在赫特福德伯爵兄长的北方部门担任副国务大臣。休谟目睹了 1768 年的威尔克斯骚乱（Wilkite riots），亲历伦敦民众的经验促使他进一步反思没能达到自由与权威之间合理的宪制平衡的潜在危险。对于英国政治在 18 世纪下半叶的发展。他带有一种偏见，并且因美洲十三个殖民地不断发展的冲突而变得更加悲观。1769 年 8 月，休谟永久地回到了爱丁堡。第八章的最后一节描述了他最后的岁月。休谟消遣自娱的事情莫过于詹姆斯·比蒂在《论真理》中对他的攻击。他将詹姆斯·麦克弗森的莪相诗集斥为赝品，但丝毫没有约翰逊的那种道德义愤。休谟呼朋引类，怡然自得，并且，对于苏格兰文人普遍比英格兰文人优秀而自信满满。在生命的最后，休谟回到《自然宗教对话录》上，对文本做了最后的润色，并声称有神论和无神论之间的区别"仅在于言辞不同而已"。直到生命的尽头，他还依旧致力于永无止境的计划——完善和改进《关于若干主题的论文和论述》和《英格兰史》，即便他在巴黎和伦敦也一直专注于此。

在《我的一生》的结尾，休谟写道，他看到"有很多迹象预示，我的文名终究会爆发出异样的光彩"[1]。如休谟陈述的，他的著作史直到现在仍然连续失败、失望。其中只有一部《政治论丛》在首次出版时获得了成功。剩下的其他著作，不是被忽视怠慢，就是遭遇了谴责、非难，甚至厌恶哀号。《我的一生》还告诉我们了另一个故事——休谟从贫穷走向富裕的故事。在叙述忽视和误解的间隙充满了大量的夸张之词。即便是《人性论》，也没遭到休谟在《我的一生》中声称的那种灾难。他的绝大多数著作所遇到的那种接受状况，是当时大多数作者梦寐以求的。休谟的著作人人阅读，他那个时

---

[1] *Life of David Hume*（1777），pp.31-32.

代众多最伟大的作家都与之进行了激烈争论，即便不同意他观点的人也都推崇他。在这方面，《我的一生》有时讲得太严重了。[1] 这也促成了一种几乎完全误导的休谟形象——一个长期忍受不容异议、偏狭氛围的受害者，也否认了他在一种压抑偏执的宗教和政治制度下应有的成功。然而，在另一方面，《我的一生》又常常没有得到足够认真的对待。休谟认为自己首先而且最重要的身份是文人，这是理解他作家事业的关键。这并不是说——就像他的 19 世纪批评者们认为的那样——休谟在放弃《人性论》后完全沉溺于一种不计任何代价想要获得成功的不光彩欲望。在《我的一生》中，休谟将自己描绘成一位特殊的文人，不顾"当前的权力、利益和权威以及民众偏见的号哭"[2]。休谟让自己与这些事情保持距离，站在远离日常生活的位置上追求他的众多兴趣，旨在甄别潜伏在浅层的个案和混乱之下运行的一般原理，并尽可能地以他精心打磨的优雅得体的文体描述这些原理。

34

---

[1] 莫斯纳关于休谟事业的叙述基于这样的假设，即《我的一生》中几乎所有的内容就是它字面上的意义。他在《大卫·休谟传》的开头写道："尽管今天休谟普遍被当作启蒙运动最真实的声音，但那个时代本身却很难同意这一点。启蒙时代广泛阅读他的《英格兰史》和《道德和政治论文集》，保证了他事业的外在成功，却仍然没有接受他的哲学。而哲学，'包括宗教——仅仅只是哲学的一个门类'，一直是他的主要兴趣。在英格兰他受挫蒙羞，因为他是苏格兰人，而那个时期反苏格兰的情绪强烈，还因为他是不得人心的观点的支持者。休谟在故土苏格兰常常被社会冷落，经常受到极端正统派的攻击。只有在爱丁堡知识分子的小圈子里，他的天赋才能得到充分欣赏——尽管不是完全赞同，在最近亲密的群体中，只有他最亲密的朋友全心全意地赞同他。如果说他最终被法国赞誉为英国最重要的文人，那么即便在那里，他的哲学也没有完全得到理解。社会总是不友好地对待那些不能完全理解的事物。休谟的一生是不断斗争的一生，不断对抗各种奇奇怪怪的事情：经济困境、糟糕的健康、家人的凤愿，手握大权的人物、迟钝的观念、迷信和偏执的势力。"（第 4–5 页）一切已经一目了然，这一纸之言的几乎每个论断我都不赞同。莫斯纳揭示休谟与其时代关系的方法似乎极大地启发了两部著作，一部是格哈德·斯特雷明格的《大卫·休谟：生平与著作》（Gerhard Streminger, *David Hume：Sein Leben und Sein Werk*），一部是罗德里克·格雷厄姆的《伟大的异教徒：大卫·休谟传》（Roderick Graham, *The Great Infidel：A Life of David Hume*）。安内特·贝尔把《我的一生》当作《哲学追求》（*The Pursuits of Philosophy*）简短的"导论：大卫·休谟生平和思想"的起点。

[2] *Life of David Hume*（1777），p.18.

第一章　追求哲学和大学问

　　1711 年 4 月 26 日大卫·休谟出生于爱丁堡[1]，在位于爱丁堡东南四十英里、特威德河畔贝里克十英里以西、彻恩塞德乡村的九泉家中长大。两岁时，父亲去世，母亲没有再嫁。这个家庭虽不富裕，但可能还请得起家庭教师，让他们把休谟及其兄长教到大学水平。发蒙阶段的家庭教育，意味着教授拉丁语、文学，可能还有法语。1721 年秋天，两个男孩一起进入爱丁堡大学学习。大卫十岁，约翰十二岁。休谟听取了当时常见的普通艺术课程，但没有毕业。[2] 作为家庭中的次子，他需要一份职业。家人决定让他成为一名律师，就像他父亲一样。休谟在法学课本上花费了一些时间，并听取了爱丁堡法律学校的讲座，但法律学习吸引不了他。1742 年，他把做律师描述为一种"辛苦费力的工作"，需要"一辈子做苦闷单调的

---

[1] 休谟在《我的一生》中写道，他出生于"1711 年 4 月 26 日（旧历）"[*Life of David Hume* (1777), p.2]。1752 年，不列颠从儒略历改为格里高利历。因为有很多闰年，旧历显然跟不上新历，所以，根据议会法，一年开始的日期从 3 月 25 日改为 1 月 1 日，1752 年 9 月 2 日之后的那一天是 1752 年 9 月 14 日。这样，新历的 1752 年 9 月 14 日是旧历的 1752 年 9 月 3 日。旧历的 1711 年 4 月 26 日便是新历的 1711 年 5 月 7 日。

[2] 1738 年，"一些学哲学的学生"（总共有 5 位），"为了获得硕士学位，愿意印刷他们的论文并为之辩护"，此事被当作新鲜事写入爱丁堡大学学术评议会的备忘录中（Grant, *Story of the University of Edinburgh*, vol. i, p.277）。下面我们会遇到其中三位毕业生：休·布莱尔、威廉·克莱格霍恩和约翰·威瑟斯普恩。格兰特认为（第 1 卷，第 279-280 页），总会议阻止毕业生必须进入神职部门的做法，目的是降低大学的重要性。

工作","与其他各种学习或职业根本对立"[1]。他的家人没有强迫他,允许他放弃法律,这似乎给予他如其所愿地支配自己时间的自由。他如饥似渴地阅读,未几便对文学使命有了一种明确认识。1729 年初,他决定以学问和写作度过此生,并对这种未来设想兴奋不已。他精神抖擞地投入学习之中。

六个月之后,休谟发现自己疲惫不堪、身体羸弱。他用力过猛,突然再也不能很好地从事其研究工作了。现在,阅读让他焦虑、沮丧。他不能集中注意力。休谟用了两年才恢复过来,重新开始。在追求心灵生活、劳逸结合的路途中,他不得不学着更适度、随和一些。1731 年夏天,他重获自信,一个新的思想计划的念头鼓舞着他。现在,他将**人性**的每个方面作为他的主题。他将做古代世界哲学家们的未竟之事——他将分析经验揭示出来的人的本性。正如我们现在所说的,他将科学地考察人性。他将揭示人类真正是怎样的,而非道德学家和宗教辩护者们想要人类是怎样的。于是,休谟花了三年时间着手这个新人性科学计划,这一尝试没有成功。1734 年春天,休谟写信给一位住在伦敦的医生寻求帮助。他告诉医生,他仍然忍受着崩溃后遗症的苦痛。他仍然不能长时间集中注意力,结果,他也不能恰当组织他的思想,不能"优雅、简洁地表达它们,以便引起这个社会对我的关注"[2]。因此,他决定放弃这种心灵生活一段时间,转而学习现实世界的某种事情。休谟在一位糖商那里谋得一份工作,这位糖商在英格兰西南四百英里外的布里斯托尔。几个月时间足以让休谟发现"此事完全不适合我"[3],一如他在《我的一生》中所言。然后,他旅行到法国,"想在静谧的乡村继续从事他的研究"[4]。在那里,他完成了他第一本书《人性论》的主体部分。

本章中,我们将追随休谟这段时间的生活:从他爱丁堡的学生时光到1734 年夏天他动身前往法国。极少的证据意味着我们能做的无非是猜休谟

35

---

[1] *Essays, Moral and Political*, vol. ii（1742）, p.17.
[2] *Letters of David Hume*, ed. Greig, vol. i, p.17.
[3] *Life of David Hume*（1777）, pp.5-6.
[4] *Life of David Hume*（1777）, p.6.

在这段时间读了什么、想了什么以及写了什么。在动身前往法国之前，休谟在其一生最初的二十三年，可能给他的亲人、朋友和熟人写了上百封甚至上千封信，却只有四封信留存下来。三封是给一位名叫迈克·拉姆齐的男人，他比休谟大九岁，可能是他在大学时代的导师。[1]这些信件中的第一封，日期是1727年7月4日，如我们将要看到的，这封信表明休谟那时是如何专心致志的。第二封日期只标注"7月30日"，但提到休谟的"计划"和他身体正处于糟糕状态两件事。该信可能写于1730年。这封信很短，唯一有用的信息是让我们知道休谟正在读什么书。第三封信，日期是1732年3月，这封信告诉我们休谟认为自己已经完全康复，他对法国怀疑主义者皮耶尔·培尔很感兴趣。休谟思想发展的早期阶段最重要的信息来

36 源是1734年给伦敦医生的信。[2]该信手稿有十页半之长。[3]这足以为休谟描画出"一段生活史"，这段历史聚焦于他大学之后的数年，尤其关注1729年身体垮掉后的那段时期。该信仅以草稿形式留存下来，没有证据表明它是否真正发出过。关于地址信息，也没有结论性证据。这封信仅仅告诉我们，这位医生是苏格兰人，他和休谟都是异乡人，他是位"技术娴熟的内科医生，是位文人，有智慧、有见识，充满人道精神"[4]。《我的一生》中没有提到他，两段简洁而毫无信息量的段落涵盖了本章要讨论的这段时期。除了一份题为"骑士精神和现代荣誉史论"的残篇手稿外，休谟这段时间积累的所有笔记和其他论文全部佚失。一些后来的信件看得出休谟回顾了自己的青年时代，我们会尽可能地利用这些信件，但它们的信息往往是粗略的，缺乏

---

[1]斯图亚特猜测拉姆齐可能是休谟的导师：参见《休谟的思想发展，1711—1752》，第43页（*Hume's Intellectual Development，1711–1752*，p.43.）。拉姆齐在其同时代人中混杂不清的名声，可参见 Mossner, *Life of David Hume*, pp.60-61, and also Ross, *Lord Kames and the Scotland of his Day*, p.76。他们的友谊至少持续到18世纪60年代。拉姆齐的儿子告诉休谟的侄子大卫，他不相信"世界上曾有这两个同伴因他们的忠诚可靠、相互尊重令人敬佩"（引自 Mossner, *Life of David Hume*, p.61）。

[2]关于"致医生的信"的详尽研究，可参见 Wright, 'Dr. George Cheyne, Chevalier Ramsay, and Hume's Letter to a Physician'；还可参见 Brandt, 'Beginnings of Hume's Philosophy'。

[3]NLS MS23151, item 30. 这份手稿是一份誊抄本，几乎没有任何修改，推测可能是休谟为了记录下来而誊抄的。

[4]*Letters of David Hume*, ed. Greig, vol. i, p.12.

细节。其他人提供的少数逸事，最著名的要数休谟临终时与詹姆斯·鲍斯威尔关于他早年失掉宗教信仰的谈话，这便是我们不得不继续讨论的全部内容了。

即便如此，构建一种叙事，描述一位生活在苏格兰边境相对默默无闻的年轻人何以可能构思一本像《人性论》这样野心勃勃的著作，还是有可能的。大多数的情况是，休谟对他在爱丁堡所接受的教育毫无印象，不过，除了更多的拉丁语学习和希腊语入门，他还置身于实验的自然哲学以及现代新教的自然法理学的文化中。这两种文化给他留下了持久的印象。然而，大学之后这段时间最重要的事情，可能还是发现了沙夫茨伯里的《人、风俗、意见、时代之特征》。休谟似乎彻底投身到沙夫茨伯里以现代形式重现斯多葛派道德哲学的计划中。在给伦敦医生的那封信中，他将18世纪20年代后期的心灵状态比作宗教神秘主义者的"炙热想象"和"疯狂崇拜"。休谟告诉这位伦敦医生，他"读了很多关于道德的书，有西塞罗、塞内卡、普鲁塔克，他们有关德性和哲学的优美表述敲打我的心扉，陶冶我的性情和意志，提升我的理性和理解力"[1]。他试图抵达一种人的存在（human existence）的境界，在他还不满二十岁的时候，激励他对抗死亡、贫穷、羞耻、疼痛，"以及生活中的其他困苦之事"，但效果甚微。他的内心已有了叛念，幻影消退了。后来的事，对这位沮丧的神秘主义者来说，是"精神的冷漠和荒芜"。他尝试过一些不自然的事情，不久另一个问题接踵而至。哲学和大学问不再被想象为超越人之本性的手段。它们毋宁说就是手段，借此，人性或可以——第一次，或许休谟认为是第一次——得到恰当的理解。休谟很可能采纳了伯纳德·曼德维尔——沙夫茨伯里最尖锐的批评者之一——狡黠的颠覆性著作，用来指导他开始新的思想之旅。当然，曼德维尔真切地浮现于《骑士精神和现代荣誉史论》。可以这样理解：阅读曼德维尔把休谟引向培尔。当休谟开始他新的人性理论的研究时，他将注意到其他正在发生的事，从思想上说，是18世纪30年代初期苏格兰发生的事情。1730年，弗朗西斯·哈奇森从都柏林过来，坐上了格拉斯哥道德哲学的讲席。休谟必定了解这一委任对后宗教改革时代苏格兰的加尔文道德和

37

----

[1] *Letters of David Hume*, ed. Greig, vol. i, p.14.

宗教文化的挑战，而且也受到这种挑战的启发。哈奇森为沙夫茨伯里的哲学辩护，以反对曼德维尔，但无论如何，休谟敬佩哈奇森，并认真阅读他的著作。在某种意义上，《人性论》产生于曼德维尔、哈奇森两者的哲学冲突之中。[1]

沙夫茨伯里：大学的解毒剂

1723 年 2 月 27 日，休谟在爱丁堡大学希腊语班的注册名册上签到，并于 3 月 6 日在他哥哥的查士丁历史班级的名册上写下自己的名字。到此时为止，他很顺利地进行爱丁堡的第二年学习。休谟曾于 1722—1723 年修过一学期希腊语，在此之前，他可能会有一年的拉丁语和文学学习，以完善他已经学过的那些知识。在他给伦敦医生的信中，休谟顺带评价说："我们苏格兰的大学教育……除了教语言几乎再无其他。"[2]休谟的意思可能是说，大学教育中唯一有用的部分，或者，至少对他来说唯一有用的部分，是他在提高拉丁语、获得希腊语基础知识上花费的前两年。1735 年，他可能给一位叫詹姆斯·伯奇（James Birch）的朋友写信，"从教授那里学不到任何东西，那些知识书上都有，要从他们那里尽可能地获益也不需要什么，只要按顺序、有选择地阅读它们就是了……我们为什么应该上大学而非其他任何地方？为什么劳心费力地学习教授们的知识或能力？我认为这没道理"[3]。这句话说明，休谟认为自己没有从爱丁堡的第三年学到很多东西。这一年，他可

38

---

[1] 以下内容我大量利用了斯图尔特在《休谟的思想发展：1711—1752》（Stewart，*Hume's Intellectual Development*，*1711–1752*）中对休谟青年时期的描述。和斯图尔特一样，我也深受勃兰特"休谟哲学的肇始"（Brandt，'The Beginnings of Hume's Philosophy'）一文的影响。我还从约翰·P. 怀特的《休谟〈人性论〉导论》（John P.Wright，*Hume's A Treatise of Human Nature：An Introduction*）一书第一章，以及怀特关于"致医生的信"、"骑士精神和现代荣誉史论"的研究中获益匪浅。爱默生在《休谟思想发展：第二部分》（Emerson，'Hume's Intellectual Development：Part II'）对斯图尔特关于休谟早期思想发展论述的补充大有裨益。关于休谟整个生平最精练的介绍，参见 Robertson，'*Hume，David（1711–1776）*'。

[2] *Letters of David Hume*，ed.Greig，vol. i，p.13.

[3] Mossner，'Hume at La Flèche'，p.32.

能听了科林·德拉蒙德（Colin Drummond）的逻辑学和形而上学的课程。他也没从第四年罗伯特·斯图亚特（Robert Steuart）所教的自然哲学中学到很多东西。

当然，德拉蒙德的课堂，即便从那个时代的水准来看，似乎也是陈旧老套的，毫无启发性。他的讲座核心仍然是阐释三段论演绎推理的形式。笛卡尔和洛克打算取消三段论的形式逻辑，代之以推理模式，这些模式基于人们力求尝试提高俗世理解力时的真正推理。德拉蒙德的学生感受不到这种哲学革命振奋人心的意义。他教学采用的一个现代文本是阿米尼乌斯派的让·勒·克莱尔（Arminian Jean le Clerc）的《逻辑学：思维艺术》（Logica：Sive，Ars Ratiocinandi），可能被用作一个流行错误的标本。[1]德拉蒙德的学生记录的笔记清楚地表明：宗教关怀是他理解其主题的核心。[2]德拉蒙德教授的逻辑科学毋宁说主要是对有限手段的分析，凭借有限手段，人类或许可以提高他们对上帝的理解及其对上帝义务的理解。这一强调常常关注"超自然天赋""圣书勾勒的启示之光""上帝恩典的内心援助"与单纯的"自然天赋""人类与生俱来的能力和才能"之间的差异。面对堕落人性的普遍缺陷和盲目无知，这位逻辑学教授的任务是尽可能地向他的学生灌输克服走向谬误的自然趋势的手段。德拉蒙德教授的形而上学同样也是保守的，倾向于神学。他用的教材来自笛卡尔主义的一位对手、荷兰人杰拉尔德·德·弗里斯（Gerhard de Vries）。[3]德·弗里斯实证形而上学的基础是亚里士多德，所以可以猜测，德拉蒙德的学生被反复灌输的内容，便是休谟在《人性论》第一卷嘲讽的"古代哲学的各种编造，包括质料、质料形式、偶发事件以及神秘的属性"[4]。而且，休谟自己对逻辑学的理解，与三段论形式毫不

---

[1] 斯图尔特（'Hume's Intellectual Development，1711–1752'，pp.15-16）引用了格拉斯哥督导约翰·劳登（John Loudon）的说法，据斯图尔特认为，一位比德拉蒙德更进步的老师，把勒·克莱尔的《逻辑学》当作现代逻辑学文本的范本，"不辞劳苦地填充非常危险的学说"。

[2] 约翰·鲍斯威尔是詹姆斯·鲍斯威尔父亲的弟弟，他比休谟晚三年听德拉蒙德的课程。他在日记中写道："德拉蒙德先生是一位虔诚的人，有学问，对所有上他课的人，甚至是最穷的学生都非常礼貌、和善。"

[3] 可能是 Exercitationes Rationales de Deo Divinisque Perfectionibus（《理性的上帝与神圣的完美》），1685 年出版于乌特勒支，十年后的第二版涉及对内在观念的攻讦。

[4] A Treatise of Human Nature（1739–1740），vol. i，p.382（I.iv.iii：SBN 219）.

相干。德拉蒙德给休谟打造了一栋用以摧毁的大厦，而非一条可以遵循的道路。

更令人惊讶的是，当休谟回顾他的大学教育时，他对斯图亚特的自然哲学课程没有任何正面的评价。[1] 斯图亚特将休谟引向艾萨克·牛顿的成就和方法，所用的课本来自早期牛顿主义者如约翰·基尔（John Keill）和大卫·格里高利（David Gregory）。斯图亚特至少具有足够的创新性，以支持他以实验示范的教学，不过可能比斯图亚特的讲座更有意义的，要数他1724年创办的"生理学图书馆"。该图书馆的造册目录次年便出版了。[2] 这个图书馆的核心几乎是罗伯特·波义耳著作的全部文集：所有这些超过了该图书馆最初建成时约四百册藏书的十分之一。自然哲学（力学、实验和数学）是该图书馆的主要关注点，不过也有一些自然史、数学、宗教（自然宗教和启示宗教）的基本藏书。古代和现代的书籍都有购买：例如，卢克莱修、塞内卡放在自然哲学门类。另有一些空间留给了一定数量的形而上学和认识论书，外加硬科学（hard science）：笛卡尔的《沉思录》和《哲学原理》，还有洛克的《人类理解论》和马勒伯朗士的《真理的探索》都有购买。一些争议性的人物，如霍布斯和迦狄桑，也没有被忽视，尽管霍布斯只有一本《论物体》作为代表。他的政治著作一本都没买，而斯宾诺莎的书则一本都没有。休谟的名字因"有功于图书馆扩容"而出现在已出版的造册目录的记载中。休谟可能一直在订阅，所以，即便是完成斯图亚特的课程学习之后，他也享有借阅特权，不过，没有记录表明他或其他人具体借了哪些书，所以就没有依据推测，休谟在这个图书馆发现了什么有用的书（如果有的话），以便他离开大学之后阅读或打算阅读。没有证据表明休谟进行了他自己的自然哲学实验。他不是本杰明·富兰克林或约瑟夫·普里斯特利。然

---

[1] 约翰·鲍斯威尔记载，尽管斯图尔特"被称为多面手学者"，"但你可能会认为在他的课程中，他更多是尽力让你笑，而不是教给你牛顿的物理学。他的头脑中塞满了教会事务，而且据说是真正虔信的人"（Pitman, 'The Journal of John Boswell', pp.69-70）。卡莱尔在他的《传记》中说道，大约十年后，斯图尔特自然哲学课"的教学非常糟糕，而他随着年龄增长身体也孱弱不堪，且从未胜任过该课"（第52页）。

[2] [Anon.], The Physiological Library begun by Mr. Steuart. 详细的讨论，可参见 Barfoot, 'Hume and the Culture of Science'.

而，实验主义的修辞将成为《人性论》还有后来著作的一个标志性特征。正是从斯图亚特那里，或至少从他的图书馆，休谟确信追求哲学的唯一合适的方法是诉诸实验，这一点是完全可能的。[1]

　　在这段时间，爱丁堡没有将自然哲学列为强制性的艺术课程（art curriculum），这在苏格兰大学中独一无二。道德哲学教授威廉·劳开设了选修的公共讲座。没有证据表明休谟参加过这些讲座。休谟似乎也没有听过历史学教授查尔斯·麦基（Charles Mackie）的课程。[2]他似乎在某个时间学过高等数学。休谟抄写的笔迹留在一位名叫乔治·坎贝尔（George Campbell）的讲师关于"流数"——我们今天把牛顿术语中的"流数"叫作微积分——理论的薄薄课本上。[3]这个抄写本的日期是 1726 年，这可能意味着休谟在完成 1725 年的艺术课程后又额外学习了高等数学。休谟为什么辛辛苦苦、工工整整地抄写该书，这就只能靠猜了。[4]这段时间，休谟还开始了作为法律学生的生活。[5]在《我的一生》中，他说，家人以为他在读"屋埃特和维尼乌斯"，私下他却正读着西塞罗和维吉尔。[6]休谟可能被要求读约翰内斯·屋埃特版本的《法典》（Pandects）以及阿诺尔杜·维尼乌斯版本的《民

40

---

[1]在《休谟和科学文化》（'Hume and the Culture of Science'）一文中，特别是在第 168 页至 190 页，巴夫特认为，休谟在《人性论》第一卷中处理空间与时间的方法，可能由斯图尔特图书馆所拥有的自然哲学著作塑造而成。

[2]麦基保存了一份班级登记册，在这本登记册中没发现休谟的名字。参见 Stewart, 'Hume's Intellectual Development', p.23。

[3]这份最早为人所知的休谟亲笔手稿，目前为私人藏书家持有，不过苏格兰国家图书馆藏有影印版（Acc.11333）。

[4]参见 Stewart, 'Introduction' to Studies in the Philosophy of the ScottishEnlightenment, pp.8-9。斯图尔特提到，有人认为，这份手稿卖给了"一家与休谟关系疏远的有头衔的家庭；休谟 1739 年试图通过他获取第一份工作"的尝试没成功，该家族很可能是哈丁顿家族（参见 letter to George Carre of Nisbet, 12 November 1739: Letters of David Hume, ed. Greig, vol. i, pp.35-36）。这份抄写本可能表明休谟已经完全为该家庭服务了。

[5]参见 Zachs, David Hume 1711–1776, p.59。在书中，有一封誊抄的信简洁明了地描述了休谟的家庭，勾勒了他的性格和外貌。这封信详细描述了"休谟先生听完大学教授的讲座之后再未继续接受法律教育"。

[6]Life of David Hume（1777）, p.5.

法》(*Institutes*)。[1]《法典》和《民法》包含了公元六世纪查士丁尼组织的民法汇编的四原理中的两种，这两种原理是荷兰和苏格兰司法实践的基础，其主要原理来自罗马法。《法典》或《汇编》(*Digest*)用五十卷全面阐释了罗马法，而《民法》则用四卷为工作的律师提供指南。维尼乌斯版本的《民法》，其明确对象是学法律的年轻学生，增补了大量的解释性注释。休谟肯定被告知先读维尼乌斯，接着读要求更高的屋埃特《法典》中的释义。托马斯·里奇在他 1807 年给休谟写的传记中指出，令人惊讶的是，年岁稍长的休谟评价自己的生活时说，"欧洲民族的古代政制中一切有价值的源泉，即查士丁尼法典，应该因罗马流传下来的诗歌而予以忽视"[2]。

爱丁堡除了苏格兰法律和民法讲席外，1707 年以来还设有公法、自然法和万民法讲席。事实是，第一位委任到此位置的查尔斯·埃尔斯金（或厄尔斯金）似乎从未真正进行过任何教学。[3]不过，这个讲席的设置却反映出 1625 年胡果·格劳秀斯《战争与和平法》出版后大陆自然法理学在苏格兰发展的重要意义。18 世纪 20 年代，自然法理学成为苏格兰思想图景中的重要一席。[4]普芬道夫的著作在那时已成为格尔肖姆·卡迈克尔在格拉斯哥道德哲学教学中的核心内容。休谟在爱丁堡的希腊语老师威廉·司各特写了一篇关于格劳秀斯的注释性摘要。[5]在 19 世纪初现代哲学发展的语境中，杜格尔特·斯图尔特声称，在苏格兰，格劳秀斯及其追随者在自然法科学中产生的影响是"非常明显的"："作为最好的伦理学和政治指导手册，它们被广泛采用，发放到学生手中；逐渐形成一个显著的流派，很多哲学家和哲学历

41

[1] 这些书是 Voet's *Compendium juris juxta seriem pandectarum, adjectis differentiis juriscivilis et canonici*（即屋埃特《法典系列及民法和法条简介》），Vinnius's *Institutionum seu Elementorum D. Justiani*（维尼乌斯《查士丁尼民法或原理》）。休谟图书馆藏有屋埃特的书，该书 1840 年被卖掉。参见 Norton and Norton, *The David Hume Library*, p.135. 不过，作为一位不愿意学法律的学生，休谟是不可能使用 1731 年版本的《法典》的。

[2] Ritchie, *Account of the Life and Writings of David Hume*, p.5.

[3] See Cairns, 'The Origins of the Edinburgh Law School', pp.341-342.

[4] See Haakonssen, '*Natural Jurisprudence and the Scottish Enlightenment*', pp.261-264.

[5] *Hugonis Grotii De Jure Belli ac Pacis Librorum III Compendium*（Edinburgh, 1707）.

史学家从彼时起一直追随其后。"[1] 如果休谟对德拉蒙德教授的新经院式亚里士多德的逻辑学和形而上学感到厌恶——他可能就是非常厌恶，他就很可能被格劳秀斯、普芬道夫和近代其他自然法学家提出的，与亚里士多德伦理学和政治学自觉对立的对立面吸引。因而，那时，他半心半意读着屋埃特和维尼乌斯，同时也在研读格劳秀斯，这是完全可能的，可能甚至就是如此。[2] 休谟后来给他彼时接受法律训练的侄子大卫·休谟的信为这一事实提供了某些依据。在这封信中，休谟推荐他侄子学习拉丁、希腊文学，"以及屋埃特、维尼乌斯和格劳秀斯"[3]。1739 年 9 月，休谟在给哈奇森的一封信中就格劳秀斯和普芬道夫提出了一种争议性的解释，他主张，为了让他们的理论具有持续性，他们需要接受基于效用之上的自然法。[4] 现代自然法对休谟的冲击在《人性论》第三卷关于道德的论述中显而易见。《道德原则研究》中，休谟认为格劳秀斯关于正义起源的论述和他自己的想法一样。[5]

　　在大学和一段不成功的法学学习时间里，家人还是自由地让休谟放纵他的"文学激情"、放任他"追求哲学和大学问"的嗜好。他告诉那位无名医生，他发现他的选择倾向"几乎平分给推理、哲学、诗歌的书籍以及优秀作家们的著作"[6]。这是个重要的信息。这个信息表明，想象青年休谟对哲学入迷而且只迷哲学是不对的。给拉姆齐的信有助于我们稍稍充实一下这幅画面。1727 年 7 月的这封信，在开头致谢了弥尔顿一部著作的启发，接着就描述休谟在西塞罗《图斯库兰论辩集》与维吉尔的《牧歌集》和《农事诗》之间的选择。拉姆齐曾送给休谟一本朗基努斯。休谟已经读了其中一部分，并"非常喜欢他"[7]。在那段时间，他也对历史养成了浓厚的兴趣——尽管他没

42

[1] Stewart, *Dissertation Exhibiting the Progress of Metaphysical, Ethical and Political Philosophy since the Revival of Letters in Europe*, in *Collected Works*, ed. Hamilton, vol. i, p.93.

[2] 看来 1840 年卖掉的很可能是休谟图书馆收藏的 1667 年版的《战争与和平法》(*De Iure Belli ac Pacis*)。参见 Norton and Norton, *The Hume Library*, p.49。但是，没有迹象表明休谟可能拥有普芬道夫的任何书籍。

[3] To David Hume the younger, 20 May 1776: Kozanecki, 'Dawida Hume'a Nieznane Listy', p.138.

[4] *Letters of David Hume*, ed. Greig, vol. i, p.33.

[5] See Hume, *Enquiry concerning the Principles of Morals* (1751), pp.218-219.

[6] *Letters of David Hume*, ed. Greig, vol. i, p.13.

[7] *Letters of David Hume*, ed. Greig, vol. i, p.11.

去听查尔斯·麦基在爱丁堡的讲座。1730年，休谟在给拉姆齐的那封信中请他的朋友或带或送一本"佩里松的历史"，可能是保尔·佩里松 - 丰塔尼耶（Paul Pellisson-Fontanier）的《法兰西学院的历史》（*Histoire de l'Academie Francéçoise*），而"拉潘的最后一卷"可能是拉潘《英格兰史》的最后一卷，该卷涉及詹姆斯二世的统治与奥兰治的威廉和他妻子玛丽登基之间政权更迭的短暂时期。[1]如果休谟想读拉潘的最后一卷，那他很可能已经读完了其他几卷，所以对他在自己《英格兰史》中作为靶子的那种辉格主义已了然于心。休谟接着广泛阅读了古代和近代的诗歌和散文，英文、法文、拉丁文、希腊文的都有。但他不是无目的地阅读。他似乎有一个自己学习的计划。1727年，他告诉拉姆齐，他在维吉尔和西塞罗那里发现一种他想效仿的存在状态，"心灵的安宁"、"自由、不靠机运，轻视财富、权力和荣誉"："事事平和宁静，无事纷扰错乱吾心。"在这个时刻，休谟臻至心灵平和的途径是维吉尔而非西塞罗的作品。他明智地与不幸擦肩而过，避免被迫直面克服困难的局面。他的幸福在于"田园牧歌、稼穑之趣"。而且，他知道如此状态"不可依赖"："我心灵的平和不足以因哲学而坚定，去承受命运的狂轰滥炸；这种心灵的强大只能在学习和沉思中找到，只能教会我们蔑视世间种种遭遇。"[2]他的确是这样做的，如他指出的那样，践行他的"原则"——他可能指的是西塞罗《图斯库兰论辩集》中的那类原则，借此教会他轻视死亡、忍受身体之痛、舒缓悲伤，学会避免性欲和狂喜，扰乱心之所向。不折不扣地相信休谟这封信所说的内容可能不太明智，但如我们所见，那封给无名医生的信提供了另外的证据，它表明休谟在读书尤其是在阅读古典作家作品时并不轻松。他在读塞内卡、普鲁塔克，还有西塞罗，他受到他们的激励，并试图改善他的性情、坚定他的意志，同时提高他的推理能力和理解力。他在思考人类生活中不可避免的不幸时不断"让自己变得坚强"。

休谟边写边读。他提到没寄给拉姆齐的一些"文章"，因为它们"尚未打磨，或还未成形"。它们"杂乱无章""未经修订"。休谟已经陷入文学体裁的困扰之中，后来证明，体裁问题一直困扰着休谟，从未离开。休谟告诉

[1] *Letters of David Hume*, ed. Greig, vol. ii, p.337.

[2] *Letters of David Hume*, ed. Greig, vol. i, p.10.

拉姆齐，"我取得的所有进步，不过是以散乱的片段勾勒大纲，这里有激情的线索，那里可以解释心灵的现象，也可以换种论述的方式，偶尔对我正在读的作家进行评论"[1]。这是一种折磨。看来休谟可能已着手探讨《人性论》的某些主题。但如我们看到的，18 世纪 30 年代初，休谟给那位医生的信中已经明确，他正在以一种全新的方式理解人性。那么，他在这些文章中所写的关于激情、关于心灵现象以及对他所读作家的评论究竟是什么呢？我们不知道。不过，另一份早期签名或许藏有一丝线索。1726 年，休谟得到了沙夫茨伯里 1723 年《人、风俗、意见、时代之特征》版本的第三卷，并在上面签了名。[2]这至少可以认为，休谟在沙夫茨伯里那里找到了一种方向感和目的感，找到一种如何控制文学激情并将之转化成论述的感觉。沙夫茨伯里的引导完全不同于在大学里提供的那些。实际上，沙夫茨伯里尖锐地批判大学教育。他在《人、风俗、意见、时代之特征》中写道，教授们的哲学"是混混日子、索然无味、迂腐、无用，与人类世界的真实知识和实践直接相反"[3]。他把近代的"超思辨（super-speculative）哲学"——痴迷于形而上学的细微差别——与更实际的哲学进行了对比，后者"主要关系着我们认识自己、与自己交友以及与自己的良好沟通"[4]。心灵的平和、独立、蔑视俗世的善恶，是沙夫茨伯里主要关注的问题。当然，它们也是古代道德哲学家们关注的问题，但沙夫茨伯里向他的读者提供的是结合古代精神与现代文学感受力的方法。他的哲学意味着满足当代人的趣味理解。它不是对失乐园的哀歌。18 世纪 20 年代末，休谟刚从大学出来，在对大学满是失望、对哲学和诗歌充满渴望时，正好以良好的心态接受了沙夫茨伯里及其对思想和心灵文化的看法。[5]

　　《人、风俗、意见、时代之特征》一书，一千个人有一千种读法。有人

45

---

[1] *Letters of David Hume*，ed. Greig，vol. i，p.9.

[2] 休谟的这本书收藏于内布拉斯加大学（University of Nebraska）。我没有参考本书，不过我确定它没有休谟手写的注释。

[3] Shaftesbury，*Characteristicks*，ed. Den Uyl，vol. i，p.205 fn.

[4] Shaftesbury，*Characteristicks*，ed. Den Uyl，vol. i，p.181.

[5] 休谟与沙夫茨伯里著作的关系还没有被深入研究。但可以参见 Rivers，*Reason，Grace，and Sentiment*，vol. ii，ch. 4；以及 Gill，*The British Moralists on Human Nature*，esp.ch. 18. 里弗斯（在第 2 卷第 241 页）提到，在休谟的整个哲学事业中，休谟对沙夫茨伯里的推崇有一个"逐渐远离的过程"。

认为它是对真正宗教和纯正美德严肃而敬佩的辩护，有人认为它是对基督教以及真实道德价值必要条件的恶意攻击。[1]这是部内容复杂多样的著作，在对美德的性质和基础进行相当正式的哲学研究之外，还包括一篇关于宗教和道德的范围宽广的对话，即"哲学狂想曲"，以及一部内容丰富的"五花八门的反思录"。它肯定不是一篇专著或专论，它也没有针对一个清晰明确、相互关联的结论展现出统一的论证。沙夫茨伯里最早、最迫切的关注是行为，是生命应该如何度过以及找到对成年人最值得追求的目标的认同。《人、风俗、意见、时代之特征》包含的内容完全不同于教育或者规范人们活动的教条：其作者对此自信满满，即正直、专注的研究者将会在自己身上找到一位向导，一种对抗时尚、教条和派系影响的方法。因此，沙夫茨伯里最初也是最重要的要求，是获取关于自我的知识。他写道，哲学的特定目标是"教我们成为**我们自己**，让我们成为与**自我一致**的人，协调我们主导性的想象、激情与感觉，以便我们理解我们自己，知晓其他一些性格，而非只是相貌特征"。[2]沙夫茨伯里认为，古代哲学尤其是斯多葛派最有助于人们获得真正的自我知识。沙夫茨伯里式的斯多葛主义具体表现在对传统和人为之物的抵制。它鼓励直指内心的探索模式，追求自身的善良，不要顾及舆论和历史的偶然性。而内心的善表现为对美德的理性追求，在哲学上顺从"愉悦的观念、想象的提示、嗜好和欲望的强烈诉求"[3]。受沙夫茨伯里影响的人可能会被认为是一位自我意识非常严肃的斯多葛主义的读者。例如，休谟1727年给拉姆齐的信表明他正处于这个阶段。他可能被期望着拥有沙夫茨伯里所谓的"崇高品格"的趣味[4]，"内在"而非"外在"的完美，"心灵的和谐有序、情感的优美，所有这些构成了真正的**社会**生活的风度与举止"[5]。这似乎正是休谟认为他在朗基弩斯那里洞察到的那种完美。休谟告诉拉姆齐："我认为他实际上真正回答了他所描述的那种崇高美的品质，他着力宣扬他的戒律，

45

---

[1] 根据里弗斯的说法，沙夫茨伯里"是17世纪二三十年代影响苏格兰道德哲学的主要人物"（*Reason*, *Grace and Sentiment*, vol ii, p.241）。

[2] Shaftesbury, *Characteristicks*, ed. Den Uyl, vol. i, p.176.

[3] Shaftesbury, *Characteristicks*, ed. Den Uyl, vol. i, p.192.

[4] Shaftesbury, *Characteristicks*, ed. Den Uyl, vol. i, p.206.

[5] Shaftesbury, *Characteristicks*, ed. Den Uyl, vol. iii, p.23.

仿佛他正沉醉其中；这位作者本身就可以被引为他自己原则的榜样，任何写作他那个主题的人都将身处巨险。"[1]休谟对那位无名医生描述的那种"炽热的想象"，或许可能是一个人相信通过学习能把自己的品格提升到同等程度的狂喜与痴迷。

我们或许可以勾勒一下休谟被沙夫茨伯里的《独白：即给作家的建议》一文深深吸引的画面。沙夫茨伯里的主题是，成为一位作家的前提条件以及那些有心致力于严肃写作——无论是诗歌还是哲学——的人所需要的准备工作。在这位作家身上，自我知识是尤为重要的，因为，一旦一位作家作为一个人开口以心灵的力量、不顾"舆论和想象"向人们说话时，就需要自我知识了。不用多说，自我知识不是一个人被其他人教会的那些。获得自我知识并不容易。沙夫茨伯里道出了一门困难的学科。休谟致拉姆齐的信中所有野心勃勃的语言，特别容易让人想象年轻的休谟正在着手这项研究事业，而他正写的那些"论文"可能就是自我理解力的必不可少的文章。沙夫茨伯里写道，"一位优秀的诗人，一位诚实的历史学家，可以为**一位绅士**提供足够的知识"[2]。沙夫茨伯里的部分理想是让人成为一位"艺术大师"（virtuoso）而非现代所谓的"学者"。这位艺术大师博学多才、趣味高雅，在每个主题上都能思路敏捷、引人入胜，拥有准确的判断力和深刻的洞察力。休谟会在《人、风俗、意见、时代之特征》中发现沙夫茨伯里有意模糊道德和审美的界限，模糊有美德之人和有趣味之人的界限。这一理念是指总体感受力的极度优雅，以及感受完美品格之内在美的情感发展。为了达到这一目标，趣味的能力需要像理性和良心一样多多操练，广泛阅读"诗歌和优雅作品"是进行这些操练的一种方式。1729年，休谟告诉那位无名医生，"经过这么多学习和思考"，他突然对自己的能力越发自信。他所谓的"一种新的思想图景"向他打开了。[3]他想象自己已经找到了一种方法——他没说这种方法是什么，借助这种方法，那些无可置辩的真理或许最终就在哲学和批评中得以建立。他不能思考任何其他事情，绷着每根

46

---

[1] *Letters of David Hume*，ed. Greig，vol. i，p.11.

[2] Shaftesbury，*Characteristicks*，ed. Den Uyl，vol. i，pp.76-77.

[3] Brandt，'The Beginnings of Hume's Philosophy'，该文对休谟可能形成的"新思想图景"有独特的讨论。

神经描绘这种图景。结果，神经和身体都崩溃了。[1]

1729年9月初，休谟告诉那位医生："我所有的热情仿佛顷刻间熄灭，我再也不能让我的心灵提升到那种高度，那种热情显然曾给予我如此多的快乐。"[2]一旦把书搁一边，他就感觉没什么毛病，所以，休谟认为问题只是懒惰而已，他试图通过更加勤奋的学习来克服懒惰。思想的迟钝感没有继续恶化，但休谟也没有摆脱它，结果，休谟感到"自己非常不舒服"。他正阅读的斯多葛哲学的著作——这可能是痴迷沙夫茨伯里及其理念的结果——只是让这个问题更严重。他认真按照书中要求的那样去练习，但没有真正解决那些练习要治疗的任何问题。在休谟那里，那些练习"除了耗神费力，几乎没有任何效果，心灵的强力所向披靡，却在空气中白费力气，就像我们的军队失去其目标一样"。1730年4月，身体上的各种症状开始显现，特别是"嘴巴里的唾液涎水"，一位医生告诉他这是"学者病"的征兆，大体上我们现在称为抑郁症。休谟根据医生的处方认真从饮食、锻炼和药物上治疗，到1730年底，至少是他的身体，几乎痊愈了。"我现在开始有点迁就自己，有节制地学习，只要我发现我的精神处于最亢奋时，在我疲惫之前我就停止思考，以我所能想到的最好方式打发剩下的时间。"

三年后，当他给无名医生写信的时候，他正处于同样的状况，仅仅只能学习一小段时间，不能"以一种连续一致的角度一气呵成地思考，而是不断被打断，不时把目光投向其他事物，从而恢复自己的注意力"。对休谟而言，他的状况与宗教迷信、狂热的状况有得一比。因为，这样的人"描述他们心灵状况的历程时，他们提到了精神的冷漠与疏远，这种状况常常往复，其中一些人，从一开始就被这种病症折磨很多年"。和他们一样，休谟一直顺从47 "狂热的敬佩之情"，"受困于神经和大脑，为之烦扰不堪"。他也屈服于"真

---

[1] 奇怪的是，这一时期给那位伦敦医生的信中描述的这些细节几乎没在《我的一生》中提到。休谟在自传中所说的全部内容，仅仅是他的健康"几乎在他的勤奋学习中崩溃"[Life of David Hume (1777), p.5]。在后来给他侄子大卫·休谟的信中，在告诫"过于勤奋学习"的危险时，他看来也将其意义轻描淡写了。他写道："当我在你那个年纪时，我也和你一样好学深思、贪多不厌。"(Letters of David Hume, ed. Greig, vol. ii, p.305.)

[2] 这里以及下一段所引用的那封致无名医生的信，参见 Letters of David Hume, ed. Greig, vol. i, pp.13-17。

诚和狂热"。在现存休谟最早的作品片段里，即我们在本章稍后将要讨论的论骑士精神的文章中，休谟可能恰好描述了18世纪20年代末他试验的那种状况。他在那段话中写道，哲学，"虽然不可能造出另一个我们可以徜徉的世界，但它可以让我们遵循这种方式行为，好似我们真的是不同于其他人的异质存在；至少让自己适应那些我们生来被设定要适应的行为原则，尽管我们不可能履行这些原则"[1]。1729年秋天的这次崩溃让休谟看到，他一直试图把自己推到多远多广的地步。

　　休谟将自己的情况与不能让其坚持热烈奉献的那种宗教迷信状况进行比较，这只是提醒人们：宗教在他那时候的生命中显然是缺失的。看来，在过去艰难的五年中，休谟从未祈求宗教慰藉。这就产生了一个问题，即休谟将宗教置于身后可能是何时呢？没理由认为他没被培养成一位苏格兰教会的实践者和信仰者。他可能非常了解1647年印制的、作为确保苏格兰宗教统一手段的《信仰忏悔书》的每个章节，此书"也是压制这段时期众多危险错误和异端思想非常有效的特殊手段"[2]。《信仰忏悔书》开篇便断言启示先于自然之光的至上地位，坚持上帝的三位一体性，直接进入"上帝的永恒律令"这一预定论，并声称"虽然自万世以来，上帝以自己的意志最明智、最神圣的忠告，自由地、一成不变地裁定逝去的任何事情，但是，这样一来，上帝既不是恶的创造者，没有对众生的意志施暴，也没有剥夺第二因的自由或偶发性，反而是确立了第二因的自由或偶发性"[3]。亚当的原罪、上帝对整个人类的公正惩罚占满了整个文本的主题，而且，它们正好就像两本著名的教义问答书，即休谟无疑不得不用心学习的《长篇教义问答书》和《短篇教义问答书》。"人堕落到的那个地方，是怎样的悲惨境地呢？"《短篇教义问答书》问道。"所有人因其堕落而不能与上帝共处，他们在上帝的愤怒和诅咒下，承受这种生活的一切痛苦，忍受死亡，永远忍受地狱之苦"，这就是答

---

[1] Wright, 'Hume on the Origin of Modern Honour', p.205。这可能是休谟后来在以"论伊壁鸠鲁派"为题的论文中以文字对这种斯多葛哲学批评所做的回应。休谟笔下的伊壁鸠鲁说，"所有徒劳无益的艺术尝试中，没有一种像严苛哲学家的工作那样滑稽，他们制造人为的快乐、试图让我们从理性原则和沉思中得到快乐"[*Essays*, *Moral and Political*, vol. ii（1742），p.102]。

[2] *Confession of Faith*, *and the Larger and Shorter Catechism*（1717），p.4.

[3] *Confession of Faith*, *and the Larger and Shorter Catechism*（1717），p.17.

48　案。[1] 1776 年，詹姆斯·鲍斯威尔询问休谟是否在年轻时候就不虔诚，休谟回答"是"。"他曾读过《人的全部义务》一书，在书的最后他对恶的种类做了一个摘要，并以此检视自己，除了谋杀、偷盗以及这些没机会犯的罪恶之外，他也没想过犯下其他罪恶。他说这是奇怪的工作，比方说，尽管他比他的同学优秀，但他也没感到骄傲或虚荣。"[2] 休谟所指的这本书，"简短的自我检视……前述关于违背我们义务的论文摘要"有十三页之长，列举了五百种可能犯下的罪行。[3]

如果休谟真的臣服于沙夫茨伯里和《人、风俗、意见、时代之特征》的魅力之下，那他对宗教的初始属性的认识可能会有相当大的改变。沙夫茨伯里当然不是无神论者，但他对他那个时代的基督教也无好感，主要原因在于他认为他那时代的基督教忘记了基督原本对人类同胞的爱和仁慈重要性的强调，并宣扬美德的"功利性"，比如其动机只是渴望报偿或害怕惩罚。而且，沙夫茨伯里对古代教育的敬重让他远离像苏格兰这样的加尔文新教国家中的那种观念，即在上帝眼中，人唯有获得基督耶稣救赎的牺牲才被造得有价值。他在《人、风俗、意见、时代之特征》开篇没多久就抱怨："我们这群自身充满信仰的基督徒，将对那些可怜的不信教的人不留一丝宽容。"[4] 他继续论述：古代文化的健康标志是，哲学有权质疑宗教人士的主张，有权将真正的宗教与纯粹的迷信区分开来。沙夫茨伯里甚至打算批判圣保罗本人，他指出，被正确理解的、远非徒劳无益和惯于欺骗的哲学，"具有所有其他科学和知识都不具备的卓越品质"，"在这门科学中，它的自我被评判，**精神**被追求，**预言**被证实，**奇迹**被辨别出来：唯一的尺度和标准来自品行端正，来自洞察合理公正的情感"[5]。于是，《人、风俗、意见、时代之特征》宣扬的宗教便成了一种德性宗教，但它在信仰宇宙明智而仁慈的造物主方面也是很

[1] *Confession of Faith, and the Larger and Shorter Catechism* (1717), p.217.

[2] Boswell, *Boswell in Extremes*, p.11.

[3] [Allestree], *The Whole Duty of Man*, pp.412-425. 有点奇怪会有人给休谟一本《人的全部义务》（*The Whole Duty of Man*）。如伊莎贝尔·里弗斯评论的，这是一本反加尔文主义的书，参见 *Reason, Grace, and Sentiment*, vol. i, pp.22-23. 这可能说明休谟的家庭和苏格兰的正统宗教并不完全步调一致，或许也可以部分地解释休谟为什么能够游离在他同时代人的宗教信仰之外。

[4] Shaftesbury, *Characteristicks*, ed. Den Uyl, vol. i, p.5.

[5] Shaftesbury, *Characteristicks*, ed. Den Uyl, vol. i, p.184.

突出的，如沙夫茨伯里指出的，因为"实际上真正忧伤的，莫过于想到生活在一个失魂落魄的宇宙，在这里，众多问题都将被怀疑，任何好坏之事都不再展现它的自我"[1]。启示和理性秩序中的信仰支撑着那位有德之人，让他安心。与表象相反，确立人性是宇宙中最美体系中的要素，是《道德学家》这部计划中的对话录的主要关注点，所以，沙夫茨伯里说，这部对话录是为了将读者从教会讲坛和大学讲台所教的误导中拯救出来。

49

　　然而似乎是，一旦休谟开始摆脱养育他成长和他所接受的那些信仰，他就无法停下，直到他思考这一更哲学、更"自然的"宗教为止。通常认为，在这个时期，波义耳和牛顿的自然科学为造物主上帝的存在提供了决定性的证据。这很可能是罗伯特·斯图尔特自然哲学讲座的一贯主题，而罗伯特·波义耳的著作恰好占据了斯图尔特班级图书馆的主导位置。休谟将会发现18世纪早期众多最流行的著作对现代科学的神学意义都有着相同的信心。比如，艾迪生在第543期的《旁观者》中写道："这位伊萨克·牛顿爵士……能够洞悉整个行星体系，思考它的重量、数量和大小，从该体系中推出无限能力和智慧的众多证据，就像比较有限的理解力能从人本身的体系中推断出来一样。"[2]根据威廉·德勒姆（William Darham）数次再版的《物理—神学》（Physico—Theology），所有有关自然的著作，无论怎么被检查——无论是通过显微镜还是通过望远镜，"都是它们能力无限的工匠的明证，它们超越了人类所谓的一切技巧，以致最优秀的艺术家最精致的复制和模仿都不过是它们粗糙拙劣的一鳞半爪而已"[3]。同是在这段时间，休谟开始对这种整体的思考方式失去了信心。1751年，当休谟开始构思《自然宗教对话录》的初稿时，他给他的朋友吉尔伯特·艾略特写信说，他刚刚烧掉了一本"我二十岁之前的"旧笔记，这些笔记包括了他思考上帝存在的理性证据的"渐进过程"。"这个过程始于焦虑地追求论据以确证这一平常的观点：怀疑溜了进来、驱散、回来，再次被驱散，又回来，这是焦躁不安的想象与偏

---

[1] Shaftesbury, *Characteristicks*, ed. Den Uyl, vol. ii, p.40.

[2] Addison et al., *Spectator*, ed. Bond, vol. iv, p.442［no. 543］.

[3] Derham, *Physico-Theology*, p.38.

好，或许还有理性之间的一场永恒斗争。"[1]鲍斯威尔记载道，休谟说"自从他开始阅读洛克和克拉克之后，他就未对任何宗教信仰抱有热情"[2]。洛克、克拉克都不是习惯意义上的基督徒，但两者的确都提供了一种先验论证，证明一位宇宙造物主的存在，这位造物主具有传统意义上的上帝才会拥有的属性。休谟可能希望鲍斯威尔领会到，洞察这些论断的缺陷让他踏上了不信教的不归路。[3]

　　由于在加尔文主义的环境中成长，休谟很可能走到怀疑是否能找到宗教的理性基础的路上。他在很小的时候接受的教育是，所有人类的理性因亚当犯罪而被腐蚀了。休谟给那位医生的信表明，他熟悉法国神秘主义者和"我们这里的狂热分子"的著作。在这些著作中，他们极尽虔诚的描述几乎或根本没有理性的位置。让休谟变得不寻常的，是他对宗教没有任何情感**需求**，而对于绝大多数他的同时代人来说，该需求使得宗教原理能否找到合理论据这一问题在最深层次上变得无关紧要了。比如，在鲍斯威尔的例子中，很显然，他的信仰基础不是理性，而是多少结合了特别害怕死亡的永久罪恶感。即便是在沙夫茨伯里著作里所说的自我意识升华和净化的氛围中，人们也不能从根本上认真思考宇宙无父、无主宰者这种观点。伊壁鸠鲁派和卢克莱修式的假设——这个世界可能没有来源、没有内在秩序原则——可怕得简直无法想象。人们一次又一次地在 18 世纪的道德哲学中发现以下观点：无论人类天生可能多么有德性，他们都需要信仰一种天启秩序，相信死后还有一种生活，如果他们不想对这个世界的各种事情日益绝望的话。[4]休谟与众不同。对某些人来说，丧失宗教信仰可能是一个痛苦的过程，但一旦真的失去信仰，休谟似乎从未想念过它。

50

---

[1] *Letters of David Hume*, ed. Greig, vol. i, p.154.

[2] Boswell, *Boswell in Extremes*, p.11.

[3] 还可能的是，洛克和克拉克更直接地促进了人们不相信至少一条正统基督教核心学说。休谟很可能知道，自然神论者约翰·托兰德的《基督教并不神秘》(*Christianity not Mysterious*, 1696) 用洛克式的论证反对三位一体主义的一致性；他很可能还知道克拉克在《三位一体的圣典学说》(*Scripture-Doctrine of the Trinity*, 1719) 中从圣典层面抨击三位一体学说。洛克和克拉克的阿里乌主义，参见 Wiles, *Archetypal Heresy*, ch.4.

[4] 参见 Harris, 'Answering Bayle's Question'；还可参见 Ahnert, 'Religion and Morality'。

曼德维尔与培尔：沙夫茨伯里的解毒剂

1731 年初，一旦休谟从最糟糕的状态中恢复过来，能够再次工作至少一段时间——像他告诉那位伦敦医生的那样，他对如何继续他的哲学研究就有了一个全新的认识。他重新阅读自他大学毕业之后曾深深入迷的那些作家的作品，发现了一个看似致命的缺点。现在，在休谟看来：

51

> 古代传承给我们的道德哲学，是他们在自然哲学中发现麻烦之后的工作，它纯属假设，更多仰赖发明而非经验。人人都能依靠想象来思考有关美德和幸福的体系，而不考虑每个结论所必须依赖的人性。因此，人性，就是我决定从事的主要研究，人性也是我将在批评和道德中揭示每条真理的源泉。[1]

这里似乎和两年前打开"新思想图景"的狂热之际确定的那个计划存在某种连续性。那时，休谟确信他找到了解决"哲学家"和"批评家"之间无尽争论的方法。改变的似乎是休谟对这个方法是什么的认识。我们不知道休谟在 1729 年认为这个方法是什么。但现在，他确信进步的可能性在于研究人性，该研究以经验而且只以经验为向导。迄今为止的哲学家，至少他们中的绝大多数，都满足于依赖古代希腊、罗马提出的人性理论。值得注意的是，休谟没有抛弃以下观念，即研究人性是论证人生该如何度过的唯一合适的基础——这也是所有古代哲学的特征。这一观念受到一些基督教思想家的挑战，最著名的是奥古斯丁和那些受他影响的新教改革者，他们认为最好依赖上帝的启示话语来获得道德指引。这种古代哲学的观点还遭到更近一些时期的哲学家的挑战，这些哲学家认为道德律令可以被描述成先验的，无须诉诸经验，而且以数学的方式呈现。休谟在给那位医生的信中没有提到这些思路。他显然认为古人从人性开始研究是对的。问题是，他们把人性理解为一种能力（faculty），就像他们对物理性质的理解一样。对道德哲学家们来说，是时候超越 17 世纪的自然科学家重新开始了。

---

[1] *Letters of David Hume*, ed. Greig, vol. i, p.16.

1739 年，休谟在给哈奇森的信中做出的评论表明以下观点在他看来都渐渐立不住脚了：古代思想和像沙夫茨伯里这样古代思想的现代阐释者的特征是，所有人因他们的构造方式不同而具有一个自然而然地适合的特定目标。休谟告诉哈奇森，关于人性终极因的整个观念，即人类被造出来的目的，看来都是"完全不确定的，而且是非哲学的"："就祷告而言，人的终点是什么呢？人被造出来是追求幸福还是追求美德呢？是为此生还是为来世？是为自己还是为他的制造者？"[1] 可以想象，在 18 世纪 30 年代初期的时候，休谟就已经得出这样的观点，即终极因需要完全从人的研究中清除，就像它们需要从自然研究中清除一样。这种观点源于霍布斯、斯宾诺莎这样的哲学家。似乎完全可以设想，这时，休谟熟知 17 世纪那些大"魔咒"（bêtes noires）的观点，即使没有确凿的证据表明他曾深入研究过其中任何一种魔咒。他只是扩展讨论了斯宾诺莎的观点，《人性论》对《伦理学》提出的所谓唯物主义的心灵本体论的批评，其基础是培尔在其《历史批判词典》中关于斯宾诺莎的词条。[2] 在《英格兰史》一书中，休谟在一个地方直接评论霍布斯的哲学，将其描述成一种据说是"放纵不羁""实证而独断"的体系；该体系为霍布斯在他那个时代赢得了声名，但现在却被"大大忽视了"。[3] 然而，没有必要将休谟怀疑哈奇森哲学概念的最近来源追溯到斯宾诺莎或霍布斯。如果休谟正在寻找一位向导指引他如何发展出一种严密的、非目的论的人性研究，那么在当时的不列颠，最显见的来源不是霍布斯和斯宾诺莎，而是伯纳德·曼德维尔。[4]

---

[1] *Letters of David Hume*, ed. Greig, vol. i, p.33.

[2] 但是，似乎不可能的是休谟应该不会在同一时期阅读斯宾诺莎的主要著作。关于休谟和斯宾诺莎共享的"具体学说"，可参见 Baier, 'David Hume, Spinozist'. 维姆·克莱夫（Wim Klever, 'Hume Contra Spinoza?', p.89）指出，即便休谟确实依赖培尔，斯宾诺莎仍然是休谟在《人性论》第一卷中"明确且广泛讨论的哲学史上的唯一思想家"。

[3] "（在共和国时期）国内外没有哪位作家比霍布斯更有名"，休谟写道："在我们的时代，霍布斯被大大忽视了……他的政治学仅仅适于促进专制，他的道德学鼓励放荡不羁。作为宗教的敌人，他从来没有一丝怀疑主义的精神，而是实证独断的，仿佛人类的理性，尤其是他的理性能够在这些主题上获得充分的说服力"[*History of Great Britain*（1754–1757），vol. ii, pp.126-127; *History of England*（1762），vol. vi, pp.127-128]。

[4] 关于休谟与曼德维尔论战的广泛讨论，见 Tolonen, *Mandeville and Hume*, ch. 4. 还可参见 Castiglione, 'Considering Things Minutely', pp.479-484; Goldsmith, 'Regulating Anew the Sentiments of Mankind', pp.601-603, 604-606; 以及 Robertson, *The Case for the Enlightenment*, ch. 6.

曼德维尔在他最重要的著作《蜜蜂的寓言》的导言中宣称，"为什么只有少数几人理解他们自己，一个最重要的原因是，绝大多数作家总是教导人们他们应该是什么，却从不费心让他们想一想他们实际上是什么"[1]。在曼德维尔看来，哲学家一向都是从他们认为的"什么是真正的幸福"这个概念开始，他们总是规定如何获得这种幸福的指令，却不花力气去寻找幸福的基础是否存在于活生生的人真正拥有的各种欲望中。哲学家们说，幸福在于美德，如果我们发现自己喜欢其他事情，这个事实仅仅表明我们还是得从最深层次去理解"幸福是什么"、"我们自己真正想要的是什么"。曼德维尔认为，"绝大多数古代哲学家和重要的道德哲学家，尤其是斯多葛学派"，对没能确保他们声称的真正幸福在真实的人性研究中有正当依据是要负责任的。他们认为幸福在于"摆脱了罪恶和野心的平静祥和的知足之心；这样的心灵驯服了每种感官欲望，轻视命运的一颦一笑，不会兴高采烈，只是沉思冥想，除了每个人能够给予自己的东西之外无欲无求；这种用坚毅和决心来武装的心灵已学会面对最大失落时毫不牵肠挂肚，忍受疼痛时无悲伤之情，遭受伤害时无愤恨之心"[2]。听起来这像休谟在 18 世纪 20 年代一直追求的幸福。曼德维尔指出，这种理想是不可能的，因为按照这种理想，人类的自然欲望在每个方面都相互矛盾。很容易想象，在狂热地拥抱斯多葛哲学而致身心崩溃之后，休谟同意曼德维尔认为的道德哲学正确的起始位置不是人们**嘴**上说得最好的事情，而是真正"看起来最让人愉悦"的那些事情。[3]

在曼德维尔看来，研究人性首先应该研究激情。他在《蜜蜂的寓言》的导言中宣称："就我而言，我绝不恭维谦恭的读者或我自己，我相信，人（众所周知，有血有肉、有骨有肤之人）充满了各种各样的激情，所有被挑起继而走向巅峰的激情轮流控制着他，无论他是否情愿。"[4]曼德维尔的整个人性理论都建立在理性不能控制激情的基础之上，这种无能为力，在 18 世纪 30 年代的休谟看来似乎就是刚刚发生的痛苦经历。曼德维尔的主要靶子

53

---

[1] Mandeville, *Fable of the Bees*, ed. Kaye, vol. i, p.39 ['Introduction'].

[2] Mandeville, *Fable of the Bees*, ed. Kaye, vol. i, p.150 ['Remark O'].

[3] Mandeville, *Fable of the Bees*, ed. Kaye, vol. i, p.151 ['Remark O'].

[4] Mandeville, *Fable of the Bees*, ed. Kaye, vol. i, p.39 ['Introduction'].

是那些关于人性、道德和政治的理论，即如果个人和更广阔社会的幸福变得可能，那么优柔寡断、脆弱不堪的激情就需要被超越，或至少被克服。与之相反，他的主要教诲是，个人和社会的幸福取决于承认激情是"控制整个机器的各种力量"[1]，就像他一针见血指出的那样。《蜜蜂的寓言》延伸论证了这一结果，即抱怨这个时代的奢侈和腐败，如果不是显见的虚伪矫饰，便是言不由衷。曼德维尔指出，布里吞人享受的不断提升的生活水准，恰恰取决于道德学家们强烈谴责的贪婪和狡猾之恶。正如该书副标题指出的，公众利益源于私人恶行。我们可能喜欢思考理性战胜激情的例子，如最著名的方式是，人们学会掩饰他们最邪恶的激情，反而培养出表面上对他人利益的关心，这在曼德维尔看来，只是一种激情对另一种激情的胜利。这是骄傲对较低级形式的自私的胜利。在这一点上，曼德维尔因描绘人类恶劣的不道德而受到谴责。但是，他在回复中问道："如果我让一个人比之前更了解他自己，我对他又造成了怎样的伤害呢？"现实是"我们不顾一切地喜欢吹捧，我们从未体会到那正被抑制的真相"。[2]人们又一次想到，拒绝沉溺于对人性的一厢情愿的思考，否定单纯的幻想，代之以新的、严格公正地评价人性是怎样的，曼德维尔的这一立场多么契合休谟18世纪30年代初期的精神状态。

1723年，曼德维尔为《蜜蜂的寓言》增补了围绕沙夫茨伯里《人、风俗、意见、时代之特征》一书的各种观点的全面批评。[3]后者认为，"对人类的高度赞扬，借助一点热诚，激起我们对崇高人性的尊严的最高贵情感"，而曼德维尔指出，事实是，"这些高贵情感的可靠性与我们的日常经验不符"。[4]沙夫茨伯里被质疑的主要问题是，在道德、审美中，是否真的存在"一种真正的价值、真正的美"，"一个比另一个更优秀，且人人都同意它们明白易懂"[5]。沙夫茨伯里宣扬的自我修身是一种手段，以此，人们或许可以让自己变得真正善良、优雅。这是调整心灵的一种方式，以便心灵本身出类拔萃的品质在

---

[1] Mandeville, *Enquiry into the Origin of Honour*（1732），p.6.

[2] Mandeville, *Fable of the Bees*, ed. Kaye, vol. i, p.230 ['Remark T'].

[3] 这一版本的《蜜蜂的寓言》收藏于休谟图书馆，该书1840年被出售。参见 Norton and Norton, *The Hume Library*, p.112.

[4] Mandeville, *Fable of the Bees*, ed. Kaye, vol. i, p.324 ['Search into the Nature of Society'].

[5] Mandeville, *Fable of the Bees*, ed. Kaye, vol. i, p.325 ['Search into the Nature of Society'].

人们的思想和情感中凸显出来。然而，曼德维尔的经验是，什么才是善、是美，人们对此却没有普遍的共识，也没有达成普遍共识的可能性。在道德和批评中，任何地方都找不到一致认可。曼德维尔声称，对善和美本身的追寻，无非是白费力气、瞎找一通，几乎不可取信。沙夫茨伯里将美德描画成人性适当发展和不断提升的巅峰，而这幅德性之画也是"伪善的巨大入口，一旦我们对此习以为常，我们不仅势必欺骗自己，而且还成为自己完全不知道的人"[1]。在曼德维尔看来，美德总是包含着自我否定。或者毋宁说，美德包含着别人对自己自私激情的教化和重新定向，因为这些激情的力量意味着以下观点是错的，即人可以"像一个优秀的骑手用缰绳驾驭一匹训练有素的马一样，通过理性轻松自如地管理他自己"。[2]因此，曼德维尔完全抛弃了沙夫茨伯里作为个人自主努力结果的美德概念。在他看来，道德是社会的人为产物。在休谟从沙夫茨伯里隐修的自我创造实验的失败中惊醒之际，这可能也是吸引他的一种思路。

55

曼德维尔就道德的社会起源提出了两种不同的解释。作为1714年出版的第一版《蜜蜂的寓言》的一部分，《道德德性起源研究》讲述的故事，是由狡猾的"政治家"对人类大众的操控。故事开头讲述的是这一原则，即"所有未经教化的动物唯一关心的事是取悦自己，自然会遵循他们自己的偏好，从不考虑取悦他们的事情会给他人带去好处还是伤害"[3]。没什么能改变这一点。自私是人性中根深蒂固的特征。那么，为何我们一开始就被劝说把自私当作恶，宁愿选择——换言之，至少可以说，我们宁愿选择——别人的利益而放弃我们自己的利益呢？施加在自己身上的这种暴力必定会得到一些回报，在每次有道德的行为中补偿每个人多少回报才是必需的呢？这种回报只能靠想象。肯定有某种东西一文不值，同时却能够作为接受自我否定的报酬。曼德维尔声称，那些致力于"开化"人类的人在"令人着迷的奉承"中找到了这样的回报。这些人告诉人们，他们比动物好，比动物高贵，比动物理性，并规劝他们，正因为他们高贵的本性，他们才应该抵制并克服他们本性中那些激烈的冲动。由此，人类便被分为两类：一类是低级的、卑躬屈膝的、可

[1] Mandeville, *Fable of the Bees*, ed. Kaye, vol. i, p.331 ['Search into the Nature of Society'].

[2] Mandeville, *Fable of the Bees*, ed. Kaye, vol. i, p.324 ['Search into the Nature of Society'].

[3] Mandeville, *Fable of the Bees*, ed. Kaye, vol. i, p.41 ['Enquiry into the Origin of Moral Virtue'].

怜的、沉迷感官享受的人，一类是高尚的、品德高洁的、思想睿智的、举止优雅的人。自负的高等阶级，确信能担负起对社会整体利益的关注，并且会为社会机器的有效运行进行必要的组织和管理。低等阶级会从事一切实际工作，虽然事实上不比动物强多少，但他们会试着尽量把自己想得比动物强，为了得到上级的表扬、善待自己，他们将尽可能地藏起他们的缺点，"呼天喊地地否定自己，尽可能地宣扬公共精神"[1]。第一类人就这样被"强行摧毁"了："显然从这里开始，最初的道德萌芽，由娴熟的政治家引入，让人们彼此相帮同时又温顺驯良；这些道德雏形被设计出来，主要是为了让野心勃勃的人可以从大多数人那里获得更多利益，更轻易安全地统治大多数人。"[2]

休谟在《人性论》中明确批判了道德起源于娴熟政治家的诡计这种观点，而且，人们肯定会怀疑，《道德德性起源研究》中的论断是否对休谟有相当大的吸引力。他当然找到了一些精神食粮，但是在 1729 年出版的新作中，曼德维尔改进并复杂化了他对德性起源的观点。这篇新作最初是作为一本自圆其说的书，然而却作为新版《蜜蜂的寓言》的第二卷呈现，标题仅仅是"第二部分"[3]。这是一篇贺拉修（Horatio）和克莱奥梅尼（Cleomenes）的对话，贺拉修"对我的沙夫茨伯里大人优雅的写作风格、善意风趣的逗弄、美德与好风度的调和都非常喜欢"，而克莱奥梅尼"鼓吹《蜜蜂的寓言》"[4]。美德包括克服未经教化的人性，这一基本前提仍保留在"第二部分"，但曼德维尔对人性的分析在不断变化，因为"政治家"不再需要解释道德的起源。克莱奥梅尼最初的对话引入了"自爱"（self-love）和他所谓的"自赏"（self-liking）之间的主要区别。他指出，"没有一种动物会爱它不喜欢的东西"，所以，我们应该充分爱自己，将我们的自我持存看得高于一切，"每个人应该真正喜欢自己的存在，该喜好高于他们对其他任何事物

---

[1] Mandeville, *Fable of the Bees*, ed. Kaye, vol. i, p.45 ['Enquiry into the Origin of Moral Virtue'].

[2] Mandeville, *Fable of the Bees*, ed. Kaye, vol. i, pp.46-47 ['Enquiry into the Origin of Moral Virtue'].

[3] 托洛宁（Tolonen）评价，"经过比较，《蜜蜂的寓言》和"第二部分"在标题和作者上似乎没有很多共同之处"（*Mandeville and Hume*, p.134）。迄今为止，托洛宁的著作在研究《蜜蜂的寓言》的两"卷"或者说两"部分"之间的差异方面是最好的。

[4] Mandeville, *Fable of the Bees*, ed. Kaye, vol. ii, p.20 ['Preface'].

的兴趣"[1]。然而，人类似乎也会纠缠于"一种不自信，这种不自信源于我们确实高估自己的意识，或者说至少是一种不安"，正是这一点"让我们如此喜爱他人的赞同、喜欢和同意，因为他们增强并坚定我们对自己持有的好评"[2]。在"自赏"中，曼德维尔先是找到了荣誉体系的起源，继而是道德体系的起源。两种起源都是自赏自我满足的手段。任何一种都不依赖政治家们的阴谋诡计。克莱奥梅尼承认，自赏的转变和提升需要时间；在"第二部分"，历史作为道德发展的动力取代了政治上的狡诈。"我们常常归功于人们卓越的天才、深邃的洞察力，"克莱奥梅尼说，"实际上却要归功于漫漫时光，归功于一代又一代人的经验，所有这些在自然的作用和判断之下彼此几乎并无差别。"[3]"第二部分"的主体针对的不单是风俗（manners）和道德的起源，而且还对人类社会的起源进行了长篇、复杂的论述。它阐释了基本社会制度如财产权、法律和政府缓慢而不完美的开端。由是，曼德维尔的解释就和自然法传统关联起来，正如它与沙夫茨伯里的观点有关一样，这可能促使休谟进一步思考他在格劳秀斯和普芬道夫那里发现的"社会性"这些概念——所以我们推测，休谟在爱丁堡的学生时代就读过后两者的著作了。我们将在第二章看到"第二部分"的主要观点如何成为休谟《人性论》中社会性理论的核心内容。

《蜜蜂的寓言》的"第二部分"也有自己的第二节，其标题是"荣誉起源研究"，出版于 1732 年。此文似乎影响了休谟现存最早的哲学作品的片段，即《骑士精神和现代荣誉史论》，其写作日期几乎可以断定为 18 世纪 30 年代初期。[4]它很可能是休谟在给伦敦那位医生的信中提到的几个"发

[1] Mandeville, *Fable of the Bees*, ed. Kaye, vol. ii, p.129 ['Third Dialogue'].

[2] Mandeville, *Fable of the Bees*, ed. Kaye, vol. ii, p.130 ['Third Dialogue'].

[3] Mandeville, *Fable of the Bees*, ed. Kaye, vol. ii, p.149 ['Fourth Dialogue'].

[4] NLS MS 23159, item 4. 根据斯图尔特（'The Dating of Hume's Manuscripts', pp.270-276）的说法，该手迹表明"猜测""史论"最有可能的成文时间是 1731 年。莫斯纳根本没有证据把这个时间确定在"休谟的大学时代"，还认为它可能是"为麦基教授的历史课程所准备的"（*Life of David Hume*, p.46），而休谟根本没有听这门课。关于这篇论文可信的誊抄本，参见 Wright, 'Hume on the Origin of "Modern Honour"', pp.204-209。在这篇论文中，我在这段和下一段都依赖的是怀特对这篇论文的解读。我还受益于 Hanley, 'David Hume and the Modern Problem of Honor'；Siebert, 'Chivalry and Romance in the Age of Hume', 以及 Susato, 'The Idea of Chivalry in the Scottish Enlightenment'.

明"之一。在这篇文章中，休谟粗略解释了中世纪骑士的所谓特征即勇敢、极度优雅、过度守贞等理念的起源。休谟指出，这些理念在古希腊、罗马的世界里没有先例。这也是曼德维尔在《荣誉起源研究》中主张的观点。据说，一些人以"勇气、美德、忠贞的原则行事，就像另一些人依宗教教义行事一样令人敬畏"，但在曼德维尔看来，这一原则"完全是哥特人的，发源于对基督教最无知的年代"[1]。休谟的目的似乎是在一幅基本上是曼德维尔式的历史图中填充各种细节。他描述了征服罗马的"摩尔人和哥特人"，他们对被征服的文明感到惶惶不安，并试图效仿它的风俗和文化成就。罗马衰落之时，基督教已经让希腊哲学名誉扫地，所以，如休谟所说，当蛮族征服者开始品尝到"超出他们以前熟悉的美德和礼貌的味道"[2]时，他们唯一能做的是关注粗野好战民族通常在战斗中表现出的勇气品质，除此别无他事。因此，他们所做的，便是将勇敢变成主要优点。这一切是如何发生的？休谟对此的描述完全是曼德维尔式的，分毫不差。人们普遍效仿身居政治权威地位的独特美德，而这种效仿得到政治家们的鼓励，因为主要是他们"从中获益"[3]。古希腊、古罗马的最初阶段同样也将英勇置于其他一切美德之上。但是，征服罗马文明的那些部族也把勇气鼓吹到无以复加的地步。他们摒弃了勇气中天然的粗糙野蛮的痕迹，把它与爱这个概念混合起来，这种爱是随性多变的激情，自然能够加工成各种稀奇古怪的形式。结果是塑造了勇敢又谦恭、文雅的"骑士或侠士"这种理想形象，这种理想在与巨人的战斗中展现它的英勇，同时又对所有伤春悲秋的年轻女子俯首帖耳、唯命是从。反过来，这种理想又影响了"日常生活和交谈"。它激起了对"一切女性的大献殷勤、崇拜爱慕，以及对情人的彬彬有礼与爱慕之情这样的罗曼司观念"。它也说明男人为何追求骑士比武中的名望以及为何在仪式化的单打独斗中刻意表演。在《骑士精神和现代荣誉史论》遗失的最后一节中，休谟可能会接着解释他那个时代盛行的荣誉观是如何从中世纪的骑士准则发展而来的。在《论艺术与科学的兴起与发展》一文中，休谟将"殷勤""荣誉"以及起源于

---

[1] Mandeville, *Enquiry into the Origin of Honour*（1732），p.15.

[2] Wright, 'Hume on the Origin of "Modern Honour"', p.206.

[3] Wright, 'Hume on the Origin of "Modern Honour"', p.207.

此的决斗当作现代风度的明确典范。[1]

曼德维尔在《荣誉起源研究》中主要关注的是勇武之德与基督教伦理的明显悖论，以及中世纪的教士和国王培育荣誉的方式，以此向士兵灌输"人为的勇气"。他评论说，"没有哪类人会像罗马教会那样如此巧妙地玩弄人类"[2]。休谟的《骑士精神和现代荣誉史论》少了这种反教会计划。与人们将在一个把人性作为研究对象的人身上期望的一样，休谟感兴趣的是骑士典范塑造过程中起作用的心理机制。他写道，"显然，当人类的心灵被超越它的能力获得的功绩或完美的观念击打时，在追求这些功绩或完美时，它没有以理性和经验作为自己的向导，它毫无办法；唯有给每一种绚丽的自负或幻想套上一条缰绳，甚至加上一条刺鞭，一时间任由天性无限驰骋"。在这种鞭策之下，心灵"腾起一股新的激情、感受、欲望和对象，简言之，一个全新的世界，植根于不同的存在之中，根据我们自己的状态由不同的法则进行调整"[3]。然而，这种机制此时还没有被拆解开来分析。休谟把自己限制在关注该机制补充并改变人性初始属性的方式上。实际上，这篇论文的结构是对比：比较何为自然的（natural）以及何为人为的（artificial）；前者从时间顺序上说是最初的，后者是想象和创造的结果。骑士荣誉，如休谟描述的那样，事实上完全是人为之物。它是对勇气这一德性的精心曲解，而这一德性在"绝大多数时代、每个国家的初期"总是被人赞美。在各个初民社会，勇气都是人们获得权威的手段，也是确保他们权威受到尊重的手段。休谟写道，"淳朴而未受教化的天性，凭借自身力量达成所愿，更加推崇身体上的勇武之力，以及与之相似的精神上的英勇气概，而非一种或许可以教会人们正确运用这二者的不同能力（即'品行或策略'）"[4]。休谟作出这一结论时有效利用了马基雅维利式的语言。他关心政治家们发挥的作用，即"国家的统治者们"定义一个社会的功绩观念时的作用。不过，值得注意的是，休谟没有完全按照曼德维尔的方式把德性定义为一种人为的构想。他认为，骑士精神是不自然的德性，该分析取决于与自然的英勇之德的比较，由此也残留了

59

---

[1] *Essays，Moral and Political*，vol. ii（1742），pp.86-95. See below，p.190.

[2] Mandeville，*Enquiry into the Origin of Honour*（1732），p.112.

[3] Wright，'Hume on the Origin of "Modern Honour"'，p.205.

[4] Wright，'Hume on the Origin of "Modern Honour"'，pp.206-207.

一些沙夫茨伯里的思想。沙夫茨伯里认为，现代风俗是对古代简朴纯洁的腐化。古代风俗被描述为"完全彻底的粗鲁"，"人们只得偏好"中世纪"荒诞不经、矫揉造作的礼节"[1]。休谟克制自己不重复曼德维尔在《道德德性起源研究》中的观点，即让很多古人走向极端美德的原因，是他们的"策略没有利用吹捧人类的骄傲这一最有效的手段"[2]。我们将会看到，休谟在《人性论》中不再赞同曼德维尔德性起源分析的每个方面。[3]

不能确定的是，当休谟在 1731 年及其随后几年恢复了他对智力目标的认识时，他是不是借助于在曼德维尔那里发现的东西才做到的？如果真的是，这将有助于解释《人性论》的大部分内容。这也同时能够解释，休谟不仅写了《骑士精神和现代荣誉史论》，还写了他早期幸存下来的那几封信。他在给无名医生的信中用来描述其状况的语言——如"学者病""精神衰弱"，表明他熟知曼德维尔《论疑病症和歇斯底里激情》。该书首次出版于 1714 年，第三版修订版再版于 1730 年。[4]休谟抵达兰斯后不久给迈克·拉姆齐写的信，也有明显的曼德维尔味道。该信指出，人为修饰的法国风俗比英国人粗俗的自然天成更能体现"真正的文雅"[5]。如我们所见，在《蜜蜂的寓言》中，曼德维尔也加入了那些力求补救大多数人长期缺乏自我知识的人的行列。曼德维尔在《蜜蜂的寓言》第一句便指出：

> 对尸体的解剖研究发现：更直接维持人体及其运动所需的主要器官与最精妙的弹簧，既非坚硬的骨骼、强壮的肌肉和神经，亦非如此美丽地覆盖其上的、光滑的洁白皮肤，而是那些微不足道的薄膜与导管，它们被普通人忽略，或被视为无关紧要。将人的天性从艺术与教育中抽离出来加以考察时，情况亦是如此。这种考察会发

---

[1] Wright, 'Hume on the Origin of "Modern Honour"', p.208.

[2] Mandeville, *Fable of the Bees*, ed. Kaye, vol. i, p.51 ['Enquiry into the Origin of Moral Virtue'].

[3]《骑士精神和现代荣誉史论》的基本观点在《自尤利乌斯·恺撒入侵至亨利七世登基以来的英格兰史》(*The History of England, from the Invasion of Julius Caesar to the Accession of Henry VII*, 1762, vol. i, p.423)第一卷中世纪风俗的叙述中有描述。休谟在那里主张"骑士精神的观念"似乎是从"诺曼人那里引入的"。

[4] See Wright, *Sceptical Realism of David Hume*, pp.190-191, 236-237.

[5] See below, p.79.

现，使人变成社会性动物的，并不是人追求陪伴、善良天性、怜悯和亲善的欲望，并不是追求好看外表散发其他魅力的欲望；相反地，根据世人的眼光，人的那些最卑劣、最可憎的品质，才恰恰是使他适应最庞大、最幸福、最繁荣社会的最必不可少的造诣。[1]

　　1739 年 9 月，在致哈奇森的信中（我们将在第二章讨论这封信），休谟以一种极其相似的方式描述自己的哲学方法。这些信件让人觉得休谟似乎完全吸收了曼德维尔的著作，乃至曼德维尔式的措辞语调和论证风格对他来说是浑然天成的，其至连他自己都没意识到这一事实。

　　另一封信是给拉姆齐的，写于 1732 年 3 月。休谟在这封信中已经对皮耶尔·培尔的著作产生了兴趣。他写道，"谢谢你在培尔一书上的费心，我希望你自己将这本书当作消遣，改善心境"[2]。休谟这里自我表述的方式，可能是他写信给拉姆齐的时候，他本人还没读这本被谈论的书。可能拉姆齐为他买了或是借了这本书，休谟正热烈期待他把书带到彻恩塞德，并鼓励他的朋友在此之间阅读这本书。对曼德维尔的兴趣引导休谟走向培尔。曼德维尔的《宗教、教会与国家福祉漫谈》，新版于 1731 年出版；作者公开承认受惠于"培尔先生"[3]。事实上，这本书在某些方面无非是对培尔《历史批判词典》的翻译和改写。曼德维尔依循培尔的脚步树立了一个宗教宽容的范例，他认为，任何基督教教派都无法证明其教义比那些它谴责为极度迷信的学说更连贯一致、更理直气壮。在曼德维尔看来，培尔"在表明什么才可能被似是而非地说成异教信念时，比任何后来时代的人承受的痛苦都深、用的技巧也更多"。曼德维尔承认：他"充分利用了"培尔的书，不加引用，甚至没提到他的名字；他指出《历史批判词典》"即便在那些拥有大量藏书的人那里也非同寻常"[4]。《历史批判词典》是本容量丰富、价格昂贵的书。1720 年鹿特丹出版的第三版，变成了四卷对开本。第一版英译本也是如此。1710 年，不少于 13 位伦敦书商印刷了该书。

61

---

[1] Mandeville, *Fable of the Bees*, ed. Kaye, vol. i, pp.3-4［'Preface'］.

[2] *Letters of David Hume*, ed. Greig, vol. i, p.12.

[3] Mandeville, *Free Thoughts*（1731）, p.xix.

[4] Mandeville, *Free Thoughts*（1731）, pp.xix, xx.

如果拉姆齐为休谟弄来的书是借的，从一个有大量藏书的人那里拿过来很可能会给他添不少麻烦。从爱丁堡的书商那里找一本书可能也不容易。不过，18世纪20年代初期，爱丁堡似乎在努力销售培尔的另一本重要著作《作品集》。该书直接从尼德兰进口到爱丁堡，售价包括订阅费。[1] 所以，休谟感谢拉姆齐费心的书，也可能是《作品集》而非《历史批判词典》。[2] 休谟在其事业生涯初期肯定同时读了这两本书。他可能在去法国前就读过这两本书。然而，看来可能的是，正是《历史批判词典》最直接、剧烈地冲击了休谟和曼德维尔。这将证实休谟已经完全认识到关于上帝存在的一般论断的缺陷。这会使休谟对哲学解决其自身传统提出的形而上学问题的能力产生更普遍的怀疑。[3]

据曼德维尔在《宗教、教会与国家福祉漫谈》中的看法，造成罪恶的原因往往不是缺乏信仰，或缺少对邪恶的可怕后果的恰当评估。基督徒们想要成为善良的人，并想要成为上帝眼中的善人。问题是，"他们不能抑制自己的欲望，扼制他们的激情，或者毋宁说，没有足够的决定去做并保护尝试的愿望，而这些决心却得不到上帝恩典的支持"[4]。事实证明，曼德维尔在《蜜蜂的寓言》中充分探索了"人是难以捉摸的造物，其行动常常违背其秉性（principle）"这一事实的有益结果。[5] "人类结构的这一悖论"是培尔的所有著作反复讨论的话题。《历史批判词典》最臭名昭著的一个部分是关于"旧约"中大卫王的词条，这个词条详细描述了这位《圣经》中的英雄、先知所犯下的违背天性的众多罪行，同时又承认他是一位"内心虔诚、对上帝荣耀有着极大热情"的人。[6] 对上帝荣耀的虔诚和热情并不必然意味着一种道德

---

[1] 参见 Mijers，'Intellectual Exchanges and Scottish Authors Abroad'，pp.208-209。我要感谢尼古拉斯·菲利普森提醒我注意苏格兰接受培尔的这则新信息。

[2] 1840 年出售了休谟图书馆收藏的一本 1725—1727 年版培尔的《作品集》，参见 Norton and Norton，*The David Hume Library*，p.74.

[3] 关于培尔对休谟的重要性，参见 Popkin，'David Hume：and the Pyrrhonian Controversy' 和 'Bayle and Hume'。波普金（Popkin）认为，"休谟比任何法国启蒙思想家声称的更像是培尔的继承人"（'Bayle and Hume'，p.150）。特别是培尔《作品集》对休谟的重要意义，还可参见 Robertson，*The Case for the Enlightenment*，ch. 6。

[4] Mandeville，*Free Thoughts*（1731），p.20.

[5] Mandeville，*Fable of the Bees*，ed. Kaye，vol. i，p.167 ['Remark O'].

[6] Bayle，*Dictionary*，vol. ii，p.610 ['David'，Remark I].

的生活。相反，培尔指出，道德生活并不必然仰赖虔诚。《历史批判词典》另一个极有争议的地方，是培尔愿意承认像伊壁鸠鲁、马基雅维利、霍布斯、斯宾诺莎这些臭名昭著的无神论者，无论其原则如何，他们全都是过着正派生活的人。比如斯宾诺莎，培尔写道，那些熟知他的人，"他退隐乡间一段时间时认识的那些农民，全都说他是一个爱交往、和善、诚实、友好，有着良好道德的人"。"这很奇怪，"培尔继续说，"不过，毕竟，比起看到一些人虽被彻底劝服相信福音真理却过着邪恶的生活，这并不是令人惊讶的事情。"[1]

　　缺乏宗教信仰的人肯定过着不道德的生活，休谟终其一生都将直面这一假设。他的道德哲学无疑含蓄地表明该假设是彻头彻尾的无稽之谈。年轻的休谟必然会痴迷于培尔第二版《历史批判词典》增补的《无神论解释》所讲的内容："一些没有宗教信仰的人，相比另一些受良心本能驱使的人，前者过着良好的道德生活，更多是因为自身的素质，加上对赞扬的喜爱、对羞耻的惧怕这些情感，这不应该被认为是一种可耻的悖论，而是非常可能的事情。"[2]像曼德维尔在其《宗教、教会与国家福祉漫谈》中所说的一样，休谟将发现，培尔《彗星集》(*Pensées Diverses sur la Comète*)（其中一个文本收录在《作品集》）中关于有德的无神论者造就繁荣和平的社会这一臭名昭著的论述是令人信服的。这样的国家的确需要"非常严厉的法律，并且需要很好的执法"："但是，是不是每个国家都需要这样呢？""人类的正义"，培尔指出，不是上帝的法律，而是"人类美德"(human vertue)的基石。[3]那些都被培尔称作"理论型的无神论者"的人，他们没有宗教信仰但过着有德的生活，就像上帝要求他们去做的那样。那些被他称作"实践型的无神论者"的人，他们或许心怀可疑的信仰，却过着放荡邪恶的生活。这两类人便是深思熟虑的信念与行动之间缺乏必然联系的明证。如培尔在《彗星集》中指出

63

---

[1] Bayle, *Dictionary*, vol. v, pp.205-206 ['Spinoza'].

[2] Bayle, *Dictionary*, vol. v, p.811 [Explanation I].

[3] Bayle, *Miscellaneous Reflections*, pp.329-330 [§161]. 培尔假设了一个由无神论者构成的社会，休谟对此感兴趣的明显证据将会在第三章讨论"早期札记"时提到。其中有一条笔记写着："无神论者们明确区分了好的推理和糟糕的推理。为什么他们不能区分恶与德？培尔。"(Mossner, 'Hume's Early Memoranda', p.500）

的，他们进一步证明了人"几乎从来不会根据不变的原则行事"。[1]

因此，培尔描绘的人类由激情而非信念决定行为。他认为，抵达人类理性的真理已经由希腊怀疑主义者、埃里亚（Elea）的皮浪揭示出来了。培尔解释说，皮浪"在一切事物中找到了理性去确信、否定，因此，在他详细考察那些观点的正反两面之后，他要搁置他的赞同意见，并将所有的结论简化为**不予裁决，以待进一步研究**"[2]。当信念涉及形而上学和宗教的所有基本问题时，进一步的研究引导培尔有必要像皮浪主义者那样搁置信念。阅读培尔必然会提高休谟思考哲学家认识哲学原理时所遇难题的兴趣，这些原理包括诸如广延的无限可分性，或者事物的"第一"属性（如广延和运动）和"第二"属性（如颜色、温度和味道）之间、自由和意志之间等假设的区分。它还将提醒休谟——如果他需要提醒的话，这位怀疑主义者没有放弃正常的生活，因为他无法找到相信一事而非其反面的理由。据培尔看来，皮浪过着一种完全常规的生活。"他和他妹妹住在一起，连最小的家务事都一起分担。"[3]培尔指出，社会无须害怕怀疑主义者，"因为怀疑主义者不否认，人应该遵守他们国家的习惯，践行道德义务，从可能的理由去解决那些事情，不必拘泥于确定的原因"[4]。在《人性论》的第一卷中，休谟表明自己尤其对最后一个问题感兴趣：人们如何恰恰从"一个可能的理由来解决问题"。培尔本人几乎很少说起此事，因为他最重要的关切，是阐释真正的宗教基于启示和信仰的众多方式，而非基于任何类型的理性。但他对怀疑主义的描述产生了一个更一般的解释性问题，即理性在信仰中的作用，这是休谟自己在 18 世纪 30 年代的某个时刻致力于解决的问题。

64

哈奇森和苏格兰的思想图景

18 世纪 30 年代初期，休谟尝试摆脱其身体崩溃时，他阅读的不仅是曼

---

[1] Bayle, *Miscellaneous Reflections*，p.274［§136］.

[2] Bayle, *Dictionary*，vol. iv，p.653［'Pyrrho'］.

[3] Bayle, *Dictionary*，vol. iv，p.657［'Pyrrho'］.

[4] Bayle, *Dictionary*，vol. iv，pp.653-654［'Pyrrho'，Remark B］.

德维尔和培尔。他的阅读非常广泛。1734 年春天，他告诉无名医生，他正在阅读"很多拉丁语、法语、英语和能获得的意大利语的著名著作"[1]。他肯定在彻恩塞德的家中就已读过这些书。一家人每年都会住到爱丁堡，度过一个冬天的社交季节。但每年剩下的其他多数时间，休谟很喜欢待在他母亲的房子里，单独和书做伴，其兄长管理家族地产，妹妹帮母亲打理房子。然而，我们不需要描画休谟住在彻恩塞德期间思想荒芜的生活。这段时间苏格兰境内有自己的文学图景，对此，休谟似乎很可能已经知晓，而且这些境内的哲学家们影响了他在哲学和文学兴趣方面的发展。[2]到此时为止，休谟已经认识了凯姆斯的亨利·霍姆（Henry Home of Kames），未来的凯姆斯勋爵，在其漫长的事业中，勋爵此时仍在为自己成为一名爱丁堡的律师而努力。[3]凯姆斯的村庄与彻恩塞德之间人烟稀少，两者距离不到十英里。当凯姆斯在法庭休庭期间从首都下来时，两人肯定一起度过了一些时光。凯姆斯长休谟十五岁，已经开始发表著作，1732 年出版了《论法律若干主题》（*Essays upon Several Subjects of Law*）。人们可以想象，休谟与他辩论财产权利的自然属性以及通过把苏格兰法律与自然法原理紧密关联起来以消除苏格兰法律中的模糊性和矛盾这一设计的总体可行性。[4]我们将在第二章看到，休谟在《人性论》第三卷中指出占有和财产权之间的人为属性，并极力削弱"自然法"和"实证法"之间显著差异的基础。凯姆斯并非只对法哲学感兴趣。18 世纪 20 年代初期，他开始满怀信心地与塞缪尔·克拉克通信，而克拉克那时是英格兰教会最重要的神学家和形而上学家，他为先验的自然宗教和先验的道德哲学所作的辩护广为人知。凯姆斯质疑克拉克能成功地协调人类自由和上帝的先见之明，同时怀疑他的主张——后者认为，对他人的一切义务都

---

[1] *Letters of David Hume*, ed. Greig, vol. i, p.16.

[2] 参见 Russell, *Riddle of Hume's Treatise*, ch. 4. 我不认同拉塞尔（Russell）对休谟与苏格兰境内哲学家关系所做的一些重构，不过我从他的研究中获益匪浅。

[3] 人们往往认为，休谟和凯姆斯是亲戚。据我所知，没有证据表明他俩是亲戚，他们通信中也没有任何地方提到或暗示这种家族联系。

[4] 凯姆斯在"时效（prescription）"的开头提到，上帝的启示已经"在天性中植入对财产和社会显著的爱慕之情"（*Essays upon Several Subjects in Law*, p.100）。他接着反对包括格劳秀斯和普芬道夫在内的那些作家，他们认为时效（即根据使用期限获得财产）"只是实证法的产物，根本不是以自然法为基础的"（p.102）。

65·可以简化为我们应该按照我们希望别人对待自己一样的指令。[1] 人们可以再次想象凯姆斯和休谟在克拉克著作的这些问题和其他议题上有很多争论。在《人性论》中，休谟明确针对克拉克的原理，即无论最初存在的是什么，它肯定都有一个原因——凯姆斯也否认该原理可以被**证明**为真。[2] 那么，休谟早期关于形而上学和道德的思考可能是在凯姆斯的陪伴下形成的。1745 年，休谟形容这个男人"在各个方面都是我拥有的最好的朋友"。[3]

休谟或许还知道安德鲁·巴克斯特的著作。巴克斯特住在邓斯，距离彻恩塞德六英里。1733 年，巴克斯特出版了《人类灵魂本质研究；灵魂不朽由理性原理和哲学原理表明》(*An Enquiry into the Nature of the Human Soul; wherein the Immateriality of the Soul is evinced from the Principles of Reason and Philosophy*)。18 世纪 20 年代初期，凯姆斯就牛顿科学的形而上学基础与巴克斯特有过通信，毫无疑问，他把休谟介绍给了彼时正在写《人类灵魂本质研究；灵魂不朽由理性原理和哲学原理表明》的巴克斯特。巴克斯特《人类灵魂本质研究；灵魂不朽由理性原理和哲学原理表明》中的首要目标是阐明唯物主义（materialism）是自我反驳的，这个观点很大程度上归功于克拉克；唯物主义得到诸如卢克莱修、霍布斯、斯宾诺莎这样臭名昭著的"无神论者"的支持，这一学说认为宇宙中的万事万物都是物质的，没地方给无形的心灵或一位无形的造物主留一席之地。在巴克斯特看来，唯物主义与运动、变化的可能性存在矛盾，而运动和变化当然正是宇宙最明显的特征，如同我们经验到的那样。运动和变化必然是无形物质即人类心灵以及上帝掌控自我运动力量的结果。《人类灵魂本质研究；灵魂不朽由理性原理和哲学原理表明》还批评了另一种对唯物主义的回应，即乔治·贝克莱的论辩。后者认为，事实上，唯一的实体是非物质的，物质实体的观念恰恰包含着一种内在矛盾。巴克斯特是最先将贝克莱误解为倡导怀疑主义的人之一，根据怀疑主义的说法，万事万物皆不存在于个体观察者的心灵之外，清醒时的经验和睡梦没有任何

---

[1] 凯姆斯与克拉克之间的通信藏于苏格兰国家档案馆，编号 GD24/1/548。

[2] 凯姆斯在 1751 年出版的《论道德原理和自然宗教》(*Essays Concerning the Principles of Morality and Natural Religion*) 一书中阐释的观点是，凡事皆有原因这个原理的基础不是论断，而是"源于自然之光的信念"(ed. Moran，p.190)。

[3] *New Letters of David Hume*, ed. Klibansky and Mossner, p.17.

差别。休谟不是按照这种方式解读贝克莱的[1]，但巴克斯特的书很可能是休谟逐渐了解贝克莱观点的一个途径。[2]然而，很难想象巴克斯特对贝克莱的答复会给休谟留下深刻的印象。也很难想象《人类灵魂本质研究；灵魂不朽由理性原理和哲学原理表明》对唯物主义的驳斥给休谟留下了深刻印象。凯姆斯写信给巴克斯特提出了一种争议性的形而上学。[3]《人性论》表明，休谟的回应可能受到他解读培尔的启发，该回应想知道形而上学在本质上是否可能。 66

另一位距离彻恩塞德很近、论述哲学主题的作家，是自然神论者威廉·达吉恩（William Dudgeon）。[4]达吉恩是冷川（Coldstream）的一名佃农，这一身份意味着他的小册子《道德世界状况之思考》（*The State of the Moral World Considered*）1732 年出版后不久便激起了众怒，调查此事的正是彻恩塞德的长老会。1732 年末至 1733 年初，长老会每个月都会开会讨论达吉恩和他的书，休谟的叔叔乔治·霍姆一直出席这些会议，难以想象休谟不会注意到达吉恩试图承认"那些严重的错误：颠覆所有宗教、直接与圣典相悖"[5]。彻恩塞德的长老会特别关心这两点错误。首先，达吉恩似乎"否认并摧毁了善恶之间的所有特征和差别"，因为他否认世上有任何道德上的恶，

---

[1] 休谟的确将贝克莱视为怀疑论者，但只是在贝克莱阐明合理的哲学论证不能影响人类日常生活时才视他为怀疑论者。在《关于人类理解力的哲学论文集》第十二篇论文的脚注中，休谟写道，即便贝克莱反对怀疑论者，也反对无神论者和自由思想家，但"他所有的观点……事实上都是怀疑论的"，因为"他们承认没有答案，而且产生不了任何信念"："它们唯一的影响是产生瞬间的诧异、犹豫不决和困惑混乱，这恰是怀疑主义的结果。"（*Philosophical Essays*［1748］，p.240 fn）

[2] 休谟可能对贝克莱产生兴趣的另一种可能的途径是以爱丁堡为基地的兰肯俱乐部，该俱乐部于 1717 年创建，休谟当学生时仍然活跃。关于贝克莱对兰肯俱乐部成员的重要影响，参见 Stewart, 'Berkeley and the Rankenian Club'.

[3] 凯姆斯和巴克斯特都关心的主要议题，如凯姆斯指出的，是"为了维持连续运动，必然需要一个持续的原因"。巴克斯特拒绝承认牛顿力学的观点：除了让物质世界运动起来的最初推动力，还需要其他的力。巴克斯特的结论实际上只是凯姆斯"欺骗他、打趣他"而已。这封信收藏于苏格兰国家档案馆，编号 GD24/1/547。还可参见 Ross, *Lord Kames and the Scotland of his Day*, pp.63-6。

[4] 关于达吉恩的仅有信息，参见 Russell, 'Dudgeon, William（1705/6-1743）'.

[5] 彻恩塞德长老会 1732 年 8 月 29 日会议的备忘录，参见苏格兰国家档案馆，编号：CH2/516/3/307。在这篇文章的结尾，彻恩塞德长老会将达吉恩提交给 1733 年 5 月苏格兰总会议的大会（meeting），后者反过来又将他提交给一个"委员会"（commission）做最后裁决。参见 NAS CH2/265/2/299-303 和 CH1/3/22/204，412，495。

那种人们应受惩罚的恶，用达吉恩的话说，其理由是"无论每桩具体的恶行是怎样的，但在一个完全**善良的存在**的统治下，**整个世界**中不存在任何恶行"[1]。在达吉恩看来，无论世上有哪些恶行，它们都是个人关于善的本质、实现善的手段的误判结果，是"一切造物——无论它是什么"——的局限和缺陷"不可分割的"一部分[2]。其次，作为结果，达吉恩否认：此生是罪恶的，必须公正地惩罚世人，让男男女女遭受折磨才能在来世获得救赎。而在长老会看来就是这样的。达吉恩呈现的这个世界处于"一种以德育己的规训状态"，而非"审讯状态"——在这种审讯状态下我们往往被认为是德行有亏的。[3]因此，他否认来世是一切都将"回归正途"（set to rights）所必需的时间。一切事物已经尽可能地保持正常了。天启保证人类在此生不断提升。达吉恩断言，我们去世时进入来世，在那里，我们继续提升。没有其他前提符合一个特别希望我们幸福的上帝（a God）的无限善良。达吉恩的观点没什么原创性。它明确表示人的状况与上帝关联的看法直接源于莱布尼茨的《神义论》。达吉恩使用纯粹的"道德必然性"、非实体必然性这些概念，来表示道德责任感符合动机驱使的行为必然，这种用法一点儿也不新奇。[4]休谟不可能认为《道德世界状况之思考》非常有趣，除了把它当作解释恶这个需要被证明绝无可能的问题的一个范例。休谟一直认为，人们不可能相信这个世界上确实没有真正的恶是事实。在完成《人性论》这段时间前后的残篇手稿中，他提出，一种"全面综合的观点"表明"恶支配着这个世界"，人的生活是"悲惨世界"。[5]休谟对达吉恩神义论的怀疑，后来在《关于人类理解力的哲学论文集》第十一篇论文（《人类理解力研究》）以及《自然宗教对话录》的第十、十一篇中明确表达出来。[6]

[1] Dudgeon, *State of the Moral World Considered*, p.6.

[2] Dudgeon, *State of the Moral World Considered*, p.18.

[3] Dudgeon, *State of the Moral World Considered*, p.32.

[4] 关于18世纪初期"道德必然（moral necessity）"概念的展开，参见 Harris, *Of Liberty and Necessity*, esp.chs. 2 and 3.

[5] 这个文本转录于 Stewart, 'An Early Fragment on Evil', pp.165-168. 这里引用的这段话在第167页。还可参见下文，第146-147页。

[6] 第三章讨论的"早期札记"，包含的证据证明对莱布尼茨风格的神义论持续的批判性运用。参见 Mossner, 'Hume's Early Memoranda', pp.500-503.

即便如此，休谟无疑还是同情达吉恩。他肯定会认为那些想惩罚他的人对自己的思想和言论自由构成了潜在的威胁。休谟已然清楚，那时苏格兰的宗教、道德、政治和文化生活，正日益极端化，而像彻恩塞德的长老会牧师那样的宗教传统主义者正采取行动阻碍新的、不虔诚的思潮涌进来，一如他们所见。17 世纪既有的加尔文主义盟约似乎受到威胁。1688 年之后苏格兰达成的教会约定也受到了威胁。国家想要控制苏格兰教会内部职务的欲望似乎携手促进了一些舆论，而这些舆论与加尔文教关于原罪、人类堕落、所有人无条件依靠上帝恩典的正统背道而驰。对达吉恩《道德世界状况之思考》一书的起诉，正是传统主义者试图全面反击那些势力——该势力正蚕食苏格兰宣称自己是上帝特别眷顾而挑选出的民族这一观点——的一个表现。自 1710 年以来，这一斗争的主要战场是格拉斯哥大学，传统主义者搞了一系列动作攻击、开除那里的神学教授约翰·西姆森。[1] 西姆森教学的核心观点，正是彻恩塞德长老们在达吉恩小册子中发现的令人讨厌的思想：即上帝本质上是仁慈的，一位仁爱的上帝不会因为亚当之罪而谴责绝大多数人，迫使他们陷于无穷无尽的悲苦之中，而所有人都可以通过操练理性而获得救赎。1729 年，西姆森的对手成功地让他停课，但没有免职。然而同年，对正统教更大的潜在威胁在人们头顶上盘旋。先前在职的格尔肖姆·卡迈克尔于 11 月去世，弗朗西斯·哈奇森被提名道德哲学讲席，并且，经过一番斗争，他被选为道德哲学教授。[2] 人们可以想象，这必然会成为所有对苏格兰宗教和道德思想现代化感兴趣的人额手相庆的大事。哈奇森和他的老师西姆森一样，坚称上帝是仁慈的，明确表示厌恶加尔文主义强硬的原罪说和预定论。达吉恩出版《道德世界状况之思考》时可能还有几分道理地猜想，他所做的几乎不过是提出哈奇森已出版著作中的观点而已。我们可以假定，哈奇森来到苏格兰是一件鼓舞人心、意义重大的事情，对休谟也是如此。或许可以让他消除疑虑的是，即便在约翰·诺克斯、乔治·布坎南的国度里，道德哲学也是可能像前一个世纪的自然哲学那样兴盛，以经验而非圣经教条为指导的。

68

---

[1] 参见 Skoczylas，*Mr. Simson's Knotty Case*。Skoczylas（pp.341-354）得出结论，西姆森激起的争论为苏格兰启蒙运动提供了可能。

[2] 关于哈奇森被选到格拉斯哥道德哲学讲席的叙述，参见 Scott，*Francis Hutcheson*，pp.54-56.

哈奇森在格拉斯哥的就职演说，于 1730 年 11 月 3 日以拉丁文宣讲，不久后又以拉丁文出版，其主题正是休谟告诉无名医生的他 1731 年初花主要精力研究的那个问题。哈奇森告诉他的听众，他决心"尝试更深入地思考人性，并研究我们的本性中是否存在几乎所有美德的种子，换言之，每种美德的动机"。这毕竟是"古代最优秀的作家们的"观点，"他们将美德形容为自然界赠予的最好、最完美的生活"。[1]但很快明了的是，哈奇森与休谟不同，他认为古人以这种方式描述美德是对的，同样正确的还有他们关于"与自然一致的生活"的概念。哈奇森告诉他的听众，他将专心思考"人类心灵中那些让我们合群的方面"。他将考察近代自然法学家如格劳秀斯和普芬道夫提出的社会性理论（theories of sociability），并指出它们"不足以解释对人们来说那些被恰当称为自然的一般问题，或者说我们天性中的社会性（sociality）[socialitas]在于何处的特定问题，或者追根究底，我们天性中的哪个部分使我们被造得适于社会、倾向于社会，无论是没有人类政府的社会还是文明社会"[2]。解释这些事情的正确方式是思考目的或目标这一问题，而目的或目标显然在于人类被造出来的方式——准确地说，1739 年，休谟告诉哈奇森这一问题是"完全不确定的、非哲学的"。哈奇森指出，最有资格被称为所谓"自然的"状态，是"（人类）借助根植于他们天性中的资源获得的最完美的状态"：正是在这个意义上说，"于人而言，无论处于自由状态还是文明国家的状态（civil state）中，社会生活是自然的"[3]。我们可以肯定，休谟将会发现这一点完全没有说服力。他认为，阐释人类本性和道德真理的联系完全是错误的。哈奇森的就职演说中抨击的那些哲学家——格劳秀斯、普芬道夫，还有霍布斯，在休谟看来，这些人放弃争论那些导致古人提出的人性理论失效的终极因是对的。所以，我们无法想象休谟会喜欢哈奇森研究道德哲学时偏爱的方方面面。毋宁说，哈奇森的就职演说对休谟有重要意义，是因为这篇演说明确挑战了中世纪经院哲学和宗教改革后的神学这两者的结合体，这种结合如果没有主宰哈奇森道德哲学教席的上一任教授的教学的

---

[1] Hutcheson, 'On the Natural Sociability of Mankind', ed. Moore and Silverthorne, pp.193-194.

[2] Hutcheson, 'On the Natural Sociability of Mankind', ed. Moore and Silverthorne, pp.194-195.

[3] Hutcheson, 'On the Natural Sociability of Mankind', ed. Moore and Silverthorne, pp.199, 201.

话[1]，也主导了苏格兰其他大学知名课堂的教学，包括休谟18世纪20年代早期在爱丁堡听取的那些课程。

休谟很可能读过哈奇森的早期著作《我们美和德观念的起源研究》和《激情和心向的本质和行为，兼及道德感阐释》。[2]这两本著作在哈奇森格拉斯哥就职之前就出版了。换言之，这两本书可能已在休谟18世纪30年代早期囫囵吞枣的"知名著作"名单中。或者说，他肯定震惊于这两本书对当代哲学家和"我们的基督教道德学家"的看法所提出的挑战。如哈奇森指出的，当代哲学家和"我们的基督教道德学家"认为，人类所有的欲望"都可归结于自爱，或者说对个人幸福的渴望"[3]。哈奇森对这种观点的回应简单直接。他答复，这种观点不足以解释我们人类生活的大多数日常经验，而且，它缺乏正当的实证理由（positive justification）。哈奇森指出，没有充分的理由不去相信对我们来说自然而然的事物，即人类偶然——可能还会常常——慷慨行事，不考虑他们自己的利益，其动机仅是关心他人之福利。在《我们美和德观念的起源研究》中，他让读者思考这样一种情形，"一位诚实的农场主""告诉你，他研究了他孩子们的持存和幸福，他爱他们，不图给自己带来任何好处"[4]。哈奇森指出，无须质疑这位农场主，认为他没有准确理解他自己的情感。那些哲学家的观点打算表明，这种现象在这些情形中具有欺骗性，但哈奇森声称，哲学家的观点没一个合情合理。在这点上，他特别提到曼德维尔——"一位最近的作家"就这样主张，所有的母亲自然爱他们的孩子，这是事实，但这种激情和所有其他激情一样，"都是以自爱为中心的"。

根据曼德维尔的论述，孩子一出生，"母亲的爱只是脆弱的"。它随着孩子的成长而增强，"其标志是……开始表达他的悲伤和喜悦，让他的需要为

70

---

［1］关于卡迈克尔和苏格兰启蒙运动的起源，参见 Moore and Silverthorne, 'Gershom Carmichael and the Natural Jurisprudence Tradition in Eighteenth-Century Scotland'.

［2］1840年出售的休谟图书馆藏书中包括1726年版的 *An Inquiry into the Original of our Ideas of Beauty and Virtue*，参见 Norton and Norton, *The Hume Library*, p.105.

［3］Hutcheson, *Essay and Illustrations*, ed. Garrett, p.134［Intro. to Illustrations］.

［4］Hutcheson, *Inquiry*, ed. Leidhold, p.112［Treatise Ⅱ, sect. Ⅱ, §ⅸ］.

人所知，发觉他对新鲜事物的喜爱，以及他各种各样的欲望"[1]。母亲在满足那些欲望的过程中获得的快乐是满足那些欲望的动机，而根据曼德维尔的说法，那种快乐，总是自私的。对哈奇森来说，这看来简直难以置信。他声称，母亲或父亲的爱，与"利益期盼"完全无关，相信这一点太自然不过了。而且，如果这里是无私的话，为什么不相信，我们与他人的交往以及我们日常所认为的友谊、感激、公共精神、同情也是无私呢？实际上，为什么不假定，无论这些事情与我们的关系如何，无论他们是否有机会回报我们，我们在处理所有人类事物时都是无私的呢？休谟从未被诱导着走那么远。他相信我们对待他人无私的慷慨是有限度的。不过，在这个限度之内，他似乎总是相信，对他人利益的关切是真实的。在他阅读哈奇森的著作之前，他完全有可能已经获得了这种认识。在《人、风俗、意见、时代之特征》一书中，沙夫茨伯里坚持天然的仁慈具有真实性。[2]而约瑟夫·巴特勒在其1726年出版的《罗尔斯教堂布道辞》（*Sermons Preached at the Rolls Chapel*）中，特别清楚地阐释了以下假设的谬误，即假设欲望满足产生快乐这一事实意味着根据这个欲望行为肯定就是自私的；休谟在1748年的《关于人类理解力的哲学论文集》的一个脚注中明确支持巴特勒的论断。[3]哈奇森的著作或许只不过是让休谟证实了普遍的人类自我中心主义这一假设纯属无稽之谈这一信念。它们肯定强化了休谟从一开始就坚信的信念：无论曼德维尔对已有知识构成了多么强大的挑战，他自己在某些方面极度依赖于他那个时代的哲学和宗教文化。

在《我们美和德观念的起源研究》和《激情和心向的本质和行为，兼及道德感阐释》中，哈奇森的关注均分给了道德**判断**和道德**动机**。在这点上，他向当时流行的两类哲学开战。一类是像曼德维尔这样的哲学家，他们声称自利完全决定了我们的道德对错感；另一类哲学家认为道德判断与任何情感都无关，完全可以被理解为一种纯粹理性。在这两类哲学中，休谟选择

---

[1] Mandeville, *Fable of the Bees*, ed. Kaye, vol. i, pp.75-76 ['Remark C'].

[2] 参见 Shaftesbury, *Characteristicks*, ed. Den Uyl, vol. ii, p.50。

[3] 休谟在那里引用巴特勒的《罗尔斯教堂布道辞》说，"已经证明，在所有争论之外，即便一般被当作自私的激情，也让心灵超越了自我，直指对象本身"[*Philosophical Essays Concerning Human Understanding*（1748），pp.15-16 fn]。

站在哈奇森一边。在《人性论》第三卷中，休谟支持哈奇森的论述，反对道德理性主义。在《关于人类理解力的哲学论文集》中，他在赞成巴特勒反驳哲学自我中心主义的地方，还描述了哈奇森如何"教我们，根据最令人信服的论据来看，道德不是什么抽象的事物本质，而完全与每个具体存在的情感或精神趣味相关；就像区分苦甜、冷热的方式一样，它源于每种感官或器官的具体情感"[1]。在《人性论》中，休谟还清楚地表明，他和哈奇森一样抛弃了曼德维尔的主张，即认为道德观念仅仅是由"政治家们"通过操控鼓吹骄傲这一自私的激情（selfish passion）而人为地创造出来的。哈奇森指出，政治家构建一种有别于私人利益的公共利益理念或许是可能的，但他们却不可能造出我们的荣耀和爱——就像我们直接感受的那样，献身于那种理念的人只是因为他们自己愿意为此献身。没有任何政治技巧能创造出无中生有的情感。我们心怀尊敬的情感，同时也有轻视的情感，这一事实不可能简化为自私——这种简化有时甚至很奇怪，曼德维尔不能解释这些情感来自何方。[2] 休谟同意哈奇森的观点。如果休谟又没在这一点上被哈奇森说服的话，那么，哈奇森将会再次强调他的信念，如此有助于更进一步回应曼德维尔和《蜜蜂的寓言》。然而，哈奇森自己关于我们道德善恶观念的起源——我们被一种特殊的内在感官赐予了道德善恶的观念，这种"道德感"类似于视觉、听觉、味觉、触觉和嗅觉这样的"外在"感官——休谟却似乎从未分享这样的观点。在《人性论》中，休谟声称，人们一遇到某些似乎不能轻易简化为熟悉的普遍观念的特殊情形就假设一种特殊的能力，这与好的自然哲学实践是相矛盾的。在休谟看来，"道德感"这个概念似乎过早放弃了阐释现代人性科学的雄心壮志。这里，曼德维尔和哈奇森的做法可以视为给休谟提出了一个哲学上的挑战——如何不诉诸自利，也不求助于道德感来解释道德情感，回应这一挑战的结果是《人性论》第三卷提出的道德论的核心内容。

72

对休谟而言，哈奇森还有一点重要的是，他提出了他的"批评"观念，而"批评"是哲学两个领域中的另一个。就像休谟告诉无名医生的那样，批评主要依赖于一种新的人性研究。在《我们美和德观念的起源研究》中，哈

---

[1] *Philosophical Essays Concerning Human Understanding*（1748），p.15 fn.

[2] See esp.Hutcheson，*Inquiry*，ed. Leidhold，pp.154-155（Treatise II，sect. V，§ v）.

奇森为他反对将哲学简化为自私铺平了道路，也为道德感的存在以及关于美这种观念的思考扫清了障碍。哈奇森指出，感受"美"的愉悦，感受"残缺"的痛苦，并不依赖效用的观念。相反，便利和有用在获得美的效果时常常被忽视了，任何报偿或威胁都不能改变我们何为美、何为丑的认识。更重要的是，美这一简单的观念、情感、愉悦，本身就有别于任何个人利益的观念。哈奇森认为这正好说明心灵中包含着一种独特的"美感"，就像它也包含着一种独特的"道德感"一样。他声称，美与和谐的观念，某种程度上类似于洛克"第二属性"的观念。它们由初级属性的知觉激发——尤其是，由初级属性的复合知觉激起，哈奇森称这种知觉为"多样性的统一"。《人性论》中的评论表明，休谟没被美感的假设说服，就像没被道德感的假设说服一样。哈奇森向休谟表明的观点，看来似乎是大致沿着洛克的脉络所做的**系统**论述。我们可以认为，休谟对于哈奇森将他人的批评观念融入自己理论的做法是很警惕的。哈奇森特别明显地使用了艾迪生在《旁观者》中论述的"想象的愉悦"这一著名的系列论文。[1]在《我们美和德观念的起源研究》的最初论述中，哈奇森区分了"固有的"美和"比较的"美——"如果有更好的说法，是绝对美和相对美"。固有的美或绝对的美，可以在自然以及"人为的形式、形状、定理"中找到，而比较美或相对美"是我们在对象中观察到的，通常考虑的是对其他事物的模仿或相似物"[2]。艾迪生同样对"初始的快乐"和"次生的快乐"进行了相同的区分，"初始的快乐""完全产生于我们眼前之物"，"次生的快乐"，即想象的快乐，产生于一件艺术品与它的模仿物或代表物的比较之中。[3]艾迪生把他关于想象愉悦的思想和洛克哲学的某些方面联系起来，但一套精心构建的理论不是《旁观者》中的散文能够实现的目标。

或许在《骑士精神和现代荣誉史论》中能找到休谟发展其批评观念的几缕线索。这篇文章中，他比较了哥特建筑和他描述为"希腊模版"的建筑。休谟说，希腊的建筑"朴素、简单、规则，却又宏伟壮丽"。然而，当

73

［1］See Costelloe，*British Aesthetic Tradition*，p.21.

［2］Hutcheson，*Inquiry*，ed. Leidhold，pp.26-27（Treatise I，Sect. I，§ xvii）.

［3］Addison et al.，*Spectator*，ed. Bond，vol. iii，p.537［no. 411］，and pp.535-582［nos. 411-421］.

哥特人模仿它们时，"他们陷入粗野烦冗的装饰，粗俗的装饰物远离自然和淳朴"。"他们惊叹于古代建筑之美，却不知道如何保持一种恰当的方式；在堆砌装饰品方面无限放纵他们的想象，却堆出一堆眼花缭乱、毫无规则的装饰。"[1]休谟继续说，他们创造"一套新的礼节或英雄主义"时，同样也是如此。古代世界与中世纪艺术的这种对比是非常传统的。实际上，休谟的语言说明，他和哈奇森一样，在这个问题上大量利用了《旁观者》。在第62期《旁观者》中，艾迪生将不能"描摹我们崇拜的古人著作中那些庄严素朴特征"的诗人比喻为"诗人中的哥特人，他们就像哥特建筑家一样，达不到古希腊、罗马人清丽的朴素，只会努力在空隙处填上各种夸张的、不规则的花哨饰品"[2]。《旁观者》这期的主题是巧智的本质，以及真假巧智的区别。其起点源于洛克对巧智和判断的区分，以及众多作家关于这个主题的讨论，包括德莱顿、法国批评家多米尼加·鲍尔斯（Dominique Bouhours）、尼古拉斯·布瓦洛（Nicolas Boileau）和让·塞格雷（Jean Segrais）。[3]休谟可能继续在哲学基石——即人性的基石——中追逐他对批评原理的兴趣，阅读这些作家和其他作家的著作，其中很可能包括杜博斯。[4]然而，似乎写作《骑士精神和现代荣誉史论》的时候，休谟已然发展出他关于批评即风俗史和道德的独特观点了。如我们将要读到的，何为自然、何为想象的产物，这两者之间的比较，将成为《人性论》彻底重估的主题。休谟在这一刻的思想发展，无论他从曼德维尔的著作中吸收了多少思想，他与哈奇森还是有足够多的相同之处，都足以说明18世纪的普遍倾向是自然的，而非想象的、人为的。

74

---

[1] Wright, 'Hume on the Origin of "Modern Honour"', p.206.

[2] Addison et al., *Spectator*, vol. i, p.268［no. 62］. 这条注释要感谢 Wright, 'Hume on the Origin of "Modern Honour"', pp.197-198.

[3] 1840年出售的休谟图书馆藏书有鲍尔斯、布瓦洛和塞格雷的著作，参见 Norton and Norton, *The Hume Library*, pp.76, 77, 112, 127.

[4] 杜博斯的《诗歌与绘画之批判性反思》（*Réflexions Critiques sur la Poésie et sur la Peinture*）1719年已经出版了。根据琼斯的说法，此书"至少在五十年内都是最具影响的著作"（*Hume's Sentiments*, p.93）。1840年出售的休谟图书馆收藏的是1732年的版本，参见 Norton and Norton, *The Hume Library*, p.88。杜博斯对休谟的影响，可参见 Jones, *Hume's Sentiments*, ch. 3. 还可参见下文，p.141。

对于 18 世纪 30 年代的休谟来说，哈奇森肯定是相当重要的人物。[1]他证明了一件事，即一位苏格兰哲学家，或者至少是一位曾经在苏格兰大学求学，后来又在这里任教的爱尔兰哲学家，写出优雅得体的骈文，既不受宗教狂热的束缚，也不受政治狂热的束缚，值得整个大不列颠甚至海外的文人关注。虽然，正如休谟本人一样，哈奇森无疑受马勒伯朗士的影响，他首先是一位洛克式哲学家，意图从心灵哲学中消除天生原理，重现洛克式区分的主要内容，如简单观念和复杂观念、第一属性和第二属性、心灵的自然功能和由想象的观念联结所带来的扭曲等之间的区分——但他反对洛克主义的假设，该假设认为有必要从教育、习惯或个人优势的前景中得出苦乐的感觉。哈奇森的思想是批判性的洛克主义。他在很多重要方面还是一个沙夫茨伯里主义者，不过也是一个批评性的沙夫茨伯里主义者。他在沙夫茨伯里那里发现了太多的自利哲学，几乎不愿意把美德植根于一种本能的仁慈，这种本能的仁慈不需要证明符合当事人利益就可以成为一种可靠的行为动机。哈奇森对休谟的意义不是因为休谟多么赞同他的道德哲学或美的理论，而是因为他能够像哈奇森对待洛克和沙夫茨伯里一样以批判的、富有成效的方式批判哈奇森的观点。曼德维尔可以视作为休谟提供批判地接受哈奇森所必要的工具。休谟不是曼德维尔的信徒，就像他也不是哈奇森的信徒一样。他不赞同曼德维尔的好几个主要观点。休谟发展出了自己关于人性如何为道德真理提供源泉的理论，而且可能还有关于批评的理论——尽管他从未以自己的语调写出。彼时，我们所描述的证据，毋宁说是哈奇森和曼德维尔之间的这种紧张，对休谟产生了巨大的影响。

75

休谟从崩溃状态逐渐恢复健康的三年里，他"写了一打又一打的论文，里面除了自己的创造外什么也没有"，1734 年春，他跟伦敦医生如此说道。在做这些事情的时候，他"为大量创作搜集了原始材料"。他很可能与凯姆

---

[1] 哈奇森对休谟积极的、重要的影响是肯普·史密斯《大卫·休谟的哲学》（Kemp Smith，*The Philosophy of David Hume*）一书的主要命题。诺顿的《大卫·休谟：常识道德学家、怀疑主义形而上学家》（Norton，*David Hume：Common-Sense Moralist，Sceptical Metaphysician*）认为，休谟的道德哲学在特征上很大程度是哈奇森式的。这个命题已经遭到詹姆斯·摩尔的有力挑战，特别参见 "Hume and Hutcheson"。关于诺顿—摩尔争论的评论，以及一些相关文本的其他参考文献，参见 Turco，'Hutcheson and Hume in a Recent Polemic'。

斯、拉姆齐等人分享过这些材料。如果是这样，他们没能帮他有序连贯地组织他的思想。他没有清晰地认识他的思想目标并对此深有感触。当他列举那些最琐碎的部分并有序地组织它们时，他的头脑始终不能聚焦并抓住一个单一的观点。他告诉伦敦的医生，"这种悲惨的失望，我几乎从不记得有人说起过"[1]。终其一生，休谟都喜欢夸大他作为一个作家所遇到的困难。现在，在他看来，有必要彻底改变一番。他发现，正如"学习和懒散"对他来说都很糟糕，"经商或消遣"才有益于他的身心健康，所以，最终，他"决心寻找一种更积极的生活"。这并不是说他完全放弃了他"学问上的自负"。他只是想"将学问之事搁置一段时间，为的是更有效地继续研究"。他决定当一段时间的商人，"已经被推荐去布里斯托一个颇有名气的商人那里"，他在那里不断催促自己"下定决心忘记自己，以及过去的一切事情，尽可能地适应那种生活，从一个极端到另一个极端，在世俗的世界中不断折腾，直到我将这种瘟病抛在身后"[2]。从彻恩塞德到布里斯托有两段路要走，先是从特威德河畔贝里克到伦敦的海路，然后是从伦敦到布里斯托的马车之旅。因此，休谟有机会咨询一些专门研究过这种"瘟病"的人。他得此病几乎已有五年之久。

休谟致信——我们在本章中如此倚重这封信——的这位"技术娴熟的内科医生"、这位"有智慧、有见识、充满人道精神的文人"，关于其身份有两种说法。一种可能，他是约翰·阿巴斯诺特（John Arbuthnot）。他曾在安妮女王临终之时陪伴在侧，是乔纳森·斯威夫特和亚历山大·蒲柏的亲密同事。[3]但是，最好的猜测是，这个人是乔治·切恩（George Cheyne），罗伯特·沃尔波尔和塞缪尔·理查逊的医生，他写了一部关于自然宗教原理的著作以及《论健康和长寿》（*Essay on Health and Long Life*），后一本书在1734年发行了第八版；还有最容易被人记住的一本书《英国疾病》（*The English*

76

---

[1] *Letters of David Hume*, ed. Greig, vol. i, p.17.

[2] *Letters of David Hume*, ed. Greig, vol. i, pp.17-18.

[3] 莫斯纳在"休谟1734年致阿巴斯诺特博士的信"中认为这封信的收件人是阿巴斯诺特。反驳莫斯纳的论文，支持切恩最有说服力的证据，集中体现在 Wright, 'Dr. George Cheyne, Chevalier Ramsay, and Hume's Letter to a Physician'。

Malady），此书开创性地研究了抑郁症，出版于 1733 年。[1]切恩在《英国疾病》一书中赞同"这一日常评论……傻瓜、虚弱或愚蠢的人，笨重而迟钝的灵魂，几乎不会受虚妄或低落的精神困扰"。神经错乱往往光顾聪明人和能够反省之人，显然，"学习、思考、反思的想象、记忆这些工作必然要求肉体器官的运作"。脑筋用力过度，过度用于"创造、发明、研究、学习这样的技艺，以及所有沉思、久坐的职业"，必然会消耗、损害这些器官，反过来又"影响、恶化整个体系，造成了低迷、虚弱的疾病"[2]。如果休谟写信给这本新近出版的书的作者，表示对自己精神状态的担忧，这是一点也不奇怪的。切恩论宗教的著作表现出他对神秘主义的强烈兴趣，这或许促使休谟在这封信中反思他的状况与"法国神秘主义者和我们这里的狂热分子著作"中提到的"冷漠空虚精神"之间的相似性。而且，如果切恩是这封信的收件人，如果这封信确实发出了，那么我们的解释就有了一个开头，即为什么当一名商人的店员的生活显然不适合休谟时，他不是返回苏格兰，而是动身去法国？因为，假如切恩与休谟的联系持续的时间足够长，那么，他很可能会给休谟写一封介绍信，把他引荐给他巴黎的朋友——安德鲁·迈克·"骑士"拉姆齐。[3]无论如何，休谟有了勇气第一次离开不列颠，没什么确定的返回计划，依靠一份微薄的收入过活。我们可以假设，他的想法是在那里待一长段时间，长到他写完一本书。这本书，他自 1731 年就开始计划，但直到那
77　时，他已然发现自己不可能动笔。[4]

---

[1] 参见 Guerrini，*Obesity and Depression in the Enlightenment*，pp.143-152。

[2] Cheyne，*The English Malady*（1733），pp.52-54.

[3] 据圭里尼（Guerrini）的说法，切恩和拉姆齐在 1705 年前后便是朋友了。切恩与拉姆齐"分享他的精神危机"，如圭里尼指出的，终其一生，"这两人一直分享他们关于灵魂先在（the preexistence）、自由意志的重要性、人类现在的堕落状态等方面的看法"（*Obesity and Depression in the Enlightenment*，pp.20, 182）。

[4] 爱默生提到，休谟大学毕业后去法国所走的路，早先一些时候很多苏格兰人都走过："在休谟之前，拉弗莱什就有很多苏格兰人……兰斯是包括苏格兰人在内的医学博士（MDs）的作坊。"（'The World in which the Scottish Enlightenment Took Shape'，p.11）

第二章　人性解剖家

　　1734 年夏末，休谟在巴黎待了大约一个月时间，第一次拜访了这个三十年后他口中的"优雅艺术的中心"、"这个世界上我一直最崇拜的地方"[1]。关于这次拜访，我们所了解的全部，是骑士拉姆齐接待了他，并把他引荐给了巴黎的社会。拉姆齐长休谟二十五岁，自 1710 年起就住在法国，从 1716 年起住在巴黎。他在费纳隆主教的指导下研究天主教，并由后者引入天主教会。他曾担任著名的神秘主义者盖恩夫人（Madam Guyon）的秘书，并作为年轻的查尔斯·爱德华的私人教师在流亡的斯图亚特宫廷中待过一段时间。他所写的著作既为费纳隆的诗歌辩护，也为自己的政治原则申辩。1727 年，他出版了超级受欢迎的《居鲁士行纪》（Voyages de Cyrus），该书以费纳隆的《忒勒马克斯》风格论述这个完美统治者的教育。拉姆齐是第一批法国共济会成员之一。实际上，很难想象他和休谟会有共同话语，不过，休谟修养出了一种美德，这种美德让他与其观点不同的人也能保持和睦关系，他还告诉詹姆斯·伯奇拉姆齐"尽可能热情"[2]地待

---

[1] *Letters of David Hume*，ed. Greig，vol. i，pp.375，398.

[2] *Letters of David Hume*，ed. Greig，vol. i，p.22. 然而，拉姆齐和休谟之间没有发展出真正的友谊。拉姆齐后来甚至批评休谟的哲学才能。参见 1742 年关于休谟的那封信，出自 Mossner，*Life of David Hume*，pp.94-95。莱尔德（Laird）认为休谟可能通过安德鲁·巴克斯特的《人类灵魂研究》借鉴了《居鲁士行纪》中关于知识、证据和或然性的三层区分，这种区分体现在 *Treatise*，I.iii.x：see *Hume's Philosophy of Human Nature*，p.90 fn；还可参见 Henderson，*Chevalier Ramsay*，pp.122-123.

他。这种热情还延伸到给他写了一封推荐信，把他引荐到兰斯大学城的各个家族。休谟在兰斯住了下来，安心写他关于人性的书。其中一封推荐信的收件人，可能是被拉姆齐断定为"法国最有学问的人"——如休谟所说的，早期牛顿主义者路易斯-让·莱韦斯克·德·普伊（Louis-Jean Lévesque de Pouilly），即诺尔-安托万·布吕希神父，一位詹森主义者，也是《自然奇观》（Spectacle de la Nature）的作者。《自然奇观》是一组再版的"论文，其主题是自然史上那些被认为能够激起年轻人的好奇、形成他们思想的特殊现象"[1]。兰斯的生活用品比巴黎要便宜许多，大约三十户家庭构成了那里的社会，"文雅而喜欢交际的人民，相当有利于陌生人，很容易熟络起来"[2]。

休谟告诉迈克·拉姆齐，这位骑士建议他"仔细观察、尽可能地模仿法国人的礼节"，因为，"虽然英国人可能内心有更多真真切切的礼貌，但法国人肯定有更好的方式表示这种礼貌"[3]。对法国人礼节的几个月时间观察足以让休谟确信，这位骑士即便在法国待了将近 25 年，仍然颠倒了顺序。事实是，法国人比英国人拥有更多"真切的礼貌"，这种礼貌意味着"温和的脾气，发自内心、义不容辞地服务于人"。休谟注意到，这一点在法国的挑夫、马夫和贵族中间都很明显，"以至于我在法国还没看到过争吵，而在英国到处都是"[4]。当休谟在这封信中提出这种自觉的悖论主题时，他继续抱住曼德维尔思想的这一做法已不容置疑了。[5]他指出，礼貌的本质，不是淳朴和诚实。真正的礼貌不是发自内心的，事实上任何礼貌行为都不是从心而为。相

---

[1] 这是布吕希著作英语版本的副标题，最初发表于 1733 年。1973 年，迈克尔·莫里斯罗（Michael Morrisroe）发表了一篇论文（《休谟读过贝克莱吗？——一个结论性回答》），并附了一封声称是 1734 年 9 月 29 日休谟从兰斯发出、寄给迈克·拉姆齐的信，该信表明，休谟不仅读过贝克莱，而且拉姆齐的推荐信是写给布吕希的。然而，这封信的手稿从未被写出来，现在的休谟研究者公认莫里斯罗的论文是个骗局。因此，对另一封信也有怀疑的余地，这次是关于休谟打算写基督教史的内容，该信由莫里斯罗 1972 年出版（'Hume's Ecclesiastical History: A New Letter'）。

[2] *Letters of David Hume*，ed. Greig，vol. i，p.22.

[3] *Letters of David Hume*，ed. Greig，vol. i，pp.19-20.

[4] *Letters of David Hume*，ed. Greig，vol. i，p.20.

[5] See Tolonen, 'Politeness, Paris, and the *Treatise*', and also *Mandeville and Hume*，pp.194-202.

反，它严格遵从本质上日常的原则和习惯——就像军队中的勇气、迷信里的供奉一样。结果，礼貌成了第二天性，比起最好的天性，礼貌尤其对完全陌生的人是更可靠的行为准则。任何法国人都无须担心表达礼貌是否出于诚心。休谟指出，法国人的各种礼仪，"不是设计出来让人相信的"。有时，它们的效果远离事实，以致"太过刺眼"——这时，也只有在这时，英国绅士那种温和的轻描淡写方才是表达礼貌的更好方式。[1]由于休谟可能依赖迈克·拉姆齐的认知，这一点就与骑士拉姆齐《居鲁士行纪》中"内心礼貌"高于"表面礼节"的劝诫直接相悖。[2]休谟必然以其言辞和独立精神给他的朋友留下了印象。

事实证明，兰斯的生活费用还不够便宜。1735 年 5 月，休谟在安茹的拉弗莱什安顿下来。让他到那里的具体原因不得而知。他再次发现镇上的人们"文明、好交际，还是好的陪伴"。休谟写信给伯奇说，"这儿有一所一百名耶稣会士组成的学院，该学院的建筑和花园，在法国甚至欧洲的耶稣会机构中，都被尊为最宏伟"[3]。1606—1614 年间，笛卡尔曾在这所学院学习。耶稣会士一直装模作样地谴责笛卡尔主义[4]，但休谟住在拉弗莱什的时候，   79
送往该学院的耶稣会士，似乎对现代异教也感兴趣，尤其对奥拉托利派的尼古拉斯·马勒伯朗士提出的笛卡尔版本的哲学感兴趣。1706 年，马勒伯朗士的传记作者被派到拉弗莱什，他让很多神父同伴皈依了马勒伯朗士融合笛卡尔和奥古斯丁哲学的独特神学。[5]休谟在这种思想氛围中度过的时间不超过两年，不过，我们几乎不知道他是如何度过这段时间的。我们确定知道的全部，是当休谟 1737 年 8 月离开拉弗莱什的时候，他随身携带的是《论人类理解力》和《论激情》两卷完整的草稿，这两卷是《人性论》的第一部。

[1] *Letters of David Hume*, ed. Greig, vol. i, pp.20-21.

[2] Tolonen, 'Politeness, Paris, and the *Treatise*', p.25; *Mandeville and Hume*, p.195.

[3] Mossner, 'Hume at La Flèche', p.32.

[4] 关于耶稣会士和笛卡尔主义之间完整关系的论述，参见 Sortais, *Le Cartésianisme chez les Jésuites Français*.

[5] 参见 Laird, *Hume's Philosophy of Human Nature*, pp.6-7; Gopnik, 'Could David Hume Have Known about Buddhism?', p.9; and, especially, Rochemonteix, *Un Collège de Jésuites aux XVIIe et XVIIIe Siècles*, vol. iv, pp.79-106。休谟在拉弗莱什的进一步信息，参见 Perinetti, 'Hume at La Flèche'。遗憾的是，我看到这则重要的研究太迟了，没能将它的结论融入我的叙述中。

返回英格兰后，他一直在伦敦逗留，直到 1739 年初《人性论》出版。然后他才回到苏格兰，在那里一直待到 1745 年。他在那里打算写《人性论》第一、二卷的简明摘要，用来突出他在人性的哲学研究中所取得的主要创新点。《新近出版的标题为〈人性论〉的著作摘要》，于 1740 年春天出版。六个月后，《人性论》的第三卷《论道德》出版。他在此时还准备写一本杂文集。

休谟去法国时是从零开始还是已经准备好了《人性论》的一些素材，我们无从得知。他的观点和论断在某种程度上极有可能由他在兰斯和拉弗莱什的图书馆读到的内容塑造。尤其是，如我们所见，拉弗莱什学院氛围余留的马勒伯朗士主义，似乎完全渗透到休谟的哲学想象中了。在去法国前，休谟对培尔感兴趣，但可以设想，当他身处蒙田和帕斯卡尔的故乡时，他对现代怀疑主义的兴趣深化拓宽了，并由他们引向弗朗西斯·拉·莫特·杜瓦耶（François La Mothe du Vayer）、让-皮耶尔·德·克鲁萨（Jean-Pierre de Crousaz）、皮耶尔-丹尼尔·韦特（Pierre-Daniel Huet）。可以设想，他狂热地探索 17 世纪晚期法国道德思想复杂的知识世界——这个世界孕育了曼德维尔的《蜜蜂的寓言》及其《荣誉起源探究》。《人性论》中偶尔出现的参考文献告诉我们，休谟曾经读过拉罗什富科，他还可能读过皮耶尔·尼科莱和雅克·德·埃斯普里等人的作品。还有一点可以肯定的是，他读过尼科莱与安东尼·阿尔诺合著的《波尔-罗亚尔逻辑学》（*Logique de Port-Royal*）。但是，就大多数内容来说，他读了什么以及从他的阅读中汲取了什么，则只能靠猜了。休谟待在法国时的各类笔记都没有流传下来。《人性论》前两卷中发表材料的任何手抄稿也没留下来。我们不知道休谟是按照什么顺序组织他这本书的章节和卷帙的，也不知道他的观点以及他表达其观点的方式在 18 世纪 30 年代是如何形成的。因此，我们不得不将自己限制在与《人性论》第一、二卷的论断相关联的文本中，休谟在形成人性理论时肯定或基本上肯定阅读过这些文本。另外，就第三卷《论道德》来说，我们可以稍微有点野心。根据休谟 1739 年末、1740 年初与哈奇森的通信往来，猜测这个文本的形成可以有点信心。《人性论》第一卷前面的"告读者"留下的信息是，该书后续不仅有关于道德的论述，还有论政治和批评。这些"将构成完整的

《人性论》[1]。对政治和批评的讨论从未出现，而且也没有证据表明休谟开始写过它们。我们不清楚休谟何时或为何放弃了"告读者"中宣称的计划，也不知道他何时或为何放弃他已出版《人性论》的第二版修订版的计划。

完整的推理之链：理解力和激情

在遭受 1729 年崩溃的余波中，休谟决心把"人性"作为他的"主要研究"。1734 年他告诉那位无名医生，人性是"我推衍批评和道德每一条真理的源泉"[2]。如我们在第一章中看到的，对人性的这种兴趣很可能起源于个人的阅读经历——古代哲学家尤其是斯多葛学派的道德哲学如何误解了人性的基本需求。休谟似乎将沙夫茨伯里的哲学铭记在心，并试图过一种当代斯多葛的生活，不断通过"反思死亡、贫穷、羞耻、痛苦以及人生中所有其他灾难"[3]以武装自己的思想。他没遇到任何灾难，却紧绷起心灵的肌肉，就像人们彻底错过想要击中的目标一样。他试图通过操练哲学理性达到对天生情绪的彻底控制，这个尝试失败了，而且弊大于利。它不仅没让休谟克服一阵儿抑郁，还进一步消磨了他的自信，让问题复杂化了。几乎没有证据表明休谟在曼德维尔和培尔的引导下恢复了当哲学家的雄心抱负。曼德维尔和培尔对人性、对哲学任务提出了激进的、不同的理解，他们怀疑理性的能力，他们对人性及其基本的需求和欲望的认识，从广义上说是伊壁鸠鲁主义的。两人都否认哲学在为人处世中扮演重要的角色。两人都把激情描绘得强于理性。而且，两人都把显然是危险而且反社会的激情如自爱和骄傲放在人性中的核心位置上，两人都没有把这些激情描绘成与我们的利益天生相左。相反，两人都指出，我们最需要的社会生活，是由自爱和骄傲在人际关系中以

81

---

[1] *Treatise of Human Nature*（1739–1940），vol. i, pp. [i-ii][SBN xii]. 因为只有一个版本的《人性论》，所以，参考文献时几乎不可能混淆 18 世纪的那个文本和最好的现代版本。'SBN' 版在塞尔比-比格编辑的《人性论》中标明了页码数字，该版本经 Nidditch 修订。为什么这个版本比 David Fate Norton 和 Mary Norton 编的新版好，其理由参见 Harris, 'Editing Hume's *Treatise*'.

[2] *Letters of David Hume*, ed. Greig, vol. i, p.16.

[3] *Letters of David Hume*, ed. Greig, vol. i, p.14.

满足自己的复杂方式形成的。休谟移居法国后继续研究人性的这个概念。然而，没有理由认为休谟那时只是曼德维尔和培尔的追随者。他对哈奇森可能还有巴特勒批评人性自私论的方式感兴趣，并被其吸引。他可能和凯姆斯争论过正义的本质和基础，可能还参考过他 18 世纪 20 年代在爱丁堡亲历的现代自然法理学。他还可能和凯姆斯讨论过形而上学的基本原理，诸如"凡事皆有因"这样的名言。休谟有很多不同的观点要分门别类、整理归纳，然后，如他给伦敦医生的信中所说的，"以优雅、简洁的方式"表达出来，"以便引起这个社会对我的关注"[1]。

　　无论曼德维尔还是培尔，哈奇森还是巴特勒，此时都没有发表一种系统的心灵理论。[2] 在《人性论》的"导言"中，休谟解释说，他想就全部的人性基本原理提出一种有条理的、综合的论述。但在最接近的前辈和同时代人的著作中，没有一个明显可供承袭的榜样。休谟移居法国的同一年，蒲柏发表了《人论》。或许，休谟从诗人"人类的总体地图"中获得了灵感。他将新近出版的《人性论》送了几本给一些人，蒲柏则是其中之一。蒲柏说，"就像在身体的解剖中，在心灵的解剖中……关注那些宏大的、开放的、可知的部分比研究那些过于细小的神经和血管——它们的构造和用处总是避开我们的眼光——能增进人类更多善的意志"[3]。但休谟是否同意蒲柏的这一说法是值得怀疑的。准确地说，他感兴趣的这类精神解剖是将人性中那些最明显的特征剥离为它们不太明显、有时不太吸引人的组成部分。蒲柏的兴趣是将人性当作为神圣天启辩护的手段，而休谟对此毫无兴趣。至于这样的人性应该如何构成，这一研究如何进行，若要有个导引，休谟可能不得不回溯到霍布斯 1650 年出版的《法学原理》中的全部方法，该书论人性的一卷，其结构与《人性论》惊人地相似。[4] 该书对理性和激情的论述，在联想性（或者用霍布斯的术语说，"发散性的"）想象和骄傲中扮演着重要的角色。它也

［1］ *Letters of David Hume*，ed. Greig，vol. i，p.17.

［2］哈奇森的《道德哲学体系》（*System of Moral Philosophy*）直到 1755 年才出版。

［3］'The Design' of *The Essay on Man*：Pope，*Poetical Works*，ed. Davis，p.239.

［4］拉塞尔（Russell）在其《休谟〈人性论〉之谜》（*The Riddle of Hume's Treatise*）第六章强烈主张霍布斯的《法学原理》影响了《人性论》的计划。对拉塞尔解读的怀疑，参见 Serjeantson，'Hume's General Rules'，pp.191-192，and 192fn.21.

将激情而非理性描述为人类行为的动机。然而，《法学原理》在 18 世纪上半叶并不是唾手可得的。1652 年到 1750 年间，该书似乎只在 1684 年重印了一次，所以我们不敢确定休谟是否读过这本书。不过，至少可能的是，休谟从法国笛卡尔传统的系统人性研究那里获得了灵感。特别是马勒伯朗士，似乎在休谟观点的形成中扮演了重要的角色。马勒伯朗士是另一位详细探索骄傲这种激情的哲学家，在斯多葛传统哲学家的抱负方面，他和休谟一样持怀疑主义。他对人类的理性能力通常是怀疑的，并因此常受到培尔的称赞。休谟《人性论》中展开的几条比较著名的解释原理——包括作为感官印象属性的活跃性，作为想象关联属性产物的自然信仰，心灵向外部世界投射其情绪的倾向以及同情和比较这两种秉性——马勒伯朗士在其"人的科学"中也使用过。[1]

1737 年 8 月，在从拉弗莱什返回不列颠的途中，休谟写了一封信。信中将马勒伯朗士的《真理的探索》放在一个书单之首，这份书单是休谟友人迈克·拉姆齐理解《人性论》时需要阅读的。书单上的另一些书是培尔的《历史批判词典》，一些"比较形而上学的论文"，笛卡尔的《沉思录》，以及贝克莱的《人类知识原理》等。[2] 然而，在《人性论》的"导言"中，休谟将自己放到一个完全不同的传统中，这就是英国哲学家把"实验哲学"运用到"道德主题"的传统。"洛克先生、沙夫茨伯里大人、曼德维尔博士、哈奇森先生、巴特勒博士等"，被认为"开始把人的科学建立在一种新基础之上"，休谟希望《人性论》被理解为该计划作出的一份贡献，这一点他说得很清楚。[3] 为了解释无处不在的人性错误，马勒伯朗士眼中的人性科学致力于将心灵的考察与一系列关于思想和情感的心理依据的假设衔接起来。在马勒伯朗士看来，正如在笛卡尔那里一样，人从本质上说是灵和肉的结合，因

83

---

[1] 马勒伯朗士在《真理的探索》序言中写道，"所有的人类科学中，人的科学是最有价值的"（transl. Lennon and Olscamp, p.xxxix）。休谟明显受惠于马勒伯朗士，其首次详细地追溯是莱尔德的《休谟的人性哲学》（*Hume's Philosophy of Human Nature*）。进一步研究，可参见 Wright, *Sceptical Realism of David Hume*; and McCracken, *Malebranche and British Philosophy*, ch. 7. 还有 James, 'Sympathy and Comparison'; Kail, 'Hume's Ethical Conclusion' and 'Hume, Malebranche, and "Rationalism"'; 以及 Le Jallé, 'Hume, Malebranche, and the Self-Justification of the Passions'。

[2] Kozanecki, 'Dawida Hume' a Nieznane Listy', p.133.

[3] *Treatise of Human Nature*（1739–1740）, vol. i, p.6, fn [SBN xvi-xvii]．

此理解人性的一个基本部分就是理解肉体，尤其是理解大脑，理解通过感觉器官的刺激在大脑中形成的"轨迹"，依据这些轨迹反过来理解这些轨迹体现的"动物精神"。休谟在《人性论》中表明，他不认为心理学在其人性考察中有任何作用。在第一、二卷的开篇，休谟强调要区分感知的物质因解剖性分析与他自己将感知转化为信念和激情的方式的心理学考察——我们现在或许认为休谟做的是后者的研究。[1] 休谟理解的这种心灵解剖学并不依赖身体解剖。[2] 这里，休谟承袭了洛克。洛克在《人类理解论》开篇宣称，他"现在不会动念对心灵做物质考察；或者说，不会让自己劳心费力地去考察心灵的本质在何处，或我们的精神、我们身体变化的动机是什么，我们能靠我们的器官或我们理解力中的观念获取知觉"。[3]

于是，休谟在《人性论》中就自我表现为一种典型的、不列颠式的对经验的关注以及对本体论基本原理假设不感兴趣。比起他称为前辈的五位哲学家，休谟对自己的方法及其意义更加自觉。所有人都把他们的理论建立在经验之上，却没有一个人进行广泛的方法论反思。相反，休谟明确打算在心灵科学中复制前一个世纪自然科学家的成就。《人性论》的副标题宣称是"将推理的实验方法引入道德主题的一次尝试"。"导言"中的语言满是对培根的影射。休谟把自己限制在能被"谨慎准确的实验"证明的范围之内，他"尽量最大限度地描述我们的实验，以最简单、最少的原因解释所有结果，以此让我们的原理变得尽可能地普遍"，而且，他拒绝"任何声称揭示人性最根本、最原初的性质的假设"。[4] 尽管休谟在《人性论》中一次都没提及牛顿

---

[1] See *Treatise of Human Nature*（1739–1740），vol. i，p.23［I.i.ii：SBN 8］，and vol. ii，p.2［II.i.i：SBN 275-276］.

[2] 但是应该承认，休谟的确在《人性论》中展现了看似是马勒伯朗士人的科学的心理学原理中的语言和解释策略。例如，在第一卷第二篇中，论述我们为什么相信我们会有真空的观念时，休谟说，为了解释想象如何让两种完全不同的空间观念混为一谈，他不得不诉诸"大脑抽离的想象"。参见 vol. ii，p.111［I.ii.v：SBN 60］。还可参见 e.g.，vol. ii，p.172［II.ii.viii：SBN 373-374］and vol. ii，p.256［II.iii.iv：SBN 420］这些段落对"精神"的论述。据怀特的说法，这些段落证明，休谟关于自然信仰联想性产物的理论得到他所热衷的马勒伯朗士心理—生理学的支持。参见 *Sceptical Realism*，pp.209-221。

[3] Locke，*Essay Concerning Human Understanding*（ed. Nidditch），p.43［I.i.2］.

[4] *Treatise of Human Nature*（1739–1740），vol. i，pp.7-8［SBN xxi］.

大名——这一事实令人震惊，但看来，他希望人们把他的书理解为向重现牛顿自然哲学解释上的成功迈进了一步。[1] 于是，他在《人性论》中写道，支配想象力关联属性的基本原理，是"一类相互吸引的例子，就像在自然界一样，人们将在精神世界里发现其拥有惊人的效果，以众多不同的形式表现出来"[2]。根据休谟的说法，有三种这样的基本原理，就像在牛顿物理学中有三种基本的运动法则一样。也许，他的计划与牛顿《原理》之间暗藏的相似性说明了罗伯特·斯图尔特的讲座和班级图书馆对休谟的持续影响，以及正在形成的苏格兰实验哲学的文化对他的持续影响。也有可能，休谟读过伏尔泰的《英国通信》，了解海峡两岸最有思想的人的意见。他们认为，当笛卡尔因其"最先把我们引向真理之路"——这是伏尔泰的原话——而值得被尊敬时，牛顿却在万有引力中发现了"大自然运动的伟大发条"。[3] 然而，休谟同时展现了他的计划与自然哲学家计划的差别和相似性。牛顿在他著作中使用的那些结果，那样的实验是不可能实现的。人类置身于实验室的实验时不可避免的人为处境，注定了人们不会以正常的、自然的方式行事。心灵科学将不得不来自"对人类生活的谨慎观察"。其数据将采自"人们在社交集会、在事务以及他们欢愉中的行为"。[4]

理解力

《人性论》运用的知识资源不只是对人类行为的观察。譬如，历史和文学偶尔也被用作证据以证明这条或那条心灵原理的理论。而且，反思不断地展

85

---

[1] 休谟真正对牛顿自然哲学的细节有多少认识，这个问题可参见 Jones, *Hume's Sentiments*, pp.11-19; Noxon, *Hume's Philosophical Development*; Force, 'Hume's Interest in Newton and Science'; 以及 Schliesser, 'Hume's Newtonianism and Anti-Newtonianism'。我本人并不认为休谟对于当时的科学文化（即我们现在所说的）有认真、强烈的兴趣。他出版的著作和信件中的证据，说明他在历史和政治学上的兴趣要浓厚得多。乔治·特恩布尔的《道德哲学和基督教哲学原理》（*The Principles of Moral and Christian Philosophy*, 1740）更明确地运用了牛顿主义。据作者所言，该书打算将自然哲学的方法运用到心灵中，并由此"描述了简化人类体系主要现象的一般法则"（ed. Broadie, p.19）。和《人性论》的第一、二卷一样，特恩布尔的《道德哲学和基督教哲学原理》由约翰·努恩（John Noon）出版。

[2] *Treatise of Human Nature* (1739–1740), vol. i, p.30 [I.i.iv: SBN 12-13].

[3] Voltaire, *Letters Concerning the English Nation*, pp.66, 73.

[4] *Treatise of Human Nature* (1739–1740), vol. i, p.10 [Introduction: SBN xxiii].

开，就像读者被要求检视他或她自己，并确认这种或那种关于我们知觉说法的
真实性，确认这些知觉彼此之间如何相互影响。休谟在《人性论》的第一次争
论性论证中就诉诸反省。据休谟的说法，当洛克用"观念"（idea）一词描述
心灵的全部内容时，他其实"误用"了"观念"一词的意思。[1] 休谟相信，被
准确称作的"观念"——包括思考（thinking）和推理（reasoning）在内的知觉
或精神的表现，与"第一次出现在灵魂中"的感觉、激情和情绪这样的知觉，
这两者之间是有区别的。休谟声称，"在英语或其他语言中"，没有"具体的名
称"指代后一类知觉，所以，有必要创造一个词语，他能想到的最好的词语
是"印象"（impressions）。休谟确信，读者会通过区分观念和印象来理解他极
力得出的特征——因为他们"已经意识到情感和思考之间的差别"。[2] 与文字
（words）相比，反省是捕捉这种差异更好的方式。印象是有力、强烈的，而观
念是我们思考、推理和记忆时的感觉、激情和情绪的"微弱影像"。观念与印
象间的区别让休谟能以更精确的方式重申关于先天性（innateness）的洛克式
主题：即任何观点都不是天生的，我们所有的观点——无论哪种观念，所有的
简单观念——都源于印象。这就留下了一个开放的问题：印象是否值得被称为
"先天的"呢？休谟后来在《人性论》中主张：显然，一些印象确实值得被称
为"先天的"，例如"仁慈和愤恨，对生活的热爱，对孩子的亲切"。[3]

　　休谟以这种方式修正了洛克的经验主义之后，继续让这种方法发挥作
用，意在揭示哲学家设想的所有人都拥有的观念在心灵中的缺失。休谟指
出，经验没有为抽象的实体观念提供来源。具有固有属性的事物中不可能有
某个无属性之物的观念。也不可能存在"样态"——传统的形而上学假定它
们必然天生存在于实体中——的观念。比如，金子这个观念，实际上是各种
属性观念的集合体，这些属性如金灿灿的黄色、一定的重量、可延展性、可

---

[1] *Treatise of Human Nature*（1739–1740），vol. i, p.13 fn［I.i.i：SBN 2 fn］.

[2] *Treatise of Human Nature*（1739–1740），vol. i, p.12［I.i.i：SBN 2］.印象和观念的区别某种程度
上似乎要归功于马勒伯朗士，他区分了"让心灵感到震惊，并有力唤醒心灵的……强烈的、鲜
活的感觉"和想象、记忆的"微弱倦怠的"观念（*Search after Truth*, transl. Lennon and Olscam,
pp.57，261）。参见 Laird, *Hume's Philosophy of Human Nature*, pp.32-33，还可参见 Wright,
Sceptical Realism, p.213。关于休谟区分的另一个预测，可见于贝克莱对感官观念和想象观念的
区别——尽管这里贝克莱本人很可能受马勒伯朗士的影响。

[3] *Treatise of Human Nature*（1739–1740），vol. ii, p.252［II.iii.iii：SBN 417］.

溶解、可溶于王水（*aqua regis*），每种属性都源于具体的感官印象。从形而上的角度说，我们对于这些属性结合在一起并把它们当作一个事物的东西没有观念，因为我们对这些属性之外的事物没有任何印象。[1]当洛克对实体观念这一内容做相关论述的时候[2]，金子这个例子是他自己用的。而这里，休谟再次想让他的读者确认他正踩在洛克的脚印上。正是洛克表明，通过把读者的注意力集中在心灵的内容、要求他的读者坦承什么会被发现以及什么不会被发现，进而能从哲学中获得怎样的内容，这是把我们的假设限制在知识之内、阻止我们猜测我们不理解的东西的方法。据洛克所言，我们缺乏对某物是某物的知识，我们依赖的是事物如何在经验中向我们表现它们自己的方式，而我们以经验为依据合理推测世界以及我们应该在这个世界中如何行事的能力弥补了这种欠缺和依赖。在缺乏知识时，至少可以区分可能与不可能，至少可以辨别信念的程度与证据的数量、性质是否匹配的可能性。然而，休谟把洛克对经验的先天怀疑论推得比洛克本人更远，其代价是牺牲哲学理论。他指出，我们的无知比缺乏对实体"真正本质"的识见还要广泛。休谟声称，仔细推敲你的思想，你会发现，当你说一事导致另一事发生的时候，实际上你不知道你是什么意思。你会发现，你对有别于你所感知的那个世界的外部世界一无所知。你会发现，你甚至对自己都没有任何清晰的观念，它完全不同于充斥你心灵的那些知觉，你。

因此，怀疑主义的论证不能止步于洛克想要停止的地方。其结论不仅仅是事物本身是不可知的。相反，那种与经验世界完全不同的事实领域事物本身的观念，是难以想象的。在休谟看来，这一点，像培尔和韦特这样的法国怀疑主义者都没有讲清楚，反而是贝克莱说清楚了。[3]与他在《人

[1] 这是《人性论》第一章第六节"论样态与实体"的论证：*Treatise of Human Nature*（1739–1740），vol. i, pp.35-38［SBN 15-17］。

[2] See Locke, *Essay*, ed. Nidditch, p.301［II.xxiii.10］.

[3] 培尔在理解科学研究的怀疑主义精神时偶尔更像洛克。在《历史批判词典》论皮浪的词条中，他不承认怀疑主义对自然哲学是危险的："人的灵魂太过狭小以致不能发现任何自然真理，不能解释产生冷、热、海洋循环等的原因。这样说没什么坏处。努力发现一些可能的假设，搜集一些实验，对我们来说就足够了；我确定，我们这个时代只有极少数优秀的自然哲学家，但我也确信，自然是一个难以理解的深渊，其动力发条，除了制造和监督这些发条的人，无人知晓。"（*Dictionary*, vol. iv, p.653［'Pyrrho', Remark B］）

性论》中提到的其他哲学家相比，休谟对贝克莱的肯定更为明朗。他把贝克莱形容为"一位伟大的哲学家"，在"近年来的文人共和国中作出了最伟大、最有价值的发现"[1]。这一发现，即哲学家们自己特别关心的一般观念或抽象观念——举例说来，实体的观念、原因的观念、身体的观念、心灵的观念——这些观念不存在，而且也不可能存在。据贝克莱的说法，一般性（generality）只有语言上的功能。我们可以谈论"人"或者三角形之类的属性，但我们需要记住，我们任何**观念**的全部内容都是从特定的人或三角形观察到的具体属性。哲学家往往忘记了这一点，而想象普遍意义上的能力，可以根据对一个"客观的"、独立于心灵的现实的各种基本特征的洞察来解释。事实是，我们对这种现实没有这样的观念，也没有任何的观念。这将是人性的领域，或者说，"这样的"成三角形，不同于也不取决于我们经验的世界。但是，我们的观念告诉我们的全部内容是，这个世界就像我们所经验的一样是一个感官上有特殊性的世界。世界"如其本身所是"这个概念的必然的抽象性，是挡在理解这个世界路上的永久障碍。我们可以以最一般的术语谈论它，但我们不可能着手描述我们正谈论的那个世界究竟是什么。[2]

在《人性论》中，休谟赞同贝克莱批判抽象观念或一般观念，紧随其后便讨论空间和时间的观念，针对的是牛顿的绝对空间和绝对时间的概念，这

---

[1] *Treatise of Human Nature*（1739–1740），vol. i，p.38［I.i.vii：SBN 17］。认 为 贝 克 莱 对 休 谟《人性论》产生了主要影响，这一观点在艾尔斯的《休谟与贝克莱》（Ayers，'Hume and Berkeley'）、韦克斯曼的《休谟的知觉理论》（Waxman，*Hume's Theory of Consciousness*，esp. pp.19-20，85-95）特别是第 19 至 20 页、第 85 至 95 页得到有力的论证。在《贝克莱与兰肯俱乐部》中，斯图尔特描述了《人性论》的几位早期读者，这几位读者被认为在精神气质上是贝克莱式的，包括约翰·卡尔（John Carre）、乔治·华莱士（George Wallace）。后者在其《苏格兰法学原理体系》（1760）中描述休谟把聪明虔诚、品德高尚的克罗因（Cloyne）主教的原理推向最遥远的地方（quoted by Stewart，p.41）。

[2] 贝克莱在《人类知识原理》导论中就开始了他的反抽象主义。接着，在第一章反对"不思考的事物（unthinking thing）绝对存在"的可能性，他一开始便声称，关于这种事物存在的观点"将可能在依赖抽象观念学说的基础上找到"："因为，从那些被感知的存在中区分出可感对象的存在，有比这种区分更妙的抽象乃至能够在不被感知的存在中想象它们吗？"（*Philosophical Works*，ed. Ayers，p.78［§5］）

种绝对时空可谓置放宇宙的容器。[1] 据牛顿的看法，除了行星和它们的卫星，空间是空的。时间有别于构成宇宙史的事件系列。正是这个参照系让事件按照先后顺序排列变得可能。然而，贝克莱对抽象观念的指责表明，时空实际上是什么与时空在经验中向我们表现的样子，这两者之间的区分——就像牛顿想要做的区分——是不可能的。我们对空间的全部观念都源于我们对具体物体及其关系的经验。我们对时间的观念源于头脑中观念的先后顺序。贝克莱认为，这为空间是无限可分还是由不可分的部分直接构成这一长期以来的争论提供了一种解决问题的方法。纯粹抽象的考察的广延性可能是无限可分的，但感觉经验不可能分得比我们能看到或感觉到的最小事物，即最小可知物还要小。[2] 休谟采纳了贝克莱的建议，并发展出一种复杂的解释，说明无广延性的最小可知物如何与想象结合形成不断延伸的物理对象的经验。[3] 休谟声称，广延性的观念，或者说空间观念，无非是以某种顺序排列的可见或可触物的观念。接下来的问题是，我们对没有任何填充的空间即真空毫无观念。接下来的问题还有，真空是不可能的。[4] 所以休谟声称，一个更加明确的结论便接踵而来，因为我们关于空间和时间的观念只能是真实的。如果休谟吸收贝克莱对经验的看法并化为自己的观点，那就没法从我们经验的世界和"如其本身所是"的世界进行全面的区分。如休谟指出的，因为"我

88

---

[1] 韦克斯曼的《休谟批判数学哲学的心理学基础》（Waxman, 'The Psychologistic Foundations of Hume's Critique of Mathematical Philosophy'）、福尔肯施泰的《休谟论性情之方式与时空之观念》（Falkenstein, 'Hume on Manners of Disposition and the Ideas of Space and Time'），两文都强调在休谟心灵理论的大语境中理解《人性论》的第一、二卷的重要意义。杰凯特在《休谟对无限的批判》第 22 至 39 页（Jacquette, *Hume's Critique of Infinity*, pp.22-39）、巴克斯特在《休谟的时空论》（Baxter, 'Hume's Theory of Space and Time'）（该文也以休谟的一般哲学怀疑主义将第一卷和第二卷衔接在一起）中揭示了休谟《人性论》这部分内容受培尔和贝克莱的启发。

[2] 参见 *Principles of Human Knowledge*, Part I, §§ 125-132（*Philosophical Works*, ed. Ayers, pp.117-119; 同时参见 *An Essay Towards a New Theory of Vision*, § 54："无论怎么谈论抽象的广延，可以确定的是，可以感知的广延不是无限可分的（*Philosophical Works*, ed. Ayers, p.23）。有休谟藏书签的《视觉新论》，最近发现于奥塔哥大学诺克斯学院的休伊森图书馆。

[3] 参见 Raynor, '"Minima Sensibilia" in Berkeley and Hume'。经验中无法延展的最小点为休谟提供了一个避开培尔三难选择困境的方式：培尔汲取了芝诺的观点，在空间和时间的可分性中建立了一种连接。参见 Bayle, *Historical and Critical Dictionary*, transl. Popkin, pp.359-361; Baxter, 'Hume's Theory of Space and Time', pp.127-136.

[4] See Baxter, 'Hume's Theory of Space and Time', p.137.

们不可能去想象或形成任何特别不同于观念和印象的事物的观念","让我们尽可能地集中注意力:让我们的想象遨游苍穹,抵达宇宙的边沿;我们从未真正迈出一步,也没想象任何存在物,唯有那些呈现在狭小界限内的知觉"。[1]

贝克莱本人不认为他反牛顿的时空观有怀疑主义的倾向。相反,他认为他的哲学是反怀疑主义的策略,并为近代思想中典型的表象和现实之间的区分画上了句号。之所以说典型,是因为牛顿区分了绝对空间、绝对时间和看起来的空间和时间,洛克区分了我们关于实体的观念和实体隐藏起来的真正本质。在总体上,反抽象主义在贝克莱那里主要是维持形而上学和宗教基本真理的一种手段。结果,它抛弃了独立存在的、如其本身所是的世界领域的假想观念,剩下的是人类对他们的思想——实际上是对他们的整个存在而言,直接依赖持续的、积极的神圣心灵的完整思想。但是,休谟以贝克莱的反抽象主义为基础,对形而上学采取了皮浪式的抨击。反抽象研究集中关注观念领域中什么可分、什么不可分。贝克莱坚称,知觉对象的存在不可以从他们的被感知状态中分开。我不可能在一种不被感知的状态中想象一个被感知的对象。他通过比较这种不可能的分离与其他完全可能的分离,从而得出了这一点。贝克莱在《人类知识原理》的第一部分中指出,"我的确可以把我的思想或想象与那些可能我从未通过感官感觉到的如此不同的事物分开"。"于是,我想象一个没有四肢的人类躯体,或者没想到玫瑰花本身就设想了玫瑰花的味道,到此为止,我将不否认我能够抽象"——但更进一步就做不到了。[2]这就足以让休谟认为其他观念可以彼此分割,并导致他得出这样的结论:**所有的**观念都是不同的,可辨别的,"因思想和想象而变得可分"。反之也是对的:"凡可分的对象也是可辨别的,可辨别的事物也是不同的。"[3]在此原理的指导下,休谟设计了一些论证,这些论证让人对所谓不容置疑的形而上学的真理产生了怀疑。根据休谟的说法,明显的独特性、原因和结果观念如此的可分性,让我们轻松地"想到一个物体此刻不存在而下一刻存

89

---

[1] *Treatise of Human Nature*(1739–1740), vol. i, p.123 [I.ii.vi: SBN 67-68].

[2] Berkeley, *Philosophical Works*, ed. Ayers, p.78 (Principles I.5).

[3] *Treatise of Human Nature*(1739–1740), vol. i, p.40 [I.i.vii: SBN 18].

在，无须把它与不同的原因观念或生产性原理（productive principle）结合起来"。[1]而这就意味着，与已被接受的哲学智慧相反，假定一个事件没有原因时没有明显的矛盾或荒谬。休谟指出，不企图证明不可能存在无原因之事件，便成功地克服了这个问题。贝克莱就任何感知对象与一个原因具有连贯性提出了一些令人深思的问题，但他不怀疑每个事件都必须有某种原因这一原则。[2]

休谟没有在这里止步。他推着自己往前，直到摧毁相信外部世界确实存在并持续存在的知觉对象以及简单的、同一的心灵或自我——如我们所说的，拥有印象和观念的心灵或自我——的理性为止。贝克莱再次没有把他抛弃非精神的物质实体的外部世界理解为抛弃外部世界本身。他的意思不是贬损——哪怕最轻微地贬损——一下我们所经验的这个世界的现实性。他的结论不是激进地怀疑笛卡尔在《沉思录》开头提出的外在于个人心灵的世界存在状态。但休谟发现，一旦你像贝克莱一样严肃地对待所有知觉的特殊性和可分割性，不用有知觉能力的大脑认识物体的存在很快就变得不可能了。这就让各种感官看起来具有欺骗性，因为感官看似为我们提供了独立存在的外部物体的信息——这一点有悖于贝克莱的意图。这些感官显然不能通过自己为我们提供一种关于一直存在而我们却没有感知到的这个世界的概念。理性本身也无法证明外部世界的存在。于是，这样一个世界的观念以及对这个观念的信念，就必然是想象的作用了。不过，想象是如何确切地产生这种观念和这种信念，对此的详细考察让休谟不能相信他假定外部世界存在这一天生确信的念头。他对这个问题进行一番透彻的考察后宣称，"我不能想象如此平常的想象在这种错误前提的引导下，怎能引向可靠而合理的体系"。[3]古

90

---

［1］*Treatise of Human Nature*（1739–1740），vol. i，p.143［I.iii.iii：SBN 79］.

［2］休谟本人没有清楚地说明这一点——可能他在第一版的《第一卷》说清楚了，然后删掉了这一点，为的是尽量减少《人性论》可能激起的众怒——不过，当然，质疑凡事皆有因这一名言的合理性，其实是质疑一些流行的、关于上帝存在的论断的主要前提假设。因为，解读《人性论》第一卷第三章第三节，可以得出其不信教的含义，参见 Russell，*The Riddle of Hume's Treatise*，ch. 10.1754 年休谟（可能是）给爱丁堡自然哲学教授约翰·斯图尔特的信中说，"我从未主张如凡事可无因而生这样荒诞的命题"（*Letters of David Hume*，ed. Greig，vol. i，p.187）。

［3］*Treatise of Human Nature*（1739–1740），vol. i，p.379［I.iv.ii：SBN 217］.

人的体系以实体和偶发事件为基础——休谟已将其彻底抛弃，现代人的体系以对象在其自身中拥有的"第一"属性（如形状和不可穿透性）与只存在于观察者头脑中的"第二"属性（如颜色和味道）的区分为基础，这两种体系都不可靠，也不合理。

主张将心灵本身的哲学理论化时，事情也不会好到哪里去。与贝克莱的假设相反，精神实体不比物质实体更容易认识。特征鲜明、各自分离的知觉看来能够独立存在于"拥有"知觉的心灵中，正像这些知觉看上去彼此独立一样。诉诸心灵的非物质性在这方面毫无助益——笛卡尔将心灵视为非物质实体的观点有很多棘手的问题，正如斯宾诺莎将思考"令人厌恶的假设"视为物质的改良一样。[1]心灵是何种类型的实体，这整个问题"绝对是令人费解的"。[2]此外，当一个人看向自己的心灵时，他不过是在自己的知觉之外白费精力。似乎根本没什么东西可以解释那些知觉属于这个人而不是其他人。反思告诉我们：我们"不过是不同知觉的集合体而已，这些知觉彼此以不可知的速度前仆后继，处于永恒的涌动和运动之中"。[3]这里需要把想象的才能视为外部对象来解释我们每个人的信念，即"在我们整个的生活过程中，我们都是始终如一的、连续不断的存在"。[4]

因此，休谟对洛克经验主义的探索从根本上颠覆了洛克本人经营的多少有点常识性的现实画面。洛克对我们实体知识的范围温和的怀疑主义，就变

---

［1］在《人性论》第一卷第四章第五节（*Treatise* I.iv.v）中，培尔对休谟的影响清晰可见。休谟对斯宾诺莎的讨论可以透过《历史批判词典》的"斯宾诺莎"词条来理解，该节论证中的各种观点，似乎也可以从其他词条（如"留基伯""狄希阿库斯"）来理解。

［2］*Treatise of Human Nature*（1739–1740），vol. i，p.434［I.iv.v：SBN 250］.休谟继续说，灵魂非物质性的先天证据——灵魂不朽的证据常常被认为以此为依据——不可能从宗教的论证中"找到一星半点"，因为"道德论证和从自然类比中衍生出的那些观点"都未曾触动。

［3］*Treatise of Human Nature*（1739–1740），vol. i，p.439［I.iv.vi：SBN 252］。在这个意义上，这是一个贝克莱式的结论。从贝克莱的笔记里来看（休谟当然不可能知道这些笔记本），他似乎抱着这样的观点，即"心灵是知觉的聚集体"，他继续说，"拿走知觉，你就拿走了心灵；放下知觉，你就放下了心灵"（entry580，*Philosophical Works*，ed. Ayers，p.307）。在《海拉斯和斐诺斯对话三篇》中，海拉斯这位唯物主义的代言人指出，根据斐诺斯（贝克莱）的思考方式，"应该是，你只是一个流动观念的体系而已，没有任何实体支持这些流动的观念"（*Philosophical Works*，ed. Ayers，p.185）。斐诺斯不同意这一点。

［4］*Treatise of Human Nature*（1739–1740），vol. i，p.440［I.iv.vi：SBN 253］.

成了对实体这个观念以及更令人不安的外部世界这个观念一致性的质疑。对我们认知能力认识世界的怀疑主义的整个范围，显然没有在经验中呈现在我们面前。这不仅是声称有理由怀疑可证的确定性。同时，对所有**可能的**判断的自信看来也容易削弱，最终因为对或然性的评估永远都有可能出错的反思而化为灰烬。对一个判断稳妥的反思性评估总是需要进一步的反思性评估，直到"无论我们设想这最初的或然性有多大，无论随着每种新的不确定性这种或然性会变得有多小，再也没有最初的或然性"——如休谟所说。[1] 这好像是对皮浪主义观点的总结性辩护。皮浪主义认为，没有充分的理由赞同任何命题，唯一合理的事情是将关于一切事物的判断彻底悬置起来。这让休谟看起来似乎是那群人中的一员，用培尔的话说，那群人"坦言不承认真理和谬误之间有确定的区分标志，所以如果真理偶尔出现在面前，他们也从不敢确定那就是真理"。[2] 但休谟不是"那一怪诞的流派"中的一员，所以他如此说。他否认有可能发自内心、恒常如一地"认为一切都是不确定的，我们的判断在任何事情上都没有**任何**对错的标准"。[3] 和帕斯卡尔一样，他断定真正的皮浪主义者从未存在——如帕斯卡尔指出的，自然"支撑着无能的理性"，防止我们抵达怀疑论者更极端阶段的怀疑。[4]

　　休谟宣称，"自然，根据绝对的、不可控制的必然性决定了我们的判断，以及呼吸和感觉"。"凡竭力驳斥这一**彻底的**怀疑主义的人，实际上争论了半天却没一个对手，他努力通过论证确立了一种能力——大自然先前就将这种才能植入了心灵，并让这一种能力人皆有之。"[5] 遵循怀疑主义论断得出其结论的目的是，让我们清楚地看到，我们对这个世界、对我们自己自然而然作出的判断不是纯粹理性能力作用的结果。如果它们是的话，那么，一旦纯粹理性本身在表现它们缺乏判断时，它就能够让我们摆脱它们。但纯粹理性做不到。那么，怎样解释自然的判断倾向呢？自然是怎样恰切地从恣意纵性

91

---

［1］*Treatise of Human Nature*（1739–1740），vol. i，pp.319-320［I.iv.i：SBN 182］.

［2］Bayle，*Dictionary*，vol. v，p.830（'Explanation III'）.

［3］*Treatise of Human Nature*（1739–1740），vol. i，p.320［I.iv.i：SBN 183］.

［4］Pascal，Pensées，transl. Levi，p.41［§164］.关于理解休谟与帕斯卡尔关联的一种方式，可参见 Neto，'Hume and Pascal：Pyrrhonism vs. Nature'.

［5］*Treatise of Human Nature*（1739–1740），vol. i，p.321［I.iv.i：SBN 183］.

中挽救我们并让我们无意中就能判断，就像我们无意中的呼吸和感觉一样？对于这个问题，休谟有一个新答案。休谟的答案建立在马勒伯朗士《真理的探索》给出的自然判断的论述上，但他剔除了生理学上的支撑，以纯粹心理学的术语重构了这一论述。[1]反省是休谟形成信念和信念生产（belief-production）理论的关键，因为该理论的核心是情感，是本身微弱、冷淡的观念逐渐被感受为鲜活的、非常强烈的、经验持续强加给我们的那些感知（sensation）的方式。如休谟指出的，因为自然促使我们作出的那些判断的事实是"信念更确切地说是一种感觉的行为（act of the sensitive），而非我们天性思考力的内容（cogitative part）"。[2]

在《摘要》中，休谟评论道，迄今为止，哲学家们几乎只对实现可证的确定性感兴趣。他们几乎不谈"或然性，以及其他那些生活和行为完全依赖的证据准则，甚至指导我们大多数哲学思考的证据准则"。[3]为了支持这一主张，休谟引用了莱布尼茨《神义论》中的评论。莱布尼茨评论道，"我们时代最优秀的哲学家，如《思维艺术》的作者、《真理的探索》的作者、《人类理解论》的作者，他们远没有向我们表明适于帮助我们权衡真假或然性这一能力的真正手段，更没有向我们指出一门发现的技艺，在这门技艺中，成功更难实现，我们除了数学方面那些极不完善的范例之外，还没做出什么成就"。[4]《神义论》很大程度上是对培尔的答复，莱布尼茨对或然性推理感兴趣，因为或然性推理允诺一种表现方式：宗教事务上不能获得确定性并不要求我们"让我们的理解力服从信仰"，这一点与培尔一直极力主张的相反。[5]在这点上，休谟相信他已经发现：二者——数学中可达到的那种合理的确定性与理解力对信仰教条的完全服从——之间的中间状态，比哲学家迄今为止设想的难描述得多。也就是说，当涉及经验事实问题时，很难看到

---

[1] 休谟的论述还摆脱了马勒伯朗士关于人类总是会犯错的魔怔，莫里亚蒂在《近代早期的法国思想：怀疑的年代》第五章中详细描述了这种魔怔（Moriarty, *Early Modern French Thought：The Age of Suspicion*, ch. 5.）

[2] *Treatise of Human Nature*（1739–1740），vol. i, p.321［I.iv.i: SBN 183］.

[3] *Abstract*（1740），pp.7-8.

[4] Leibniz, *Theodicy*, transl. Huggard, p.92. 休谟本人在其早期生涯对罪恶问题感兴趣，该事实可能把休谟引向莱布尼茨的这一文本。参见上文第68页。

[5] Bayle, *Dictionary*, vol. iv, p.656［'Pyrrho', Remark C］.

我们如何决定真正赖以存在的是"此"而非"彼"。当然，我们一直在这样
做。[1] 根据我们对这个世界的经验形成期望，即使我们知道它们有可能被事
情实际呈现的结果误导，我们也准备按照这些期望行事，这是我们每天每时
每刻所做的事情。这也是"实验的"自然科学家在以经验而且只以经验为
依据构建他们理论时所做的事情，只不过是以更加自觉和复杂的方式进行
的。但结果是，很难解释我们———般人和自然科学家——如何根据一种看
似在做合理事情的方式行事。休谟认为，自科学革命开始以来，在哲学家们
最感兴趣的可证的、数学的合理性概念方面，只以经验为依据来相信某事实
际上根本是**不合理**的。在日常生活和自然科学中，我们一直把经验当作信念
的基础，这一事实告诉休谟需要一种全新的合理性理论。铺陈这样一种理
论——关于信念、信念生产和信念判断的理论，是《人性论》第一卷的主要
建构计划。

据休谟所言，我们在日常生活行为的信念主要是关于因果的信念。当我
们对未来将要发生什么事情形成一种期望时，我们思考的未来是事情目前如
何发展的结果。当我们反思过去时，我们思考的过去是现在的原因。我们的
日常思维是因果贯穿的。那么，是什么让人把一物想象为另一物的原因的？
休谟指出，因果关联有三种特征：按时间顺序原因在结果之前发生；不是在
遥远的地方发生，但与它发生所依赖的环境有关联；在行为过程中，它做了
让其后果发生的事情。这一切就是常识，但因果关联中的第三种因素，原因
能让事情发生的能力，却一点儿也不好理解。隐藏在其后的观点似乎某种程
度上是这样：一旦原因发生，结果便不可能不发生。原因必然导致结果。不
过，休谟指出，似乎没办法认识这种必然。因为，贝克莱吸引读者注意的那
种观念的分隔性似乎让人觉得，对我们来说，割裂开原因观念和结果观念，
无须一种观念就能心怀另一种观念总是可能的。因此，我们终生致力于形成
的因果信念，在运用因果概念时甚至不能满足最明显、最常识性的准则。

马勒伯朗士注意到了这一点，他谴责所有的日常因果信念是根本错误
的。他认为，当谈到因果关联时，我们不应该再相信我们自然而然相信的东

---

[1] 如利普顿（Lipton）指出的，休谟在导言中革命性的内容是他对绝对普遍存在的认识。参见
'Waiting for Hume', esp.pp.65-70。

西。[1]然而，让休谟很感兴趣的问题是，如何理解我们必要的关联存在着明
显荒谬的信念。他想知道，我们如何说服自己是这件事而不是其他一大堆事
情注定会在将来发生，或者肯定已经在过去发生了？洛克对这个问题的回答
是一种显见的说法：我们这样做因为想到最有可能将要发生或已经发生的事
情，其依据是在我们自己的经验中事情是怎样产生的。我们用自己的经验来
给可能性排序，在此基础上形成我们的信念。洛克称此为"最低限度的理
性，它可以被真正称为理性"。在洛克看来，理性的本质在于，"在产生知识
的每一步论证中，它感知到所有观念或证据彼此之间必然的、不容置疑的联
结"。[2]在休谟看来，如果这是理性的本质，那么，一般的因果思维即便在
最低限度上也不合理。因为，没办法让这种理性模式超越经验，去形成经验
之外的信念。即便可以假设，这个世界上的事情如何发生有一个基本的一致
性和不变性，经验也只是将来或过去或然性的良好向导。这种假设提出了一
个普遍前提：理性需要从描述世界如何被经验中得到以下问题的结论，即世
界会是怎样的，或超越我们的经验之时它曾是怎样的。但是，没有一种非循
环的方法可以用我们自己的经验来证明：一般来说，自己的经验是引导我们
认识事情将要发生或已经发生的向导。所以，休谟问道，如果因果信念不是
理性的产物，那它们是什么呢？我们又如何获得这些因果信念呢？[3]

　　所以，休谟主张，我们说相信某事，以及被说服相信某事是真的而不是
仅仅想象它是可能的，关于这种心灵活动，先前的哲学家都没有给出解释。

---

[1] 在马勒伯朗士看来，真相是，上帝导致了这个世界上所发生的一切事情。他写道，"一个真正的
原因是这样的：心灵感知原因和结果之间的必然联系"——而我们只能感知到上帝和他想要的
东西之间的关联［*Search after Truth*, transl. Olscamp and Lennon, p.450（6.2.3）］。我们倾向于相
信其他事情包括我们自己都是原因，这种倾向是人类犯错的主要情形。休谟在《人性论》中指
出，马勒伯朗士（或者"笛卡尔"）的立场是站不住脚的，并导致"荒谬且不虔诚的"结论，即
上帝和物质一样是无能为力的［*Treatise of Human Nature*（1739–1740），vol. i, pp.281-282（I.iii.
xiv: SBN 160）］。在《关于人类理解力的哲学论文集》中，他以令人尴尬的嘲讽语调提出"万
物皆上帝"［"在抵达理论的巅峰之前，我们早就进入了仙境"（p.117）］。显然，马勒伯朗士
的否定性观点也对他产生了重要的影响：参见 McCracken, *Malebranche and British Philosophy*,
pp.257-269.

[2] Locke, *Essay Concerning Human Understanding*, ed. Nidditch, p.669［IV.vii.2］.

[3] 这里对休谟处理因果推理的阐释，要大大归功于大卫·欧文（David Owen）。参见 'Hume's
Doubts About Probable Reasoning: Was Locke the Target?', 尤其是 *Hume's Reason*, esp.chs. 6 and 7.

在这方面，至少像洛克和笛卡尔这样的现代哲学家并不比休谟在爱丁堡领受的学校教授的哲学贡献多。洛克和笛卡尔坚持认为，当理性以一种正确的方式揭示出两种关联的信念时，把信念仅仅描述为发生过的事情就足够了。这种范式是一种数学证明，证明两个表面上不同的事情——"2+3"和"5"，或者说，"直角三角形斜边的平方"和"其他两边的平方和"——实际上是等同的。休谟认为，这里有两个问题。首先，相信某物或其他物如椅子或上帝存在的信念，不能析解为对观念之间关系的知觉，因为似乎没有这样的存在的观念是和椅子或上帝的观念连接在一起的。在贝克莱的抽象方法中，这样的存在的观念显然被排除在外了。但第二个问题是，即便一个判断中有两个相互关联的观念，信念也不总是取决于是否感知到这两个观念的关系。值得注意的是，因果信念在心灵中产生，无须感知到我们通常认为是因果关联基本组成部分的必要联系。我相信我现在观察到的一事将会导致其他事情发生，但我认为，就其本身而言，就与其他观念的关系而言，我关于结果的观念与一个单独的概念没什么区别。它与我关于原因的观念是分开的，在这方面，它无异于其他原因可能会导致的潜在的、无数结果的观念。如果就与原因观念的关系而言，这个结果的观念无异于其他任何观念，那么，一个单独的概念转化为一种信念，必然是因为它的非关系性的属性发生了变化。休谟认为，这里讨论的变化必然是心灵如何感受观念的变化。[1] 他已确定，心灵的各种知觉随它们敲打我们的力度和活跃度而有所不同。感官印象比我们在理性反思时观念施加给我们的方式更持久、更鲜活。惰性想象时的观念和我们相信信仰时的观念，这两者之间的区别也可以完全以这种方式加以理解。因而，信念只有在更有力、更活跃时不同于概念。在《人性论》中，休谟努力精准确切地描述信念这种感情（the feeling of belief）有什么特征。当然有可能的是，正如一种激情拥有强大的力量却不必被强烈地感受到，同样信念也可能如此。[2] 然而，反省强烈表示，尽管本来很难准确描述我们现在所说

95

---

[1] 波普金（Popkin）认为，培尔的反对者"皮耶尔·朱里厄"、17世纪晚期加尔文主义的狂热分子，可能是休谟新的信念理论的一个来源，参见 'Hume and Jurieu'。

[2] 休谟在附录的一段话中表达了这个观点，他们打算将这篇附录插入从未出版的第二版《人性论》。他在附录中写道，"我们精神活动的力量……不能由明显躁动的心灵来衡量"[*Treatise of Human Nature*（1739–1740），vol. iiii，p.297（SBN 636）]。

的信念现象，但这是理解信念如何区分于心灵其他活动的正确方式。休谟主张，"最明显的莫过于，我们赞同的那些观念比那些空想者散乱的空中楼阁更强烈、坚定和鲜活"。那个把故事读作历史的人所接受的观念，和那个把故事读成罗曼司的人所接受的观念是一样的。唯一的区别是，前者在故事中有生动活泼的参与感，而后者的感情相比之下则是微弱的、脉脉含情的。[1]

要回答的下一个问题是，是什么导致一个观念获得了让其转化成一个信念的力量和活跃性。休谟在《人性论》中从不同角度充分探讨了这个问题。他区分了看似是纯粹机会的信念和表示一种或然性评估的信念，区分了"哲学的"或然性的评估和那些"非哲学的"或然性的评估。他还考察了以证据为基础的信念，尤其是那些作为教育产物的信念，他评价道，这些信念产生了"人类中流行的超过一半的意见（opinions）"。[2]休谟声称，在各种情况下，信念都以相同的方式解释。不断增加的活跃性和力量把信念和概念区分开来，它们必须有某种来源，这种来源必然是与观念相关的印象的活跃性和力量。例如，《人性论》中有个只提过一次的著名例子，这个例子先在《摘要》继而在《关于人类理解力的哲学论文集》中充分展开[3]。例子是这样的：一个静止的台球即将按照一个特定的方向、特定的速度运动，与我的这个信念有关的依据是，我观察到另一个台球正以特定的角度和速度朝它滚来。我

[1] *Treatise of Human Nature*（1739–1740），vol. i，pp.174-175［I.iii.vii：SBN 97-98］。这一点能否告诉我们休谟写《人性论》那段时间的小说状况呢？理查逊的《帕梅拉》通常被称为"第一部英国小说"，直到1740年才出版。或者，能否告诉我们休谟对作为一种文学形式的小说不感兴趣？他的著作和信件几乎很少提到小说，也没证据表明他曾读过理查逊的《克拉丽莎》、菲尔丁的《汤姆·琼斯》、沃尔波尔的《奥特兰多城堡》，甚至斯莫莱特的《汉弗莱·克林克尔远征记》。他的确读过斯特恩的《项狄传》。他在1773年致威廉·斯特拉恩的信中认为，"这三十年来英格兰人写的……最好的著作……相当糟"（*Letters of David Hume*，ed. Greig，vol. ii，p.269）。他还阅读了卢梭的《新爱洛伊丝》，并认为是这位日内瓦人的"杰作"（to Blair，25 March 1766：*Letters of David Hume*，ed. Greig，vol. ii，p.28）。当休谟纯粹为了愉悦而读书时，他通常读的是拉丁或希腊著作。

[2] *Treatise of Human Nature*（1739–1740），vol. i，p.208［I.iii.ix：SBN 117］.

[3] *Treatise of Human Nature*（1739–1740），vol. i，p.288［I.iii.xiv：SBN 164］；以及 *Abstract*（1740），pp.11ff。休谟的例子可能来自洛克（*Essay* II.xxi.4）和马勒伯朗士。参见《真理的探索》［*Search after Truth*，transl. Lennon and Olscamp，p.660（Elucidation 15）］，"当我看到一个球撞击另一个球时，我的眼睛告诉我，或者似乎告诉我，这个球真的就是它撞击另一个球所引起的运动的原因……"。

关于这个运动的台球的生动知觉和那个静止的台球以某种方式运动的观念牵连在一起了。加强这一观念的生动性没有其他可能的来源。然而，必须有某个事情进一步解释为什么当两球相撞时我对即将发生的事情所怀有的是这个观念而不是其他一打观念增强了生动性。

在休谟看来，在没有印象和观念必要联系的任何观念时，唯一可能的解释便在于台球以某种方式相互作用的重复经验。重复经验形成了台球桌上将要发生什么的期望。换言之，重复创造了心灵从印象移到观念的联想习性。休谟写道，"就像我们把日常生活称作**习惯**，这种习惯承接过去的重复，无须任何新的推理或总结，我们可以把这一点确定为某种真理，即一切因循当下印象的信念都只能从那种来源得出"。[1] 这里有一戏剧性的意义："所有可能的推理无非是一类感觉，除此无他"，这可以说"不只是在诗歌和音乐中，我们必须遵循我们的趣味和情感，在哲学中同样也要如此"。[2] 这里的"哲学"，休谟的意思是追求以经验为依据确定结论的一切推理。关键是，这种"推理"根本不像推理通常被理解成的那样。受教育最少的男男女女的信念和洛克或牛顿最学术最精深的推理之间没有种类的差别。[3] 休谟也没有煞费苦心地强调，人类的推理与动物的推理有种类上的区别。这是他选择结束其《人性论》中长篇论述的"论知识和或然性"的一个注释。[4] 它曾经是或应该是"一种试金石，我们可以以此在这类哲学中检验每种体系"，而对人和动物来说，任何思维的运行显然都是常见的，例如，运用经验形成对未来的期望，这应该被解释为心灵的能力，似乎这些能力对人和动物都很常见。[5]

因而，在休谟描绘的信念形成的图景中，"可能的"信念是心灵中自动

[1] *Treatise of Human Nature*（1739–1740），vol. i, pp.182-183［I.iii.viii：SBN 102］.

[2] *Treatise of Human Nature*（1739–1740），vol. i, p.183［I.iii.viii：SBN 103］.

[3] 休谟写道，"哲学家和庸俗大众在解释事件的矛盾时可能会有差别，但他们的推论总是一样的，并以同样的原理为基础"［*Treatise of Human Nature*（1739–1740），vol. i, p.234（I.iii.xii：SBN 132）］。

[4] 当然，这听起来很令人怀疑，而且很可能是培尔影响休谟的另一个例子。在《历史批判词典》的"罗拉留斯"（Rorarius）词条中，培尔遭到那些试图区分人和动物认知能力的笛卡尔派和经院派的猛烈批评。韦克斯曼在《休谟的意识理论》（Waxman, 'Hume's Theory of Consciousness'）中认真讨论了休谟的"试金石"。还可参见 Kail, 'Leibniz's Dog and Humean Reason'。

[5] *Treatise of Human Nature*（1739–1740），vol. i, p.309［I.iii.xvi：SBN 176-177］.

生成的。它们不是从观念中获得的关系感知的结果。相反，我们通常在经验事物之间获得的因果关联是只有在形成期望的习惯根深蒂固时才能获得的一种关系。当我们看到一个台球正向另一个球滚去的时候，我们不由得意识到心灵感受的某种压力。我们感到，当第一个球撞击第二个球时，往常的事情不可避免地会发生，我们不由得相信第二个球将会以某种方式运动起来，这种被迫相信某事即将发生或必然在过去发生的感觉，在休谟看来，便是形成第一个球的运动和第二个球的运动之间某种必然联系的想法的来源。因为这种想法没有其他可能的来源了。我们所有的印象和观念本身彼此是分开的。因果关系不在我们对世界的经验中，并准备好将印象转变为观念。但我们显然确实对事件之间的因果关系有一种观念，这种因果关联不同于单纯的、连续的事件结合；这种观念必然以某种印象为来源；而唯一可能的来源便是观察和预测中的心灵本身。因此，必然联系的观念，便是我们自己心灵中发生的某种事物的观念，而不是这个世界之外某种事物的观念。休谟认为这恰好提醒读者，这是对"哲学中最崇高的问题之一，即因果的力量和效果这个问题"的回答：因果的力量和效果"存在于心灵而非对象中"，"对我们来说，永远不可能对被当作身体属性的心灵形成最遥远的观念"。休谟坚称，"要么我们没有必然的观念，要么必然只是根据因果经验性的联合由因到果、由果到因的思想决定"[1]。休谟之前的哲学家，尤其是笛卡尔传统中的哲学家还有洛克，他们指出，我们体验这个世界上的各个物体时彼此不是必然相连的。他们为因果力量和必然关联的观点找到了另一种来源：如马勒布朗士所说的那样，这种来源在我们关于神圣的全能神的观念中，或者像其他人包括洛克在内所说的，在我们控制自己心灵的反省性经验中。[2] 休谟指出，观念和印象的可分性恰恰显然适用于这两种情形，就像我们对物体的日常经验一样。

98

---

[1] *Treatise of Human Nature*（1739–1740），vol. i，pp.274，290-291［I.iii.xiv：SBN 156，165-166］.

[2] 可参见 Locke, *Essay Concerning Human Understanding*, ed. Nidditch, pp.235-236［II.xxi.4-5］。休谟提到必然联结这一观念起源的所谓反省式论述，在他想为第二版增加的"附录"中仅有一段，参见 vol. iii，pp.298-300［SBN 632-633］。他没有将此归功于洛克。在休谟看来，典型的洛克式立场，是他在《人性论》和《关于人类理解力的哲学论文集》中都批判过的一种立场，即"比哲学主张更受欢迎的"主张："在经验中发现事物的好几种新结果，比如物体的运动和变化，并得出结论，在某个地方必然有一种能够产生这些结果的力量，于是，通过这种推理我们最终抵达了力量和效果这一观念"［*Treatise of Human Nature*（1739–1740），vol. i，p.276（I.iii.xiv：SBN 157）］。

而且，贝克莱关于时空论述的结论在这里同样适用。物自体——这些物体全然不同于我们最初"涂抹"这个世界，进而错误地解释为这个世界的客观属性之一，我们甚至不可能想象这些物体之间的必然联系。[1]

在休谟看来，心灵"倾向于涂抹外部物体"，恰是想象作用的结果。但凡哲学家们假设的理性洞察力，休谟发现都是想象以及由习惯和习性生成的信念。这相当于彻底颠覆了推理和观念联结两者之间标准的比较。用洛克的话说，视观念联结为理性反面的定义是一种"病"，是"疯癫"，这再也没什么意义了。[2]但休谟没有完全采取这条思路以致彻底消除真假因果信念的区别。[3]区分真正的因果联系与单纯是持续的联结和碰巧出现仍然是很重要的。这是日常生活中很突出的一个方面，当然也是所有科学实践中一个突出的方面。休谟希望谨慎形成一系列一般规则——通过这些规则更准确地描述客体之间的因果联系，并与另外一些联系区分开来——从而公正地分析这个方面。综合起来，这些规则构成了一切实验哲学的"逻辑"。[4]它们是"我们理解力的天然原则"。在我们自然而然地形成期望、构思解释时，它们隐而不显。它们"在其创造中从容不迫"。即便如此，它们"运用起来却极为困难"。[5]"非哲学的"原理，包括教育和盲目相信其他人告诉我们的，以及痴

---

[1] 心灵在这个世界上散播自己的语言，这个看法似乎是休谟从马勒伯朗士那里汲取的。参见 *Search after Truth*, transl. Lennon and Olscamp, p.657["自从人类有了原罪，心灵就一直向外散播自己……"（Elucidation 15）]。如何准确地解释休谟关于对象本身体现的因果关联的论述已经变成一个非常棘手的问题，参见 Read 和 Richmond 编辑收录的论文集《新休谟论争》（*The New Hume Debate*）。我个人的看法是，将原因和结果像它们自身表现出来的那样联结起来的是什么——如果有的话，对此休谟根本没什么想法。休谟自己也没有承认想象的却又未知的因果力量的存在，他也不认为他有理由从其经验主义中得出结论，形而上地说，"一直以来"唯有规律性而无其他。然而，在《人性论》和《关于人类理解力的哲学论文集》中，休谟在这个问题上用来形容其结论的语言，既不精确也不明朗。

[2] Locke, *Essay Concerning Human Understanding*, ed. Nidditch, p.395[II.xxxiii.3]. 洛克对观念联结的认知结果忧心忡忡，这种担忧，之前已由马勒伯朗士预示，之后由哈奇森因袭。

[3] 这个著名的命题由彼得·米利肯（Peter Millican）在其论休谟归纳法的著作中提出。米利肯强调一个事实，如他指出的，"有人怀疑归纳推理的理性基础，他不需要从根本上怀疑——从蔑视或批判的意义上说——实践本身"（'Hume's "Scepticism" about Induction', p.57）。

[4] 这些原则和牛顿在《原理》第三卷开头列出的"哲学化原则"之间，显然表现出某种相似性。相关的讨论，参见本章注释27引用的著作。

[5] *Treatise of Human Nature* (1739–1740), vol. i, p.306[I.iii.xv: SBN 175].

99　迷于成见和所谓常识的"一般规则"，总是妨碍了缜密连贯地把这一逻辑运用到经验中。然而，非哲学的推理和哲学推理之间是有区别的，这一自然的差别就源于心灵未经教化的（untutored）工作，这一事实说明休谟在《人性论》中正在进行的那类考察是有意义的。揭示迄今为止一直被称作特殊的理性能力实际上是想象的工作，不是要撼动休谟在 1729—1731 年精神崩溃之后为自己计划的人性科学的根基。相反，通过考察即便最极端的怀疑主义中存在的自然信念，休谟找到了评判他和他那个时代探索真理唯一正确的实验方法的路径。这一方法从考察理解力到考察激情都清晰可见，如此为进一步考察道德、批评和政治打好了基础。

换言之，是否如此呢？事实上，它是否像为人的实验科学计划申辩那样容易呢？该计划能否真正免于皮浪式的怀疑主义呢，而这种怀疑主义可能在结合洛克的经验主义和贝克莱的反抽象主义的基础上发展出来？《人性论》第一卷的最后一节中，休谟描述了正是由这个问题造成的信心危机。这种描述极其生动，乃至人们很容易猜想这里描述的是休谟自己经历的危机，是对 1729—1731 年精神崩溃的一种重复，足以让新的人性理论的事业因完全自拆台脚而看似毫无意义。正当他即将"踏入不得不在激情、道德、批评和政治的考察中横渡的哲学深渊"时，他猛然意识到，他开启这趟旅行不得不乘坐的这艘船是多么脆弱。这艘船原来是心灵的能力，本质上无非是在经验和习性的基础上，某些观点以比其他观念强烈、生动的方式敲打心灵的一种方式。那些观念为什么以一种看似"无意义的"方式敲打心灵，其理由不是理性而是想象的作用，而人人都知道，想象"是无常的、虚妄的"。想象，若不把人引向谬误，便不可能被隐晦地追寻到——也没有其他方式可以追寻想

100　象。因果推理参与到对外部世界观念的生成过程中，外部世界的观念在理性反思的压力之下坍塌。休谟哀叹道："当我们将人类理解力溯及其最初原则时，我们发现它将我们引向看似让我们的一切努力和勤奋变得滑稽可笑、让我们对将来的研究感到灰心气馁的那些情感。"[1] 作为所有哲学家最关心的问题，因果联系最终只是观察中的心灵的一项"决定"。于是，"当我们说我们想要知道存在于外部客体中终极的、运行的原理时，我们要么自相矛盾，要

---

[1] *Treatise of Human Nature*（1739–1740），vol. i，p.462［I.iv.vii：SBN 266］.

么言之无物"。[1]

在休谟看来，当他陷入这场信心危机时，仿佛我们所有人都面临着他所谓的"非常危险的困境"。要么，我们放松并接受想象强加给我们的一切信念，要么我们下定决心只相信理性允许我们相信的东西。采取前一种做法往往导致接受众多的荒谬和晦涩以致我们将会为自己的倾心感到羞愧万分。但采取后一种做法又往往导致不相信任何事情——因为"当理解力单独活动时，根据其最一般的原则，它彻底颠覆了自己，无论在哲学还是在日常生活的命题中都不会留下最低限度的证据"，这一点已经表现出来了。[2]休谟发现自己对如何继续下去这个问题感到"困惑"。他开始认为自己"处于可以想象中的最可悲的境地，周遭是无底的黑暗，但所有的身体部位和能力却使不上劲儿"。[3]

休谟无须真的屈服于构思《人性论》过程中某一时刻的沮丧。也许，这种对哲学惨败的悲怆描述，不过是澄清第一卷两个主要命题的恰当关系，一如休谟所理解的那样。这两个主要命题是激进的怀疑主义与实验科学的决心。因为，第一卷结尾描述的危机的解决方式是通过重新调整理性和信念的自然倾向，最终使它们看起来彼此和谐而非冲突。促使这一和解的不是放弃怀疑主义，而是更深的怀疑原则，即如果没有令人信服的理由相信此事而非其反面，我们最好还是因循我们的偏好，因为没有理由不去这样做。休谟写道："如果我们是哲学家，那应该只依据怀疑的原则，依据我们感到自己喜欢以怀疑的方式进行思考的偏好。"[4]休谟理解和践行的哲学，其根源在于好奇这种激情。好奇给了他理由，让他相信即便在明显不能自证的情况下哲学仍然值得追求。他为何赞同这个、不赞同那个，为何相信那个而非这个，为何称一事为理性而称另一事为愚笨，他觉得若不理解这些就感到"心神不宁"，他感到自己在探索中奋力前进，就是渴望让自己摆脱这种"心神不宁"。休谟还有一种关切是因为"整个知识界"对这些问题一无所知，同时

101

［1］ *Treatise of Human Nature*（1739–1740），vol. i，p.463［I.iv.vii：SBN 267］.

［2］ *Treatise of Human Nature*（1739–1740），vol. i，pp.464-465［I.iv.vii：SBN 267-268］.

［3］ *Treatise of Human Nature*（1739–1740），vol. i，p.467［I.iv.vii：SBN 269］.

［4］ *Treatise of Human Nature*（1739–1740），vol. i，p.469［I.iv.vii：SBN 270］.

还伴随着"为人类的教导做出贡献"进而让自己扬名立万的雄心。这些情感是他从内心深处自然而然涌现出来的——"如果我努力驱逐这些情感，转而让自己做其他事情或其他消遣，我觉得就快乐而论，我就是一个失败者；而这是我的哲学源泉"。[1] 这些情感给了休谟怀疑他的疑问，并且不顾那些疑问继续前行的理由。因此，最后无须接受培尔坚持的观点，即摆脱怀疑的唯一出路是屈从于信念。这是好事，因为休谟没有忘记在《人性论》第一卷的结尾指出，与"迷信"相比，哲学在生活中是安全又令人愉快的向导——不管这里讨论的是哪种或哪个派别的迷信。迷信总是很强大的，"常常会干扰我们生活和行为的方向"。另外，哲学即便是错的、夸张的，也几乎不能干涉我们自然倾向的漫长进程。"一般说来，宗教中的谬误是危险的，"休谟指出，"而哲学中的谬论只是荒谬而已。"[2] 如何把伪宗教从真正的宗教中区分出来，这个没答案的问题被休谟搁置起来，现在，他要让好奇心把他推进激情的王国了。

激情

　　《人性论》第一卷的结论足以解释——如果需要解释的话——为何一篇关于激情的论述是完整的人性理论必不可少的。好奇心这种激情，用休谟的话说，给予了追求真理的理由。没有这种激情，哲学不可能有任何价值，因为理解力"单独行动时"颠覆了自身并让一个理性的人不可能坚持信念。休谟相信，生活中非常普遍的是，一些事对我们有意义，一些事对我们不重要，一些事成为我们追求的目标，这取决于此事成为一种激情的对象。理性单独行动时，什么事情也做不成。不仅人类最基本的关心——友情、地位和财富，这些是我们激情的结果，而且道德、政治、技艺，据休谟所言还有宗教，都是激情的结果。因此，理解这些激情绝对是人的科学所必需的。用休谟对我们知觉的基本分析来说，激情是印象，不过是"次级的"而非"最初的"印象，是对感知的反思性回应，它直接产生于心灵中，是身体构成或身

[1] *Treatise of Human Nature*（1739–1740），vol. i，p.470［I.iv.vii：SBN 271］.

[2] *Treatise of Human Nature*（1739–1740），vol. i，p.472［I.iv.vii：SBN 272］.

体与外部对象相互影响的结果。[1]这里，休谟因循哈奇森的说法，后者认为，"我们以心向（affection）或激情来表示其他一些苦乐知觉，它们不是直接由事件或对象的呈现或运行产生的，而是通过我们对它们的呈现或某种将来存在的反思或理解产生的"。[2]休谟继续跟随哈奇森的步伐，指出对"平静"激情与"剧烈"激情的知觉的反思性回应是有区别的。相比之下，道德、人为的美与自然的美所激发的感情，一般来说是平静的。它们将是《人性论》稍后章节的主题。因为休谟现在关心的是撞击人类生活最强烈的那些激情，即像爱恨、苦乐、骄傲与谦卑这样的激情。他意图解释"它们的本质、起源、原因和结果"。这是现代自然哲学有自我意识的恰当工作。对读者来说，这必然意味着给出如何控制激情的建议从一开始就不是《人性论》的任务。[3]人们在18世纪写了不少关于管制激情的著作。[4]事实上关于激情的哲学著作，其标准观点是"关于我们欲望的最佳管理的某些一般性结论"，就像哈奇森在其著作中就该主题所说的那样。[5]《人性论》将是一个例外。

　　分析激情的首要问题是如何组织并为它们分类。休谟当然熟悉斯多葛派把激情分成快乐、欲望、痛苦和恐惧四种基本激情的做法。例如，如《图斯库兰论辩集》——休谟1727年7月在写给迈克·拉姆齐那封现存最早的信中说他正在读这本书[6]——中所说的，快乐（laetitia）产生于良善的表现，而痛苦（aegritudo）产生于邪恶的表现，欲望（libido或cupiditas）源于对良善的期望，恐惧（metus）源于对邪恶的预期。[7]斯多葛派的分类影响巨大，但同时也被广泛地调整和纠正。例如，马勒伯朗士根据他所认为的爱恨之间更基本的划分重新阐释并扩大了斯多葛派的分类。据马勒伯朗士所言，爱与恨是"父母般的激情"。[8]根据爱或恨的对象实际上被拥有、可能或不可能

103

---

[1] *Treatise of Human Nature*（1739–1740），vol. ii, p.2［II.i.i：SBN 275-277］.

[2] Hutcheson, *Essay and Illustrations*, ed. Garrett, p.30［I.ii.i］.

[3] 参见 McIntyre, 'Hume's "New and Extraordinary" Account of the Passions'。

[4] 关于18世纪不列颠哲学中这一主题研究的一般考察，参见 Harris, 'The Government of the Passions'。

[5] Hutcheson, *Essay and Illustrations*, ed. Garrett, p.110［I.vi］.

[6] *Letters of David Hume*, ed. Greig, vol. i, p.9：see above, pp.42-43.

[7] 参见 Cicero, *Tusculan Disputations*, transl. King, pp.338-343［IV.vi］。

[8] Malebranche, *Search after Truth*, transl. Lennon and Olscamp, p.375［5.7］.

被拥有，它们产生了快乐、欲望、悲伤这些"一般的激情"。按照马勒伯朗士的分析，六种基本的激情是：使人快乐的爱、想要得到的爱和令人忧伤的爱，以及令人忧伤的厌恶、想让人讨厌的厌恶和让人快乐的厌恶。[1] 具体的激情是这些一般激情的全部"类别"（species），区别在于"产生或伴随它们的不同判断"。接下来的事情是"了解这些激情并尽可能详细地列举它们，考察我们对善恶作出的不同判断是必要的"。[2] 哈奇森深受马勒伯朗士的影响，并试图将斯多葛派的激情理论融入基督教的爱的哲学中，但他宣称，马勒伯朗士与他之前的斯多葛派所列举的爱和一切基础激情之间有一种区别，而马勒伯朗士对这种区别谈得太少。如哈奇森指出的，因为"心灵改变的最大差异莫过于私人欲望和公共欲望之别；然而，这两种欲望都被称为爱"。[3] 需要比马勒伯朗士更明确的是，一般的爱和厌恶，一切具体的激情，并不都是自私的。哈奇森评论说，"更具体地思考我们的心向和激情可能是有用的，因为激起它们的是我们身体中不同于自爱的某种感情，往往是除感官或想象的个人快乐之外的其他感情"。[4] 于是我们将会看到，如哈奇森指出的，"每种激情在其中庸程度上都是清白无辜的，很多直接是和蔼可亲的，是道德上的善：我们有指引我们走向公共之善的感官和心向（senses and affections），同时也有指引我们走向私人之善的感官和心向；可以走向美德，同时也可以走向外在的愉悦"。[5]

哈奇森对自己的定位是向当时相当多坚持本质上人人都是自私的作家们发起挑战。他干脆以曼德维尔为靶子，当然还有霍布斯，还有像普芬道夫和洛克这样的近代自然法学家，以及那些设想"个人的幸福前程"是"选民唯一动机"的"基督教道德哲学家"。[6] 反过来，他也遭到那些为把个人幸福事业或自利当作道德德性必要充分的依据而辩护的人们的批评。[7] 然而，在

104

---

[1] Malebranche, *Search after Truth*, transl. Lennon and Olscamp, pp.391-392 [5.9].

[2] Malebranche, *Search after Truth*, transl. Lennon and Olscamp, p.396 [5.10].

[3] Hutcheson, *Essay and Illustrations*, ed. Garrett, p.53 [I.iii.ii].

[4] Hutcheson, *Essay and Illustrations*, ed. Garrett, p.54 [I.iii.ii].

[5] Hutcheson, *Essay and Illustrations*, ed. Garrett, p.65 [I.iii.vii].

[6] Hutcheson, *Essay and Illustrations*, ed. Garrett, p.134 [II Intro.].

[7] 参见 Maurer, 'Self-Interest and Sociability', pp.301-307. 莫勒这一章为这一相关讨论提供了一个完整的书目。

《人性论》中，对于人性多大程度上是自私的，我们对别人利益的关心多大程度上是自私的，休谟几乎没兴趣得出确定性的结论。当然，他没用这个问题来组织他对激情的论述。他也没有采取马勒伯朗士的做法，把斯多葛式的激情分类当作他的出发点。如我们会看到的那样，阅读马勒伯朗士有助于休谟形成他对激情的分析方式，不过他在《人性论》第二卷的主要分类原则看来完全是他自己的发明。休谟把激情分为"直接"激情和"间接"激情。这种激情划分没有明显的先例。[1]当他在第二卷开头直接引入这种划分时，休谟承认，他论证中的这一点既不能证明其有道理也无法解释这种划分。他所能做的只是用最一般的术语来区分那些"直接源于善恶苦乐"的激情以及那些"源于相同原则但又结合了其他原则"的激情。他列举的直接激情包括"欲望、厌恶、悲伤、快乐、希望、恐惧、失望、安全"。间接激情包括"骄傲、谦卑、雄心、虚荣、爱、恨、嫉妒、怜悯、恶意、慷慨以及它们的附属情感"[2]。虽然休谟自己没有走向这条路，但这种激情的划分意味着，声称以斯多葛方式的激情分类尝试组成一个整体的激情王国是不可能的。休谟"直接"激情的列表与斯多葛的基础激情——所有其他激情都由此衍生出来——的列表之间存在明显的重合，猜测可能是刻意的重合。从类型上把那些激情和另一类完全不同的激情区分出来，实际上是斯多葛学派以及斯多葛类型学的改进者，如马勒伯朗士、哈奇森，从根本上误解了整组激情。也就是说，骄傲、谦卑、抱负以及其他激情需要从自身的角度去考察。它们不像斯多葛的激情那样，是对善恶的反应，相反它们是不同类型的反应，需要一种完全不同的分析。休谟所谓的"间接"的，并把它们置于不同于斯多葛传统中关注的那些激情类型中的激情，正是曼德维尔人性著作中最突出的那些激情，这似乎不像是巧合。"骄傲"曾被曼德维尔描述为人本性中相当大一部分乃至"与人的本质密不可分"（有些人可能学会隐藏或掩饰它，无论这种隐藏或掩饰是多么狡猾），如果少了它，构成人的那些化合物将会缺少

105

---

[1] 参见 Fieser，'Hume's Classification of the Passions and its Precursors'，以及 McIntyre，'Hume's Passions：Direct and Indirect'。

[2] *Treatise of Human Nature*（1739–1740），vol. ii，p.4［II.i.i：SBN 276-277］.第二卷后来对直接激情的分类据说由"欲望、厌恶、悲伤、高兴、希望以及意志"组成［*Treatise of Human Nature*（1739–1740），vol. ii，p.290（II.iii.ix：SBN 438）］。

最主要的成分。[1]据曼德维尔所言，骄傲生发出永不知足的荣誉欲望，也就是说，永远渴望他人的好评。而荣誉的反面是丢脸或耻辱，"从其造成的结果来看，也可以称作羞耻"；曼德维尔写道，因为"虽然荣誉的善恶是想象出来的，但羞耻是真真切切的，就如它是一种激情，拥有相应的症状，毁弃我们的理性，像其他激情一样需要花费大量力气和自我否定才能被克制住"。羞耻的影响，可以这样说，"生活中最重要的行为常常根据这种激情对我们的影响来调整"。[2]在《蜜蜂的寓言》中，骄傲和羞耻被描述为截然相反的激情，虽然它们的确又是如此紧密相关的一对激情。这一点在《荣誉起源研究》中被认为是个遗憾的错误。曼德维尔深思熟虑的观点是，骄傲和羞耻是"同一种激情的不同心向，我们或因这种激情享受快乐，或因这种激情感到悲痛，据此在我们身上有截然相反的表现"。[3]这里讨论的激情是"自赏"（self-liking）。自赏被引入曼德维尔《蜜蜂的寓言》第二部分的人性分析中，而且，如我们在第一章所说的，它提升并复杂化了曼德维尔关于所有人类行为都受自爱（self-love）驱使的信念。人类需要在对自己的喜爱中不断肯定自己，我们总是担心我们的自赏是不公正的：骄傲是得到满足的自赏，羞耻是被否定的自赏。休谟所谓一切"间接"激情都可以被理解为自赏的方式。当然，诸如抱负、虚荣、嫉妒这样的激情非常契合曼德维尔的框架。据猜测，爱、恨以及怜悯、恶意、慷慨，也可以理解为因别人满足或阻挠我们对自己的喜爱而产生的激情。众所周知，曼德维尔在其"论慈善以及慈善学校"中特别尖酸刻薄、冷嘲热讽地将慷慨归结为自爱。他指出，我们有时亲切待人是因为如果不这样做会让我们产生太多苦恼，其他时候我们这样做仅仅是因为我们想要好评，任何时候我们的所作所为都不会忘记我们的利益是什么。

曼德维尔揭示人类思想和行为中的自私性，这种做法根植于包括帕斯卡尔、尼科莱、拉罗什富科在内的法国作家的传统中，休谟对这一传统当然很感兴趣。但是，他的兴趣没有延伸到承认任何仁慈的现象或任何其他美德

---

[1] Mandeville, *Fable of the Bees*, ed. Kaye, vol. i, pp.44-45〔'Enquiry into the Origin of Moral Virtue'〕.

[2] Mandeville, *Fable of the Bees*, ed. Kaye, vol. i, p.64〔Remark C〕.

[3] Mandeville, *Enquiry into the Origin of Honour*, p.13.

的现象都不过是伪善这种观点。[1] 他在《人性论》第二卷的一处提到,"那些喜欢攻击人性的人"明确表示,虽然这些作家对人类的状况有重要的洞察力,但谴责人性不是他的关注点。[2] 休谟在曼德维尔关于骄傲和自赏的讨论中所发现的,首先是生动而颇有说服力地描述我们获得快乐并引以为傲的各种各样的事物,其次是深刻探究诸如骄傲和羞耻这样的激情因对他人意见的感受力而增强的程度。曼德维尔思想中的这些因素与他对人类根本的自私性命题的看法基本没什么关系。这两点都契合休谟不相信斯多葛派人性理论的已有认识。因为,斯多葛派认为存在一种对人类唯一至高无上的善——美德,而道德哲学的任务就是揭示我们的欲望如何能被有序和谐地排列,按照这样的方式生活,它便成为只是对美德的追求。如我们在第一章看到的,沙夫茨伯里追求的是复兴这一人性概念和这种哲学概念;也如我们看到的,曼德维尔无法严肃对待这种复兴。曼德维尔说,他关于人类幸福的概念不是源于人们口中最好的事情,而是源于看来最能让人们高兴的事情。"当我看到一个人一直劳碌奔波、每天追求有悖于情的快乐,我怎能相信这个人的主要快乐在于心灵的装点打扮(embellishments)?"曼德维尔如是问道。[3] 和曼德维尔一样,令休谟印象深刻的,是人类快乐的源泉在于占有如此众多以及如此不同的事物。我们不仅为我们心灵的装点打扮感到骄傲,还会为行为举止中的美、力量、荣耀之类的个人品质而骄傲。我们还会称赞自己"在舞会、骑射、剑术中的装扮,以及……手工活儿或制造工艺的娴熟技能"。我们还为自己的"祖国、家庭、子女、亲戚、财富、房子、花园、马匹、狗以及服饰"等感到自豪。[4] 和曼德维尔一样,休谟心中铭记的是,想到他人因为这些而羡慕或嫉妒我们这一事实,这些快乐会如何增加。像斯多葛那样想象别人的行为和意见对于真正的人类幸福毫无影响是没有意义的。如果不能喜欢自己,我们也无法尝到快乐——我们只有在相信别人喜欢我们的程度上才会喜欢自己。因此,我们的激情完全受制于我们在别人眼中的感觉。而且,这绝不是一个必须被贬斥的弱点。曼德维尔指

107

---

[1] 参见 Moriarty, *Disguised Vices*, 以及 Herdt, *Putting on Virtue*, chs. 8-9.

[2] *Treatise of Human Nature*（1739–1740）, vol. ii, p.135〔II.ii.iv: SBN 352〕.

[3] Mandeville, *Fable of the Bees*, ed. Kaye, vol. i, p.151〔Remark O〕.

[4] *Treatise of Human Nature*（1739–1740）, vol. ii, p.8〔II.i.ii: SBN 279〕.

出，喜爱赞扬或渴望他人的称赞，常常是美德的刺锥。休谟在《人性论》第三卷中发展了这一思想，他认为恰当的骄傲或者说"心灵的伟大"是一种美德。[1]

据休谟所言，让我们骄傲的事物，同样也让我们喜爱他人。这里，他通常所说的"爱"，我们或许更自然地称为赞美或尊敬。当别人缺少这些事情时，我们讨厌他们——这里，他通常所说的"恨"，我们或许更自然地称为轻视。[2] 于是，美德就是我们敬佩他人的唯一品质，因此，哈奇森把对他人的爱这一概念道德化为"通常伴随着认同他人，这种爱至少是清白的，或者说有混合特征，而其中善往往是普遍存在的"。[3] 我们只是喜欢尊重那个有钱有权之人，就像那个人是仁慈或公正的一样——但休谟情愿把邪恶和美德叫作爱恨"最明显的原因"。[4] 休谟坚称，我们对有钱有权之人的尊重，主要不是源于个人利益的期盼或希望，这就像当他们无意以任何方式向我们施与义务，"而且，当我们如此远离他们的活动范围，以至于他们甚至不可能被认为会赋予那种力量"，我们仍然尊重他们。我们赞美一个非常有钱的人所拥有的一切，一直到他的"桌子、椅子、写字台、烟囱、马车、马鞍、犁"，只因为它们漂亮和有用，只需想象一下它们带给主人的满足感，即便它们与我们的私利无关。[5] 休谟继续评论道，这种赞美，无关乎仁慈或报答我们爱的对象的倾向。这是哈奇森爱的定义出错的另一个方面。爱，不是必须和"渴望他人幸福"联系在一起的。[6] 爱或恨都无法实现特定的目的。只有"心灵的原始结构"，"根植于我们天性中独断而原始的本能"，才能揭示爱与仁慈、恨与愤怒之间的联系。休谟写道，"我认为假设有一种痛苦与爱、

108

---

[1] 参见下文第 135—136 页。

[2] 参见 *Treatise of Human Nature*（1739–1740），vol. ii, p.259 fn［II.ii.v：SBN 357］。休谟在这里说，"尊重和鄙视被认为是爱恨的同一类型"；还可参见 vol. iii, p.259 fn［III.iii.iv：SBN 608 fn］，这里，休谟说，"爱和尊重是同一类激情的基础，由相似的原因产生"，他接着解释说，由一种品质引起的愉悦是"郑重其事的、严肃认真的；或者，其对象是宏大的，给人以强烈的印象；或者，它造成了某种程度的卑微或敬畏感"，它引起的这种激情，确切地说，是尊重，而不是爱。

[3] Hutcheson, *Essay and Illustrations*, ed. Garrett, p.52［I.iii.ii］.

[4] *Treatise of Human Nature*（1739–1740），vol. ii, p.35［II.i.vii：SBN 295］.

[5] *Treatise of Human Nature*（1739–1740），vol. ii, p.155［II.ii.v：SBN 361-365］.

[6] Hutcheson, *Essay and Illustrations*, ed. Garrett, p.52［I.iii.ii］.

幸福与恨兼而有之的欲望并不矛盾".[1]正因为有了普遍存在的独断而初始的本能,故而,爱与仁慈相随的那些情形其实就没什么可说的了。休谟更感兴趣的是仁慈被恻隐之心或怜悯"伪装"的情形,仁慈被定义为对他人的关心却没有爱或温热的情感。读者再次感受到了曼德维尔的影响,后者也把"怜悯或恻隐之心"描述为真正慈善的"伪装".[2]休谟更感兴趣的还有伪装下的恨,即不涉利益的恶意,"它与恨的结果相似……他人的遭遇和痛苦为我们带来快乐,却没有冒犯或伤害他人".[3]在休谟眼中,哈奇森在这里又错了,后者过分乐观地宣称"他人的痛苦就其自身而言从来不令人高兴".[4]

但是,我们对有钱有权之人的尊重和以恻隐之心的形式伪装的仁慈需要用一种心理原则来解释,休谟称之为同情。我们赞美有钱人的房子,因为我们能够想象房子带给其主人的快乐,想到那些快乐时,我们热切地感受到这些快乐。我们关心他人的利益,即便我们对它们没有任何仁慈之情,只是因为所有人之间的相似性这一简单的事实。我们与他人的共同之处让他人的利益、激情、苦乐的观念"以生动鲜活的方式击打着我们",一如休谟指出的那样——而"如果这大体上是真的,那么痛苦和悲伤肯定更是如此",因为"这些总是比快乐或享受的影响更强烈、更持久".[5]休谟声称,"就其本身及其后果而言,通过交流获知他人的偏好和情感,无论这些偏好和情感与我们自己的多么不同甚至与之相反,人性中最引人注目的性质莫过于我们不得不同情他人的倾向".[6]

休谟当然不是提到同情及其效果的第一人。[7]我们深受他人情绪影响,尤其深受他人痛苦和悲伤的影响,这种看法是十七、十八世纪的老生常谈,人们在评述卢克莱修一段著名段落时往往会提及这种看法;这段话描述的是

---

[1] *Treatise of Human Nature*（1739–1740）, vol. ii, pp.162-163 [II.ii.vi: SBN 368].

[2] Mandeville, *Fable of the Bees*, ed. Kaye, vol. i, p.254 ['Essay on Charity and Charity-Schools'].

[3] *Treatise of Human Nature*（1739–1740）, vol. ii, p.169 [II.ii.viii: SBN 372].

[4] Hutcheson, *Essay and Illustrations*, ed. Garrett, p.95 [I.v.v].

[5] *Treatise of Human Nature*（1739–1740）, vol. ii, pp.163-164 [II.ii.vii: SBN 369].

[6] *Treatise of Human Nature*（1739–1740）, vol. ii, pp.72-73 [II.i.xi: SBN 316].

[7] 关于直接的历史背景,参见 Turco, 'Sympathy and Moral Sense'。还可参见 Hanley, 'The Eighteenth-Century Context of Sympathy from Spinoza to Kant',这篇论文指出斯宾诺莎对 18 世纪同情理论的重要影响。

109　人在观察海滩船只损毁下沉时产生的情感。[1] 这种情景的观察者感受到卢克莱修本人的幸福，因为他不在船上；还有很多人追随卢克莱修，从自私的角度解释了这种同情的力度。比如，根据霍布斯的说法，正是"快乐"解释了为何"人们乐于站在岸上看身处暴风雨的海面或者战斗中人们的危险处境，或站在安全的城堡看战场上冲锋陷阵的两支军队"。[2] 霍布斯承认，人们在这样的情境中也会感到怜悯，但怜悯本身无非"从别人目前的不幸出发想象或虚构自己将来的不幸"而已。[3] 这也是曼德维尔的怜悯概念。人们"看到身处险境的其他人时会尖叫"，曼德维尔称，因为"我们偶尔会认为他人的情形与我们自己的处境非常接近"。我们"特别真诚地"思考如果我们在那样的险境中会怎样感受，并在情感上甚至在生理上受我们想象的影响。[4]

休谟的同情概念则迥然不同。它不是为了想象我们在他人处境中会怎样感受而将自己置于他人处的一种手段。毋宁说，它是一种忘我，就像一个人被另一个人的情感占据，在这个过程中他短暂地变成了那个人。休谟认为，如果船只失事离我足够近，我能看到、听到那些即将溺死的人们的苦难，那些人的苦难便成为我自己的了。他断言，"没有人的心肠会如此残忍到从这样的场景中获取快乐，或者扛得住那最令人心碎的恻隐之情或感同身受"。[5] 可以说，同情让我们进入他人的感情和意见之中。它解释了我们为何能如此敏锐地接受别人怎样看待我们的眼光——正如休谟指出的那样，"人们的心灵为何是彼此的镜子"[6]。哈奇森称同情为"公共感"（the public sense），并将其定义为"替他人的幸福感到高兴、为他人的不幸感到难过的倾向（determination）"。它在"人们感同身受的悲伤中起着很大作用"。[7] 从休谟的立场看，至少在这里哈奇森是完全正确的。不过，似乎可能的是，休谟自己的同情概念至少部分来自马勒伯朗士对"精神上的同情"的描述，而

［1］参见 Blumenberg, *Shipwreck with Spectator*，该书完整叙述了这一"生存隐喻"的众多运用。

［2］Hobbes, *Elements of Law*, ed. Gaskin, p.58［'Human Nature', ch. ix］.

［3］Hobbes, *Elements of Law*, ed. Gaskin, p.53［'Human Nature', ch. ix］.

［4］Mandeville, *Fable of the Bees*, ed. Kaye, vol. i, p.66［Remark C］.

［5］*Treatise of Human Nature*（1739–1740）, vol. iii, p.236［III.iii.ii：SBN 594］.

［6］*Treatise of Human Nature*（1739–1740）, vol. ii, p.157［II.ii.v：SBN 365］.

［7］Hutcheson, *Essay and Illustrations*, ed. Garrett, pp.17［I.i.i］, 122［I.vi.iv］.

"精神上的同情"激起如此"敏锐的"印象，以至于一些人"小心地看到某人腿上的伤口或腿部真的受了一击时……往往会感到自己腿部的战栗"。对休谟以及马勒伯朗士来说，同情就是一种"传染"形式。[1]

110

休谟在分析间接激情时运用的另一个解释原则，即比较原则，也能在马勒伯朗士那里找到。[2]一般而言，马勒伯朗士主张，我们判断事物时往往不是因为事物本身如何，而是因为彼此比较以及和自己比较时它们在我们眼中的样子。我们总是对重要的观念有过于深刻的印象。巨大、宏伟，让我们感到自己比真实的我们渺小、微不足道。马勒伯朗士说，它产生了"一种恶性的谦卑，或许可以成为精神上的卑贱"。[3]我们宁愿把自己想得伟大，能够看扁别人特别有助于达到那个目的。在休谟看来，人性还有一个显著的特征，即我们"更多从比较而非从它们真正的、内在的价值来判断事物；即便它们本质上具有优点，如果我们不能从某种比较中提高其价值，我们就容易忽视它们的价值"[4]，这种运用最明显的莫过于我们对自己的判断。我们对自身条件和情况的评估给予我们的满意程度，依据的是我们的自身条件和情况相较于其他人看起来如何。如果别人看起来比我们幸运得多，那么，我们自己的好运无论如何真实，都不会让我们感到高兴。如果别人表现得没有我们运气好，不能忍受的情况突然就变得尚且可以了。"别人的痛苦让我们的幸福观念变得更鲜活了，"休谟评论道，"而他的幸福则让我们的痛苦更强烈。"[5]于是，比较原则就成了"一种反向的同情"，被休谟用来解释恶意，"那种为了在比较中获得快乐、无缘无故希望带给别人厄运的欲望"。它还解释了"因别人眼前的快乐而激起，相较之下削弱了我们自己快乐观念"的嫉妒心。[6]如果船难离我们很远，那么，相比人们身处海上暴风雨的悲惨境地，我从自己幸福的观念中获得的快乐就是真实的。

休谟对复杂和反复无常的情感生活的兴趣，至少与马勒伯朗士、曼德维

---

[1] Malebranche，*Search after Truth*，transl. Lennon and Olscamp，pp.114［2.1.7］，161［2.3.1］.

[2] 参见 James，'Sympathy and Comparison'.

[3] Malebranche，*Search after Truth*，transl. Lennon and Olscamp，p.378［5.7］.

[4] *Treatise of Human Nature*（1739–1740），vol. ii，pp.29-30［II.i.vi：SBN 291］.

[5] *Treatise of Human Nature*（1739–1740），vol. ii，p.175［II.ii.viii：SBN 375］.

[6] *Treatise of Human Nature*（1739–1740），vol. ii，p.178［II.ii.viii SBN 377］.

尔、帕斯卡尔、拉罗什富科一样强烈。然而，在《人性论》中，他的主要抱负还是在表明激情能够降到可以解释的层面。间接激情在创造性解释上能够提供直接激情无法给出的理由。对于直接激情，除了它们自然而然产生于心灵的善恶、苦乐之外，没什么可说的。在它们的情形中，"心灵出于原始的本能往往让自己与善联手避免恶，但它们只是在观念上被这样认为，在将来一段时间内存在"。[1] 在间接激情的情形中，很明显不能诉诸原始本能。骄傲、谦卑、爱、恨的原因如此之多，乃至很难想象每种情形中，哪种独特天生的心灵倾向在起作用。因此，休谟认为，在揭示一般原理去解释骄傲和爱、谦卑与恨所有原因的共同之处时需要做一些实质性的哲学研究。在间接激情的原因方面，休谟在《人性论》第二卷开头写道，"道德哲学所处的状况就像自然哲学在哥白尼时代之前天文学所处的状况一样"。[2] 同情和比较的原则，在休谟的解释框架中是非常重要的因素，不过更根本的还是他所谓的"印象和观念的双重联系"。每一种间接激情都包括带有那种具体激情特征的具体的苦乐印象，以及对象（自身或其他人）和原因。需要解释的是，激情的起因是如何将心灵指向自己或他人并在这样行为时激起一种具体的快乐或痛苦。休谟的答案取决于，首先是确定人们思考那种激情的原因时可能会感受到的痛苦或快乐，其次是确定那个原因和自己或他人之间的关系。我拥有的屋主身份和我房子的关系，促使我一想起房子便想起我自己。人们或许能感受到拥有我房子的喜悦随这种观念之间的联系接踵而来，并升起那种特有的骄傲的快乐。休谟在第二卷用了相当大的篇幅，把这种一般的解释图式运用到每一种间接激情，表明这种图式四种不同变量中的一个发生变化后如何影响其他三个变量中的一个或多个，借以证明他对各种激情原因的鉴定。事实上，在《人性论》中，他并没有运用实验推理的"逻辑"，即更为孜孜不倦、自觉自愿地判断原因和结果的原则。[3]

从这种冷静的运用到推理激情的实验方法，休谟得出了两个著名的推论。第一个推论关于意志的能力，传统上将心灵的一种执行能力当作做出选

[1] *Treatise of Human Nature* (1739–1740), vol. ii, p.290 [II.iii.ix：SBN 438].

[2] *Treatise of Human Nature* (1739–1740), vol. ii, p.14 [II.i.iii：SBN 282].

[3] 帕斯莫尔（Passmore）在《休谟的意图》（*Hume's Intentions*）一书中称第二卷是《人性论》中"最牛顿主义的部分"。

择和执行决定的手段。休谟宣称，他发现在以经验为依据的心灵科学中没有 112
这种能力的位置。他指出，根据通常的情况，行为确实由它们通常的动机产
生，这完全是经验的事情。当然，我们所有人的言行可以预测，仿佛我们认
为人们完全按照他们做的事情可预测一样。而且，我们也承认他们不可预测
的地方，或者说他们的行为出人意料的地方，我们假设，仍然有某种动机或
情况——如果我们知道的话——会让他们的行为完全可以理解。换言之，我
们的一言一行，仿佛人类和动物的行为、植物生长、天气体系的运行一样，
是件必要的事儿。我们对人类行为的理解不够充分，故而抓不住动机、环境
和行为之间必然联系的本质，这一事实并不是人类和自然界之间深刻分析的
证据，因为，如第一卷关于一般因果推理的论述表明的，在任何假定的因果
联系的情形中，我们无法洞察导致结果发生的原因中哪个是真的。人类行为
看上去完全由动机和环境决定，这一事实意味着，在解释我们为什么做了我
们所做之事时，意志能力派不上任何用处。因此，休谟的心灵理论中没有做
选择和决定这种执行能力的位置。意志沦为伴随行动的附带现象：休谟仅仅
将其描述为，"我们有意让我们的身体作出任何新动作，或让我们的心灵产
生新知觉时，我们所感到并意识到的那种内在印象"。[1]与他之前的霍布斯
和斯宾诺莎一样，休谟以这种方式把我们身体和心灵的运行描绘成像昆虫或
岩石的运动那样完全必要。不过，他这样做的意图是消除必然性学说那种假
想的威胁性和颠覆性的内容。[2]因为，得以恰当理解的这种学说，并不意味
着动机和环境以那种明显可能会剥夺我们所做之事责任的方式压迫我们的行
动和选择。行动的必然性仅包括规律性和可预测性。这绝非对责任的威胁，
更像是它的先决条件，因为只有在一个行动与某个人相符时、在它从那个
"稳定持久的"执行人那里产生时，此人才对这一行动负责。[3]自由意志这
一观念，我们能用它来抵消动机和外在环境的影响，因而它可以被描述成仅 113
仅是哲学家的一个迷思而已，是"自发的自由"和"中立的自由"在经院哲
学上混淆，前一种自由与暴力、约束对立，我们确实拥有这种自由；后一种

---

[1] *Treatise of Human Nature*（1739–1740），vol. ii，p.230［III.i.i；SBN 399］.

[2] 参见 Harris，*Of Liberty and Necessity*，ch. 3。

[3] *Treatise of Human Nature*（1739–1740），vol. ii，p.241［III.iii.ii；SBN 411］.参见 Russell，*Freedom and Moral Sentiment*，esp.chs. 8-9。

自由包括一种毫无缘由的行动，我们没有也不需要这种自由。[1]

第二个令人吃惊的推论是，对我们借助理性能力组织和管理激情进而控制激情那种标准模式所涉及的一个基本误解的描述。人性不是理性和激情的较量场所。值得注意的是，斯多葛派的一些哲学家希望我们相信这种较量是人类存在最重要的方面，只有在理性获得这场较量的胜利时，生活才会过得很好。"古代和现代道德哲学的绝大部分内容，似乎都建立在这种思维方式的基础之上，"休谟指出，"无论在形而上学的论辩中，还是在通俗的演讲中，都没有比所谓理性优于激情的优势更成为广泛的争论领域。理性的永恒性、不变性及其神圣的起源，已经被人描述得淋漓尽致；激情的盲目性、反复无常和欺骗性，也得到极度的坚持。"[2]休谟在一段著名的措辞中宣称："理性是而且应该是激情的奴隶，除了服务并服从于激情，它们从不敢妄称其他职责。"[3]彼时，他冒着误导读者的危险。众多怀疑人类理性的人，包括培尔和曼德维尔，此前都做过这样的声明。[4]但休谟的观点不是说，理性总是输给在力量和持久性上占优势的那些激情。相反，理性和激情的这种较量从未真正发生过。理性，就其本性来说，不能与激情竞争着去控制人类的生活。如我们现在要说的，理性就其关注点而言纯粹是理论上的，它对行动贡献最多的是找到实现目标的手段，并指出某些目标无法实现。真正的斗争存在于两种激情之间。只是看起来好像我们被理性和激情困住了，因为某些激情如此

---

[1] *Treatise of Human Nature* (1739–1740), vol. ii, pp.234-235 [III.ii.ii：SBN 407-408].

[2] *Treatise of Human Nature* (1739–1740), vol. ii, pp.244-245 [II.iii.iii：SBN 413].

[3] *Treatise of Human Nature* (1739–1740), vol. ii, p.248 [II.iii.iii：SBN 415].

[4] 曼德维尔在《荣誉起源研究》中主张："所有人都会受他们的激情左右，完全受激情控制，无论我们会用怎样好听的概念来讨好自己。"（p.31）理性对激情的束缚是《真理的探索》中反复出现的主题，常常在批判斯多葛主义的语境中加以阐释。马勒伯朗士和休谟在这个议题上的比较，参见 James, 'Sympathy and Comparison', p.110 和 fn. 最先明确谈论理性受激情奴役的人可能是雅克·埃斯普里（Jacques Esprit），他在《虚伪的美德》（*La Fausseté des Vertus*）序言中讨论哲学"忽视了人类心灵的真实状态"：他说，哲学们"不知道它的发条是如何配置的，从不怀疑他身上的奇怪变化，这一点让理性成为激情的奴隶"[*Discourses on the Deceitfulness of Humane Virtues*, Preface (no page number)]。感谢艾伦·格雷特（Aaron Garrett）帮我指出埃斯普里的这段话。培尔在《历史批判词典》的"奥维德"词条中讨论了这一点，并评论道"他（即埃斯普里）所观察到的理性的缺点和奴役状况，其所有内容都是千真万确的"[*Dictionary*, vol. iv, p.440（'Ovid', Remark H）]。

"平静"，在灵魂中几乎不会引起混乱，以至于仿佛觉得它们根本不是激情一样。于是，心灵的力量，哲学家们喜欢表达的美德——用休谟的话说，激情被理性压抑住的结果被理解为"冷静激情对剧烈激情的战胜"[1]。休谟没有就如何确保这种胜利给出任何意见。根据他所说的意志和实践理性，我们每个人对于决定我们性格的特有激情组合能做之事并不明确。第二卷最后几节分析了激情的力度，激情如何因习惯和反复、想象的运行、时空距离的增大和缩小、或然性判断中的变化而增强或减少其猛烈程度。

114

　　休谟在不同的地方提醒人们注意他在第二卷中关于激情的论述"证实"了第一卷所给出的主要观点。激情领域的动力机制同样也是理解力领域的动力机制。心灵知觉的活跃度和力度的变化都是至关重要的，这两种变化被描述成想象力联想性倾向的结果。就像休谟在《人性论》"告读者"中指出的："正是以这种方式，理解力和激情主题本身就形成了一条完整的推理之链。"[2]然而，在另一种更深层的意义上，这是事实。休谟在第一卷彻底颠覆了我们所谓信念的理性主义概念。根据他的论述，信念是一种情感，不是对观念与观念之间关系的知觉，其原因往往在于想象，而不在于通常解释的理性洞察能力或类似理性能力的某种东西。因此，第二卷将展现理性不能维护其对激情王国的统治权威，这一点多多少少是不可避免的。由激情引起的问题往往是激情本身必须解决的问题，因为没有其他事情——在休谟正致力于研究的压倒性的世俗的人性概念中，没有任何事情——能够解决这些问题。根据休谟的论述，正是激情的相互制衡，才创造出人类事务的秩序。[3]通过骄傲、谦卑、爱、恨等激情的分析，尤其是通过描述同情和比较在这些激情转变中的作用，休谟解释了我们每个人的激情是如何受我们周围人的激情约束的。

　　因此，第一卷和第二卷结合起来，可理解为17世纪自然法学家现代哲

---

[1] *Treatise of Human Nature*（1739–1740），vol. ii，p.253［II.iii.iii：SBN 418］．

[2] *Treatise of Human Nature*（1739–1740），vol. i，p.［i］［SBN xii］．

[3] 对这个观念更详细的历史和政治含义的反思，参见 Hirschman, *The Passions and the Interests*。正如福斯（Force）指出的，对休谟而言，激情和利益之间没有这样的差别，但在我看来，福斯在说这一点时似乎曲解了休谟的激情论，因为，据休谟所言，"贪婪是那种最重要的（over-arching）激情"，参见 *Self–Interest before Adam Smith*，p.213。

学的自然社会性学说的休谟版本。[1]当然，休谟的人性概念有着强烈的、几乎是有幽闭恐惧症的社会性。他声称，人"是宇宙的造物，他对社会有着最炽热的欲望，而且有最大的优势去适应社会"。"我们不可能形成一个不着眼于社会的愿望，"他继续说，"完全孤独的状态，或许是我们遭受的最大惩罚。每一种快乐在离群索居时都会黯然失色，每种痛苦会变得更加残酷、不可忍受。"[2]他人的社会是我们最深切的需要，社会生活的基础由激情本身所奠定，而非理性和自然法的发现，也非政治家的人为发明所奠定。曼德维尔在《蜜蜂的寓言》"第二部分"中对社会演进的描述在这里可能启发了休谟。培尔的观点——有道德的无神论者仅由天然的自爱和骄傲组成一个社会是有可能的——可能也启发了休谟。马勒伯朗士也可能提供了一些重要的想法。[3]但就细节以及完整性和系统性的抱负而言，休谟关于人的社会性的论述完全是他自己的。[4]

第一卷出版

1737年8月，休谟离开拉弗莱什，约一个月后又来到伦敦，并在那里一直待到1739年2月。他的主要心思是为一本书寻找出版商，像他告诉凯姆斯的那样，该书满篇都是新观点，以至于无法概述。但在休谟出版该书之前，他不得不尽可能打造他的风格和文辞，为之润色。他在安茹独自享有的"平心静气"带来的心满意足，现在再也不可能有了，因为出版这件大事几乎迫在眉睫。[5]目睹《人性论》付梓后的前景，休谟既兴奋又惶恐。对于

[1] 参见 Moore，'Social Background of Hume's Science of Human Nature'，还可参见 Mullan，Sentiment and Sociability, ch. 2。

[2] *Treatise of Human Nature*（1739–1740），vol. ii，pp.153-154［II.ii.v: SBN 363］.

[3] 因而马勒伯朗士指出，同情的"传染""维系人们彼此的关系要比以理性为基础的仁爱"紧密得多，因为这样的仁爱是非常罕见的（*Search After Truth*, transl. Lennon and Olscamp, pp.161-162［II.iii.i］）。

[4] 在"完整的推理之链"中，我称休谟的社会性理论是同情的社会性。现在我认为这种说法忽视了休谟在这一理论中比较原则的地位。

[5] *New Letters of David Hume*, ed. Mossner and Klibansky，p.1.

他所写的著作，有时他感到欢欣鼓舞、"飘飘然"，有时又因疑虑和恐惧而感到沮丧不已。[1] 尽管他确信他的观点甚至他的语言都是全新的，但他需要别人给予的认同让自己心安。他期待与凯姆斯共度哲学之夜，如果他的朋友 1738 年春天来伦敦的话。他希望凯姆斯给他引荐约瑟夫·巴特勒，这样，这位《罗尔斯教堂布道辞》和《宗教类比》的作者或许可以顺便对他的手稿作出他的判断。他可能同时还在寻求其他人的意见。1738 年 3 月，他寄寓彩虹咖啡馆，这个地方也常常有法国的胡格诺避难者光顾；他在这里可能遇到了皮耶尔·迪梅佐（Pierre Desmaizeaux），他是培尔的朋友、编辑，还是培尔的传记作者。一年后，休谟形容迪梅佐"有良好的判断力"，他仰赖于他的"教诲和建议"。[2] 他写信给凯姆斯说，他的著作在呈送给巴特勒这样的人之前，将不得不被"阉割"，删掉"比较宏伟的那部分"[3]。休谟告诉凯姆斯这些内容的信件表明，被讨论的这部分内容在为出版前准备的最终草稿中将不再作为附论。看来，他在文本中的这些地方明确得出了关于宗教信念合理性的怀疑性推论。休谟删掉的可能是批判设计类比论证的说法，这些观点在《关于人类理解力的哲学论文集》中有所勾勒，并在《自然宗教对话录》中充分展开。这在《人性论》第一卷第三章"非哲学的"或然性讨论中有些跳脱。该处也没有更广泛的论述证词，诸如可能包括对声称奇迹的报道中信念合理性的种种反思。1762 年，休谟告诉乔治·坎贝尔，《关于人类理解力的哲学论文集》第十篇"论奇迹"的主要观点，最早出现在他头脑中是因为在拉弗莱什与一位耶稣会士的交谈。[4]

无论休谟在预期呈送给巴特勒的书中砍掉了什么内容，他的书中仍然有大量内容挑起了宗教虔诚的读者的不安。[5] 如果巴特勒读了《人性论》的手稿并和这位作者见了面，那他无疑想讨论一下休谟对凡事必有一个原因、可

116

---

[1] *Letters of David Hume*, ed. Greig, vol. i, p.25.

[2] *Letters of David Hume*, ed. Greig, vol. i, p.29.

[3] *New Letters of David Hume*, ed. Mossner and Klibansky, p.3.

[4] *Letters of David Hume*, ed. Greig, vol. i, p.361.

[5] 参见 Russell, *The Riddle of Hume's Treatise*。书中各处，几乎努力在《人性论》每页上寻找"不信教"。在第 11 章，拉塞尔指出，巴特勒的"宗教类比"是休谟《人性论》或然性推理论述的主要目标。

能还包括其他原因这一原理的批评性争论。不过，即使没得到任何大名鼎鼎、功成名就的作家的推荐，即便不想让他的名字出现在书的封面，也没有赞助人或订阅者来支付出版费用，休谟仍然找到了一位愿意出版《人性论》的书商。幸存下来的一份协议是他与齐普赛的约翰·努恩（John Noon）达成的，日期是 1738 年 9 月 26 日。[1] 这份协议规定，休谟给予努恩"持有和享有《人性论》不超过一千册收益和好处的唯一所有权，作为回报，休谟将得到 50 英镑和 12 册装订本"。该书将被印成两卷，八开本。除非休谟以全价买下所有未卖完的第一版，否则不可再印第二版。一本《人性论》售价 10 先令（即半英镑）。从努恩的角度说，这是一项足够安全的投资。两年后，休谟形容自己"因懒惰、不喜欢讨价还价而和我的出版商达成了一项仓促的交易"。[2] 1739 年 1 月末，努恩书店的书架上出现了《人性论：将实验的推理方法引入道德主题的一个尝试》，上面的题词来自塔西陀："我们这个时代少有的幸福，在于你可以思考你愿意思考的，并且说出你的思考。"[3] 这当然是一种故意含糊的题词选择。塔西陀的同一段话，此前也被斯宾诺莎用作《神学政治论》（*Tractatus Theologico-Politicus*）的题词，还被艾迪生用作他辉格派倾向的杂志《自由持有人》（*The Free-Holder*）第一期的题词。这或许表达了休谟此时的遗憾，其时正是他实际上不能讲出他想讲的——尤其是，因为害怕得罪像巴特勒这样的人，他不能说出他对宗教事务的想法。[4] 又或者可能是发自内心地祝贺两年后休谟所描绘的"我们在这个国家交流任何我们喜欢对公众说的话所享有极度的自由"。[5]

随着《人性论》的出版，休谟在伦敦已无任何羁绊。一旦天气允许贝里克的航行，休谟便出发回彻恩塞德的老家。二月中旬，他还在等船，并写了一封信给凯姆斯，焦虑不安地询问他的书的接受情况。他确信，该书的成

[1] NLS 23159，item4.

[2] *Letters of David Hume*, ed. Greig, vol. i, p.38.

[3] 这是翻译，显然是威廉·魏肖特在他的《范例》中讨论休谟的宗教和道德原则，1745 年《一位绅士致其爱丁堡友人的信》（p.4）中使用了这段。

[4] 休谟使用塔西陀箴言可能的意义，参见 Russell, *The Riddle of Hume's Treatise*, ch. 7。

[5] Hume, *Essays, Moral and Political*（1741），p.9. 不过，值得注意的是，在这篇论文中休谟脑海中浮现的自由，是"公开谴责国王或其大臣采取的每项措施"，而非斯宾诺莎所说的完全的自由哲学，这是自由共和国的标志。

功将在很长一段时间悬疑不定——因为"那些习惯于反思这些抽象问题的人，通常都充满偏见，而那些不带偏见的人又不了解形而上的推理"。"我的原理如此远离这一主题上的一切庸俗情感，"他继续说，"乃至如果这些原理出现了，它们将几乎产生彻底的哲学变革，而你知道，这种革命不会轻易发生。"[1]休谟从一开始就深信他会被误解，而且如我们将要看到的，他的余生都盼着他的著作被误读或被忽视。在《我的一生》中，他从蒲柏那里偷来一句话，他声称《人性论》"从印刷机上生下来就是死胎了；它无声无息，甚至没有激起狂热者的怨言"[2]。实际上，以当时的标准看，它得到了相当广泛的评论。[3]到1739年末，出现的书评不少于六篇。这些短评虽然不是全部，但绝大多数都有不同程度的敌意。1739年下半年的某个时候，休谟认定《人性论》的独特性和新颖性正妨碍着他原本打算带来的哲学革命的进程。他认为，把该书凝练为一条"独一无二、简洁明了"的推理链条，"在这条链条中，只有那些主要命题彼此关联，由一些简单的例子加以说明，由几条更有力的论据来确认"，借此帮助读者认识它的重要性是有必要的。所以，休谟构思了一篇《人性论》的"摘要"，一篇假装由第三方写成、希望"消除一些妨碍众多读者理解作者意思的困难以扩大（作者的）读者群"的简短摘

118

---

[1] *New Letters of David Hume*，ed. Mossner and Klibansky，p.3.

[2] *Life of David Hume*（1777），pp.7-8. 这段引语出自蒲柏的《讽刺书信集》："一切的一切，除了真相胎死于印刷机上／就像最后的公报或最后的演说。"（Dialogue II，ll. 226-227：*Poetical Works*，ed. Davis，p.422）

[3] 参见 Norton and Norton，'Historical Account'，p.494. 诺顿们注意到，"如乔治·特恩布尔的《道德哲学原理》，就是18世纪40年代由约翰·努恩出版的同类作品，该著在任何杂志上都没有书评，而《人性论》却有杂志上发表出来的书讯或书评"。在1777年3月出版的《每月评论》上，《我的一生》的一位评论者说，"然而，我们记得，（《人性论》）因那时的评论者而惹人注目，尽管这些评论者的方式和那位作者的期望或愿望不太一致"。1777年3月，《伦敦评论》的那位评论者提到，《人性论》"没有……胎死于印刷机上，但它受到当时评论者的严厉评价"[Fieser（ed.），*Early Responses to Hume*，vol. 9（*Life and Reputation* I），pp.268，269]。休谟本人在1740年3月4日致哈奇森的信中讲述，约翰·努恩告诉他"第一卷的销量虽然不是很快，但有所改善"。因此，努恩"很愿意"出版第三卷：*Letters of David Hume*，ed. Greig，vol. i，pp.36-37.特恩布尔的不成功是确确实实的，而休谟的不成功则在很大程度上是他想象的。1875年出版的《苏格兰哲学》中，詹姆斯·麦科什评论说，他可能是"整整一百年来"第一位阅读特恩布尔的读者（p.95）。

要[1]。这篇摘要发表于 1740 年春,是一篇很有助益的导论:《人性论》完成后大约一年,休谟相信,他著作的主要贡献是"人的科学"计划,"如果人的科学不认同自然哲学几个分支易于具有的精确性,那么,该计划将试图证明它的精确性"[2]。

《摘要》本质上是《人性论》第一卷第三章主要观点的摘要。它把第一卷呈现为一种"逻辑"练习,其唯一的目的是"解释我们推理能力的原则和运行,以及我们观念的性质"[3]。《摘要》几乎没提到第二章和第四章包含的论点,只是将休谟关于我们心灵观念的叙述简短地改为"无非不同知觉的体系或系列而已……没有我们所谓简单或复杂实体的概念"[4],以及他对时间和空间无限可分性的批判。其焦点几乎完全集中在第三章"对我们因果推理的解释"。整部《人性论》,"都极为标榜哲学中的新发现"——"不过,如果有什么事情能让这位作家的名头像一位**创新者**那样光彩炫目的话,那应该是他对观念联结原理的运用"。读者们被告知,这条原理最吸引人的运用,是作为证明习惯而非理性是"生活指南"的基础。[5]由此可以看出,信念和简单概念——"一个没被哲学家思考过的新问题"[6]——之间的差别,仅仅在于"一种具体的感受或情感"。《摘要》还指出,我们因果关系的观念源于因果推论,而非相反——这就是说,"要么,我们根本没有力量(force)和活力(energy)的观念,而这些单词全都没有意义;要么,它们的意义只是思想(thought)的

---

[1] *Abstract*(1740),p.[ii].《摘要》在标题页上谎称由"C.波贝特(Borbet)"出版,实际上是由约翰·努恩这位《人性论》的出版商出版的(参见 Norton and Norton,'Historical Account',p.467,作为印刷商威廉·斯特拉恩分类账目的证据)。《摘要》故意造成的迷惑确保人们在很长一段时间认为这位作者真的是别人而不是休谟。1740 年 3 月,休谟写信给哈奇森说,"我的书商送了一本我的书(即《人性论》)给史密斯先生,我希望他已经收到了,还有您的信。我还没听到他对该摘要有何见解(*Letters of David Hume*,ed. Greig,vol. i,p.37)"。伯顿(Burton)假设这里第二句中的"他"指的是"史密斯先生"而不是书商,并指出这里说的"史密斯"肯定就是亚当·斯密(*Life and Correspondence of Hume*,vol. i,pp.116-117)。伯顿之后的人都接受了这个假设。现在清楚的是,休谟实际上指的是威廉·史密斯,《欧洲学者著作分类目录》的出版商之一:参见 Moore and Stewart,'A Scots-Irish Bookseller in Holland'。

[2] *Abstract*(1740),p.6.

[3] *Abstract*(1740),p.7.

[4] *Abstract*(1740),pp.24-25.

[5] *Abstract*(1740),p.31.

[6] *Abstract*(1740),p.17.

决定，由习性（habit）驱使着从原因滑到其一般结果，除此别无其他"[1]。休谟总结说："综上所言，读者很容易理解，本书的哲学是非常怀疑主义的，而且倾向于给我们这样一种概念，即人类理解力不完美且有狭隘的局限性。"[2]

119

《摘要》几乎很少谈的是第二卷对激情的论述，尽管如休谟声称的，正是那里奠定了他将继续讨论的道德、批评和政治的基础。休谟仅限于指出，他成功地指明了与间接激情起因相关的"日常情况"，并解释了他关于自由和必然的讨论是如何"通过给必然一个新定义从而以一种全新的角度置于整个争论之中"的[3]。休谟对必然的新定义和他解决自由意志之间的紧密关联，在《关于人类理解力的哲学论文集》中更为明确，而作为一个整体，《摘要》读起来像是从《人性论》第一卷迈向《关于人类理解力的哲学论文集》的重要一步。它表明，早在1739年末，休谟就让自己远离皮浪主义——第一卷对皮浪主义的考察是如此有破坏性而且令人不安，相反，他让自己的哲学与隐含在他对因果推论的阐释性论述中更温和的易谬论（fallibilism）保持一致。不过，从根本上反思他的"逻辑"应如何规划则是后来的事情了。现在手头的任务是开始在《人性论》第二卷的激情论基础上进行建构。

在第二卷中，在解释为何美德引起骄傲、恶行导致卑微的过程中，休谟提到"近年来如此激起公众好奇心的争论：**这些道德判分是基于自然的、原发的秉性（principles），还是产生于兴趣和教育**"[4]。他告诉读者，对这一争论的考察，只能到"接下来的一卷"了。（因为那时足以说明：无论这一争论结果如何，第二卷开头章节对骄傲和卑微展开的分析能够证明是有用的。无论如何，美德产生的愉悦解释了为何美德引起骄傲，恶行产生的痛苦或不安解释了为何恶行导致卑微。）[5]对这一主要问题的描述会在《人

---

[1] *Abstract*（1740），p.23.

[2] *Abstract*（1740），p.24.

[3] *Abstract*（1740），pp.28，31.

[4] *Treatise of Human Nature*（1739–1740），vol. ii，p.35［II.i.vii：SBN 295］.

[5] 休谟在第三卷的一段话中以稍微不同的方式表述了道德哲学的这个主要问题。他说："不同时代的哲学家提出了众多道德体系，但它们可以归结为两种体系，只有这两种值得我们关注。道德的善与恶当然由我们的情感而非理性来区分：不过，这些情感要么产生于只有品质（character）和激情的种类或表现，要么产生于对它们促进人类幸福以及具体的个人幸福倾向的反思。"

［*Treatise of Human Nature*（1739–1740），vol. iii，p.228（III.iii.i：SBN 589）］

性论》的第三卷中提到，既值得注意，也不足为奇——就 18 世纪 20 年代末 30 年代初休谟可能有的兴趣而言是不足为奇的。它值得注意，是因为这**没有**表明，作为一位道德哲学家，休谟关心的主要问题是思考并解决那些将道德判分建立在理性原则基础上的人与那些建立在情感基础上的人之间的争论。这一争论是自 1725 年哈奇森的《我们美和德观念的起源研究》出版以来不列颠哲学家们激烈讨论的问题。[1]哈奇森对道德感的设定遭到吉尔伯特·博纳特、约翰·鲍尔吉、约翰·克拉克的批评，而且，哈奇森在一系列文本中批判了这些人和其他一些理性主义立场捍卫者的批评。休谟认为，哈奇森比他的对手强。如我们将要看到的，哈奇森的道德哲学中有很多内容休谟没有接受，但在这个问题上，他对哈奇森说过的内容几乎没什么补充。

即便如此，休谟对他第三卷计划的描述也是不足为奇的，因为这表明，当谈到道德哲学时，他的兴趣——恰是人们可能期望看到的——最开始狂热地陷入古人和沙夫茨伯里，继而在失望中发现自己被曼德维尔冷静的、解剖学式的怀疑主义深深吸引。古代和现代的斯多葛派——包括哈奇森在内——以自然和不自然的差异定义德与恶的差别。美德是顺应自然的生活，是与人类的内在倾向和谐一致的生活。恶行是人性的扭曲，是对我们最深切的需要和欲望的否定，它只会导致不幸。不过，追随斯多葛派、接受他们的箴言，几乎让休谟陷入精神、情感和生理上的崩溃。休谟亲身体验过那些方法，如他在《骑士精神和现代荣誉史论》中指出的，哲学与我们自己背道而驰，"让自己陷在那些有别于让自己顺从天性的行为原则中，即便我们不可能践行这些原则"[2]。所以，什么才是让自己顺从天性的行为原则？在道德中，什么是自然的，什么是习得的（conventional），是习惯和教育的结果？曼德维尔声称，所有的道德，德与恶区分的每个方面，都是人类发明和人为的产物，是这样吗？

---

[1] 在《我们美和德观念的起源研究》之前，（像克拉克这样的）理性主义者回应的是霍布斯和斯宾诺莎，而非回应情感主义者。这里休谟暗示了沙夫茨伯里的道德感理论，不过他回应的还是道德怀疑主义者（包括他所认为的洛克），而非理性主义者。关于道德感理论起源的论述，参见 Turco, 'Sympathy and Moral Sense: 1725–1740'；还有 Harris, 'Shaftesbury, Hutcheson, and the Moral Sense'。

[2] Wright, 'Hume on the Origin of "Modern Honour"', p.205.

在曼德维尔和哈奇森之间：人为之德与自然之德

　　哈奇森是《人性论》第一、二卷的读者，他的称赞礼貌而委婉。"我应该很高兴知道可在什么地方和这位作者见面"，1739 年 4 月，他这样告诉凯姆斯[1]。此后不久，休谟送给哈奇森一份第三卷的手稿。休谟早就知道，他的道德哲学中有很大一部分是老哲学家肯定不同意的。哈奇森对休谟手稿的评论已经佚失，所以只能从休谟 1739 年 9 月 17 日的回信中重新构建。该信清楚表明，如已经预测的那样，哈奇森反对道德可被称为人为的而非自然的，还反对休谟的主张——我们稍后将会谈到这一主张，即称德性为自然之德的依据，让传统的道德德性和身心的日常能力之间为何需要区别开来这一点变得模糊不清。即便如此，似乎在某种意义上，哈奇森意识到休谟的哲学计划与他自己的计划关系密切。换句话说，他意识到他们拥有共同的敌人。"我打算遵照您的建议修改您提到的有欠谨慎论述的绝大多数段落"，休谟这样告诉哈奇森。[2]哈奇森或许意识到休谟的处境，在这种处境下，倾向宗教正统的读者们极有可能回以敌意，而自他返回苏格兰担任格拉斯哥道德哲学教授以来，他就一直面对着这种敌意。哈奇森想帮休谟避免这种麻烦。为了这个目的，他还可能建议休谟对本卷的基调做些调整，以呈现为一个整体。休谟的回信告诉我们，哈奇森怀念"美德事业中的一种温暖，这一点……所有好人都会欣赏，而且不会在抽象研究中令人不快"[3]。如果他能够将思考的自由与他保证无意曲解德恶之别的事实及意义结合起来的话，休谟肯定希望事情对他来说更轻松些。然而，休谟心怀青年人的所有自信——毋庸说自大，明确表明美德事业中的任何一丝温暖在他眼中都是昧着良心的妥协。该卷的基调被休谟自我定义为道德哲学家不可或缺的。他在这一点上解释自己的方式强烈表明：曼德维尔仍在强有力地影响着他。他告诉哈奇森，对于整

121

---

［1］Ross, 'Hutcheson on Hume's Treatise', pp.71-72.

［2］*Letters of David Hume*, ed. Greig, vol. i, p.34.

［3］*Letters of David Hume*, ed. Greig, vol. i, p.32.

个世界而言，"考察心灵和身体的方法千差万别"，对这位格拉斯哥教授来说，这一点仿佛是新闻一样。"人们考察的方式，或像解剖学家那样思考，揭示其最隐秘的发条和原理；或像画家那样，描述其活动的优雅和美丽"。"我想将这两种方法结合起来是不可能的，"他继续说道，"当你揭开皮囊，展示身体每个细微的部分，那里展现出来的是微不足道的东西，即便在最高贵的姿势和最有活力的活动中也是如此；只有重新给这些部分覆盖上皮囊和血肉，只有呈现出它们裸露的外表，你才能造出优雅迷人的对象。"[1]。这里明显是对《蜜蜂的寓言》第一句话的回应，而且肯定是自觉的回应。[2]

尽管休谟的立场是拒绝承认他的道德哲学带有温暖的道德情感色彩，但有理由认为休谟根据哈奇森的批评对"道德篇"做了大量重要的修改。[3] 1740 年 3 月 4 日，他写信给哈奇森："这一卷已有大量修改，与您初读时很是不同，但是，教士们一直是哲学革新的敌人，尽管我不认为他们将会在这卷中找出一些重大的冒犯之语。"[4]无疑，一些修改只是为了避免不必要的争论而做的澄清。例如，休谟提醒哈奇森，他称正义是人为的而非自然的[5]；标题是"正义：自然之德还是人为之德"。这节的最后一段，感觉是为了强调这一点增补上去的。[6]不过，这节的大多数内容，或许全部内容，都可能是新增的。休谟 1739 年 9 月给哈奇森的信，有一段很长的附言想证明"行动不是道德的或邪恶的，而只是心灵中某些品质或持久原则的证据"[7]。休谟这里提出的观点在"正义：自然之德还是人为之德"一节中有更充分的论述，如果哈奇森读过发表著作中那一节的相似内容，休谟的附言就没有必

---

[1] *Letters of David Hume*, ed. Greig, vol. i, pp.32-33. 米科·托洛宁曾指出，这封信的手稿中有一处删改，表明休谟开始以一种更强烈的语气表达这一观点。休谟最初写道："当你揭开皮囊，展示身体每个细微的部分，那里展现出来的即便不是丑陋的也是微不足道的东西，即便以最高尚的态度看。"参见 Tolonen, 'Politeness, Paris, and the *Treatise*', pp.32-33；and NLSMS 23151, item 55.

[2] 参见 Mandeville, *Fable of the Bees*, ed. Kaye, vol. i, pp.3-4。

[3] 参见 Norton and Norton, 'Historical Account', pp.477-488；还可参见 Moore, 'Hume and Hutcheson', pp.38-39。

[4] *Letters of David Hume*, ed. Greig, vol. i, p.37.

[5] *Letters of David Hume*, ed. Greig, vol. i, p.33. ("我从来不曾说正义是不自然的，而只是人为的。")

[6] *Treatise of Human Nature* (1739–1740), vol. iii, pp.25-26 [III.ii.i：SBN 484].

[7] *Letters of David Hume*, ed. Greig, vol. i, pp.34-35.

要了。

而且，还有一点不太明显的是，我们了解的"道德篇"第一章内容——休谟在这章中反对道德理性主义，支持道德感理论——包含在 1739 年休谟寄给哈奇森的手稿中。在 1739 年 9 月的那封回信中，休谟提出了哲学伦理学中使用的"自然"（nature）一词含义的问题，他告诉哈奇森，他（哈奇森）对该词的认识是"基于终极因；这种考虑在我看来是非常模糊的，也是非哲学的"[1]。如果哈奇森读过休谟第一章人们可能称德恶之别是自然的等相关讨论，这原本也是不必要的。1740 年 3 月 16 日，休谟在写给哈奇森的第三封信中就他对情感在道德判分时的作用所作"推理"的总结方式征询意见。这种"推理"似乎是第一章第一节"道德判分不是源于理性"的完整论证，而且，如果这一节内容包含在寄给哈奇森的手稿中，休谟自己已经表述了这里讨论的问题，那他也不需要再告诉哈奇森了[2]。那么，可能的是，休谟最初构思的"道德篇"只有两章，一章是关于那些值得被称作人为的德性，另一章是关于那些可能被称为自然的德性。考虑到休谟对其道德哲学的主要关注点已在《人性论》第二卷被描述出来了，这一点本来不足为奇，反过来，如我们所见，考虑到休谟早年生活中哲学兴趣的发展，这也不足为奇。

在发表版本的"道德篇"第一章中，休谟向读者介绍自己是一位接受了哈奇森哲学、反对道德理性主义的哲学家，其原理的出发点由哈奇森奠定，即我们道德判分的途径是我们观察某些行动时给我们愉悦、观察另一些行动时让我们痛苦的感官。[3]休谟断言，"因此""道德（morality）更确切地说

123

---

[1] *Letters of David Hume*，ed. Greig，vol. i，p.33.

[2] *Letters of David Hume*，ed. Greig，vol. i，pp.39-40.休谟把这里谈论的推理描述成以这种方式"总结"，这一事实可能证明，"道德判分不是源于理性"这节的最后一段是这一文本更迟一些的补充内容。这段话包含了休谟那段臭名昭著的"评论"：即难以理解哲学家如何从"是或不是"的主张中推论"应该是或不是"的主张。如我所解读的，这段话仅仅重复了休谟（哈奇森式）的观点，即道德"判断"不是推论。

[3] 詹姆斯·摩尔指出，哈奇森和休谟反对道德理性主义的侧重点的差别很有意义：休谟的论断"源于更怀疑主义的思考，源于人类理解力和行为所运用的人类理性局限性的评估，这些主题在《人性论》前两卷详细阐释过"（'Hume and Hutcheson'，pp.39-44，p.40）。达沃尔（Darwall）指出，第三卷第一章和哈奇森的情感主义"的确惊人地"相似。参见 'Hume and Invention of Utilitarianism'，p.64，pp.64-67。

是被**感受**的，而非被判断的"。"拥有一种美德感，"他继续说，"无非是从一种具体的品质思考中感到满足。恰恰是这种感受（feeling），构成了我们的称赞或钦佩。"[1]无论最初构思的"道德篇"是否包含第一章，我们都可以想象休谟运用哈奇森的主题作为组织他对道德和人性关系这一问题各种想法的方式。在休谟看来，这首先是关于我们如何作出道德判分的问题。他认为以下一点或多或少是显而易见的，即在道德领域我们首先关心的不是行动或它们的结果，而是我们与他人打交道时表现出来的性格特征。一些性格特征，我们称为德，另一些我们称为恶。但是，我们做出这样的判断是否就是本能的，是未被扭曲的固有癖好（proclivities）呢？在道德中做判断是否像在色彩或趣味中做判断一样呢？或者，我们在德与恶之间做出的一些、可能是全部的判断，就是我们从家教和教育中获得的习惯呢？在道德中做判断是否更像对好坏举止做判断呢？休谟认为，道德判分不是理性的单独作用，对此，哈奇森已经给出很好的理由。而且，要看到这种由情感完成的工作完全契合124 休谟在《人性论》第一卷提出的信念论。所以，真正的问题是，我们区分德与恶的每种情形所凭借的，是不是自然的、没被扭曲的情感。

因此，休谟很可能认为，哈奇森本人对这一问题的怀疑已经提出了理由。因为，哈奇森已经认识到，在正义的情形中，未被扭曲的情感在如何区分德与恶的过程中并不总是很明显。有时，一个"富有的守财奴"有权在任何时候收回贷款——即便是从"最勤劳的贫苦手艺人（tradesman）"手中收回贷款——是合法的，此时，正义就会触怒我们的道德感受。[2]正义原则看起来好像与公平公正的自然信念相悖。哈奇森指出，在这样的情况下，一种扩大的"普遍善"的概念可以用来揭示正义和非正义之间的区别，所以，从个人层面上看似不公正的事情，从更普遍的、不偏不倚的层面上被证明是为所有人服务的。然而休谟的理论也主张，即便在这些情况下，道德的善意不得不理解为仁爱（benevolence）；而和哈奇森的众多读者一样，休谟相信，

[1] *Treatise of Human Nature*（1739–1740），vol. ii, pp.26, 28［I.i.ii: SBN 471］. 休谟继续说，"我们不再深入谈论了，也不探究满意的原因。我们不会因为一种品质讨人喜欢就推论它是有德的，而是它在情感上讨人喜欢，我们实际感受到它是有德的。我们判断各种类型的美、趣味和感知，其情形也是如此"。趣味的类比证明是有意义的，参见第 137 页（本书边码）。

[2] Hutcheson, *Inquiry*, ed. Leidhold, pp.185-186［II.vii.vi］.

这些案例表明，准确地说，正义不能被理解为任何类型的仁爱。[1]大多数人做正义要求做的事，因为他们相信那是他们**必须**做的事。当人们行使正义时，正义是作为一种责任被执行，而非仁爱。休谟想知道，履行责任时，是什么可能会诉诸道德情感，让我们产生一种与简单自发的善行一样的直接愉悦？当事人相信一件事是正确的，这一信念如何能够解释我们赞同当事人做那件事的原因？

休谟在 1739 年 9 月给哈奇森回信的附言中暗示，这些关于正义道德的问题是受西塞罗《论至善》（*De Finibus*）中以怀疑主义的方式讨论斯多葛伦理学的启发。西塞罗反对斯多葛学派的观点——"每一个道德高尚的行动肯定有一种与德性不同的动机或驱动性激情，而且德性从来不是行动的唯一动机"[2]。休谟提到哈奇森本人不赞同这一点。[3]沙夫茨伯里也不认同这一点，尽管他声称，只有出于责任感的行动才拥有真正高尚行动的地位。[4]我们或许能够看到休谟在这里以哲学术语重构他对 1729—1731 年导致其精神崩塌的斯多葛主义的内心抗拒。因德性本身之故而热爱德性，古代斯多葛派和斯多葛主义的现代复兴者如沙夫茨伯里和哈奇森都会称颂这一点，而他们呈现的方式看来就跟道德废话一样。而且，轮到讨论正义的时候，接下来的内容似乎是以下结论，即曼德维尔力求确立一般意义的德性：如休谟在《人性论》论正义第一节的结尾指出的，"正义感和非正义感不是源于自然，而是人为的，尽管必然是从教育、从人类惯例中产生的"。[5]

然而，休谟没有直接在这里支持曼德维尔此前《道德德性起源研究》提

---

[1] 这里休谟可能遵循巴特勒的引导，后者在附于《宗教类比》后面的一篇论德性本质的"论文"中指出，"仅仅考虑是否具有仁爱，并不能分辨出全部的德与恶"（p.316）。

[2] *Letters of David Hume*, ed. Greig, vol. i, p.35.

[3] 哈奇森在《我们美和德观念的起源研究》中说道，"如果我们不考虑自己的利益，凭义务理解赞成行动并实施行动的决定，那么该决定也会让我们对自己感到不快，与之背道而驰会让人感到不安；在义务一词的这种意义上，所有人自然都有仁爱的义务"——他强调，义务并不取决于"任何法律、任何外在利益的丧失，或因制裁而来的不利"的考虑（ed. Leidhold, p.176 [II.vii.i]）。

[4] 参见 Shaftesbury, *Characteristicks*, ed. Den Uyl, vol ii, p.18 ['Inquiry', I.ii.iii]. "如果一个造物慷慨大方、持之以恒、富有同情心，但如果他不能反思他自己所做之事，或观察别人所做之事，进而注意到何为值得或何为诚实，让值得或诚实的觉察（notice）或概念成为他自己情感的对象，那他就不具备品德高尚（virtuous）的品质"。

[5] *Treatise of Human Nature*（1739–1740），vol. iii, p.48 [III.ii.i: SBN 483].

出的那段臭名昭著的论述——道德如何通过诡计多端的"政治家"强加到有人道精神的大众头上。相反，根据我们在第一章的推测，较近期的曼德维尔文本如《蜜蜂的寓言》"第二部分"和《荣誉起源研究》，休谟可能采用了一种更能为人承认的历史叙述，论述正义规则最初被人类建立起来的方式。休谟认为，提正义的起源必然要提财产的起源。从历史角度看，规则制定者有权主张自己拥有的东西必须排在第一位，因为这些规则是人类和平共处最基本的前提条件。从休谟的立场上说，这不是最原创的洞见。17 世纪的自然法学家们在考察人类社会性是否可能的各种条件时，也优先尊重财产的权利。休谟阐释"正义和财产的起源"的很多论述，都来自格劳秀斯、普芬道夫、洛克和巴贝拉克的自然法理学。[1] 这些文字也类似于卢克莱修追溯人类发展故事的《物性论》第五卷的主旨和一些细节。叙述的主线是自利（self-interest）的进程和提升。如我们看到的，休谟不赞成把人类的动机简化为自私（selfishness）。但他主张，我们对别人自然而然的慷慨在其范围内是有限的。我们的慷慨在与亲戚朋友的相处中耗费殆尽。家族、部落这样小规模的共同体中，彼此不可避免会竞争有限的资源，所以，家族或部落的占有物总是处在被其他家族或部落强行拿走和使用的危险之中。人类不能容忍因需要和贫乏而导致的持续冲突的状况，这一点最终使人们清醒地意识到，制定协约保护每个小规模共同体的占有物符合所有人的利益。这样，现实中的自利解决了它自己提出的问题。在 17 世纪的一些作家如皮耶尔·尼科莱这样著名的法国道德学家那里，这类故事讲出来是为了描述上帝即便对堕落的、有罪的人类也有天启的关怀。[2] 在休谟和曼德维尔这里，这种意义被剥除了。休谟说，关于财产的协约碰巧被发明出来，不过是自利方向的转变。而且，这种转变已经发生了，这一点儿也不奇怪。这样的转变"只要一点点反思就必然会发生"[3]。自利通过自我约束而非放任自由、无限的表达得到更多的满足，这一点再明显不过了。同样明显的是，"人们根本不可能维持社会之前

---

[1] 详情参见 Norton and Norton, 'Editors' Annotations', pp.902-911。还可参见 Forbes, *Hume's Philosophical Politics*, chs. 1 and 2; 以及 Buckle, *Natural Law and the Theory of Property*, ch.5。

[2] 参见 Herdt, *Putting on Virtue*, ch. 9; 以及 Moriarty, *Disguised Vices*, ch. 11。

[3] *Treatise of Human Nature*（1739–1740），vol. ii, p.63［III.ii.ii: SBN 492］.

的那种野蛮状态"。人的"最初状态和处境恰恰是令人尊重的社会状态"[1]。

　　休谟想要人们明白他关于正义起源的论述和霍布斯的论述差别在哪里。他不希望读者把他称正义是人为的意思和霍布斯描绘的正义图景混淆起来。在霍布斯那里，正义作为一种制度，为了它的存在和道德意义而依附于绝对君主的权力意志。[2]因此，他重申了自然法学家中霍布斯的批评者们经常提的观点，即即便没有政府人类社会也有可能存在。但是，在对霍布斯这种熟悉的回应之外、潜台词之下，还有更深层的一个观点，它不仅颠覆了霍布斯的正义论，还颠覆了霍布斯的自然法学家反对者们的理论。[3]因为休谟抛弃了整个自然权利的观点，这个观点是霍布斯论证君主有权决定正义性质的基础，也是洛克论证财产权利优先并独立于政府机构的基础。休谟描述的正义和财产，其依据不在自然权利而在现实之中，在于所有人都能非常容易了解到的、固定财产及其转移的规则的有用现实之中。[4]在1739年9月给哈奇森的信中，休谟以他稍微有点伊壁鸠鲁式的语气引述了贺拉斯的一段话："效用是正义和公平之母。"休谟评论说："**格劳秀斯和普芬道夫要保持一致，必须坚持同一种观点。**"[5]休谟应该知道，哈奇森也应该知道——而且，休谟也应该知道哈奇森应该知道——格劳秀斯明确采取了这一立场，并在心中将这

---

[1] *Treatise of Human Nature*（1739–1740），vol. ii，p.64［III.ii.ii：SBN 493］.

[2] 休谟对这一评价感到失望。唯一知道的对《人性论》第三卷的评价，收录于 *Bibliothèque Raisonée des Ouvrages des Savans de l'Europe*（vol. 26，April-June 1741，pp.411-427），该评论声称，休谟的正义论是"穿上了新衣的霍布斯体系"。参见 Norton and Perinetti，'The Bibliothèque Raisonée Review of Volume 3 of the Treatise'，p.27。威廉·魏肖特对休谟的道德哲学做出了同样的谴责，见1745年 *Specimen of the Principles Concerning Religion and Morality Maintain'd in . . . A Treatise of Human Nature*，见第211页、第214—215页（本书边码）。

[3] 休谟对自然法理学的基本原理持怀疑主义，即便他在财产权的历史这一问题上也和自然法学家一样感兴趣，这是詹姆斯·摩尔著作不变的主题，尤其可以参见以下论文：'Hume's Theory of Justice and Property'、'Natural Law and the Pyrrhonian Controversy'和 'Natural Rights in the Scottish Enlightenment'。

[4] 这是休谟对自然法的怀疑主义的重要内容（详细讨论见上一条注释列出的摩尔的论文），在他看来，洞察到需要一些财产规则，与洞察到这些规则必须采取怎样的形式，是两码事。休谟在《人性论》第三篇第二章第三节指出的我们通常运用的绝大多数规则，源于平常偏好的想象。

[5] *Letters of David Hume*，ed.Greig，vol. i，p.33. 关于对贺拉斯这一口头禅的运用，参见 Rosen，'Utility and Justice'。

种对自然法的怀疑论作为他的**靶子**。[1]人们找到的有用东西在每个社会都可能有所变化，而格劳秀斯以及普芬道夫的雄心壮志，是打算表明正义规则是不变的、普遍的"正确理性的命令"。休谟的观点是，财产协议的效用在最基础的意义上是有用的，没有这些协议，大规模的人类社会、家族和部落的和平共处是不可能的。事实上，它们是非常基础的，以至于把它们称作自然法则也是无害的——只要人们把这里"自然的"一词的意思理解成无非是"对任何物种都是稀松平常的，或与任何物种密不可分的"[2]。"没有什么比我们的激情更警觉、更有创造力，"休谟提醒说，"也没有什么比遵守这些规则更明显的了。"[3]这些不是以普芬道夫和洛克这些自然法学家的方式阐明的"自然法"——根据这一法则，人类被他们的造物主赋予了权利。它们也不是上帝赐予的理性能力特别规定的法则。休谟阐释人类决定财产权利所运用的具体规则时，运用的正是习惯驱使关联想象的机制，该机制直接源于《人性论》第一卷对理解力运行的分析。

17世纪的几位自然法学家——虽然洛克没有——详细阐释了财产权利在条约或契约条款中强加的义务。格劳秀斯和普芬道夫描述人类能够在自然状态下就谁拥有什么达成有约束力的意见。[4]霍布斯完全放弃了自然状态下正义的可能性，但在这样一种状态下确立了制定契约协议的各方尊重正义规则的义务，该协议同时创造了社会、政府和不可推卸的政治义务。休谟相信，把正义建立在效用之上，这使得人们没有必要假设，即使在自然状态下也有遵守契约条款的自然义务，而自然法学家和霍布斯却不得不作出如此假设。从休谟的立场看，这才是最深刻、最原初的洞察，这也说明休谟完全抛弃了自格劳秀斯《战争与和平法》（*De Iure Belli et Pacis*）以来新教欧洲一直

---

[1] 参见 Grotius, *Rights of War and Peace*, ed. Tuck, p.93 ['Preliminary Discourse, §XVII]，这段引自贺拉斯的话被描述为卡涅阿德斯（Carneades）怀疑论的表达，它的答案是"自然法之母是人性本身，尽管我们所处环境的必要性不需要自然法，但自然法本身也在我们心中创造一种共同的结社欲望"。

[2] *Treatise of Human Nature*（1739–1740），vol. ii, p.49 [III.ii.ii: SBN 484].

[3] *Treatise of Human Nature*（1739–1740），vol. ii, p.119 [III.ii.vi: SBN 526].

[4] 参见 Buckle, *Natural Law and the Theory of Property*, chs. 1-2。

流行的正义论。[1]休谟指出，遵守承诺的自然义务这一观念并不比遵奉财产协议形式的正义这一自然义务观念更明白易懂。承诺——只是因为人们讲出了一种特殊形式的话，害怕受谴责之苦和可能之惩罚而必须做某件事——只有在人类协议的语境中才能清楚易懂，在这个语境中，人们若讲出了那些话，后来又没做到他们说过会做的事，那他将会被谴责或被惩罚。休谟熟知的自然法学家的观点，即让承诺——人们愿意履行（willed）一项新道德义务——付诸实践，这点是不可信的。[2]因为，如哈奇森清楚表明的，道德是情感而非意志的作用。道德感给予我们的褒贬之情附着在表明品质特征的动机上，但在尊重财产权的情形中，当人们遵守诺言时我们赞扬他们，仅仅因为他们做了他们不得不做的事。而尽义务只是因为人们相信这是他的义务，所以我们看到休谟指出，这本身并不是一件在道德上有吸引力的事情。

这样，如何让人们相信有信守诺言的义务这种事情就成了一个难题，解决这个难题的起点只能是人们信守诺言这一协约（convention）发展的推测史叙述。关于财产协议，休谟在初级形式的自利的社会互动中找到了守诺的根源。人们需要他人的帮助，比如帮忙收割易腐易坏的庄稼，而且通常需要那些他们没有特殊理由信任的人的帮助。今天我帮你收割庄稼，因为知道你下周会帮我收割。不过，我怎么能确定你不会食言呢？只有在有协议时才能确定，而且我们知道我们都理解了这个协议，即如果你食言你将来就会受到制裁、不被信任。我之所以信任你，是我相信你理解了该协议的效用，或者至少我相信你如果食言你就会受到制裁的信念——不是因为你说出一种特殊形式的话表达的意志行为，进而在某种程度上迫使你在将来帮我。

休谟承认遵守承诺的义务可以被称为自然法，不过只有以这些同样的理

128

---

[1] 魏肖特在《范例》（*Specimen*）中注释说，在论证遵守诺言之德的人为性方面，休谟走得比霍布斯更远："霍布斯先生，费尽力气撼动了其他所有的自然义务，却发现有必要或假装有必要留下承诺的义务抑或契约；但我们的作者却给了更大胆的一击……"［Hume, *Letter from a Gentleman*（1745），p.16］

[2] 休谟把承诺与自然法传统联系起来处理，对此可参见 'Promising and Obligation', pp.396-398。还可参见 Haakonssen, *Science of a Legislator*, pp.29-30；以及 Baier, 'Promises, Promises, Promises', esp.pp.165-166。

由，尊重财产及其转移的协议的义务才能被称为自然法。人类除了彼此生活在社会之中，此外别无选择，而就这个目标而言财产权和承诺是必需的。进一步说，在小型社会中，我们有望服从这些法律，所以，自然法学家才坚持反对霍布斯，因为政治权威不需要强迫我们尊重这些法律。对休谟而言，小社会和大社会是有重要差别的，但在自然法学家那里并非如此。[1]定义这种差别的方法是说，在大社会中找理由相信陌生人要比小社会难得多——而且，在大社会中，人们与陌生人而非朋友交往的可能性要比小社会多得多。同样可能的是，陌生人会滥用他的财产权或对协议食言，仅仅因为他们有能力消失在人群、逃脱制裁和惩罚。[2]休谟总结说，在大社会中，霍布斯所言是对的：人们需要政府，目的是确保社会赖以存在的基本协议被遵守。然而，这并非意味着——如霍布斯认为的——正义和财产权很有可能取决于政治；而是如休谟指出的，意味着统治者强加于我们头上的义务与我们的自然义务关联起来，以致"前者被发明出来主要是后者的缘故；政府的主要目标是约束人们遵守自然法"[3]。

这样，休谟对大小社会差别重要性的认识就解释了他在"道德篇"中关于财产权起源和承诺的论述为何必须在后面接着论述政府的起源以及有义务服从人们生活于其治下的政府。与财产权、承诺一样，政府在休谟看来也是一项明显的自利发明，是自利的人民确保他们利益得以满足的另一种手段。我们很容易认识到，我们都不可能按照长远的利益行事。我们都会被诱惑着去偷盗、欺骗、违背诺言。认识到这些事情，我们就有理由创造一种足以强迫人人遵守符合每个人利益的权力。而且，我们要保证这种权力服务于我们的利益，给予那些运用这种权力的人一种利益，以保证它为我们的利益服务。尽管休谟抛弃了财产权的自然权利，但从本质上说，他关于政府起源的故事与洛克《政府两篇》中讲述的故事是一致的。政府的功能，在休谟看

---

[1] 休谟关于大小社会的差别是托洛宁《曼德维尔与休谟》（*Mandeville and Hume*）第 4 章的重要主题。

[2] 而且，如休谟指出的，在大社会中，每个人维护财产法的利益是"比较遥远的"，"人们也不太容易察觉每次违背这些规则后带来的无序和混乱，而在较狭小的、紧缩的社会中却很容易察觉这种无序和混乱"[*Treatise of Human Nature*（1739–1740），vol. ii, p.75（III.ii.ii：SBN 499）]。

[3] *Treatise of Human Nature*（1739–1740），vol. ii, p.148 [III.ii.viii：SBN 543].

来，就像在洛克那里一样，本质上是法律意义上的，是解决"财富和占有物增加"（这是休谟的用语）之后必将形成的财产权和契约纠纷的一种手段。[1]

休谟打算承认最初的政府源于同意，而洛克和辉格传统中的其他众人将同意理解为所有人类权威的基础。休谟指出："当人们觉察到政府在维护和平、执行正义方面的必要性时，他们自然而然地会聚集在一起，选出治安官，决定他们的权力，并承诺服从他们。"[2] 休谟既已表明遵守诺言是一种人为之德，也就足以表明对生活于其中的政府的忠诚和服从也是人为之德。任何拥有政治权威的人都不能将其视为天生高于其他任何人或上帝意志的作用。权威只是人类对其他人的给予。但休谟认为，最早的政府和我们现在生活于其中的政府之间还是有区别的。认为我们对自己政府的义务有着任何形式的承诺基础则是令人难以置信的，甚至是荒谬的。因为一方面，这种观点显然与常识相悖。没有一个普通人会做梦把政治义务归因于他们曾经向统治他们国家的政府许下的承诺[3]。另一方面，休谟已经明确，在大社会中，信守诺言的义务，只有在强制遵守协议的政府中才会很严格。所以，由于恶性循环的苦果，承诺不可能被当作大社会中政治义务的依据，而这种大社会正是休谟及其读者生活的地方。休谟并不认为这一论断与政治权力、政治义务是人为而非自然的原理相悖。相反，他诉诸效用来解释承诺和财产权的制度，同时还可解释为什么忠诚也被当作美德。服从政府的义务的基本依据是，几乎在一切条件中，忠于政府都符合自己的利益。没必要再额外诉诸一个我们任何人都没意识到的曾经许下的承诺。这样，休谟便提出了一种思考

130

---

[1] *Treatise of Human Nature*（1739-1740），vol. ii, p.144［III.ii.viii：SBN 541］. 休谟强调，这不只是"政府的有益影响"。它还克服了人们在就社会作为一个整体的长期利益达成一致、采取行动方面的困难。我们的统治者既有能力也有动力去执行大规模的工程："因而，桥梁修筑了，港口开放了，防御工事拔地而起，运河开凿了，舰队装备了，军队也操练起来。"（*Treatise of Human Nature*（1739-1740），vol. ii, p.140（III.ii.vii：SBN 539）]

[2] *Treatise of Human Nature*（1739-1740），vol. ii, p.145［III.ii.viii：SBN 541］.

[3] *Treatise of Human Nature*（1739-1740），vol. ii, p.155［III.ii.viii：SBN 547］. 诉诸"流行的权威"反驳哲学理论在这里是合理的：休谟声称，因为"人们的意见在这种情形下裹挟着一种特殊的权威，很大程度容易犯错"［*Treatise of Human Nature*（1739-1740），vol. ii, pp.153-154（III.ii.viii：SBN546）]。我们的道德情感，而且只有我们的道德情感，告知我们的义务。可能根本没什么东西能纠正它们。而且，没有一种情感会告诉他们必须信守诺言，鉴于这一事实，这就意味着没人信守诺言是真的了。

政治道德基础的新方法。[1]在传统主义的神圣权利理论与休谟《人性论》中所谓"我们流行的政治体系"——这一辉格政府学说自1714年乔治一世继位以来就一直盛行——之外，他有了另一种选择。[2]他将耗费余生的大部分时间来定义、发展一种政治哲学，这种政治哲学既是对辉格主义迷思也是对托利主义迷思的怀疑。[3]

在《道德篇》中，休谟总结了那些需要被称为人为之德的论述，并简要论述了人们为何期望女人忠贞谦逊。他的出发点似乎是对曼德维尔这一主题作品的批评。曼德维尔肯定被理解为这些哲学家中的一员："当这些哲学家能够表明自然界没有为那种外在的谦逊——我们需要女性在表达、衣着和行为上的所有谦逊——提供任何依据时，他们便猛烈抨击妇德，幻想他们在洞察流行的错误方面已走得很远。"[4]但所有这一切太显而易见了，都不需要阐释。更令人感兴趣的是考察这些概念以何种方式从教育、自愿协议和社会

131

---

[1] 这并不是说，休谟是以这种方式思考政治的第一人。举个例子，休谟《人性论》中对政府起源的论述与威廉·坦普尔《论政府的起源和性质》便有相似之处，参见第179页（本书边码）。

[2] *Treatise of Human Nature*（1739–1740），vol. ii, p.145［III.ii.viii：SBN 542］. 有证据怀疑沃尔波尔时代的辉格派政府与社会契约论观念及随后的反抗权利之间的真正联系有多少意义。与沃尔波尔的"辉格派宫廷"相比，这些观念更可能被不满的、自封的"真正的辉格党"和像博林布鲁克这样的托利党利用，参见 e.g., Kenyon, *Revolution Principles*。凯尼恩（Kenyon）指出，早至1720年前后，"1688年革命对辉格党和托利党一样是件令人难堪的事情"（p.200）；更复杂的概述，参见 Pocock, 'Varieties of Whiggism', esp.pp.239-253。洛克式观念在18世纪初的地位的修正已被推得太远，关于这种看法，可参见 Goldie, 'The English System of Liberty', pp.47-50。有可能的是，休谟把契约作为"我们流行的政治体系"的基础，只能表明他在那时有多不了解当时的英国政治思想现状。

[3] 休谟对他那个时代的政治明显的怀疑态度，在他写《人性论》第三卷时已经形成了。在论述忠诚时，他为典型辉格党（或至少是典型的"真正的辉格党"）的反抗权学说辩护，但把它与设想的原始契约的根源切割开来。因而，在简要讨论1688年——"那场著名的革命，对我们的制度影响如此深远，带来的结果如此巨大"时，他承认，革命中对詹姆斯二世的反抗尚未定论，并指出其合法性只有在革命最终有利于整个国家这一事实清楚明了之后才能看清。他表示，事实上，最初威廉和玛丽的权力"只是建立在非正义和暴力"的基础上。汉诺威王室的权威是"时间和习惯"的结果。参见 *Treatise of Human Nature*（1739–1740），vol. ii, pp.182-188［III.ii.x：SBN 563-567］。

[4]《蜜蜂的寓言》中，曼德维尔指出，"女人的谦虚是习惯和教育的结果……尽管如此，世上最高洁的年轻女人，尽管她有口有齿，常常拥有思想，在想象中形成对事物含糊不清的观念，世世代代也不会向人们说出一个字"［ed. Kaye, vol. i, p.65（Remark C）］。"每个女人真真切切的贞洁"的起源可追溯到曼德维尔《为社会焦虑的温和申辩》中的淫秽描述。

利益中产生。[1]这不是《道德篇》中唯一一个休谟刻意与曼德维尔保持距离的地方，尤其在"道德应该被理解为完全是'政治家'技巧的产物"这一观点上。在论述财产起源的结尾处，休谟轻蔑地提醒说，"某些论述道德的作家"将所有的道德都描述为"政治家技巧"的产物，试图"根除人身上的一切美德感（sense of virtue）"[2]。后来，他否定了这幅道德起源的图景，理由是"与经验不符"[3]。休谟在这些段落中让自己远离的那个曼德维尔是《德性起源研究》和《为社会焦虑的温和申辩》中的煽动家曼德维尔。休谟想让自己远离煽动家曼德维尔的原因之一，是他对另一个曼德维尔感兴趣，即《蜜蜂的寓言》"第二部分"的那个曼德维尔，他讲出了道德和政治制度发展的微妙而复杂的故事，闭口不提诡计多端的政治家，在主旨和一些细节上的观点都与休谟自己关于财产权、承诺和政府的推测史相似。[4]另一个原因，如我们已经看到的，休谟赞同哈奇森的看法，认为政治家发明道德判断的观点存在严重的问题。哈奇森在《我们美和德观念的起源研究》中指出，"教育从未让我们理解对象的任何品质，我们自然也没有任何能够觉察的感官（senses）"；教育可能让我们从乍看起来对自己福祉有害的行动中看到好处，但它"从不会让我们不考虑自己的利益就去认为行动是可亲或可恶的"[5]。休谟认同反驳曼德维尔的这一论断力度。他同意道德情感既不能由政治家也不能由其他任何人制造出来。这些情感是自然而然的，从这个意义上说，它们产生于我们未被教化的本能。一些品质的特征以一种完全直接、不经思考的方式让我们感到愉快。诚实、信守诺言、忠诚不是这种情形，但像"温顺、

132

---

[1] *Treatise of Human Nature*（1739–1740），vol. ii，p.194［III.ii.xii：SBN 570］.休谟解释女人在性别合宜性方面的标准比男人高得多，这一事实取决于：如果女人的丈夫打算供养和教育她的孩子，那她就需要获得丈夫的信任。通过确定的"坏名声或名誉""这一对人类心灵有巨大影响的惩罚"而非威胁走法庭诉讼程序来保证这种信任要好得多。参见 *Treatise of Human Nature*（1739–1740），vol. ii，pp.194-199［III.ii.xii：SBN 570-573］。事实上，这显然是一种曼德维尔式的论证，参见 Garrett，'Human Nature'，p.209。

[2] *Treatise of Human Nature*（1739–1740），vol. ii，p.76［III.ii.ii：SBN 500］.

[3] *Treatise of Human Nature*（1739–1740），vol. ii，p.209［III.iii.i：SBN 578］.

[4] 参见 Tolonen，*Mandeville and Hume*，ch. 4，esp.pp.173-180。

[5] Hutcheson，*Inquiry*，ed. Leidhold，pp.72，99［I.vii.iii，II.i.vii］.

仁爱、慈善、慷慨、仁慈、中庸、公正"这些情形确实如此。[1]

因为，有一些值得被称为自然的德性。这个问题的答案迟至第二卷讨论德与恶产生的骄傲与谦卑时才给出，该答案是，虽然一些道德判分源于利益和教育，但另一些却是以自然的、原初的秉性为基础的。有一种解读休谟《人性论》第三卷道德哲学的方法，是让他自己说出曼德维尔在一些道德原理方面（人为之德）是对的，同时，哈奇森在其他方面（自然之德）也是对的。[2]这种解读方式是严重错误的。因为最后，休谟对于"一种德性是自然的"这一意思的理解迥异于哈奇森。没理由认为休谟曾相信哈奇森所谓"道德感"的存在。在休谟看来，鉴于道德情感不可能由政治家制造出来这一事实，那么，它们也不可能源于一种特殊的道德能力，源于一种与其他一切心灵能力迥然不同的能力。

休谟在发表版本的《道德篇》第三章对自然德性的讨论中清楚地表明了这一点，不过这一点在第二章已有提及，在那里，休谟从人为之德的起源转向简要解释为何我们称诚实、信守诺言和忠诚是**美德，**而非仅仅是理性的自利表现。[3]设想诚实等概念的起源再次出现在小社会到大社会的转变过程中。在大社会中，一直遵守产权法为什么符合我的利益并不总是很明显的。而欺诈不可能威胁到社会秩序则能轻易看到。不过即便在大社会，我对他人的欺诈也很敏感，而且总是会因此感到不快。我们认为，他们的欺诈"有损于人类社会，且危害每个与犯此过错的人打交道的人"，一如休谟指出的。[4]这不可能是出于我们对自身利益的认识，因为在大社会中，别人的欺诈并不总是像我们的伤害造成的危害那样明显。休谟认为，别人的欺诈让我们不快是同情那些利益受到背叛的人的结果。我们已经看到，同情是休谟用来解释

133

---

[1] *Treatise of Human Nature*（1739–1740），vol. iii，p.209［III.iii.i：SBN 578］.

[2] 对休谟道德哲学的这种理解，隐含在大卫·费特·诺顿的著作中。特别参见《大卫·休谟：常识道德学家、怀疑主义形而上学家》的第三章（ch. 3 of *David Hume: Common-Sense Moralist, Sceptical Metaphysician*），诺顿在第三章试图将休谟描述成其道德哲学的"现实主义者"时，不仅系统地概括了休谟对正义人为性的论断，而且还弱化了他以同情为基础的道德判断论述和哈奇森的道德感论述两者之间的差别。

[3] 休谟讨论人为之德这两种因素之间区别的重要意义，对此吉尔有很好的描述，见 *The British Moralists on Human Nature*，pp.237ff。

[4] *Treatise of Human Nature*（1739–1740），vol. iii，p.75［III.ii.ii：SBN 499］.

《人性论》第二卷激情动力学的主要原理之一。同情本身不是道德能力。它本身是道德中立的，只是我们感受到或感染了别人的激情、意见——无论这些激情和意见是什么——的一种方式。[1] 对别人的欺诈感到不快，在此情形中，同情是我们自己感受欺诈受害者感到的不快的一种方式。休谟指出，当我们站在一种普遍的、无偏的立场上思考那种情景时，这种不快就呈现出一种特殊的道德品质[2]。因为"在普遍考察的基础上，每件让人在行为中感到不安的事情，都被称为恶，而任何产生满意的事情，都被称为德"。他总结说，"这就是为何道德善恶的感觉紧随正义和非正义"[3]。重点是，没必要以一种特殊的感官来解释为什么我们称正义为道德上的善、非正义为道德上的恶。同情，随着"普遍考察"而被改进和矫正的同情，就足以解释了。

休谟认为，一种特殊的道德感假设有悖于良好实验科学的一般程序。可观察到的多样性是少数几条基础的解释性原理的产物，这是自然界的常见特征，人性的归纳研究应该在假设心灵也是如此的基础上进行。道德感假设只能在没有办法以更普遍的心理运行原理来解释道德判分的条件下才是合理的。而在休谟看来，事实上显然可以诉诸一条更普遍的原理。众多的道德判断看来是以对德的有用性、恶的有害性的思考为基础的。这不仅对于一切人为之德是真理，而且对于无数自然之德也是如此。例如，休谟所谓"心灵的伟大"——"适当程度的骄傲"，我们现在或许可以称为自赏。休谟指出，"心灵的伟大"在引导生活时对我们相当有用。[4] 勇敢、抱负这样的个人美德也是如此。另外，仁爱、慈善、慷慨等这样的社会德性显然让自己对别人

---

[1] 休谟强调同情的道德中立性，他在致亚当·斯密的信中评论《道德情感论》时指出，同情本身并不"令人愉快"。如果别人的情感是愉快的，那么同情别人也是令人愉快的，但如果是不快的，那同情也是不快的。参见 *Letters of David Hume*, ed. Greig, vol. i, p.313. 显然，从休谟的信来看，斯密改变了他的论断，以致清楚地表明，正是对同情可能性更高层次的反思，而非同情本身，在道德上才是重要的。参见 *Theory of Moral Sentiments*, ed. Raphael and Macfie, p.46 [I.iii.i.9]。

[2] 休谟对这种观点的理解，有一篇很好的论述，出自贝尔《情感的进程》第181—188页（*Progress of Sentiments*, pp.181-188）所做的独特的道德评价。贝尔强调，正是人的观点，而非虚无（nowhere）的观点："它的目标不是脱离人的关切，而是不偏不倚和人与人之间的一致。"（p.182）贝尔对于她所谓的"人类道德的有限实践性"也很敏锐（p.187）。

[3] *Treatise of Human Nature*（1739–1740），vol. iii, p.75 [III.ii.ii：SBN 499]。

[4] *Treatise of Human Nature*（1739–1740），vol. iii, pp.239-240 [III.iii.ii：SBN 596]。

有用。他认为，一种品质特征的有用性是其为何被赞同、视为一种美德的原因所在，这是一个合理的假设。因为，同情可以解释美德的有用性——无论是对解释的那个人还是对其他人——为何给予我们快乐，而这种快乐适当矫正一下显然是道德赞同。因此，在这些德性的例子中，没必要越过同情和效用来寻求道德赞同和不赞同情感的根源。

134

休谟知道，我们对于善意和仁爱之类德性的赞同还有比效用更多的特征。这些品质特征，尤其是拥有这些品质的人，还有一种直接的愉悦性。这些愉悦性是我们称它们为德性的部分原因。不过同情也可以解释这一点。同情让我们与真正仁爱的人在其仁爱中发现的亲切适宜和谐一致，并让我们对此感到愉快——也就是说，让我们赞同它。休谟总结道，纵观所有的德性，道德判分的基本依据看来有四种特征：对自己有用、对他人有用、让自己愉快、让他人愉快。似乎没有一种单独的德性被赞同不是根据这些考虑中的一个或多个特征的。这也是休谟抛弃他十年前曾尝试过的斯多葛主义的另一个原因。将所有德性归结为有用和愉快，就是怀疑斯多葛特别珍视的价值范畴——真理、善本身以及不考虑有无用处就被承认的善。对哈奇森而言，道德感是重建现代的、洛克式术语中的真理这一概念的一种手段。[1] 自然哲学的俭省解释给了休谟一个理由，让他默默承认曼德维尔的怀疑，即对真理的追求不过是一场徒劳。[2]

休谟自信道德情感能够以同情再搭上效用和愉悦的方式得以解释，这份信心也让他以一种与当时哲学常识大相径庭的方式扩大了德性的范畴。[3] 他在《道德篇》第三章选择"心灵的伟大"作为第一种自然之德加以考察，这一事实象征着他明确希望挑战传统的基督教美德表。休谟非常清楚，很多人认为骄傲——无论"恰当"与否——都是一种恶。基督教的道德学家，无论是天主教还是新教的道德学家，他们总是痛骂骄傲是人拒绝承认其原罪的基本表现。休谟认为自己有充分的理由指出，尽管基督教反对骄傲、颂扬谦

---

[1] 据推测，这是哈奇森为何在《研究》的首页放了西塞罗《论责任》论述真理的重要一段［I.iv（14）：*On Duties*，transl. Miller，pp.14-17］。

[2] 参见 Mandeville，*Fable of the Bees*，ed. Kaye，vol. i，p.331［'Search into the Nature of Society'］。

[3] 参见 Rivers，*Reason*，*Grace and Sentiment*，vol. ii，pp.297-300；关于其背景，还可参见 Heydt，'Practical Ethics'。

卑，"这个世界自然会尊重一种经过良好调整的骄傲，这种骄傲暗中激发我们的行为而不会引爆那种粗俗的虚荣表现乃至可能冒犯别人的虚荣心"[1]。休谟在《人性论》中讨论伟大心灵的篇幅，是他讨论善和仁爱篇幅的两倍还多。而且更糟的是，从传统的思想观点看，后面的章节力求祛除道德德性和才识、智慧这样的"自然能力"之间的差异，并力求祛除道德德性和漂亮容貌、财富这类"优势"之间的差异。所有这些要么有用，要么令人愉悦，要么兼而有之，它们与道德德性所谓的区别似乎只是口头上的，这种区别是道德学家的一项发明，他们企求利用这一事实，即道德德性不同于自然才能和天生优势，它可以通过善有善报恶遭恶报的威胁培养起来。道德德性与自然才能、天生优势的差别的确存在，不过在休谟看来，它还不足以成为一种类型上的差别。他再次相信，在这里，普遍舆论站在他这一边。他声称，"在日常生活和交谈中"，人们"自然会褒贬一切令他们愉快或不快的事情"，并"从德性的品质方面考虑谨慎、仁爱、洞察力和正义"[2]。他还指出，现代人对意志（will）的迷恋——这是为何道德和所谓自发的德性被单独挑出来特殊对待的原因之一——古人是不知道的。因而，他在 1739 年的那封信中告诉哈奇森，"总的说来，他从西塞罗的《论责任》（Cicero's Offices）而非从《人的全部义务》（Whole Duty of Man）中拿来了他的美德表"[3]。在哈奇森看来，西塞罗本质上是一个斯多葛，只是一个温和的斯多葛，一个求真的哲学家，而在休谟看来，西塞罗是一个折中派，一个所有哲学体系的怀疑主义者。[4]

在《人性论》第三卷的"告读者"中，休谟声称这是一部独立成篇的著作，唯一需要告诉未读过第一、二卷读者的，是印象和观念的区别。休谟可能担心，第一、二卷收获的佶屈聱牙的名声可能会妨碍人们阅读第三卷。实际上，他的大部分道德哲学的根源都在《人性论》的前两卷，尤其是第二卷

135

---

[1] *Treatise of Human Nature*（1739–1740），vol. iii, p.245［III.iii.ii：SBN 600］. 参见 Herdt, *Putting on Virtue*, ch. 11; 以及 Taylor, 'Hume on the Dignity of Pride'。

[2] *Treatise of Human Nature*（1739–1740），vol. iii, pp.261–262［III.iii.iv：609］。

[3] *Letters of David Hume*, ed. Greig, vol. i, p.34.

[4] 摩尔评论道，"休谟与哈奇森之间一些比较显著的差别体现在他们对西塞罗的不同理解"（'Hume and Hutcheson', p.26）。

对间接激情的讨论中。[1] 因为，休谟描述的道德情感的源头，准确地说是在骄傲与谦卑、爱与恨的激情中。也就是说，对心灵的伟大、仁爱、才识、智慧以及余下的其他自然德性的道德评价，都始于对品质特征的骄傲和爱。对于缺乏这些德性或与之相反的道德谴责始于谦卑和恨。休谟强调这一点与他分析自然德性的起源相去不远，其时他宣称，"就我们的精神特性而言，**德**与产生爱或骄傲的能力，**恶**与产生谦卑或恨的能力，这两种情形被认为是等同的"。[2]

对休谟而言，道德不是人类经验独特的、不可化约的领域；对哈奇森而言则是。道德感没有被提升到超过激情、能对如何调整激情发出命令的权威位置。相反，道德情感是激情，不过，如我们已知道的，激情通过尝试从道德上最普遍、最客观的视角看待事物来调适和矫正。据休谟所言，从那个视角来看待事物对我们来说并不容易。我们知道，如果我们想确保我们的道德情感不和他人的道德情感冲撞，我们就需要那样去做，但是休谟表明，更常见的是，我们能做的无非是讲出、嚷出道德判断，仿佛我们的情感真的就不偏不倚了。道德情感毕竟只是情感而已，它们不是对理性的判断，而只是具体情境下具体个人的情感。[3] 不过，即便我们的确成功地把我们的情感调整到不偏不倚的程度，我们所做的一切只是修饰了休谟所谓的我们的"趣味"。并且，他说，通常的情况是，单纯的趣味不能对我们真正的所作所为产生多大的影响："情感必须触及心灵，让它们控制我们的激情，但它们不需要溢出想象并让它们影响我们的趣味。"[4] 休谟在

---

[1] 对此，最清楚、最令人信服的莫过于帕尔·奥达尔的《休谟〈人性论〉中的激情与价值》，尤其是第六章（Pàll Àrdal, *Passion and Value in Hume's Treatise*, esp. ch. 6）。

[2] *Treatise of Human Nature*（1739–1740），vol. iii, pp.202-203［III.iii.i：SBN 575］.

[3] 休谟解释说，所有谴责和称赞的情感"因我们处境与那个被谴责或被称赞的人关系的远近亲疏而有所不同，因我们心灵现在的脾性不同而不同"。这是不可避免的，因为道德情感首先是同情的产物。但是，在我们"一般的决定"中，我们做出判断"仿佛我们仍然站在一种立场上"："经验马上教给我们这种纠正我们情感或至少是矫正我们语言的方式，在语言中，情感是更棘手、不可改变的。"［*Treatise of Human Nature*（1739–1740），vol. iii, p.215（III.iii.i：SBN 582）］休谟在下一页表示，正是"社会交往和交谈"的需要，导致我们试着追求功过的客观标准。

[4] *Treatise of Human Nature*（1739–1740），vol. iii, p.222［III.iii.i：SBN 586］.

校对《人性论》的一份手稿中试图适当地强调这一点。"同情这一后来的秉性太微弱了，不能控制我们的激情，"他写道，"但它有足够的力量影响我们的趣味，并给我们赞同或谴责的情感。"[1]休谟在《道德篇》的好几个地方提到，当涉及激情控制和行为规范时，道德情感由"政治家的技巧""公众的称赞和谴责""个人的教育和见识""我们名誉带来的利益"等方式来修正。[2]随着休谟论断的最后反转，他受惠于曼德维尔在所有人眼中便显而易见了。

　　这样，《道德篇》的第二、三章一起构成了对哈奇森道德哲学主要原理的完整抨击。休谟在第一章赞成哈奇森反对道德观念可能由政治家制造出来的表象是欺骗性的。休谟从不相信哈奇森著作中描述的那种道德感。这就为《道德篇》第一章是不是休谟1739年春末或夏初寄给哈奇森的手稿片段的不确定性补充了一些理由。这一点之前已详述。第一章第二节的标题是"论道德判分源于道德感"，但如休谟解释的，道德判分源于道德感恰恰不是事实。《道德篇》的大部分观点恰恰是休谟在"本卷结语"中说的那些话。根据这一"结语"，休谟试图表明的是，"同情是道德判分的主要源泉"，在这一"结语"中，这种学说与"那些将道德感分解为人类心灵的原初本能的人"的立场截然相反，而且被认为优于这一立场。[3]我们断定，在发表的版本中，"结语"写于哈奇森阅读休谟手稿之后。"我曾将修改过的'结语'寄送给您，"休谟在1740年3月4日致哈奇森的信中写道，"您会看到，我希望继续运用最好的术语，即便是最严格、最冷峻的术语。"[4]在"结语"中，休谟吸取了哈奇森的建议，尝试在德性的成因中加入一星半点的温暖。他这么做是因为他指出，当涉及道德能力的自我反思性认可时，他的道德情感的

137

---

[1] 这个发表的文本是这样的："这样，**自利是确立正义的原初动机，但是，对社会利益的同情是道德赞同的根源，而道德认同伴随着这种德性**"［*Treatise of Human Nature*（1739–1740），vol. iii, p.76（III.ii.ii：SBN 499-500）］关于《人性论》这个副本的更多信息，见第 154 页注释［2］。

[2] *Treatise of Human Nature*（1739–1740），vol. iii, pp.76-78［III.ii.ii：SBN 499-500］. 还可参见 p.113［III.ii.v SBN 523］和 p.153［III.ii.viii：SBN 546］。

[3] *Treatise of Human Nature*（1739–1740），vol. iii, pp.276, 278［III.iii.vi：SBN 618, 619］.

[4] *Letters of David Hume*，ed. Greig, vol. i, p.37. 休谟寄给哈奇森的文本很可能是《人性论》仅存的那部分手稿：NLSMS 23159, item 15, 其副本参见 Norton and Norton, 'Editing the Texts', pp.664-667。

同情理论比道德感理论更好。[1]他还表示，他的道德体系如何"帮助我们形成正确的**幸福**观和美德的**高尚**（dignity）感，并让我们天性中的每种秉性都对拥护和珍爱那种高贵的品质感兴趣"[2]。但这不是对哈奇森的道德哲学风格的最后让步，这一点马上就一清二楚了，因为休谟坚称："这样的反思需要一项独立的工作，完全不同于当下的天才（genius）。""解剖学家绝不应该模仿画家，"休谟解释说，"在精确解剖身体的较小部分时，也不要假装对他的身材报以优雅迷人的态度或表达。"[3]所以，我们可能会问，《道德篇》的第一章究竟是怎么回事？为什么休谟先是复述哈奇森反对道德理性主义的观点，接着表示承认道德判分源于道德感，进而表现出自己与哈奇森主义的一致呢？我们很难逃出这样的结论，即他这样做只是想抚慰他的读者，否则读者一看到第二章开始对正义人为性的论断就直接把书推开了。或许，思考再三之后，

138   他决定聪明的做法，不是一开始就要读者想起曼德维尔和霍布斯之流关于道德判分的道德性（the morality of moral distinctions）的怀疑主义论断。[4]

我们可以想象，哈奇森是位足够敏锐的读者，意识到休谟在《道德篇》中与曼德维尔主义多么接近，而哈奇森自己在他的《我们美和德观念的起源研究》中力求反驳的正是曼德维尔主义。不过，可能因为他知道，尽管存在这种哲学上的差别，尽管这种差别很大，他和休谟在反驳严苛冷峻的哲学上还是站在同一立场的，因此，他愿意帮助休谟在他自己的书商托马斯·朗

---

[1] 哈奇森的理性主义批评者指出，道德感不能赞同它自己。因此，从道德的角度看，道德感引出的道德判分势必看起来有些武断。休谟在"结语"一段单独的、非常紧凑的段落中指出，"美德感"可以根据同情论而被赞同，因为"对人类延伸的同情"本身在道德上是令人愉悦的。而且，美德感源起的原则——效用和愉快——在道德上也是令人愉悦的："所以，除了呈现出值得称赞和善良的一面，别无其他。"[Treatise of Human Nature（1739-1740），vol. iii，p.278（III.iii.vi：SBN 619）]因而，他接着指出，在他看来，正义规则像人性本身一样"笃定不移、永不改变"。

[2] Treatise of Human Nature（1739-1740），vol. iii，p.279[III.iii.vi：SBN 620]."该卷结语"的手稿表明，休谟最初写的是"可以吸引我们天性中的每种秉性，吸引我们的自私和骄傲"：NLS MS 23159 item 15[p.3]。

[3] Treatise of Human Nature（1739-1740），vol. iii，p.280[III.iii.vi：SBN 620-621].

[4] 如我们所见，休谟在第三卷一开始说的便是，第一、二卷中，读者需要记在心中的唯一学说是印象和观念之间的区别。第三卷第一章的结论是，道德判分的基础在于印象，而非观念，这是一个哈奇森式的结论。不过，重要的是，这些印象的来源是一种特殊的道德能力，还是心灵的一般运行，即没有特殊道德性质的同情。

曼那里出版《道德篇》。我们不知道休谟和朗曼之间进行过怎样的讨价还价，不过，《人性论》第三卷和第一、二卷的"附录"一起于1740年10月末出版了。[1] 该卷有自己的题词，出自卢坎（Lucan）的《内战记》："严峻德性持之以恒的爱慕者追问德性是什么，追求成为模范好人。"休谟心中所想的严峻德性的爱慕者可能包括宗教上严肃冷峻的人，以及沙夫茨伯里和哈奇森这样偏好古代斯多葛派道德的人。[2] 他的观点可能是，我们的情感指引给我们的道德，实际上根本不是严峻的。一种道德行为，正是源于我们引以为豪的骄傲，我们所感受到的爱，这种骄傲和爱不仅体现在严峻的正义之德、基督教的慈悲之德，还休现在教养良好的合理的自找满足，所有人在睿智、卓识、机巧、雄辩、好脾性、俊美的脸蛋、匀称的身材以及财富上享有的优势等等。所以，《道德篇》的论断表明，拥有所有这些特性和优势的男人或女人，恰恰都是德性的典范。

1740年3月，休谟告诉哈奇森他"焦虑不安地"等着《人性论》的第二版，"主要是想对我的写作风格做一些修改"[3]。和第三卷一起出版的附录告诉我们休谟心中所想的一些修改，包括在第一卷文本各处插入一些段落加以澄清。"我从经验中发现，"休谟解释说，"我的一些表述没有很好地取舍以避免读者的一切误读。"[4] 和《摘要》一样，附录清楚地表明，休谟把《人性论》提出的信念论作为他对哲学做出的最重要贡献。这篇附录的开篇重申了一个观点，即只有"感情或情感"才能将信念和简单概念区分出来，这里所说的感情是**"我们对事物的一个更牢固的概念，或更迅捷的把握"**[5]。附录本身最引人注目的特点是发泄休谟的沮丧之情，他没有能力解决他的直觉产生的问题，即自我虽然在内省的经验中展现自己，却不是单独的、简单持久

139

---

[1] 见 Norton and Norton, 'Historical Account', pp.490-491，再版的"告读者"。

[2] 对于这段出自卢坎的题词，保尔·拉塞尔提出了一种稍显不同的解读，参见 Paul Russell, *The Riddle of Hume's Treatise*, pp.75-76。不过，拉塞尔的解读唯一令人信服的是他把整本《人性论》理解为献给新卢克莱修式的"不信教"议程之首。

[3] *Letters of David Hume*, ed. Greig, vol. i, p.38.

[4] *Treatise of Human Nature* (1739–1740), vol. iii, p.283 [SBN 623].

[5] *Treatise of Human Nature* (1739–1740), vol. iii, p.290 [SBN 627].

的实体，而是具体知觉的集合体。该问题源于以下事实，即即便如此，我们相信自己是一个独特的人，在流淌的时间中仍是同一个人，而且也需要解释信念是如何产生的。如此，"联结原理"是什么呢——它将（我们具体的知觉）维系在一起，让我们将它们归为一种真实的单一性（simplicity）？休谟现在相信，《人性论》第一卷对这个问题给出的答案是"非常错误的"，但他也不能改进这个答案。他发现，他必须"为怀疑主义的特权申辩，并坦承这种难题太难了，超出了我的理解力"[1]。

该卷几个副本包含的休谟亲笔修改也进一步证明了他想在第二版做些修订。先前提到的一个副本，也是现存唯一的第三卷，据19世纪的报道说，这个副本包含了"作者亲笔写的大量修改和补充内容"[2]。但是，1740年3月致哈奇森的信是我们听说第二版《人性论》的最后消息。下一封幸存下来的信是给凯姆斯的，时间是1742年6月，那时，休谟正专心于他第一卷散文的成功。他告诉凯姆斯，这些散文"可能证明是在粪土上撒泥灰，它们推进了我的其他哲学内容，它们是一种更持久的哲学，却更坚持、更执着"[3]——这可能表明，他仍然在期待新一版的《人性论》，或者期待在《关于人类理解力的哲学论文集》中开启新风格的休谟哲学。无论如何，在1740年初的某个时间，休谟彻底放弃了《人性论》。我们不确定原因为何。[4]在《我的一生》中，他暗示是因为最初三卷读者可怜兮兮的接受状况，但事实是根本没那么可怜。它们获得了相对广泛的评论，如果说这些评论大部分因为不理解而否定的话，当然，就一本充满新观点和专有术语的书而

---

[1] *Treatise of Human Nature*（1739–1740），vol. iii，pp.300-305［SBN 635-636］.

[2] 参见 Norton and Norton，*David Hume Library*，p.25。这份副本藏于不列颠图书馆，书架号 C.175. c.8（1）。参见 Connon，'Some MS Corrections by Hume in the Third Volume of his *Treatise*'。还有另一份注释本，藏于南加利福尼亚大学的 Hoose 哲学图书馆，关于校订目录，参见 Nethery，'Hume's Manuscript Corrections'。休谟亲笔注释的第三份《人性论》副本被休谟送给了蒲柏。这本目前是爱丁堡的私人收藏。关于页边注释的论述，参见 Yalden-Thomson，'More Hume Autograph Marginalia'。

[3] *New Letters of David Hume*，ed. Klibansky and Mossner，p.10.

[4] 第二版《人性论》为何没出版，一个原因可能只是与第一、二卷的出版商约翰·努恩的仓促交易有关。如我们所见（pp.117-118），根据合同条款，所有的第一版需要卖完，或者由休谟购买，之后才能出版第二版。

言，唯一可以期待的，是他的作者觉得"不打算通过任何缩略本就能给予我的体系似真性，甚至让我的体系清楚易懂"[1]。似乎更合理的是，休谟散文形式的实验说服他相信，他能够通过一种全新的方式呈现他的观点，进而让它们更"似真"，更清楚明白。

那么，休谟在第一、二卷"告读者"中承诺的论政治和批评的两卷是什么呢？它们在《摘要》中也有暗示，但此后便没有了。事实上没有证据表明它们曾经开过头。《论批评》的第四卷可能同样会与哈奇森关于美的判断的论述有联系，就像第三卷与哈奇森关于道德判断论述的联系一样。很可能，休谟曾经的尝试是想解释我们美的观念不需要诉诸哈奇森式的特殊感官。休谟说，美感"非常依赖"同情原则，这一评论可能暗示了休谟的方式是怎样的，因为事实表明，"一个对象在其拥有者心中有产生愉悦的倾向，那它总被当作美的"，因此，"绝大多数艺术品被尊为美，与它们适于人的用处成正比，而且，甚至大多数自然之物也因为这个原因而获得它们的美"[2]。《论批评》一卷的另一个标准可能是杜博斯的《关于诗歌和绘画的反思性批评》。杜博斯主要关心的问题是解释不同类型的艺术给予我们的不同类型的愉悦。我们在第五章将会看到，他对悲剧愉悦的分析，是休谟在《论悲剧》一文中非常重要的参考文献——而且，《人性论》第四卷原打算思考这同一个问题。丰特奈尔可能也重要。"这世上最优雅的批评杰作莫过于丰特奈尔的《牧歌集》，"休谟在1742年《论质朴与优雅》一文中写道，"在这本杰作中，经过一系列反思和哲学推理，他努力确定了适合那种文章风格的正确方法。"[3]

至于计划中的论政治第五卷，第三卷讨论政府起源、忠诚的根源及限度的结论似乎可能会产生一些困惑。这些看起来像是政治问题而非道德问题。不过在休谟看来，这些是思考正义起源自然而然产生的议题。根据休谟的看法，在正义问题上，道德和政治实际上没有清晰的界限。执行正义的义务是政治义务，也是道德义务。当然，政治义务本身也有道德维度。但是，讲出这些问题不会耗尽人性解剖学家对政治可能会有的兴趣。还有更深入的问题

[1] *New Letters of David Hume*, ed. Klibansky and Mossner, p.1.

[2] *Treatise of Human Nature*（1739—1740），vol. iii, pp.205-206［III.i.i：SBN 576-577］。

[3] *Essays, Moral and Political*, vol. ii（1742），p.197.

去追问文明社会的起源以及政府采取的不同形式。对人们发现自己所处环境的总体论述汇总起来的人性分析，有助于提出一个图式并以此理解人类从最原始的状态发展到创造法律、艺术和科学的社会阶段吗？这样的分析能够阐明君主制、贵族制、共和制政府之间最基本的区别吗？休谟的时代相信这两个问题的答案都是"能"。人性理论，是凯姆斯、亚当·斯密、亚当·弗格森、约翰·米勒等苏格兰人探索这些议题的出发点。人类历史的推测叙述把社会进程分为四个阶段——狩猎－采集、游牧、农业和商业，这种叙述是他们进行社会生活和政治生活分析的主要特征。所有人都深受孟德斯鸠方法的影响，即理解以政府形式为特征的法律体系的历史和地理决定论。《人性论》第五卷当然是打算在这一领域进行探路之旅。我们可以想象，第五卷将以第三卷的正义论为基础，呈现一部详尽的财产权和不同社会发展阶段不同财产形式的历史。就像斯密后来做的那样，休谟可能会从格劳秀斯和普芬道夫的自然法理学设置的社会性理论（theory of sociability）获得启发，并将之与充分发展的人性论结合起来，进而形成一门关于现代世界商业社会的起源和基本特征的科学。稍有争议的是，休谟为斯密担任格拉斯哥教授时探讨这些问题的法学讲义提供了哲学基础。[1]休谟的道德哲学是米勒《阶层区分的起源》形成文明社会史的基础。[2]似乎没理由怀疑，如果他想写，他本人就可以把自己的人性论运用到同样目的的文本中。

142

---

[1] 这是菲利普森提出的，见 Adam Smith, *An Enlightened Life*, ch. 5；还可参见第 64—71 页。

[2] 威廉·克雷格在他的约翰·米勒《生平和著作》一文中说道，米勒是"休谟先生哲学观点的狂热推崇者，他早期接受了休谟的观点，研究之后更让他心服口服，他肯定参与了与里德博士的屡次争论"（Millar, *Origin of the Distinction of Ranks*, ed. Garrett, p.39 ）。

第三章　随笔作家

　　1737 年 12 月，休谟从法国返回后不久便给凯姆斯的亨利·霍姆写信，坦言"在您面前我只感到惭愧，我这个年纪还没有找到安身之处，甚至连试都没试"。他继续说："我们哲学家如何做到不像这个世界鄙视我们一样从心底里鄙视这个世界呢？"[1] 休谟可能感到尴尬的，与其说在这个世上没找到"一个安身之处"，一个职位，一份工作，不如说甚至没尝试着去找一份工作。自离开大学以来，除了 1734 年在布里斯托和一位商人待过数月，他一心一意致力于满足他的文学热情。他希望《人性论》能说明他那样做是对的。然而，休谟不可能希望，仅凭《人性论》就能让自己在这个世界上成为一个独立的文人。这本书不打算吸引公众的眼球。最好的指望是这本书让他在哈奇森、蒲柏、迪梅佐这样的行家手中赢得声名。1739 年夏天回到九泉后，休谟似乎已经承认，在等待自己大名更广为人知之前，带薪工作可能是必要的。他最初考虑的是私人教师和管理者（governor）这样的工作。1739 年 11 月，他写信给一位苏格兰边区的邻居尼斯比特的乔治·卡雷（George Carre of Nisbet），就是否可能伴随卡雷的堂弟哈丁顿伯爵及其兄弟出国寻求建议。[2] 然而，这个计划毫无音信，此时其他的计划也一样无果而终，于是休谟继续和他的母亲、兄长、妹妹待在家里，一直待到 1745 年春天。这意味着他能继续过一种读读写写的生活。

---

[1] *New Letters of David Hume*，ed. Klibansky and Mossner，p.2.

[2] 参见 *Letters of David Hume*，ed. Greig，vol. i，pp.35-36。

这一时期最有意义的工作看来是两卷本的《道德和政治论文集》，第一卷出版于 1741 年的 6 月或 7 月，第二卷出版于 1742 年元月。散文可能是获取文名的另一条路径，在某种程度上也是更直接的路径。它在那时是一种非常流行的文体。约瑟夫·艾迪生和理查德·斯蒂尔在《旁观者》和《闲谈者》上发表的小品文一经出版便收获了大量读者，并一直拥有读者。它们聪明地结合文雅的机智和健康的道德，以一种看似那个时代模范好文章的语言写就。和其他很多人一样，休谟想要表明，这样的"优雅"在特威德河以北不是完全不可能的。[1] 他还将当时最有影响力的政党政治论文即博林布鲁克的《匠人》视为典范。艾迪生对安妮统治时期派系化的议题谨慎地保持中立，不予表态。《旁观者》第一期中，旁观者先生主张，他"决心在辉格派和托利派之间保持完全的中立，除非我被迫借助任何一方的敌意来表达自己的立场"。[2] 博林布鲁克则相反，他公开激烈地批评自 1714 年安妮去世以来一直在位的辉格党政府。休谟没有参与博林布鲁克的政治学，但他的确对紧密而批判性地关注当时最具争议性的政治问题也有同样的抱负。在《道德和政治论文集》第一卷的"告读者"中，休谟宣称他的小品文"打算领会《旁观者》和《匠人》的意图"。他还说他写这些文章是为了发表在他自己的杂志上。这个计划马上被放弃了，"部分是因为懒惰，部分是想要有点空闲"[3]。

这说明至少从 1739 年夏天起休谟就一直尝试做一位散文作家。同年 6 月，他把两篇"论文"装进一封信寄给凯姆斯，并说他已经有两篇或三篇多文章的"线索"了。然而，他那时没心情写那种文章，因为"已经收到伦敦关于我的哲学成功的消息，但这是无关紧要的，如果我可以从书的销售来判

---

[1] 受艾迪生和斯蒂尔成功案例的启发，苏格兰涌现了大量的杂志，包括：*The Echo：or，Edinburgh Weekly Journal*（1729–1732），*The Reveur*（1737–1738），以及 *Letters of the Critical Club*（1738）。参见 Phillipson，'Culture and Society in the Eighteenth-Century Province'。

[2] *Spectator*, ed. Bond, vol. i, p.5. 即便如此，《旁观者》的政治倾向基本上还是辉格派的。与安德鲁·弗里波特爵士（Sir Andrew Freeport）相比，罗杰·德·卡夫雷爵士（Sir Roger de Coverley）更是经常被打趣的人物。艾迪生想要通过《旁观者》达成的部分目的，是在 1719 年萨切维尔事件和选举灾难之后，尽力淡化辉格党的派系争吵，并将之转为"优雅"。参见 Klein，'Coffeehouse Civility，1660–1714'，pp.47-50（他把艾迪生和斯蒂尔视为"辉格派的文化意识形态"），以及 Phillipson，'Politics and Politeness'。

[3] *Essays，Moral and Political*（1741），p.iii.

断的话，且如果我可以相信我的书商的话"[1]。即便如此，一个月后，他完成了两篇新文章。"其中一篇将是非常冷静的，"他提醒凯姆斯，"另一篇则被认为有点诡辩。"凯姆斯反过来寄给他自己的论文。尽管没有证据，但偶尔会提到，休谟考虑创办的那份杂志会有凯姆斯的加入。无论这是真是假，这些信件清楚地表明，休谟开始转向散文文体时并不是对《人性论》无关紧要的成功失望之时。休谟寄给凯姆斯的文章写于《人性论》第三卷出版之前。还有值得铭记在心的是，所有休谟幸存文章中最早的一篇，即关于骑士精神和现代荣誉的片段，其标题被描述为一篇散文。休谟对散文形式的兴趣由来已久。如我们将要看到的，1741 年和 1742 年出版的散文，其中一些方面发展了《人性论》打开的思想线索。不过，绝大多数文章打开了不同的思想语境。这可能是休谟为什么在"告读者"中形容自己是一位"新手作家"。[2]他可能敏锐地看到，《道德和政治论文集》应该以它自己的形式得到评判，它的命运与《人性论》的命运无关，也不依赖后者的命运。

144

　　本章将从多个角度考察《道德和政治论文集》。[3]休谟请读者不要寻求所有文章之间的联系。他在"告读者"中写道，每篇文章都应该被视为"一篇独立的作品"。"这是对所有散文作家的宽容，"他解释说，"而且，通过把作者和读者从令人厌烦的关注或套用中解放出来，也让他们都感到轻松。"[4]我们将尊重休谟的愿望，单独考察休谟一边尝试艾迪生式的优雅，一边以博林布鲁克《匠人》的讨论方式探索政党政治问题。而且，我们将视 1742 年出版的那本书所包含的众多篇章为不同于那两类散文的类型，在这些篇章中，休谟探索了 18 世纪人们经常对古代与现代世界的成就进行比较的各个方面。收在《道德和政治论文集》中的几篇政治论文结合中庸之训，针对两党分享对基本政治原理更一般性的反思。对一般原理的阐释位列这些散文之

---

[1] *New Letters of David Hume*, ed. Klibansky and Mossner, p.5.

[2] *Essays*, *Moral and Political*（1741）, p.iv.

[3]《道德和政治论文集》作为一个整体，仍然没有比较全面的研究。Forbes, *Hume's Philosophical Politics*, chs. 5-7; Box, *Suasive Art of David Hume*, ch. 3; Phillipson, *David Hume*, ch. 4; 以及罗贝尔为法语版《道德和政治论文集》所写的导言，都让我受益匪浅。休谟《道德和政治论文集》两个重要的新版本在写作之时即将出版，即 Mark Box's Clarendon edition, and a Penguin edition by David Womersley。

[4] *Essays*, *Moral and Political*（1741）, p.v.

首，中庸之训体现为对这些原理的运用。本章的另一个目的，是描述似乎构成休谟政党政治讨论基础的更系统、更哲学的政治理论。但是，我们的立足点是一篇手稿，这一文本至少可以认识休谟从心灵解剖转向政治解剖时在政治和历史主题上的阅读。

为政治研究做准备

休谟的侄子大卫赠给爱丁堡皇家学会的亲笔草稿，现在借调给了苏格兰国家图书馆，这些手稿中有散着的 26 页，看似在阅读时穿插大量评论和思考的笔迹。[1] 它们可能写于 1740 年初。[2] 这些手稿中没有具体提到 1738 年后出版的著作。不同主题、不同作家掺和在一起。作为一个整体，这些笔迹实际上看起来非常像初次阅读、消化书籍时所记的笔记，看起来更像札记，一条笔记接着一条笔记，仿佛是休谟仔细查看了其他笔记本，从各种毫不关联的事实和评论中把它们挑出来的。在这些札记基础上的阅读可能此前一段时间就有了，很可能是休谟在法国甚至更早时候做过的阅读。这些笔记都非常简洁，通常只有一句话。其中一页中只有四分之三填写了，标题是"自然哲学"。有五页以"哲学"为抬头分为一组。这两类笔记明确表明对培尔式怀疑主义的兴趣，这一兴趣到 1740 年初至少有十年之久了。[3] 标有"自然

---

[1] NLS MS 23159，item14.

[2] 札记写作的日期是有争议的。莫斯纳（'Hume's Early Memoranda'，pp.494-495）推测说，"自然哲学"的条目日期是 1729—1734 年，"哲学"条目日期是 1730—1734 年，剩下的条目日期是 1737—1740 年。M. A. 斯图亚特指出，最早的札记"和休谟《人性论》主要工作结束的时间大体一致，反映他预备进行其他计划方面的阅读"（'The Dating of Hume's Manuscripts'，p.280）。斯图亚特认为实际上没有理由不把所有的札记归结到"18 世纪 40 年代初期"（p.286）。我同意斯图亚特的观点。我不认为坂本达哉（Tatsuya Sakamoto，'Hume's "Early Memoranda" and the Dating of his Political Economy'）将日期推迟到 18 世纪 40 年代的后五年是个好办法。在我看来，坂本的论断似乎被约翰·查尔斯·米勒（'Hume's Citation of Strabo and the Dating of the Memoranda'）颇有说服力地驳倒了。

[3] 这些笔记告诉了我们休谟对培尔的认识，对此的详细考察可参见 Pittion，'Hume's Reading of Bayle'。皮蒂翁（Pittion）指出，好几条笔记很可能是休谟在阅读杂志时摘抄的，而对培尔著作的评论发表在这些杂志上。

哲学"的笔记表明，在休谟的阅读中，他对自然哲学面对牛顿宇宙学和光学扩展到我们现在所说的化学、气象学和生物学的现实领域之间的难题感到震惊。其中一页表达了对现代自然科学的怀疑，比休谟自己承认的还要极端："自然哲学没有真相，这一证据在于，它只存在于遥远的天体或细小的光束。"[1]

　　以"哲学"为题收在一起的笔记的兴趣，突出表现在传统上认为对有神论提出的恶的存在问题，即这个世上自然的恶（evil）——最明显的表现形式是肉体上的痛苦——和道德罪恶（vice）的存在问题。培尔在《历史批判词典》的"保罗派（Pauliciens）"词条中指出这　问题是无法解决的，这就促使莱布尼茨、爱尔兰的主教威廉·金（William King）、自然法学家让·巴贝拉克（Jean Barbeyrac）等人回复这一问题。休谟特别关注了金的观点。金指出，就道德上的罪恶而言，首先，人有自由意志意味着上帝不能对人的原罪负责；其次，上帝有很好的理由给予人自由意志。[2]休谟的多条笔记表明他不能接受这一解决方案，这是阅读培尔的结果。有几条笔记直接出自"培尔（Baile）"。有一条笔记这样写着："上帝若不拿回自由就不能防止自由的滥用。因此，自由的难题无解。培尔。"[3]《关于人类理解力的哲学论文集》中，休谟将回到恶这一问题上，其讨论方式表明培尔是他的引导者。如我们在第一章看到的[4]，有证据表明休谟很早就对这一问题进行过系统的研究，其形式是休谟亲手写的一个简短的手稿残篇，这个残篇写于18世纪30年代末或18世纪40年代初，从上帝仁慈的证据方面探索恶（evil）对有神论者们造成的问题。[5]培尔可能还是这一启发的主要来源。即使表象具有欺骗性，

146

---

[1] Mossner, 'Hume's Early Memoranda', p.499. 回顾休谟1729—1731年糟糕的健康状况期间他自己的经历，另一些笔记似乎否定这一点，即有理由相信医生开的那些药方：一些医生建议如茶或咖啡这样的"普通食物等"，但这些食物的缺点和不确定性，"经验早已知晓"；但是，这同时又是"一个抵制药物的强烈假设，即这些药物绝大多数是令人厌恶的，没什么日常的生活用处"。在休谟可能摘抄笔记的这篇期刊论文中，结论是这样的：这样的思考必然导致"对皮浪式治疗的强烈偏好"。参见Pittion, 'Hume's Reading of Bayle', p.381.

[2] 参见King, *Essay on the Origin of Evil*, ch.5.《论恶的起源》最初于1702年以拉丁文出版。

[3] Mossner, 'Hume's Early Memoranda', p.502.

[4] Mossner, 'Hume's Early Memoranda', p.68。

[5] See Stewart, 'An Early Fragment on Evil'.

休谟还在那里提出，善实际上比恶有优势，当然这种优势只是一点点，因此，善恶平衡不是证明上帝仁慈的牢固基础。这一残篇被标为"第七节、第四条反对"，令人无限遐想。第七节是什么只能靠猜了。"哲学"笔记不可能是准备一篇延伸讨论哲学式宗教文章的部分内容。如果是这样，那么，休谟在放弃《人性论》的同时，他也放弃以截然不同的术语重新思考这个计划，就像《人性论》一样。

剩下的笔记[1]显然曾是更大一个集子的一部分，因为第一条是前一页的继续。这一组笔记到目前为止是数量最多的，主要包括关于历史、政治和宗教主题的笔记和评论。休谟阅读的著作看来大部分是描述和分析贸易，尤其是英格兰、法国、荷兰之间的贸易，以及和这些国家经济状况的一般性比较论述。关于贸易的新政治思考，尤其从一条札记中突显出来。"马基雅维利的所有著作一字不提贸易"，休谟评论道，"考虑到佛罗伦萨只是靠贸易兴起，这就显得奇怪了"[2]。在休谟看来，似乎马基雅维利不是现代政治的创造者，但对更近代的政治思想史学家来说，他却是这样一个创造者。《蜜蜂的寓言》中，曼德维尔表明，近代国家的安全和繁荣的整个基础需要重新思考。而众多受古典共和传统启发的思想家——例如，马基雅维利——指出，只要一个国家的公民受到自我牺牲精神和以国家需要的任何方式——包括为国从军——为国服务的普遍愿望的激励，这个国家就会繁荣起来。曼德维尔则主张，一个国家的健康成长和它良好的贸易密切相关，因此公民德性并不重要，重要的是他们娴熟的商业技巧，而他们借贷和投资的意愿从根本上说是他们的贪婪和野心。这不是全新的命题。一些作家在反思 17 世纪末法国萧条，在比较有着强大军事机器、全国痴迷于名誉荣耀的法国与军事装备羸弱、风俗特别务实但商人、银行家日益强大的荷兰时，就提出了相似的观点。这条札记表明早在 18 世纪 40 年代初，休谟就已经广泛阅读了这些作家的著作。

休谟的这一兴趣很可能出于愤愤然想要理解他所面对的那个世界的欲望：他从熟悉的苏格兰先到了十八世纪上半叶最重要的商业中心布里斯托，后又到了热烈讨论如何结束数十年金融危机的法国。也可以想象，早年生

147

---

[1] 莫斯纳将这些内容归纳在"一般"的标题下，不过对此没有可靠的手稿来源。

[2] Mossner, 'Hume's Early Memoranda', p.508.

活经历激发了休谟对经济和商业著作的部分兴趣。[1]他成长于一个农场，熟悉地主、佃农、雇工们关心的问题。迟至1739年、1740年，苏格兰还有大饥荒，自18世纪20年代末以来，通过建立渔业和制造业信托理事会这些机构，苏格兰在促进国家繁荣方面也作出了一定的努力。1734年休谟在布里斯托待了4个月，那时它是英格兰的第二大城市。他在那里打工的那位大商人，致力于与牙买加种植园主的商业，在他的事务所里，休谟了解了海关关税和货运费，以及信贷、汇票使用的方法，保险，以佣金分成的形式抽取利润等。这或许说明休谟早期对商业事务的兴趣，他从巴巴多斯一个名叫约翰·艾什利的前种植园主、殖民地管理者那里买了一本1735年出版的小册子，标题是《关于从不列颠岛屿直接出口糖的一些思考》(*Some Considerations on a Direct Exportation of Sugar from the British Islands*)。该书提出，加勒比的糖通过不列颠主岛港口的贸易需求严格限制了它在欧洲其他地区的出口市场。[2]好几条札记都是关于糖料贸易的。

　　这条札记表明休谟广泛阅读了当时为人所知的"政治算术"的书籍。这一术语由威廉·配第发明，并用作1690年首次出版的一本书的标题，其副标题解释说，该书论述的范围和价值包括**土地、人口、房屋、农业、制造业、商业、渔业、手工业，公共收入、利息、税收、利润、造册、银行，港口、位置**(situation)、**船运、海上力量，人的价值、水兵的增长、民兵的发展**等。对于休谟在札记中所做笔记不在"自然哲学"和"哲学"标题下的主题而言，这不是个糟糕的概括。同样切题的是配第在副标题的其他内容中宣称的，即他的这本书详细描述这些**主题如何与一般意义上的各个国家关联在一起，不过更具体的是讨论大不列颠国王领土以及他的邻居荷兰、锡兰(Zealand)和法国如何关联在一起**。配第的成就是在评估国家财富中引入一种迄今为止未知的精确程度：如他自己所说，他以"度量衡"的形式来表述，只使用"理性的论据，只考虑本质上有可见依据的原因"[3]。札记中没提到配第，但其中一条表明休谟读过或至少熟悉另一位政治算术代表人物查尔

148

---

[1] 这段话剩下的内容，我要归功于 Ross, 'The Emergence of David Hume as a Political Economist', 以及 Emerson, 'Scottish Contexts for Hume's Political-Economic Thinking'。

[2] 参见 Norton and Norton, *The David Hume Library*, p.146.

[3] Petty, *Political Arithmetick*, Preface [pages not numbered].

斯·达文南特爵士（Sir Charles Davenant）的著作。和配第一样，在达文南特看来，关键问题是如何评估英格兰与其邻居的地理位置，尤其是与法国还有荷兰的关系。还有一位作家，即威廉·坦普尔爵士，他在其《关于尼德兰联合行省的思考》（*Observations upon the United Provinces of the Netherlands*）一书也参与了这一讨论，休谟在另一条笔记中提到该书。有好几条笔记还提到荷兰作家约翰·德·威特（John de Witt）写的一本重要著作《荷兰和西弗里斯兰共和国的真正利益和政治原则》（*The True Interest and Political Maxims of the Republick of Holland and West-Friesland*），首次出版于1669年，1702年被翻译成英语。其他笔记提到亨利·德·布兰维利耶（Henri de Boulainvilliers）的《法国状况》（*État de la France*），此书1727年出版于伦敦，但写于二三十年前。

休谟对政治算术的探索不只限于现代世界。大约有一半的札记是阅读各种各样的古典文献时记下的，主要是历史和传记类著作，诸如李维、波利比乌斯、希罗多德、修昔底德、色诺芬和普鲁塔克。有一些笔记是关于古代意大利农场大小、罗马一顿饭的花费、雅典银矿奴隶生产力、雅典军队的日薪，雅典和塔兰托（Tarentum）的节假日数量，雅典法官能挣多少钱，古代海军的缺点，伯里克利时代雅典财富的内容。休谟从德摩西尼那里摘抄道："雅典人的财产统计是6000塔兰特。"他自问："这究竟是年收入还是总收入？"因为"如果是后者，他们的实力肯定相当强，因为第十二份有时被会强行索取"。这条笔记可能可以说明休谟是在认真严肃地思考这些问题。休谟稍后又回到这个问题，他写道，"这是总收入，就像波利比乌斯在《历史》（Lib.2.C.63）中明确说的那样"[1]，这一补充清楚说明了上述问题。古代世界的人口和现代世界的人口一样让休谟感兴趣，他阅读了相关资料，最终写了一篇资料翔实的论文，发表在1752年的《政治论丛》中，讨论的是古代世界的人口是否比现代世界更多这个问题。我们将在第五章讨论这篇文章。正如我们将会看到的，现代世界和古代世界的人口问题不单是18世纪古文物学家的兴趣。人口规模被视为国家健康和繁荣的主要指标，而且有种常见的看法是古代世界生活着更多人，这是自罗马时代以来欧洲文明或多或少持续

---

[1] Mossner, 'Hume's Early Memoranda', p.515.

衰落这一故事的重要部分。[1]

休谟对古代世界的兴趣绝非关注古代荣耀、现代平庸这一类对比。札记中的 21 条内容出自李维，比其他作者都要多，但李维对逝去时光的乡愁，休谟却一点儿也没有。作为一个整体，札记表明他只是把对雅典、罗马和古代世界其他城邦的理解当作理解更近时代的基本要素。有一条札记开头评论道，"伟大帝国的毁灭似乎是事物的自然进程"。休谟接着对这种"事物的自然进程"做了一种相当标准的概括：获得广阔的殖民地给人们带来了奢侈和沉迷温柔乡的生活方式，如此下去，最终，帝国边境的军人们倒戈相向、背叛主人，用休谟的话来说，不可避免地导致"混乱、暴力、无政府、专制，乃至帝国解体"[2]。对休谟及其同时代人来说，问题是，现代帝国是否注定会走这条老路。

另外，与如何衡量繁荣以及如何估量繁荣的起伏波动这一问题密切相关的，是一个国家通过立法的方式采取哪些措施改善其财务状况，使其相对超过其邻邦和竞争者。休谟似乎很早就对小国、欠发达的国家如苏格兰、爱尔兰等在国际贸易大幅度增长的时代面临实践上的挑战和机遇感兴趣。有些札记参考了如约翰·劳的《论货币与贸易》(*Money and Trade Consider'd*)，此书提议，苏格兰或许可通过增加货币供应来增加财富。增加货币供应的方式是开设银行，发行纸币而非以土地价值做支撑的银币。劳的计划的直接背景是 1705 年出版《论货币与贸易》时关于下一阶段的讨论，即苏格兰低迷境况的解决方案是否在于它的议会和英格兰议会联合。劳的观点暗示联合是不必要的。他声称，苏格兰的自然优势就是这样，"如果苏格兰和荷兰以同样的措施鼓励贸易，我们会比荷兰强大、富庶"[3]。然而，他众多苏格兰同胞的心中想的却是英格兰手下爱尔兰的命运，17 世纪末，英格兰焦虑的是邻国的制造业劳动力成本相当低对苏格兰提出的挑战。爱尔兰的情况，休谟读的另一本书有详细讨论，即亚瑟·多布斯的《论爱尔兰的贸易和改善》(*Essay*

150

---

[1] 参见 Tomaselli, 'Moral Philosophy and Population Questions in Eighteenth-Century Europe'，该文论述了人口增长和下降这个问题在总体启蒙思想中的意义。

[2] Mossner, 'Hume's Early Memoranda', pp.517-518。

[3] Law, *Money and Trade Considered*，p.90. 我这里引用的是 1720 年的第二版。

on the Trade and Improvement of Ireland)。[1]

休谟做笔记的大多数书中，政治算术和政治经济学混合在一起。配第的第一章想要证明"小国寡民以其位置、贸易、政策可能与民殷地广的国家一样富裕、强大：特别是船运和水运的便利，从根本上最大限度地发挥了作用"[2]。配第试图证明，像荷兰这样的国家，领土只有法国的八十分之一，其财富和实力却相当于法国的三分之一那样。从这里，他接着讨论一个只是在过去几十年变得更迫切的问题：英格兰如何向荷兰学习，并获得对其永远的对手法国的决定性优势？坦普尔指出，荷兰的节俭，或者说"吝啬"，是荷兰实力增长的主要原因。[3]曼德维尔认为这是一种错误的解释。他在《蜜蜂的寓言》中声称："荷兰可以像他们喜欢的那样将他们现在的伟大归功于他们祖先的美德和节俭，不过，让那个地位卑微的地方在欧洲主要强国中崛起的，是他们将一切都延展到商业和航海的政治智慧，人民中间享有的无限的良心自由，孜孜不倦地运用他们一直以来使用的最有效的手段鼓励、促进普遍的贸易。"[4]通常所说的，荷兰经济的成功不仅根源于"商业和航海"的优势——尤其是对农业的优势，而且还在于政治自由体系，包括良心自由。分散在休谟政治算术和政治经济学札记中的，是更纯粹的政治事务的札记，其内容涉及具体政治制度中权力平衡以及古代世界祭司们的影响。像德·威特（De Witt）和让·勒·克莱尔（Jean le Clerc）这样的作家，休谟也在札记中提到他们的《联合行省的历史》（*Histoire des Provinces-Unies des Pays Bas* ），不同政治制度和不同程度的商业成功之间的关系如何，这是一个紧迫的问题。这个问题，休谟也很感兴趣。

休谟很可能在兰斯和拉弗莱什广泛阅读法国的杂志，结果是他了解到当时法国作家们在政治和经济问题上正在讨论的内容。他们的议程很大程度上是由约翰·劳以及法国采纳他 1705 年向其苏格兰同胞提出金融方案的结

[1] 参见 Mossner, 'Hume's Early Memoranda', p.508。关于爱尔兰经济前景及其在更广的欧洲意义上的讨论，参见 Hont, 'The "Rich Country-Poor Country" Debate Revisited'。

[2] Petty, *Political Arithmetick*, p.1.

[3] 参见 Temple, *Observations upon the United Provinces*, esp.ch. IV（'Of their People and Dispositions'）。

[4] Mandeville, *Fable of the Bees*, ed. Kaye, vol. i, p.185（Remark Q）.

果设定的。根据白银储存支持银行发行纸币，售卖那时庞大的路易斯安那州独家交易权公司拥有的股票，这两种想法结合，造成了金融"泡沫"，正如约瑟夫·巴里斯-迪韦尔纳（Joseph Pâris-Duverney）指出的："让法国比二十五年战争、比路易十四统治末期的不断亏损还要疲惫不堪。"[1] 札记中没有提到巴里斯-迪韦尔纳，不过休谟肯定在某个时刻读过他的书，因为他在《政治论丛》的"论货币"一文的脚注中提到过他。[2] 巴里斯-迪韦尔纳的写作回应了札记中提到的另一位作家，查尔斯·德·弗雷尔·迪托（Charles de Ferrère Dutot），迪托的作品反过来回应让-弗朗西斯·梅隆。后者在札记中也没提到，但他将作为整体的《政治论丛》争论语境的中心，如果休谟18世纪30年代在法国没读过他的书，那才值得注意呢。

152

梅隆曾担任约翰·劳的美洲贸易公司的秘书。1734年，他匿名出版了他的《商业政治论》（*Essai politique sur le commerce*），实际上是为约翰·劳赋予货币供应优先权辩护，并为商业作为一种民族强大的手段优于军事强权这种残忍力量辩护。梅隆指出，"征服的精神和商业的精神在一国之内彼此相互排斥"，不过，商业精神是更持久的力量源泉，因为它不同于征服精神，"总是伴随着维持下去所必需的智慧；远航的风险锤炼勇气并保持勇气，但这种远航不是由难以控制的侵略邻邦的野心煽动起来的"[3]。奢侈是梅隆论述的重要部分；自科尔伯大势已去、费纳隆声名鹊起以来，在法国受到抨击的奢侈，应该被认为"总是……伴随着每个治理良好的社会"[4]。在梅隆看来，奢侈是经济增长的诱因。可以推测，最普遍的欲望不过是最基本的生活必需品。这种欲望无非是奢侈的欲望——因为一直以来，奢侈只是一个相对的概念，是过剩品的名称，而多余品的性质随着社会财富的总体增加而不断变化。奢侈的欲望实际上只是商业本身的发动机：商业的定义无非是"多余品

---

[1] Paris-Duverney, *Examen du Livre intitulé*, *Reflexions Politiques sur les Finances et le Commerce*, vol. ii, p.132（'laissa la France plus épuisée qu' elle ne l' avoit été par vingt-cinq ans de guerre, & par des pertes presque continuelles à la fin du régne de Louis XIV'）.

[2] See *Political Discourses*（1752）, p.49 fn.

[3] Melon, *Political Essay upon Commerce*, p.136.

[4] Melon, *Political Essay upon Commerce*, p.174.

或过剩品置换必需品"[1]而已。曼德维尔似乎对梅隆的思想产生了重要影响。迪托也为约翰·劳工作，他在 1738 年出版的《关于金融和商业政策的反思》（*Réflexions Politiques sur les Finances et le Commerce*）批评梅隆的货币思想，并指出，"货币是我们相互交换的抵押品或等价物，是调节交换物品价值的尺度。因此，它应该像其他标准或日常尺度一样保持神圣性和稳定性"[2]。不过，迪托赞同梅隆认为培育商业精神对法国很重要的观点。他写道，在国际舞台上，"这是第一国家理性"[3]。航海和商业让英格兰和荷兰崛起：很多论证表明，"如果法国能进一步提升其商业品位，它将会从商业和航海中获得巨大优势"[4]。迪托总结道："为了让我们获得广泛经商的所有优势，维持和平就是对我们的敌人开战。因此，让我们不要再用那些毁灭性的手段获得胜利了。让荣耀沉睡、休息吧。"[5]

153 迪托英文版的序言发表于 1739 年。这篇序言清楚地表明，法国有能力在商业领域而非纯粹的军事力量重建自强自立的信心，这是 18 世纪 30 年代末期不列颠相当关注的事情。譬如，这位译者评论道：

> 现在法国的大臣从经验中学会了改正以前统治时期糟糕的措施，追求合理的政策，将他们各个领域的商贸推到优势地位，它日渐繁盛、不断发展，速度快得就像她邻居的衰落破败。我们面临的就是这一最危险的劲敌，据我看来，这是不列颠精英梦醒的紧急时刻。[6]

不过，准确地说，不列颠的精英运用了什么政策呢？迪托的译者是众多反对迪托和梅隆观点的人之一，这些人认为对奢侈日益增长的趣味是一个国家经济下滑的相关因素。这位译者主张："看来，我们使用法国的日用品、艺术和制造业物品远比他们使用我们的多得多；只要是不必要的用品，我们

---

[1] Melon, *Political Essay upon Commerce*, p.8.

[2] Dutot, *Political Reflections upon the Finances and Commerce of France*, p.2.

[3] Dutot, *Political Reflections upon the Finances and Commerce of France*, p.257.

[4] Dutot, *Political Reflections upon the Finances and Commerce of France*, p.285.

[5] Dutot, *Political Reflections upon the Finances and Commerce of France*, p.287.

[6] Dutot, *Political Reflections upon the Finances and Commerce of France*, pp.iii-iv.

的消费就是在迈向自己的毁灭。"[1]这位译者认为，因此，"真正的爱国热忱"就需要打破对"这些五花八门的奢侈品"的嗜好，双管齐下：一方面通过立法机关颁布禁奢法，另一方面普遍"禁止使用那些外国货和日用品，这些进口的外国货对他们的国家是毁灭性的"[2]。这一译著出版之时，这种语言有着明确的政治含义。尽管他的主张不打算助长"一党的危险观念"，但迪托的译者却认为自己是反对罗伯特·沃尔波尔爵士政府的。该政府（在其对手看来）支持一系列相互关联的金融措施——国债、纸币信用、"股票捐客"、巨无霸贸易公司，这些看来刺激了铺天盖地的炫耀性消费。休谟正在阅读的这些著作，让他直接从政治算术和政治经济学事务中公正地看待当时不列颠议会政治特征最为鲜明的政党分歧。

艾迪生式的实验

1739 年夏天，休谟寄给凯姆斯的一篇"散文"，正是《道德和政治论文集》第二卷中发表的一篇文章的初稿，题为"论道德偏见"。和休谟大多数文章一样，这篇散文尝试在两种极端的对立派中间找到一条中间道路。[3]文章开头比较两种不同的道德主题文章写作方式，两种都想成为流行的甚至是时尚的方式。一种方式是对绝大多数人认为神圣庄严的东西冷嘲热讽、大肆攻击，放荡不羁的人嘲讽"理性、节制、荣誉、友谊、婚姻"，甚至是"公共精神和爱国之心"[4]。休谟心中想的可能是复辟英格兰宫廷文化中厌世的非道德主义，以罗切斯特的"反理性和反人类的萨提尔"为缩影，一般认为这种非道德主义自 18 世纪 20 年代初在"宫廷辉格党"政府中复兴了。[5]那些反对政府的人肯定相信，宫廷辉格党犬儒主义的结局将像休谟在一篇论文中

154

---

[1] Dutot，*Political Reflections upon the Finances and Commerce of France*，p.ix.

[2] Dutot，*Political Reflections upon the Finances and Commerce of France*，pp.iv，x，xi.

[3] 关于这一策略一些有趣的思考，参见 Carabelli，*On Hume and Eighteenth-Century Aesthetics*，Part 2（'The Middle Station of Life'）.

[4] *Essays，Moral and Political*，vol. ii（1742），p.33.

[5] 关于宫廷辉格党，特别可以参见 Browning，*Political and Constitutional Ideas of the Court Whigs*.

指出的，"自由的政府体制必然会成为人类安全无法实践的体系，最后必然会退化为一个普遍虚假腐败的体系"[1]。另一方面，休谟所谓"追寻完美的严肃哲学的努力，在改变偏见和错误的托词下，直击心底所有最令人喜爱的情感，以及所有能够支配人这一造物最有用的直觉（by asses）和本能"[2]。这是斯多葛派的"愚蠢"，也是"后世一些更值得尊敬的人物"的"愚蠢"，他们"在这个方面忠实地依葫芦画瓢"。休谟这里可能在影射沙夫茨伯里。所以，我们或许可以把这篇文章理解成至少受到了他自己青年时期犯下的哲学错误的刺激。我们在第一章推测说，休谟在离开大学之后，严格按照斯多葛派而且可能是沙夫茨伯里的方式在哲学上努力追求完美。这种努力损害了他的神经和性格，此番经历之后，他彻底抛弃了古代哲学阐述的人性理论，并在《人性论》中推出了他自己的、确切地说是科学的论述。《论道德偏见》和《人性论》一样，作为一个整体，它在人类盲目自私的纯粹怀疑论与认为人类能够通过理性的自我规训来超越他们局限性的过分乐观主义之间进行折中。

与此同时，《论道德偏见》与《人性论》中的论述又截然不同。两种对比鲜明的道德哲学的轮廓，是通过一位名叫尤金尼乌斯（Eugenius）的人描画的，这个人年轻时努力学习，三十岁结婚，生了几个孩子，后来妻子去世，现在抚慰他的不是哲学，而是年轻的家人，尤其是女儿令他怀念死去的妻子。尤金尼乌斯并不认为他对孩子的温和慈爱是斯多葛派认为的优柔软弱。那不是羞愧的原因。他承认这份情感是完全自然的。这也正是它看起来的样子，因此也反驳那种放荡不羁的观点，即认为人类是而且只能是自私的，每种慷慨的行为、每句大方的言语是而且只能是伪善的。在这之后这篇文章的作者说他从巴黎的一位朋友那里收到一封信，日期是1737年8月。该信叙述了一位不具名的"出身高贵且富有的年轻女士"、一位"哲学女英雄"，她生了个儿子却没有委身于一位丈夫。事实上，她引诱了一个男人，和他生了个孩子，然后给钱让他离开她和孩子。据说，这个故事被"当作一个孜孜以求幸福或完美时不偏离已有言行举止标准的案例"[3]。没理由认为这

---

[1] *Essays, Moral and Political*, vol. ii（1742），pp.33-34.

[2] *Essays, Moral and Political*, vol. ii（1742），p.34.

[3] *Essays, Moral and Political*, vol. ii（1742），p.38.

封信真实可信，就像没理由认为"尤金尼乌斯"是个真实的人一样。也不能认为文中的"我"指的是休谟本人。这里，我们与蒙田开拓性地运用散文这种形式来揭示自我的复杂性和矛盾性已相距甚远了。《论道德偏见》更接近于对艾迪生《旁观者》散文的趣味学舌。艾迪生的日报文章经常充斥着想象的通信人的来信。他们也是大量虚构的人物，艾迪生和斯蒂尔用这些人构建了想象的旁观者俱乐部世界。而且，艾迪生和斯蒂尔文中的"我"，旁观者先生本人，当然也只是众多虚构人物之一，就像虚构出来的罗杰·德·卡夫雷爵士或安德鲁·弗里波特爵士一样。《论道德偏见》读起来就像一篇自觉的效仿之作。

《旁观者》第一期出版于 1711 年，同一年，沙夫茨伯里的《人、风俗、意见、时代之特征》一书也出版了。一方面，人们可以认为艾迪生和沙夫茨伯里拥有共同的议题。两者都是道德学家，都相信生活不是学来的，也不是大学里教出来的。旁观者先生说，他的雄心壮志是让人说他把"哲学从壁橱、图书馆、学校、大学里拉出来，带进俱乐部，带到集会中，端到茶桌前，请进咖啡屋里"[1]。他把自己比作西塞罗《图斯库兰论辩集》描述的苏格拉底：苏格拉底"第一个把哲学从天堂喊下来，让她住在人类的城市中，还把她带回家，迫使她追问生活和道德、善恶之事等问题"[2]。沙夫茨伯里也打算复兴古代的哲学概念，并使哲学思考成为各种生活处境中忠于自己这一努力的核心内容。不过，《人、风俗、意见、时代之特征》作者和《旁观者》作者的实践计划，还是有重要区别的。沙夫茨伯里的读者被邀请着找到自己的位置，这是非常罕见的。[3] 这不是一个孤立的世界，也不是家庭关系、商业和政治的日常世界。这是一个朋友在高雅的房间、漂亮的花园中优雅、博学地交谈的世界。人们很容易想象，某个沉浸在这个世界的人很难与日常生

156

[1] *Spectator*, ed. Bond, vol. i, p.44 [No. 10, 12 March 1711].

[2] Cicero, *Tusculan Disputations*, transl. King, p.435 [V.iv.10-11].

[3] 参见 Klein, *Shaftesbury and the Culture of Politeness*，第一部分是对沙夫茨伯里评论的"注释衍生版"，该评论说："以一种合理的含义哲学化，不过是将好教养提升到更高一个台阶。"[*Characteristicks*, ed. Den Uyl, vol. iii, p.99 (Miscellany III.i)] 不过，如克莱恩（Klein）所说，艾迪生和沙夫茨伯里的计划中有着同样重要的相似性："两位都打算把他们所谓的哲学从某种领域中转移出来，重新安置在一个新领域中。"（p.37）

活的琐碎俗务关联起来。相反,《旁观者》充斥着日常琐事的喧嚣。这没什么不文雅——这个世界的道德、政治、宗教没什么特别过分之处,生活于此的人们积极关注法律案件的判决、赢取选举、猎狐、赚钱等等,这些就是文雅。艾迪生想象他的读者是"中等地位"的男男女女。这就是说,他们既不是贵族也不是手工工人和劳动阶层。他们是绅士,是地主,是商业公司的投资者。他们是律师、医生、政府职员、教会人士。她们是这些男人的妻子和女儿。"中等地位似乎最有利于获取智慧,"艾迪生这样写道,"贫穷让我们的思想过于依赖我们所需之物的供给,富裕让我们享受我们的剩余物品。"[1]

在《论中等生活》中,休谟呈现的内容正是瞄准社会的同一因素,而且是出于同一种原因。这可能是对艾迪生另一种自觉的效仿。他写道,那些位于"中等地位"的人们,"构成了被认为易受哲学影响的最大多数人,因此,所有的道德论述主要是对他们讲的"。他解释说:"高高在上的大人物过于沉溺于享乐,穷人则过于执着于为生活提供必需品,他们都不能倾听冷静的理性之音。"[2]大人物和穷人没有构成18世纪不列颠庞大的、多样的社会群体。对休谟和艾迪生而言,这个群体有些鲜明的特征,只是因为位于极富和极穷这两个极端之间,他们便拥有了一种获取美德和智慧的特殊天资。处于中等地位的人,被呼吁着践行穷人"耐心、顺从、勤勉、正直"的美德以及富人的"慷慨、人道、和蔼、宽容"的美德[3]。他/她,也最适于享受真诚的、友爱的友谊。大富之人必定总是怀疑朋友对他们的评价是他们能从这份友情中获得多少好处,穷人则总觉得他们有被屈尊俯就冒犯的危险。休谟接着指出,那些处于中等地位的人,"获得人和事的知识的机会,比那些地位更高的人多"[4]。他们浸淫于生活的方方面面,但同时也有闲暇"评论说道",获取、发掘有助于提升荣誉和显赫地位必要技能的雄心壮志成为他们的动机。在这里,休谟引入了我们下文将要谈及的话题。他声称:"成为一名好律师或好医生,比成为一名伟大的君主,有更自然的、更强烈的要素。"在28位

₁₅₇

---

[1] *Spectator*, ed. Bond, vol. iv, p.139 [No. 464, 22 August 1712].

[2] *Essays*, *Moral and Political*, vol. ii (1742), p.44.

[3] *Essays*, *Moral and Political*, vol. ii (1742), p.45.

[4] *Essays*, *Moral and Political*, vol. ii (1742), p.47.

没死于未成年的英国国王和女王中，有 8 位通常被认为是"富有才干的君主"，一如休谟所说。但是，没人会认为，二十八分之八的人天生就是好律师或好医生是一条规则。休谟写道："简言之，治理好人类，需要的是大量的美德、正义和人道，而非令人惊异的才干。"[1]我们将会看到，相比这篇文章，休谟在另一些著作中更多地谈到那些占据政治权力位置的人，哪些品质是必要的，哪些品质不是必要的。

艾迪生的旁观者先生允诺说，他的思考"相当大一部分"是与他心中的女读者一起写就的。他评论道，女人"是半边天，正因我们国人的彬彬有礼、大献殷勤，成为我们民族更强大的一部分"。"若这篇文章端上了理性女人的茶桌，成为她们的谈资，他将感到无上光荣。"[2]休谟这里再次追随艾迪生的脚步。在《论散文写作》中，他谈论道，"过去那个时代"的大弊端是，有学问的人、健谈之人彼此完全隔绝。历史、诗歌、政治和哲学"被禁闭在大学和斗室里，与这个世界隔绝，与好伙伴决裂"，而客厅和咖啡屋里的谈资无非"连绵不绝的闲言碎语和愚蠢的评论"[3]。现在不同了。现在的文人好交际，时髦的谈资借自书籍。而散文体恰好适合沟通这两个领域。休谟宣称，作为一位散文作家，他认为自己是"从学术领域搬到交谈领域的居民，或是前者派往后者的使者"[4]。因此，他必须向受命居住在那一领域的君主致敬——而交谈帝国的君主是女人。相比在艾迪生那里，女人对于休谟认识自己散文作家的任务——如果有这种认识的话——更为重要。旁观者先生说，他将引导年轻的女人"履行童贞、结婚、守寡的一切相关义务"[5]。休谟更感兴趣的是，女人的"陪伴引导"在多大程度上能帮助学问之士做出最优秀的发现。他认为，"女人，即有理智、受过教育的女人（我自己只对这些人说话），对优雅作品的判断，要比具有同等程度理解力的男人的判断高明得多"[6]。实际上，"所有了解这个世界的理智男人，都极为尊重她们对那些在

158

---

[1] *Essays*, *Moral and Political*, vol. ii（1742），pp.47-48.

[2] *Spectator*, ed. Bond, vol. i, p.21［No. 4, 5 March 1711］.

[3] *Essays*, *Moral and Political*, vol. ii（1742），pp.2-4.

[4] *Essays*, *Moral and Political*, vol. ii（1742），p.4.

[5] *Spectator*, ed. Bond, vol. i, p.21［No. 4, 5 March 1711］.

[6] *Essays*, *Moral and Political*, vol. ii（1742），pp.5-6.

她们知识范围内的书籍的判断，尽管不由规则引导，但对她们敏锐的趣味更有信心，而非信赖学究和评论家们枯燥无味的工作"[1]。因而，任何想在广大公众中获得成功的文人，必须首先赢得女读者的青睐。休谟心中有了这种想法，就有好几篇散文明显是献给女人的。《论爱情与婚姻》向女人解释的是"婚姻状态中我们男人抱怨最多的是什么"[2]。《论学习历史》推荐女人研读历史，"是所有其他消遣中最好的一项，最适应她们的性别和教育"[3]。

和艾迪生一样，休谟并不认为"敏锐的趣味"是对优雅作品纯粹可靠的判断。用当时英语中还不流行的一个词来说，"敏锐的趣味"不仅仅是审美之事。敏锐的趣味因自身之故而有意义，但不仅仅是因自身之故。对于高雅的趣味而言，苦乐尤为特殊，而且是绝大多数人体验不到的苦乐。不过，一般而言，升华的趣味和精练的激情还是有关联的。休谟在《论趣味的敏锐和激情的敏感》这篇《道德和政治论文集》的开篇之作中正是这样说的，该篇可视为休谟以特殊方式架构的献给中等阶层及其妻女的道德文章的宣言。休谟在这篇文章开头便指出，感受极端激情的能力往往通过培养"更高雅、更精细的趣味"获得，"这样的趣味让我们能够评判人们的性格、天才的作品以及更高贵的艺术品"[4]。品鉴艺术品强化判断能够让我们形成更真实的生活观，结果，一些在他人看来极为重要的事情似乎太无聊而不值得关注。不过接着，他就后退一步，不认为最重要之事就是激情的熄灭——就像《论道德偏见》中，他从"追求完美的严肃哲学工作"中败下阵来一样。他写道，只需一点思考就能说明，一种经过培育的趣味不会抑制激情，不会把我们与其他人的情感割裂开来，反而会"促进我们对所有温柔的、令人愉悦的激情的感受力；同时，它让心灵不能接受粗鲁狂躁的情绪"[5]。研究各种艺术的美升华我们的性情，形成"某种优雅的情操，而其他人对这种情操则完全陌生"。而且，它让我们对爱情和友情更加张开双臂，其方式是"把我们的选择限制

159

---

[1] *Essays*, *Moral and Political*, vol. ii（1742），p.6.

[2] *Essays*, *Moral and Political*（1741），p.60.

[3] *Essays*, *Moral and Political*（1741），p.69.

[4] *Essays*, *Moral and Political*（1741），p.5.

[5] Hume, *Essays*, *Moral and Political*（1741），p.6.

在几个人中间，让我们不关心大多数人的陪伴和交谈"[1]。只有少数几人天生能够以这种方式提升自己，这一点似乎不是休谟的立场。其暗含的意思似乎是任何阅读这篇文章的人都已在敏锐趣味和敏感激情的道路之上了。

于是，道德学家休谟的方法，就是诉诸读者的趣味，邀请读者支持优雅情操的表达，让他／她感觉像一群志趣相投的朋友中间的一员。标题为《论狂傲与谦逊》的文章并不是仅仅指出谦逊比狂傲更可取。每个人都已经知道这一点。相反，休谟提出了一些曾对狂傲和谦逊作出的"思考"。总体而言，休谟指出，德导致繁荣，恶和蠢导致灾难。然而，狂傲和谦逊是这条规则的例外：狂傲的人升迁成功，谦逊的人则被忽视。狂傲从另一方面说是其他恶行的例外：很难鼓足勇气成为狂傲之人，但绝大多数恶行却全都轻松地有了狂傲之气，这些恶行越是被放纵就越强烈。一个非常富有的人要比一个穷光蛋更容易狂傲行事。这些反思紧接着以寓言的形式呈现出来，这个故事打算解释人们为何犯下这样的错误：把狂傲错认为美德和智慧，把谦逊错当成邪恶愚蠢。当然，不需要告诉人们，财富和俗世的成功不总是美德可靠的表现，贫穷位低不总是邪恶愚蠢的标签。休谟的目标不过是找到一种令人耳目一新的方式来表述一个熟悉的真理。休谟在《论爱情与婚姻》中采用相同的策略，得出了相同的结论。结论说，在婚姻中，无论女人还是男人都不该要求更高的权威。如果"任何事情都以完全平等的态度提出，就像同一个身体中两个平等的部件一样"，这对双方都好。[2] 人们不能把这一点理解为呼吁纠正 18 世纪不列颠男女结构性关系中社会、政治和法律上的根本不平等。这只是一种礼貌的吁求，呼吁男女以更大的礼貌对待彼此，所以并没有什么新东西。在这种情形中，新颖之处在于柏拉图在《会饮篇》中概括了有关爱情起源的论述，紧接其后的是休谟自己设计的另一个寓言。休谟在《论一夫多妻制和离婚》中提出了他对婚姻主题的想法，把婚姻定义为"以物种繁衍为目标……双方一致同意缔结的婚约"[3]。他指出，有充足的论据既反对一夫

160

---

[1] Hume, *Essays, Moral and Political* (1741), pp.6-7.

[2] Hume, *Essays, Moral and Political* (1741), p.63.

[3] *Essays, Moral and Political*, vol. ii (1742), p.175. 这里提到的双方同意在休谟看来可能是种反讽。如我们现在说的，很多 18 世纪的婚姻都是**被包办**的。

多妻也反对离婚，这本身就"足以让我们目前欧洲在婚姻方面的做法显得有吸引力"[1]。这里仍然不是说，那时的人们认真要求改革婚姻法，承认一夫多妻或离婚。[2]这篇文章不过是强化了一下当时的常识。重点是以一种有趣的、不同寻常的方式强调常识。相同的动机也用于《论贪婪》一文中，如休谟自己提到的，几乎"有史以来至今"每个道德学家或哲学家都抨击贪婪这种恶。[3]

　　休谟在《论简朴与优雅》一文中评论说，好作品在于天然和出奇"结合得刚刚好"，对这一观点本身，人们是非常熟悉的。[4]艾迪生在《旁观者》中的散文权威性地表达了这一点，这些文章抨击"虚假的巧智"，称颂像"柴维猎场"（Chevy Chase）民谣所体现的那种"内在的、本质上完美的淳朴思想"[5]。《论简朴与优雅》见证了休谟对艾迪生的回应——艾迪生警告人们过度执着于巧智和新奇带来的酸腐结果。他在此文中提出了三条"评论"，其中一条认为，"我们应该更多提防过度的优雅，而非过度的简朴，因为与后者的过度相比，前者的过度既不漂亮，也很危险"[6]。后两条评论说，简朴与优雅之间的恰当平衡没有一个明显的度，也没有一条规则告诉我们作者何时会犯下过于优雅或过于简朴的错误。这两条同样也不足为奇。休谟声称，批评通常只有在从一般性到特殊例子时才有指导性，也就是说，只有"满是样本和例证"时才有指导性。同样，《论学习历史》几乎也没什么原创性，这篇论文从标题看来像是可能包含了休谟自己历史写作的史学编纂密钥，但实际上不如说主要是向妇女推荐学习历史，理由是它能消遣想象力，提高理

161

---

[1] *Essays, Moral and Political*, vol. ii（1742），p.192.

[2] 休谟反对离婚的观点，遭到自然神论者彼得·安纳特（Peter Annet）1749 年《社会幸福观》（*Social Bliss Considered*）这本小册子的批评，参见 Fieser（ed.），*Early Responses to Hume*, vol. ii, pp.13-19. 苏格兰的离婚法在 18 世纪变得更为自由。罗杰·爱默生提醒我说，休谟的散文可能反映或折射出爱丁堡那个时代关于离婚的争论。

[3] *Essays, Moral and Political*（1741），p.157.

[4] "在批评性学问中，最丰富的主题莫过于这种写作中的简朴与优雅混合得刚刚好。" *Essays, Moral and Political*, vol. ii（1742），p.196.

[5] 关于"柴维猎场"，参见 *Spectator*, ed. Bond, vol. i, p.297［No. 70, 21 May 1711］。艾迪生关于真假巧智漫长、频繁、间断性的讨论开始于《旁观者》第 58 期。

[6] *Essays, Moral and Political*, vol. ii（1742），pp.198-199.

解力，增强美德。[1]不可能认为休谟构思这些文章时相信他说出了前人未有之言。这些散文的意义或许在于，它们提醒人们，对休谟而言，道德情感的升华与文学品位的升华并驾齐驱，若无一者，另一者也是不可能的。根据这种思考方式，道德与诗歌、历史作品不是全然不同、截然相反的东西。我们现在所谓的"伦理学"和"美学"，对休谟及其同时代人而言，彼此是紧密相关的。人的道德品性在其趣味中一览无遗，他的趣味又在其婚姻、友情、更广阔世界的行为中一览无遗。

如我们所见，在第一卷《道德和政治论文集》的"告读者"中，休谟以新人作家的身份出现在读者面前。放弃办一份期刊的想法之后，"斗胆开始任何严肃创作之前，我情愿尝试一下我的写作天分，并被引诱着把这些小文章交给大众评判"[2]。休谟采取的这个身份和《人性论》的作者毫无关系。因为，没有证据表明休谟早在1741年年中放弃了《人性论》——这时距离《人性论》第三卷出版才刚刚六个月——没理由把休谟在"告读者"中的言不由衷当作已经放弃其第一部著作的标志。[3]更有可能的是，他只是尝试一种完全不同的写作风格，至少在那时，他不希望读者读他的散文时头脑中装着《人性论》，好像这些散文看起来就是"《人性论》作者"的作品。人们可以想象，他尤其不希望这些散文获得的评价仅仅因为与《人性论》中采取的立场是否一致或在多大程度上保持了一致。他可能也不希望这些散文被理解为早先那部著作充分论述过的观念、论点的普及化。

即便如此，《论人性的高贵》一文很难不被理解为对《人性论》的一种补充。[4]该文提出的问题，恰是休谟在其解剖学式人性研究中非常谨慎不提的。这个问题便是，我们所设想的完整的人性是什么：我们应该讨厌自

162

---

[1] 不过，《论学习历史》告诉我们休谟都有什么历史方法，可参见下文，pp.324-325。

[2] *Essays*, *Moral and Political* (1741), pp.iii-iv.

[3] 这里我不同意莫斯纳的说法，他主张，休谟称自己是一位"新作家"，这一事实"首次向外界表明休谟已经开始让自己断绝与《人性论》的关系"(*Life of David Hume*, p.140)。莫斯纳认为休谟"最大的寄托"是像"论怀疑论者"这样的"哲学散文"，而非他关于政治主题的散文(p.143)，这一主张同样没有依据。

[4] 同时，这是《旁观者》影响休谟这位散文家的进一步证据。人性的尊严是《旁观者》重复出现的主题，参见 e.g., nos. 210 (ed. Bond, vol. ii, pp.321-324) and 537 (ed. Bond, vol. iv, pp.416-420)。

己、讨厌我们的局限性吗？或者，我们应该认为自己受我们造物主的庇佑以至得出这样的结论，即我们就是按照他的形象制造的？这两种观点当然会有它们的鼓吹手。"一些人把我们这个种群吹到天上，把人说成一种半神——来源于天堂——他的子孙后代都保留着明显的标志。"休谟心中想的或许是沙夫茨伯里。"一些人坚持人性的盲目性，什么都不能发现，除了虚荣，人在虚荣方面超过了他所鄙视的其他动物。"[1]这听起来好像是影射罗切斯特（Rochester）这样的犬儒主义者，可能还有像拉罗什富科这样的道德怀疑主义者，很可能还有曼德维尔。休谟在这两个极端之间巡游的方式很大程度上要归功于他在《人性论》第二卷激情分析中至为关键的一条原则。在各种类型的判断中，我们往往更受比较的而非固定的、一成不变的标准的影响。[2]人性的总体评价无一例外。人的能力高出一筹这一概念通常——虽然不总是——在人与其他动物的比较中得出。另外，人类与上帝观念的比较则往往导致对人性弱点的强调。少数明智高尚的人与普罗大众的比较也有同样的趋势——休谟指出，尽管在这种情形中，错谬明显，因为"明智""高尚"就和"漂亮"一样只是比较而言的修饰语，从定义上说只适用于不常见的情形。休谟主张，唯一一种值得作出的比较，唯一一种能解决人性高贵或鄙俗这一问题的比较，是比较人类行动中起作用的各种动机，用以决定是否真的像犬儒主义者、怀疑主义者所说的，自私和邪恶的秉性明显比合群的、高尚的秉性强烈得多。在《论人性的高贵》那里，他乐意断言，"目前这个时代，几位伟大的道德学家"，最著名的沙夫茨伯里，在他的《美德或功劳研究》中"无可争辩地证明了……迄今为止，那些合群的激情是众多激情中最强大的，所有其他激情甚至从它们那里获得了力量和影响"。然而，休谟说，这个主题，他会"在未来的思索中……更充分地展开"[3]。他说话算话，在《道德原则研究》中，他讨论了人类自私的范围。[4]因而，这篇论文在提醒读者回到《人性论》的同时，也引向了将来要写的文章。

163

---

[1] *Essays, Moral and Political*（1741），pp.161-162.

[2] *Essays, Moral and Political*（1741），p.111。

[3] *Essays, Moral and Political*（1741），p.169.

[4] See below, p.264.

同样口是心非的是《论迷信和狂热》这篇文章。在某种程度上，该文几乎是对艾迪生式主题的另一次重申。艾迪生在 1711 年 10 月 20 日的《旁观者》中写道："错误的信仰会让我们犯下两个大错，一是狂热，一是迷信。"[1] 和《旁观者》表达的众多意见一样，这一说法完全是传统之见，其根源在于，人们广泛认为，英格兰教会的与众不同之处，是它避免了罗马天主教和新教异见的错误。艾迪生把狂热描绘成心灵燃烧到疯狂自信的状态，这种状态下的人，是特殊的神圣恩惠的接受者，深受邪恶困扰的异见者不能或不愿用理性来矫正信仰。相反，天主教是"各种幼稚愚蠢的迷信"的庞大集合体。[2] 休谟以非常相似的术语描述了"真正宗教的两种腐败"。迷信的根源在于人类易于感受的恐惧，这种恐惧"来自个人或社会事务的不幸境遇，来自病痛，悲观忧郁的性格，或所有这些情形的迸发"。牧师们利用了这些恐惧，他们鼓励"仪式、顺从、禁欲、牺牲、馈赠，或……无论多么荒唐、无聊的行径，傻瓜或流氓才会建议这些盲目可怕的轻信之举"[3]。相反，狂热源于我们偶尔感受到"一种莫名其妙的升迁和傲慢，源于可喜的成功、健硕的体魄、坚强的精神、勇猛自信的性格"。在这样的心境中，想象力自我陶醉，以至于我们能够直接感受到上帝本人对我们的启发，好似我们是上帝的宠儿，有为上帝向其他人传递消息的责任。休谟写道，在这个过程中，"人类的理性甚至道德都被当作虚妄的引导被抛弃了：狂热的疯子盲目地、毫无保留地把自己交付给了假想的精神堕落以及上述那些启示"。[4]

164

休谟与艾迪生的区别，主要在于他对这两类伪宗教截然不同的政治后果的关注。他接着指出，狂热最初的爆发必然是极度不稳定，就像德意志的再洗礼派、法兰西的加尔文派、英格兰的平等派、苏格兰的盟约者表现出来的

---

[1] *Spectator*，ed. Bond，vol. ii，p.288［No. 201，20 Oct 1711］.

[2] *Spectator*，ed. Bond，vol. ii，p.288［No. 201，20 Oct 1711］.沙夫茨伯里在"一封关于狂热的信"中解释说，古代对迷信和狂热的策略的一个明显特征是，迷信和狂热被"温和相待，更何况，它们从未疯狂到流血的程度"。温和相待的一个原则是"伊壁鸠鲁派、学园派及其他学派，被允许用一切打趣、嘲讽的力量反对它们"（*Characteristicks*，ed. Den Uyl，vol. i，p.12）。

[3] *Essays*，*Moral and Political*（1741），pp.141-142.

[4] *Essays*，*Moral and Political*（1741），pp.142-143.

无政府主义趋势。不过，狂热会随时间的流逝而退却，新教派别内部缺乏权力结构，意味着各派对维持正统的信仰和践行都没兴趣，以致到最后大多沦为互相宽容以及对"圣事极度的松懈和冷淡"，随着时间的流逝，只有天主教世界的神父权力在不断增强，"牢牢建立起自己权威的神父，在漫无止境的论战、迫害和宗教战争中，成为人类社会的暴君和扰乱者"[1]。《论迷信和狂热》得出的一个结论似乎不同于不列颠人通常喜欢的结论，即新教主义与自由、天主教和不容异议之间没有必然的联系。"迷信是公民自由之敌，狂热是公民自由之友"，这或许是 18 世纪中期的真理，但绝非普遍真理。历史表明，在众多情形下，狂热和迷信一样都是自由的敌人，不多不少。[2]换言之，休谟在《道德和政治论文集》中对宗教的讨论完全不同于艾迪生以全新的优雅体例装饰的陈词滥调。他一直在宗教与政治的关系中追问那些令人忧心的问题，而这些问题将会在《英格兰史》中继续展开。

　　休谟几篇艾迪生式的习作，在作者本人看来，很快就跳出了他哲学旨趣的主体，也不符合他将自己塑造成文人的风格。[3]《道德和政治论文集》的下一版出版于 1748 年，没有收录《论散文写作》《论道德偏见》《论中等生活》这三篇文章。他还想拿掉《论爱情与婚姻》《论学习历史》。休谟 1752 年告诉亚当·斯密，"就其他文章而言，这些文章现在看来毫无价值，而且也很不适合，即便以那种微不足道的方式也是如此"，但是他的新出版商安德鲁·米勒"郑重抗议，并告诉我，他听说最优秀的判官都对这些文章赞不绝口。说得我这老爹心肠都软了，我还是让它们活下来吧"[4]。然而，1760年，休谟还是老想法，还拿掉了《论狂傲与谦逊》。1768 年又拿掉了《论贪婪》。如他在致威廉·斯特拉恩的一封信中所说的，回想起来，这些散文太像"对艾迪生那些令人愉快的闲言碎语的拙劣模仿"[5]。散文体可谈更严肃、更有创造性的话题。

165

---

[1] *Essays，Moral and Political*（1741），pp.148-149.

[2] *Essays，Moral and Political*（1741），pp.123，124.

[3] See Smith, 'Hume's "Rejected Essays"'.

[4] *Letters of David Hume*, ed. Greig, vol. i, p.168.

[5] *Letters of David Hume*, ed. Greig, vol. ii, p.257.

公正看待党派政治

《道德和政治论文集》第一卷的首页题词来自《埃涅阿斯纪》。该题词写道："特洛伊人、鲁图利人，在我看来都一样。"艾迪生在第 126 期的《旁观者》中也用了这个题词。[1] 激烈狂热的党派精神是艾迪生那期的主题，休谟运用相同的题词，可能是为了暗示，他认为过去三十年几乎没什么变化。这样想是有道理的。自 1722 年罗伯特·沃尔波尔成为"首相"以来，不列颠的政治就以一种新的紧张方式变成了党派政治。沃尔波尔执政时期的一个标志是充分利用王国不断增长的财富。沃尔波尔确保国王及其大臣们的政策是议会投票决定的，并通过公正运用国王的赞助权（powers of patronage）来让很多下议院议员承认做首相希望他们做的事情符合他们的利益。下议院，或至少大多数下议院议员追随沃尔波尔并按照他的吩咐做了，他们完全适应了一种新角色，这种新角色不全然是皇家行政的批评者、人民不满的发言人，相反还是国王政策措施的执行者。结果是，"宫廷党"和对立的"乡村党"之间的裂痕再次出现。现在虽然和 17 世纪末的常见状态相反，"宫廷党"由辉格党人组成，"乡村党"由托利党人以及一些坚持"革命原则"、不能接受沃尔波尔打算妥协的守旧的辉格党人构成。对立的"乡村党"，在亨利·圣约翰的著作中找到了最有效的发声。圣约翰即自 1712 年以来的博林布鲁克子爵，1715 年反叛之后一直流亡法国的前詹姆斯党人。[2] 从 1726 年起，博林布鲁克便是反沃尔波尔杂志《匠人》的主笔。在《匠人》中，他每期都指出，在沃尔波尔管理体系下，议会已经被国王影响腐蚀了，后 1688 年的宪政解决方案中来之不易的议会和国王之间的平衡被彻底颠覆了。下议院再也不代表人民的意志了，相反，它成了一间满是为沃尔波尔执政卖力的委员们

166

---

[1] *Spectator*, ed. Bond, vol. ii, pp.1-4；还可参见前面一期，日期是 1711 年 7 月 24 日（vol. i, pp.509-512）。

[2] 关于博林布鲁克的政治思想，参见 Kramnick, *Bolingbroke and his Circle*，以及 Armitage 为他编辑的博林布鲁克政治著作集的"引言"。

的房间了。因此，如博林布鲁克指出的，轮到反对党"乡村党""有权为乡村发声"[1]——为真正的不列颠宪政精神发声，为它赋予的自由发声了。反对党的政治是爱国精神的政治，再也不能被抹上背叛的色彩了。[2]

沃尔波尔付钱给大量的杂志鼓吹者们，通过他们的小册子和杂志文章回击《匠人》。这些鼓吹者们断言，在博林布鲁克乡村党伪装的爱国精神背后，潜藏着神圣权利的老托利主义和对斯图亚特王朝主张的支持，反而是沃尔波尔代表了1688年的事业和自由精神。[3]就如他们大声宣扬沃尔波尔像关心过去一样关心将来，对手"乡村党"却想要把不列颠拽回到上一个世纪的冲突之中，沃尔波尔关注和平、国家财务的规范化，设计政策促进商业发展、增加国家财富。博林布鲁克所谓的腐败无非是国王报答那些支持汉诺威和解的人的方式。这也是严格维持宪政平衡的方式，博林布鲁克宣称，鉴于土地财产是下议院及其所代表的人们积累而成，维持宪政平衡意义重大。这一争论尤其在1733年提出消费税法案时达到高潮，次年便是大选，但18世纪30年代末，仍然没有迹象表明这一问题得到解决。1739年，不列颠加入奥地利王位继承战争，此事对沃尔波尔来说是一次挫败。然而，议会两院要求国王解雇他的动议在1741年2月被彻底否决。

抱怨党派分裂的恶劣后果是18世纪初不列颠政治话语中的陈词滥调。[4]标准的看法是1688年革命解决了托利党和辉格党分裂所带来的问题，现在，从定义上说，一党领袖更感兴趣的是他自己的利益而非国家的利益，而作为该党成员，就意味着放弃思想和行为的独立性，以换取该党领袖的奖赏。哈利法克斯侯爵1690年写道，"最好的党，无非是针对其他国民的阴谋而已"，因为"一般而言，政党就是繁茂、和平、丰裕的结果，并催生了逢迎（humor）和骄傲等，即所谓的狂热和公共精神"[5]。人们往往指出，现在不列

---

[1] Bolingbroke, *Political Writings*, ed. Armitage, p.37 [*Dissertation upon Parties*, Letter IV].

[2] 对这一异常状态的事务的洞察性研究，参见 Skinner, 'The Principles and Practice of Opposition'.

[3] 参见 Browning, *Political and Constitutional Ideas of the Court Whigs*；以及 Kramnick, 'Augustan Politics and English Historiography'. 沃尔波尔鼓吹者的观点，以及休谟把同样的观点用于不同的目的，将在下文本书边码第315—321页进一步讨论。

[4] See the Introduction to Gunn (ed.), *Factions No More*.

[5] Halifax, *Political Thoughts and Reflections*, as reprinted in Gunn, *Factions No More*, p.44.

颠有一部宪法明确界定了王室特权和人民权利的界限，那这两党各自代表什么严格说来就成了一个谜。"他们既不是距离最遥远的外国人，也不是我们海外较近的邻居，这些人只是单纯地寻求我们政党语录和特征的含义，"1717年约翰·托兰德写道，"即使我们自己这片岛屿的本地人也经常搞不懂，或者更糟的是完全弄错我们几个党派的性质和倾向，以及通常突显他们的世俗名称或宗教名称。"[1]

还是在 1717 年这一年，保尔·拉潘·德·索拉斯（Paul Rapin de Thoyras）发表了一篇试图向外国人解释英国政党体系的文章，不过该文有好几个英译本，最后附在他非常成功的《英格兰史》后面。[2]拉潘认为，温和的辉格党和温和的托利党之间不再有什么实质性的区别。这一点在他们对詹姆斯党人 1715 年反叛的回应态度中就非常清楚了，好似各种复兴的共和主义也是明眼之事一样。托利党一直强调国王拥有行政权，辉格党则强调国王有尊重人民意志的义务，但这两点是宪政的两条原则，两党都声称要捍卫不列颠的政府形式。据拉潘这位流放的胡格诺派所言，宗教，尤其是英格兰托利党教会对持异见者的迫害，才是党派不合一直存在的原因。博林布鲁克在《匠人》中吸取了拉潘的分析，并用到自己的写作中。他主张："革命是一把火，清除了两党的渣滓；渣滓一旦清除，他们似乎就是同质的，以相同原则回应。"[3]1688 年之后，党派冲突不再是根本原则上的冲突了。政治现在是两派之争，一派是致力于维护宪政、为所有布里吞人带来自由的爱国者联盟，一派是只对钱和权力感兴趣的堕落派。对政党政治的谴责一直如此：他们实际上总是试着为作者自己所在的政党政治辩护。休谟在《道德和政治论文集》中提供了一种看法：一种对政党怒火真正的、不偏不倚的、"科学的"解剖，必须由某个对首相和对手的竞争表现得完全中立的人执行。

休谟的第一步是抽象地考察政党。《概论党派》一文以十分传统的方式主张，恰如宪政的立法者和作家们应该得到多少荣誉，宗派和派系的建立者就应该受到"多少憎恶和痛恨"。派系的影响与法律的作用直接相悖而

168

---

[1] Toland, *The State-Anatomy of Great Britain*, Preface, as reprinted in Gunn, *Factions No More*, p.53.

[2] Rapin, *Dissertation sur les Whigs et les Torys*：or, *An Historical Dissertation upon Whig and Tory*.

[3] Bolingbroke, *Political Writings*, ed. Armitage, p.65［*Dissertation upon Parties*, Letter VII］.

行。"派系破坏政府，让法律瘫痪，让同一个国家中的人们充满恶毒的敌意，而这些人本应彼此支持、相互保护。"[1]然而，休谟继续清晰地表述他的观点，他说，即便如此，派系是所有政治体系不可避免的特征。一些党派纯粹是"人情关系"的，彼此的友谊或共同的对手将他们联合在一起。小型共和国中的党派划分常常属于这种类型，即便是较大的国家中，诸如意大利的圭尔夫党和吉伯林党，在他们派系冲突的情形中，割裂党派的原因完全是些琐碎的无聊之事。不过，休谟指出，他们也是"实际的党派"，要么因为不同社会阶层的利益冲突，要么因为原则问题不能达成一致。当然，宪政的作用是平衡不同社会群体彼此间的利益，并提供和平的手段解决任何社会必然面临的冲突。宪政设计精妙的国家，所有社会阶层都承认宪政解决方案符合他们的利益，以利益矛盾为基础的党派冲突不会存在。休谟指出，问题是，这样的宪政极不可能形成，甚至"众多哲学家"的意见都认为这无非是一种国家理想，就像永恒运动理论上可能存在，现实中却是不可能的。

169　　在这一观点上，不列颠或至少是英格兰的作家所做的标准动作就是声称这些哲学家错了，而光荣革命之后的宪政解决法案是这种如此精确完美宪政的奇迹般的、启示般的典范。休谟没有这样的举动。相反，他接着思考了第二种实际派，即基于原则不一致的派系，这一派系集中体现在政治原则冲突和不同宗教概念冲突这两者之间的差异。一些人认为这个人或家族有权继位，另一些人认为那个人或那个家族有合法继位权，这两类人的意见为何无法协调是很明显的。不太明显的是，那些宗教信仰不同的人之间为何产生了暴力冲突——而这一点只能用不宽容、迫害精神来解释，如我们所看到的，休谟正打算将此描述为基督教的流行病。休谟在这篇文章的结尾指出，更神秘的是，在争夺王位的过程中，国家容易根据人们对各个家族的情感而分裂。绝大多数人根本不了解这些家族，不可能期望从他们那里获得任何好处。休谟指出，我们喜欢想象我们与自己君主的联系非常紧密，比实际关系要紧密得多。这是一种特别危险的政治非理性形式。

---

[1] *Essays, Moral and Political* (1741), pp.106-107.

《概论党派》一文为后面的《论不列颠的党派》设置了一个场景。休谟这里明确把博林布鲁克的主张当作对手，用休谟的话说，"辉格党和托利党的真正区别在革命中丧失殆尽，而自此之后，他们仅仅作为人情派延续下来，就像圭尔夫党和吉伯林党"[1]。休谟认为，相比腐败的"宫廷党"和爱国的"乡村党"，现代英国政治有更多内容。如果解释为什么"宫廷党"由辉格党人组成、对立的"乡村党"绝大多数由托利党人构成，这会更有意义。毕竟，17世纪中期辉格主义的起源是反对国王，托利党最初形成时认为英格兰政治秩序的基础是国王的特权。在目前的情形下，只有承认辉格党和托利党存在真正的区别才能理解。这一区别的依据是"他们对某个家族、某个人的情感，而他们想要这个家族、这个人来统治自己"[2]。休谟谨慎地表明，党派划分没什么重要的政治原则。博林布鲁克在这一点上是对的。辉格党可以大谈自由，但他们总体而言也是君主制的热爱者；托利党可以大谈君主制，但他们也是自由的热爱者。休谟没有照搬博林布鲁克的结论——派系划分只是由沃尔波尔及其追随者利用他们从国王那里得到恩惠的无原则方式。其他内容只得添加一个解释性的故事，比如，托利党对斯图亚特王朝的情感依恋，以及辉格党对汉诺威王朝同样的情感依恋。

170

　　这些情感依恋是不可避免的，不过，如休谟指出的，它们"是对'宫廷党'和'乡村党'原则的自然补充，而这两者才是不列颠政府的真正党派"[3]。这意味着在当时的情形下，自然而成的"宫廷"党便是反对党，反之亦然。换言之，博林布鲁克的反对党从根本上说比他愿意承认的更具偏袒性。准确地说，它是一个派别。对此进一步的证据也体现在反对敌对派和英格兰教会组成的异见者的自然联盟中，同样体现在博林布鲁克的托利党支持法国反对荷兰的天然趋势上。以此类推，沃尔波尔的"宫廷党"当然也是一个真正的派别，是异见者和荷兰支持者——而非法国支持者的联盟。不过，休谟肯定知道，沃尔波尔和他的写手们一直以来都承认这一点。

---

[1] *Essays*，*Moral and Political*（1741），pp.131-102. 博林布鲁克关于后革命时期政党政治重新出现的各种动机的论述，参见 *Political Writings*，ed. Armitage，pp.70-75 [*Dissertation upon Parties*，Letter VIII]。

[2] *Essays*，*Moral and Political*（1741），p.117.

[3] *Essays*，*Moral and Political*（1741），p.134.

事实上，他们坚持这一点。沃尔波尔对博林布鲁克的答复，一如我们早先看到的，基本上是说，博林布鲁克的乡村反对派实际上是老托利党，而他自己的党是使革命成为可能的辉格党英雄集团的真正继承人。休谟实际上承认沃尔波尔式的看法，即党派区别是真正存在的，同时又重新解释了它们的基础。博林布鲁克不是单纯的自由之敌，沃尔波尔也不是纯粹的自由之友。休谟断言，自1688年以来，辉格党已经被他们的领导人或他们自己的"无知或弱点"背叛了，并在"他们眼中确保王位继承和解决方案的借口下一步步危害自由"。[1]

171

休谟对英国政党政治不偏不倚的分析不是不偏不倚彻底抛弃两党所有原则。相反，他尝试鉴别两党立场中可以接受的因素，即两党各自有理的方式。由此，沃尔波尔说辉格、托利的区别真实存在是对的，不过博林布鲁克说两党区别在总原则上不再存在同样也有道理。沃尔波尔说对手有詹姆斯党人的倾向是对的；博林布鲁克说宫廷党损害了英国自由也有道理。对这种不偏不倚的研究性讨论，附加在《论政治可以简化为一门科学》一文的结尾处。休谟在那里表达的关切是从"乡村党"和"宫廷党"所表现的宪政狂热中汲取"中庸之训"，这种狂热在"乡村党"辱骂沃尔波尔而假想的颠覆宪政、"宫廷党"赞扬沃尔波尔为维护宪政而假想的宗教关怀时表现出来。这些争论引起的热度必然"会造成两党异常的躁动，并让整个国家充斥着最暴戾的敌意"[2]。不过，这两党之间的争论完全是自相矛盾的。如果宪政本身完美无缺，那么，沃尔波尔将不能损害它，博林布鲁克和"乡村党"却说沃尔波尔损害了宪政；而如果沃尔波尔真的严重损害了宪政，那么，无论如何，宪政的设计太差劲了，沃尔波尔不该因为毁掉宪政而被指责。以此类推，如果宪政本身完美无缺，那么，与"宫廷党"宣称的相反，它的权力将不会从沃尔波尔的手中转到他的对手手中；如果宪政太脆弱，一届行政就能毁掉它，那么，无论当权者怎么爱国，势必会引起骚乱。休谟表明，两党都把他们评价的宪政价值推向极端，让他们的主张难以立足。"乡村党"可以将对宪法的尊重与承认政府可以依宪行事，同

---

[1] *Essays, Moral and Political* (1741), p.135.

[2] *Essays, Moral and Political* (1741), p.45.

时又不如它可以做到的那样好结合起来。因而，他们可以批评沃尔波尔，而无须夸大其词说是英国自由之敌云云。"宫廷党"可以为沃尔波尔辩护，而无须狡辩说英国自由等皆仰仗他的持续当权。

在休谟看来，英国政治的真正问题是程度问题。宪政需要将王权和议会绝对割裂开来，以至议会被说成完全独立于王权影响——一如博林布鲁克主张的那样，但这种主张是错的。因为，如果王权对下议院毫无影响，那么，不列颠将从一个有限君主制国家转变为一个共和国。这样的影响会被谴责为"腐败"和"依附"，但即便如此，如休谟指出的，这种影响"与宪政的本质密不可分，是维持我们的混合政府的必要条件"[1]。问题不是议会是否应该依赖王权，而是应该在多大程度上依赖王权，以何种方式依赖王权。博林布鲁克坚称下议院议员的作用只是通过接受选民的"要求"（instructions）来代表他们的意志，但休谟指出，没人会认为一个议员有义务在每个分歧上按选民的意愿投票。相反，即便是最热心的执政者鼓吹手，也没人声称议员能完全忽视选民的意愿、完全服从朝廷的议程。这还是一个程度的问题，不同的选民对这个问题有不同的答案，也有不同的争论。"托特内斯（Totness）的要求应该和伦敦一样重要吗？"休谟这样问道，"或者说尊重外国政治公约的要求和仅尊重我们国内事务消费税的要求，其重要性一样吗？"[2]

博林布鲁克和沃尔波尔争论的是如何维护后 1688 年宪政所确保的自由。两党都声称，另一党对于确立英国自由构成了威胁。休谟认为两党都错了。目前，英国自由没有十分紧迫的危险。政治研究的基本原则，是"人人都必须被设想成一个无赖"[3]，就像休谟在《论议会的独立性》一文中指出的那样。宪政的作用是将对自利的普遍追求转化为社会整体的利益。当这个体系运行良好时，就像英国的绝大多数时候一样，个别政治家的恶行没有太大干系。因而，休谟研究政治时的视野就允许他采用那种长远的眼光，为其读者提供一种思考英国局势问题的方式，这种思考方式让党派纷争看来就像一种消遣——可能是一种必不可免的消遣，但这不是揭示迫切需要解决问题的

172

［1］*Essays, Moral and Political*（1741），p.89.

［2］*Essays, Moral and Political*（1741），p.57.

［3］*Essays, Moral and Political*（1741），p.85.

方式。这种思考英国政治的方式可能源于对曼德维尔的阅读，所以我们在第
一章猜测，休谟十年前就已经沉溺其中了。在《宗教、教会与国家福祉漫
谈》(*Free Thoughts on Religion, the Church, and National Happiness*) 中，曼
德维尔对英国政治的分析与《道德和政治论文集》中提出的观点有着惊人的
相似之处。他指出，英国宪政将国家从对政治家的德性和正直的依赖中解放
出来，这是或应该是国家福祉的源泉。"期望执政者们不犯错，期望朝廷不
作恶，"曼德维尔写道，"严重泄露了我们对人类事务的无知。太阳底下无完
美，人类的生活本身就是善恶的混合：没有一个凡人能完全幸福，也没有一
个凡夫俗子会如此悲惨，他们可能只会更惨。"[1] 曼德维尔继续说道，个人或
国家幸福的劲敌是对完美的渴望。不列颠的宪政是不完美的。但尝试让它更
完美，事实上肯定会让它更糟。休谟在《道德和政治论文集》中没有引用曼
德维尔，如我们所见的，在《论人性的尊严》中，他批评"那些如此坚持人
性自私的哲学家"[2]。尽管如此，从其基本的政治倾向来说，《道德和政治论
文集》更接近《宗教、教会与国家福祉漫谈》，而非当时其他的文本。[3]

政治简化为一门科学

从沃尔波尔时代紧张和棘手的派系冲突中得出的一个结论是，政治需要
重新定位，摆脱那些永不可能达成一致的强原则性问题，转向如何确保政府
日常运行的高效廉洁这一更平常的问题。蒲柏在著名的双韵体诗《人论》中
表达了这一观点。"政府的体制让傻子们去争论吧，管理得最好就是最好的
政府。"[4]《人论》是献给博林布鲁克的——"我的圣约翰！"在这里，蒲柏正

---

[1] Mandeville, *Free Thoughts* (1731), p.355.

[2] *Essays, Moral and Political* (1741), p.169.

[3] 曼德维尔当然是个辉格派。然而，和艾迪生一样，他批评大多数辉格派的政治策略。在《宗教、
教会与国家福祉漫谈》和其他地方，可以认为曼德维尔提出了一种新的、前瞻性的辉格主义，
这种辉格主义承认贸易是国家的基本关注点，较少关注如改良人民风俗这样的事情。

[4] Pope, *Essay on Man*, ed. Mack, pp.123-124 [Epistle III, ll. 303-304] .

向他的友人建议，他在克制他的政治热情，不让沃尔波尔激怒他。[1]政治、宗教中的重要之事是人类在"爱的链条"中各有其位，而这"爱的链条"是上帝对人类整体的启示计划，对此蒲柏很自信。神圣天启自我彰显在以下事实中，即人的福祉所代表的善可以从政府和法律的体系中获得，正如仁慈代表的善可以从任何宗教形式——无论其教义如何——中获得一样。休谟以蒲柏的韵诗为《论政治可以简化为一门科学》的出发点，如我们所见，这篇散文的整体论证得出的结论在主旨上类似于蒲柏给博林布鲁克的建议。休谟在这篇文章中为博林布鲁克的对立乡村党与罗宾政体（Robinocracy）的宫廷捍卫者两方都提供了"中庸之训"。不过，休谟得出该结论的路径，看起来像与蒲柏对政府形式区别意义的怀疑主义直接相悖。如其标题表明的，该文提出了政治哲学的科学概念，目的在于揭示政治运行中的基本力量，阐明不同宪政形式试图克制并平衡这些力量彼此间对抗的不同形式。休谟在这里以及《道德和政治论文集》的其他地方表现出的兴趣更多是针对基本的政治问题，而非辉格党和托利党争论中的那些问题。我们将会看到，《道德和政治论文集》暗含的政治科学这一概念，与《人性论》第三卷分析忠诚基础时的论证是一以贯之的。在其他方面，它又建立在休谟探索的那些观点之上，就像他在《早期札记》中展现出的理解一样。休谟从未像孟德斯鸠的《论法的精神》或斯密的《国富论》那样把自己的政治思想发展成一个完善的宏大体系。不过，《政治论丛》和《英格兰史》都将以《道德和政治论文集》勾勒的一般政治原则为基础。

　　两卷《道德和政治论文集》表明，和很多他的同时代人一样，休谟将詹姆士·哈林顿视为第一个把政治哲学建立在科学基础上的现代人。在《大洋

174

———————

[1] 怀有敌意的批评家很快抓住这句韵诗，诗人毕竟是个天主教徒，他不关心后 1688 年英国宪政的荣光和保证宪政永久性的新教徒继位问题。这些对手说，当然，明确的意义是，如果宪政被颠覆、斯图亚特王朝恢复君主制，那就无关紧要了。蒲柏后来努力澄清他的意思。"这些诗行的作者，"他坚称，"其意思无非是说，这种政府形式本身不比那种政府形式好。"相反，他的意思是说，"没有一种政府形式——无论它本身多么出色或完美，足以让人们幸福，除非它得到完善的管理。相反，（他接着说），最好的政府形式，当其外形被维持，而管理已腐败，那它就是最危险的"（Essay on Man, ed. Mack, p.124）。不过，如托尼·纳塔尔（Tony Nuttall）评论的，"这些为回应批评而写的自我辩解的解释，几乎完全不可信"："蒲柏非常清楚地写道……关于何种形式的政府是最好政府的争论毫无意义，无论盛行何种体制，其管理方式才是真正重要的因素。"（Pope's Essay on Man, p.126）

国》中，哈林顿描述了一个理想的共和国，它代表查理一世失败之后可能形成的英格兰，但他的共和主义并非传统意义上的。积极的公民参与在哈林顿的乌托邦中并不重要，大洋国的公民不为自己立法。[1] 传统的或者说马基雅维利式的共和概念，如美德（virtú）、机运（fortuna）都消失不见了。一篇关于土地财产权和权力必然存在的关系的所谓科学论文排除了对它们的需要。只要财产和权力之间达到平衡，国家就会稳定。而这平衡一旦打破，国家（states）必然失去稳定。国王不占全部土地或至少三分之二土地的君主制，贵族不占全部或三分之二土地的贵族制，人民不占全部或至少三分之二土地的民主制——所有这些国家，必定都被哈林顿称为专制、寡头或无政府形式的"政府的贫乏"（privation of government）。哈林顿的基本原则是土地所有者同时赋有权力和权威。那些没有土地的人不能说是自由的，在这个意义上，他们不可避免依附于那些拥有土地的人。"那些不能靠自己谋生的人，"哈林顿声称，"必定是仆人。"[2] 相反，那些能够靠自己谋生的人，不可能是仆人。他是自己的主人，是那些依靠他维持生计的人的主人。一个国王没有占有至少三分之二土地的时候，确切地说，他不是他王国的主人，因为他的大多数人民不靠他谋生。因此，他将只剩下通过暴力来企图维持自己的权威。而哈林顿指出，这位国王的努力注定失败。他将证明自己没能力统治。

按照哈林顿的分析，这一点恰恰就是 17 世纪上半叶英格兰发生的事情。在《大洋国》中，哈林顿尝试以财产平衡的转变来解释英格兰内战的原因，这一转变始于亨利七世治下通过的允许大封建主出售他们部分土地的一项法案。这就创造了一个新的自由持有者阶层，如哈林顿指出的，这些人的"生活不是被奴役的或贫困的，很大程度上不依赖他们的地主"[3]。这是亨利七世的算盘。他想削减地主们的权力，进而增加自己的权力。他没预见的是，"中产阶层"——恰如哈林顿对他们的称呼——也将摆脱他们对国王的依赖。伊丽莎白通过培育人民的爱、忽视贵族加速了这一进程，结果是，用哈林顿的话说，"下议院才逐渐上升到一定程度，其地位高到令他们的贵族

---

[1] 参见 Scott, 'The Rapture of Motion: Harrington's Republicanism'.

[2] Harrington, *Political Works*, ed. Pocock, p.269.

[3] Harrington, *Political Works*, ed. Pocock, p.55.

感到敬畏，以致贵族在那些集会上黯然无光"[1]。"现在没什么摧毁王位的事情，但那些不易看到自己力量的人们，应当被驱使着去感受一下"，感受他们在詹姆斯一世治下开始做的事情。查理一世败于议会议员之手是不可避免的。《大洋国》出版于 1656 年，是献给奥利弗·克伦威尔的，"这位英格兰、苏格兰和爱尔兰的至尊保护人"。它流露出哈林顿的信念，即共和主义是英格兰在可见的未来自然而然的政府形式。休谟没有分享这一信念，不过他接受了该预言所基于的理论。他在 1748 年的散文[2]《论新教徒继承》中坚称："在思索该岛历史的人们看来，显然，过去两个世纪中，通过划分教会土地，转让男爵地产，促进贸易发展等等，增进我们处境的幸福感，人民的权利在不断增长，在很长一段时间，这些给予我们足够的安全，而不需要任何常备军或军事建制。"[3] 在《论艺术和科学的兴起与发展》中，"政令松弛、商业和产业蓬勃发展之后，英格兰上议院的萎靡与下议院的兴起"，可以视为用"一般原则"进行解释的这类发展的绝好榜样。[4]

176

　　休谟在《论政府的首要原则》中承认，"一位著名的作家认为财产是一切政府的基础，我们绝大多数政治作家似乎倾向于在这一方面采纳他的说法"[5]。休谟可能对沙夫茨伯里《人、风俗、意见、时代之特征》中赞成的观点颇有印象，即"统治权必定自然而然根据财产而定"[6]。然而，对苏格兰政治观点更具决定性的影响来自萨尔顿的安德鲁·弗莱彻的著作。弗莱彻在苏格兰反对《联合法案》的失败中发挥着重要作用，不过，1707 年后，他也没被遗忘。1732 年，他的著作出了一个新版，开篇的《论政府》深受哈林顿观念的影响。弗莱彻指出，绝大多数欧洲国家在 16 世纪初经历了"政府更迭"，彼时，旧的封建男爵突然嗜好从美洲和东印度群岛进口的奢侈品，结

---

[1] Harrington, *Political Works*, ed. Pocock, p.198.

[2] 1748 年写就，但直到 1752 年才出版，见下文第 240—241 页（本书边码）。

[3] *Political Discourses*（1752），pp.265-266.

[4] *Essays, Moral and Political*, vol. ii（1742），pp.55-56.

[5] *Essays, Moral and Political*（1741），p.51.

[6] Shaftesbury, *Characteristicks*, ed. Den Uyl, vol. iii, p.32. 这里的语境是沙夫茨伯里详细叙述了"埃及和亚洲的祭司"如何获得足以"吞并国家和君主"的权力。

果让自己深陷债务，只能通过出售土地或把他们的附庸变成佃农来还债。[1]
直到 1726 年，阿伯丁马修学院的学监（regent）乔治·特恩布尔以及哈奇森
都坚持财产分配的这一变化很有意义。特恩布尔 1740 年出版的《道德哲学
和基督教哲学原理》（*The Principles of Moral and Christian Philosophy*）一书中，
将哈林顿的观念用作政治事件以及自然世界的证据，"结果肯定可以从它们
的原因中推论出来，因为在这两种情况下，特定条件或原因同时出现，必然
会导致特定的结果"[2]。哈林顿表明，"统治权与财产权相称，就像重力与质
量成正比。因此，**一切文明政府的轨道突变**——如果可以这样说的话，都可
以化解到统治权的道德法则中，正如天体轨道的一切运动和突变都可以转化
为重力的自然法则一样"[3]。于是，特恩布尔认为哈林顿把"土地法"当作一
个关键例子，该法限制个人拥有土地的数量，因而保护国王、贵族以及不列
颠政治稳定性依赖的人民之间的财产分配。[4]哈奇森在 1742 年以拉丁文出
版的道德哲学讲义纲要中对土地法也持同样的观点。[5]哈奇森在《道德哲学
体系》（*Philosophiae Moralis Institutio Compendiaria*）出版后不久就寄了一本给
休谟[6]，不过，休谟本不需要读这本书就知道哈林顿原理在其同时代人中间
的流行。据博林布鲁克所言，"财产和权力……的巨大转变"，自 15 世纪以
来"逐渐渗透到英国宪政中，历经众多斗争与艰难险阻，如此接近一个自由
政府体系的完美理念，如果找得到有效的手段确保议会独立而不被腐蚀，同
时还确保反对特权的话，以至于现在没什么想去完善的"。[7]

"财产权对权力的影响很大，这一点可能不会被否认。不过，一方的

---

[1] Fletcher, *Political Works*, ed. Robertson, pp.2-9.

[2] Turnbull, *Principles of Moral and Christian Philosophy*, ed. Broadie, p.228.

[3] Turnbull, *Principles of Moral and Christian Philosophy*, ed. Broadie, pp.654-655.

[4] 参见海内克丘斯编辑的特恩布尔版本，该书 1741 年出版，有一个关于哈林顿认为政府的"自然
原因"和"自然突变"由财产平衡决定的摘要。"自然界的任何事情——无论精神的还是物质
的，必然有其自然的进程，自然的兴起、发展和突变"，特恩布尔评论说。"正如自然哲学家了
解这一点，道德哲学家或政治家也了解这一点"（Heineccius, *Methodical System of Natural Law*,
ed. Ahnert and Schroder, p.438）。

[5] Hutcheson, *Philosophiae Moralis Institutio Compendiaria*, ed. Turco, pp.248ff; 也可参见 *System of
Moral Philosophy*, vol. ii, pp.243 ff。

[6] 休谟回复以详细的评论，参见第 201—202 页（本书边码）的讨论。

[7] Bolingbroke, *Political Writings*, ed. Armitage, p.162 [*Dissertation upon Parties*, Letter XVII].

平衡取决于另一方的平衡，这个一般法则必须在几个限制条件下才会被接受。"[1] 休谟在《英国政府是更倾向于绝对君主制还是共和制》一文开头也如此说。关键的问题是，财产权的影响有多大，这种影响又是如何确切发挥的。哈林顿自己对财产权影响的概念过于简单，因而不可信。事实上，从最直接的形式来看，1660 年君主制复辟的事实显然证明这一点是错的。根据哈林顿的原理，这一点不可能解释——甚至，如休谟指出的，《大洋国》"几乎还没出版，国王就复辟了。而且，我们看到，君主制像以前一样一直都有着相同的基础"[2]。休谟偏爱的《政府的首要原则》，恰如这篇文章标题所示，政府的基础是**意见**。如休谟指出的，强力总是站在统治者一方。政府把它的意志强加在人民头上的能力，根据按照自己利益塑造人民信念能力的条件而定。休谟指出，政府尤其需要让人们相信，它的规则符合最大多数人的利益，而且它有统治的权利。根据休谟的分析，政治权利是个复杂的概念。在某种程度上，该权利由财产权赋予，一如哈林顿所言。"关于财产权权利的意见是一切政府事务中最重要的，"休谟写道，"这一点人们已充分了解。"[3] 但还有一个权威的问题，即权力的权利，这项权利能够而且往往附着于政府，仅仅因为它长期存在。"古典古代一直产生权利的意见"，休谟如是指出。[4] 在《人性论》第三卷，休谟一直探讨、解释这个信念以及一系列形成政治合法性信念的其他因素。他把意见理解为政治的核心，可能源于威廉·坦普尔爵士的著作。[5] 坦普尔在 1672 年《论政府的起源和性质》中主张，"权威源于对拥有权威的那些人的智慧、善良和英勇的见解"[6]。"一切政府的基础，"他继续说道，"是人们的同意，或者大多数人或最强有力的那些

178

---

[1] *Essays，Moral and Political*（1741），p.94.

[2] *Essays，Moral and Political*（1741），p.94.

[3] *Essays，Moral and Political*（1741），p.51.

[4] *Essays，Moral and Political*（1741），p.50.

[5] 坦普尔在 18 世纪政治思想的地位需要进一步研究。早先的论述可参见 Macpherson，'Sir William Temple：Political Scientist?'。休谟对意见在政治中作用的兴趣——可能也是坦普尔的兴趣，其另一个可能的原因是霍布斯，他在《贝希莫斯》中提到，"强人权力的基础除了人民的意见和信念之外，别无其他"（ed. Seaward，p.128），他在《法律原理》中走得更远，他声称，"这个世界由舆论统治"（*Elements of Law*，ed. Gaskin，p.72）。

[6] Temple，'Essay upon the Original and Nature of Government'，p.55.

人的同意，无论这一同意是来自对过去的反思，对他们及其祖先出身教养的权威的尊重，还是源于对他们现在享有的舒适、宽裕和安全的认识，抑或是因他们对现有政府的担忧或希望而对未来的看法。"[1]而且，在休谟看来，坦普尔准确地解释了复辟。坦普尔主张，到1660年，共和国试验明显违背了"人们支持他们以往合法政府的主流趋势和情绪"[2]。与坦普尔不同，休谟打算把政治意义和变动的财产权平衡结合起来，不过，这只是塑造一个民族的信念、论民族在政府合法性方面的趋势和情感的几个因素之一。政治中起作用的基本力量是心理意义上的。[3]

由此，政治研究在很大程度上就只能是关于意见及其变体的研究。休谟举了个例子，说明意见在法国政府的评价和意义中的作用。在《论自由与专制》这篇比较自由政府和绝对主义政府的文章中，休谟考察了商业是否能在法国这样的绝对主义政府中繁荣起来这一问题。据休谟所言，原则上可以。法国不是英国沙文主义的鼓吹者们那种标准的专制主义。财产在这些君主国像在共和国一样安全，从这个意义上说，现代欧洲君主是"开明的"。法国王权的绝对权力现在的执行符合这个国家的法律，没理由认为法国商人和投资家感受不到法律的保护，就像他们的同伴在荷兰或英国受到的保护一样。然而，事实是，贸易在法国并不繁荣，休谟声称，原因在于贸易不是个光荣的职业这种意见。如休谟指出的，在绝对主义君主国中，"出身、头衔、地位的荣耀必定在勤劳和富裕之上"，如此风气之下，"大多数商人将被诱使着抛弃他们的商业，以便购买一些附带特权和荣誉的职位"[4]。如我们在本章第二节中看到的，《早期札记》表明休谟知道，这恰是迪托和梅隆等法国政治作家抱怨他们国家在现代欧洲的前景的关键点，在欧洲，权力的天平不断倾向于商业的成功，而非军事力量。就不列颠而言，休谟在《英国政府更倾向于绝对君主制还是共和制》中提到，"过去五十年间，随着学问和自由的发展，人们的意见骤然间有了非常切合实际的变化"[5]。"这片岛国的绝大多数

---

[1] Temple，'Essay upon the Original and Nature of Government'，p.84.

[2] Temple，'Essay upon the Original and Nature of Government'，pp.92-93.

[3] See Moore，'Hume and the Classical Republican Tradition'，pp.815-817.

[4] Hume，*Essays*，*Moral and Political*（1741），p.182.

[5] Hume，*Essays*，*Moral and Political*（1741），p.99.

人，"他接着说，"摆脱了对名声和权威的一切迷信敬意：牧师彻底丧失了他们的信誉，他们的主张和学说受到奚落，即便宗教在这个世界上也几乎不能自圆其说。单纯的国王之名几乎得不到尊重，说他是上帝在地球上的代理人，或者赋予他那些先前让人们头晕目眩的辉煌头衔，只会激起每个人的嘲笑。""要是人们在革命中站在今天所站的同一立场，"休谟总结说，"君主将会有巨大的风险彻底丧失这片岛国。""国王的权力，"休谟指出，"再也不是人们不变的原则和意见所能维持的了。"[1] 这是认为英国政府正朝共和国方向前进的一个好理由。

与此相反的观点认为，英国正朝着君主制绝对主义行进。据休谟所言，该观点是基于"现在属于国王而且仍然在不断增加的巨额财产"。他计算出，国王有三百万英镑可随意使用，"这笔巨大的财富，相当于王国总收入和劳动的三十分之一多"[2]。自 1688 年以来，几届俯首帖耳的议会允许布里吞人变成欧洲苛税最重的国家，为的是国家投入看似一场毫无止境的对外战争中去。[3] 在 1714 年西班牙王位继承战争结束之后、1740 年奥地利王位继承战争开始之前这段相对和平的时期，税收也没降低标准。为了偿还必要的借款，不得不一直维持这种水平，因为，无论多高的税收，它们都不可能完全襄助欧洲国家当前进行的那类战争。事实上，休谟对国王收入的估计是非常保守的。到 1740 年，来自税收的岁入相当于六百万英镑。英国那时可能是欧洲征税最多的国家。沃尔波尔小心谨慎、尽其所能，尽可能低地维持土地税来抹平土地利息。海关关税和国内消费税约占税收岁入的百分之八十。这也是决定权力平衡因素的哈林顿式分析为何不能成立的另一个原因。除了土地财富，外贸批发商、制造业者和零售商等新财富的政治影响也要考虑在内。来自这种财富的税收收入对英国政治动态的改变意义重大。这种财富带来的收入与休谟打算讨论的"本国不断增长的奢侈"和"我们腐败的倾向"[4] 结合起来时，英国民主自由的未来看来可能是无望了。绝不能断定貌

180

---

[1] Hume, *Essays, Moral and Political* (1741), pp.99-100.

[2] *Essays, Moral and Political* (1741), p.96.

[3] 参见 Brewer, *Sinews of Power*, ch. 4; and O'Brien, 'The Political Economy of British Taxation, 1660–1815'.

[4] *Essays, Moral and Political* (1741), p.97.

视权威、不尊重权威的新习惯就足以维持并保护自由。当税收收入和来自陆军、海军的佣金以及不断增长的大笔王室专款结合起来时，国王现在拥有的收入可以对抗——而且休谟认为长期内能够压制——下议院的政治影响。这就说明，如果人民希望理解现代政治，就不能忽视商业。但问题是，对贸易政治含义的严肃思考几乎还未开始。如休谟在《论自由与专制》一文中指出的，"直到上个世纪（17世纪），贸易从未被尊为国家事务；论述政治的古代作家，也不曾提起贸易"[1]。

181　　用纯粹的宪政术语说，就像休谟在《论议会的独立性》一文中承认的，下议院分享了如此大的权力，乃至"它对我们政府的一切其他部门都有绝对命令权"。从形式上说，国王所拥有的全部就是有权否决立法。而即便这一权力也几乎没有意义，因为，"两院通过的任何内容总是肯定会通过，并成为一条法律"。自安妮女王以来就没有运用过皇室否决权了。国王的同意"比单纯的形式好不了多少"[2]。然而，国王日益增长的财富和随之而来日益增长的"腐败"，都可能使宪政事实看起来无关紧要。国王权力的增长率"非常缓慢，几乎察觉不到"，休谟承认，但潮汐反转，现在的英国正在逆转到绝对君主制的途中。

　　即便短期内"意见"的转变导向共和主义的结果，事实上，它最终会抵达绝对主义。与英国最近的情形相比，不太顺从的议会剥夺了君主的否决权，甚至连君主制一起搁置起来。但接着会发生什么呢？在《道德和政治论文集》中，休谟不是那种对"想象中的美好共和国"美德感兴趣的政治哲学家，"那样的计划，人们在其内室里就能制定"[3]。问题是，认为英国可以建立共和国是否貌似有理。这里有两种选择。一个选择是，单个人可以获得"把我们宪政撕碎再重组"的权力。近来的历史即克伦威尔"共和国"的历史表明，拥有这种权力的人"将永远不会放弃他的权力，不会建立自由政府"。另一个选择是，下议院同时掌握行政权和立法权。但是，要么每次议会为准备选举自我解散时就会出现权力真空，要么不选举，国家"一直忍受

---

[1] *Essays, Moral and Political*（1741），p.175.

[2] *Essays, Moral and Political*（1741），p.87.

[3] *Essays, Moral and Political*（1741），p.101.

一个派系的暴政，再分裂为新的派系"。无论哪种选择，都会产生震荡和内战，就像发生在罗马的历史一样，共和主义实验将以绝对君主制终结。因此，是否以当前继续发生的事情或采取决定性行动遏制君主日益增长的权力，从而把英国转向共和国，这一点并不重要。无论如何，结果必然是成为绝对主义。问题只是和平发生还是暴力促成而已。

在《论法的精神》中，孟德斯鸠把英国宪政描述为解决对个人自由的渴望和对政治权威的需要这一突出的现代问题的良方。在孟德斯鸠看来，自由等同于不害怕，英国人没理由被他们的统治者吓倒，因为通过分散权力，让权力彼此制衡，宪政限制了政治权力。相反，在休谟看来，英国宪政极其不稳定，而且可能是毁灭性的不稳定，主要是因为复杂而多变的经济动力。当人们把不断增长的公债算进来时，前景变得更暗了。所有的欧洲国家都获益于新的流动财富供给，获益于投资者对可观回报的寻觅，结果导致无法预期的债务。1690年到1740年间，英国国债从不到五百万英镑骤升至高于五千万英镑。[1]休谟担心，这是英国宪政被经济力量颠覆的另一个方面。《道德和政治论文集》的第一卷结尾，在《论自由与专制》的最后一页，休谟引入了一系列论据，旨在表明像法国这样的绝对政府拥有解决国债的方法，而像英国这样的自由政府缺少这种方法。从根本上说，法国国王始终可能宣称自己破产，不履行自己的义务。因此，债务绝不会迫使法国国王对法国人民进行惩罚性征税以导致严重的、破坏性的动荡。相反，在英国，国家是不可能单方面违约的，因为它的债务握在人民手中，休谟补充说，"主要握在那些拥有最高职务的人手中"，而他们绝不会同意这样的策略。不能忽视人民的意愿，国家除了继续还债别无他法，只有通过进一步借债、更高的税收才有可能偿还更高的利息账单。而且休谟总结说，"该有多么强烈的动机去促进我们节省公共开支，以免缺钱时我们因增加税收而沦落到诅咒我们的自由政府，不希望自己身处与周边所有邻国一样的奴役境地"[2]。

因此，一门休谟式的政治科学，不仅仅研究关于财产平衡与权力平衡二者关系的意见的形式、变化及影响，还研究财产本身及其不同的形式，尤其

182

---

[1] See Brewer, *Sinews of Power*, p.115.

[2] *Essays, Moral and Political* (1741), pp.186-187.

是不断发展的商业产生的财富所导致的政治结果。所以,《论政治可以简化为一门科学》为科学研究政治性质提供的线索,看来稍稍有点误导性。在这篇文章中,一些人坚持认为一切政府之善在于执政之善,并断言至少在自由政府中宪政设计有着重要意义,休谟为他们提供了答案。他断言:"法律的力量和具体形式的政府力量如此强大,对人们性情、脾气的依赖性如此之小,以致我们在大多数时候几乎可以从中推演出一般且确定的结论,就如同数学科学为我们提供的一样。"[1] 不过,根据休谟自己在其他散文中的论述,宪政形式只是政治的一个基本要素。人们的性情脾气也很重要,经济运行和变化也一样重要。而且,一个国家的宪政意义比这篇散文表达的要复杂得多。总体上《道德和政治论文集》对"自由"政府和绝对政府之间差别根本的重要意义流露出一种令人震惊的怀疑主义。英国名义上是自由国家,但长期不稳定,而且正走向绝对主义。法兰西名义上是绝对君主制,但它没有英国遭受的那种债务问题的威胁,而且更重要的是,它本质上完全不同于东方专制主义。休谟在《论自由与专制》中认为,所有形式的政府在现代都大有改善,"但君主制政府获得的改进似乎是最可观的。现在可以说是开明君主制,在以前这只是对共和制的颂扬,说它们是法治政府而非人治政府"。他继续写道,事实证明,开明君主制"对秩序、条理和稳定性的偏好达到了惊人的程度。财产有安全,工业受鼓励,艺术繁荣,君王安全地生活在他的臣民中间,就像父亲在他孩子中间一样"[2]。当然,英国是君主制和共和制政府的独特结合。对国内外的很多人包括孟德斯鸠来说,这就是它的力量。在休谟看来似乎恰好相反,这一切也可能是英国致命的弱点。至少,这似乎是休谟在他第一部散文集结尾时想要表达的信息。

对宪政的衰败,不断增长的财富与王权的影响,对英国日益陷入奢侈腐败的趋势以及对公债等的关切,正是乡村反对党的修辞标志。然而,休谟并不将这些事情视为现代英国政治的突出特征,以此作为形成政党政治观点的一种方式。随着时间的推移他越来越警惕国债,不过现在,他对英国总体状况的评价语调是谨慎、冷静、客观的。他没有敲响警钟,呼吁立即行动。在

[1] *Essays*, *Moral and Political*(1741), pp.29-30.

[2] *Essays*, *Moral and Political*(1741), pp.283-284.

《道德和政治论文集》第二卷最后的短篇中，即在关于沃尔波尔性格的简洁勾勒中，他清楚表明，他不支持那些希望沃尔波尔因腐败而被弹劾、被审判的人。没有他，国家会好转起来，这是肯定的。他执政时期的标志是贪赃枉法、权宜之计——这是他的批评者指控的老一套。不过，沃尔波尔仍被允许"退隐于霍顿庄园，安逸清静地度过余生"[1]。休谟这里本着一种中立、中庸、客观的态度，人们在分析外国政治形势或古代城邦的财富时采取的就是这种态度。如我们看到的，这种风格的政治著作的典范，便是曼德维尔《宗教、教会和国家福祉漫谈》。另一个榜样可能是孟德斯鸠《罗马盛衰原因论》。孟德斯鸠论罗马盛衰的著作出版于 1734 年。没有直接的证据证明休谟读过该书。[2] 能够表明他读过此书以及该阅读在《道德和政治论文集》中的痕迹，是一种令人震惊的相似语气。孟德斯鸠的读者应该注意到，他讲的这个熟悉的故事没有通常伴随它的道德化和说教癖。孟德斯鸠用一种缺乏戏剧性和情感的语言描述了撕裂罗马共和国、为帝国暴政打开道路的内部冲突。他让自己看起来即使对恺撒们最坏的僭越也不惊讶。他更感兴趣的是罗马人民以及他们风俗和意见的变化，而非具体个人的成败。该书的目标清楚表明，历史既不能归功于伟大人物的性格和行动，也不归功于神秘莫测的命运女神的操纵。"统治世界的不是机遇，"孟德斯鸠以一种罕见的理论旁白评论道，"每个君主国都运行着一般的道德因和物理因，这些原因改进它、维持它或彻底颠覆它。一切偶然事件皆由这些原因控制。"[3] 对休谟而言也是如此，对政治的哲学研究便是探索这些一般原因，如果这些原因没有给予一些预测以确定性，至少在一定程度上为偶尔不可避免的悲剧赋予了一些反思性解释。[4]

　　孟德斯鸠在《原因论》中对政治运行起作用的一般原因的分析，在《论

---

[1] *Essays*, *Moral and Political*, vol. ii（1742），p.205.

[2] 爱丁堡在 18 世纪 30 年代似乎对孟德斯鸠的《原因论》很感兴趣。1736 年，Guillaume Cheyne 在爱丁堡出版了一个版本，是由 Guillaume Ker 献给 Madame la Contesse de Wemysse 的。该书对后来苏格兰启蒙思想的影响，参见 McDaniel，*Adam Ferguson in the Scottish Enlightenment*。

[3] Montesquieu，*Considerations*，transl. Lowenthal，p.169［ch. xviii］.

[4] 可能有理由认为休谟在写他的早期政治论文之前已经读过孟德斯鸠的《原因论》，在《论政治可以简化为一门科学》中，作为"政治"的"一般真理"的例子，休谟指出，"尽管自由政府通常对那些参与自由的人而言是最幸福的，但自由政府对其省份也是最具毁灭性和压迫性的"［*Essays*，*Moral and Political*（1741），p.34］。孟德斯鸠在罗马共和国处理行省的结果方面赋予了重要的意义。

法的精神》中发展成为一种全面的政治理论。休谟在《道德和政治论文集》中从一个完全不同的方向继续讨论，提出政治可以简化为一门科学，不是构建政治科学的序言。[1]休谟继续作为一位散文作家在《政治论丛》中进一步考察经济和政治的关系，他对英国宪政的进一步考察采取了叙述史的方式。即便休谟从未系统地表达这一点，但他无疑一直保持着对普遍政治真理的兴趣，诸如用"政治可以简化为一门科学"这样的语言，"始终以臣民和君主的性情和教育为主题"[2]。"在我看来，所有功勋卓著、成就斐然的人中，"休谟在《概论党派》中写道，"最高荣誉来自立法者、国家创建者，他们留下一套法律和制度体系，以确保后代的和平、幸福和自由。"[3]这就流露出休谟本人不是完全对宪政设计没兴趣。在某个时刻，他压制住自己对那种由哲学家在其内室构思想象中的美好共和国的怀疑主义，从而在心中生出一个关于完美共和国的计划，并在《政治论丛》中发表了这篇文章。我们将在第五章讨论这个令人困惑的文本。[4]

古代哲学和现代哲学

在《道德和政治论文集》第二卷比较重要的两篇散文《论雄辩》《论艺术和科学的兴起与发展》中，休谟致力于从原因和规律的角度探讨那些被认为令人费解的现象的可能性，因为这些现象取决于艺术天才和科学天才单独而神秘的活动。在这些文章中，休谟明确表示自己将哲学议程推进到一个新领域。对《论艺术和科学的兴起与发展》所做的评论是"批评与考察博学之人"[5]——不

---

[1] 如麦克阿瑟（McArthur）在《大卫·休谟的政治理论》中所表明的，休谟肯定表现出对"政府机制和政府功能具体问题"的兴趣，尤其是对"法律体系如何运作以及它们的发展如何与作为整体的社会体系相互作用这一机制"的兴趣（pp.14，15）。但我不认为，休谟关心把这些兴趣发展为类似于"我们现在所谓的政治科学"这样的东西。在我看来，休谟的《道德和政治论文集》和《英格兰史》都没有做到他自己说的那样。

[2] *Essays, Moral and Political*（1741），p.34.

[3] *Essays, Moral and Political*（1741），p.105.

[4] 参见下文第286—288页（本书边码）。

[5] *Essays, Moral and Political*, vol. ii（1742），p.59.

是女人们在茶桌上的判断，也不是咖啡屋思辨政治家的评判。休谟再次敏锐地将自己当作一位学者。以拉丁语、意大利语和法语做的脚注，在这两篇文章中的数量超过了其他文章。其观点似乎走向优雅和博学的结合。学识的广博与深邃在《论雄辩》中体现得淋漓尽致，这篇文章要回答的问题是为何英国没有产生与德摩斯梯尼、西塞罗相媲美的演讲家。休谟不打算用现代世界总体不如古代世界这样的话来回答这个问题。这篇文章的前提是，对于像英国这样的自由政府，政治演讲术的成就至少有可能接近希腊、罗马。为英国增光添彩的伟人中有很多诗人、哲学家，却没有一个演说家。例如，法国原本也能产生演说家，如果它有一个不同形式的政府的话。休谟指出，这一原因可在"英国人性情和天分的某些状况"中找到：原因在于英国人切切实实的明智判断和对浮夸用语的怀疑，在于他们对那些听起来傲慢自负的事情漠不关心，在于他们普遍粗俗的趣味和对艺术升华的麻木迟钝。[1]

186

这种解释风格在《论艺术和科学的兴起与发展》中的运用更具野心。这篇文章开头就区分了必须归功于机遇的事情与可以根据原因解释的事情。那些归因于少数几个人的性格和行为的事情，通常是神秘的、看起来无法解释的。不过，那些以诸如"在大多数人身上起作用"的"一般激情和利益"来解释的事情，一般法则可以说得通。更容易解释的例子，休谟列举了两件事——他在其后的著作又回到这两件事上，即都铎王朝时期上议院的衰落和下议院的兴起，以及"商业的兴起和发展"。不过在那段时期，他主张以一国学术状态的一般原则为解释依据，并试图在艺术和科学的发展与国家政府形式之间建立联系。他在这一过程中表明——随后数年又进一步表明——政府形式塑造的不仅仅是一个国家的政治和法律文化。它还塑造了一个国家的风俗，反过来，风俗又在其他事务中塑造了一个国家的艺术和科学成就。换

---

[1] *Essays*, *Moral and Political*, vol. ii（1742），pp.25-26. 这段话在 1770 年版的《关于若干主题的论文和论述》中删掉了，可能是因为休谟蔑视约翰·威尔克斯及其支持者的行为。亚当·波特凯（Adam Potkay）的《休谟时代的雄辩术命运》（*The Fate of Eloquence in the Age of Hume*）一书，就 18 世纪 20 年代至 40 年代政治语境下诉诸雄辩术理念提供了丰富的信息。他提到，呼吁复兴雄辩术是博林布鲁克们反对沃尔波尔的基本内容。他们中有些人抱怨英国丧失了自由。但我认为《论雄辩》"可理解为反对派对沃尔波尔治下自由衰败的指责"这一点没什么依据（p.42）。对于英国没能产生著名雄辩典范的解释，休谟描述为民族性，而非单个个体的邪恶性——而哈林顿对休谟整体政治思想的启发是贬低个体的历史意义。

言之，研究艺术和科学的状况是政治科学的一部分。这当然不是新思想。在意大利文艺复兴期间，共和主义者和君主制主义者都曾争论过哪种形式的政府有利于学术繁荣的问题。罗马文人臻至巅峰是在共和国时期还是在恺撒帝制时期呢？[1] 在《论艺术和科学的兴起与发展》中的前半部分，休谟似乎倾向于前者，反君主制的立场。聚焦艺术和科学的最初发展时，他指出，只有在地方官权力受法律约束的国家中，人们才可能"追求趣味或理性的升华"。那些生活在"野蛮君主制"下的人只能是奴隶，从定义上说这些奴隶缺乏开启学问之路必要条件的自由。相反，即便在野蛮的共和国中，而且就像休谟在《论政治可以简化为一门科学》中表明的理由那样，也存在着走向法治的自然趋势，"法律保障安全，安全产生好奇心，而好奇心是学问之源"[2]。休谟进一步指出，最适合艺术和科学的情况是"众多互不依赖的邻国因商业和政策彼此关联"，譬如古典时代的希腊。相邻的城邦势必会相互竞争并争取超过对方。但休谟声称，更重要的是，小国家"自然而然地变成共和国"，不仅制衡地方官的权力，而且还制约已有艺术和哲学流派的权威，进而普遍地获取智慧。[3]

不过，在这篇文章的中间，人们或许认为休谟更换了政治意义上的"战马"。当然，他没兴趣努力表明，一旦从艺术和科学的发端往前走，文人们仿佛就只能活跃于自由政府中。特别是考虑到现代法国所取得的艺术成就，这一主张便是荒唐之言了。不过，考虑到艺术、科学与法治已有的联系，如何解释法国的成就呢？某种意义上，这一问题的答案，休谟在《道德和政治论文集》第一卷的《论自由与专制》中已经给出了。他声称，现在的"开明君主制"已是法治政府而非人治政府。关键的发展是国王权力与地方官、大臣们的权力之别，前者是绝对的、不受约束的；后者受统治整个社会的一般法律的制约，而且迫使有一官半职者根据界限清晰、公开颁布的规则行使他的权威。绝大多数人的绝大多数生活——如果不是全部的话——都不会和国

---

[1] 参见 Jurdjevic, 'Civic Humanism and the Rise of the Medici'; and Brandolini, *Republics and Kingdoms Compared.*

[2] *Essays, Moral and Political*, vol. ii (1742), p.65.

[3] *Essays, Moral and Political*, vol. ii (1742), pp.66-74.

王发生关系。对国王而言，通常没什么理由让他对这些人感兴趣，所以他的绝对权力不会妨碍他们的日常生活。这样，他们便生活在法治之下，而不是专制主义之中。因而，国王事实上的绝对权力对于好奇心和知识积累便没什么障碍了。

指出这一点之后，休谟接着评论道，即便如此，君主制和共和制之间还是有重要的差别。在君主制国家中，权力和职责从社会顶端倾泻到社会底层，这就缔造了某种风俗，即人们获得成功和晋升在于机智、取悦或其他令人惬意的事情。这样的风俗促使人们关注趣味的精细，而这些趣味反过来自然又造就了风俗，这样，优雅的艺术便在君主制社会中繁荣起来。相反，在共和国中，权力和职责从下层人民往上走，这就造就了另一种不同的风俗，即人们获得成功和晋升在于勤劳、才干或知识。这种风俗促使人们为实践和实用培育他们的天赋，反过来又自然塑造了这种风俗，这样，在民治政府下，科学繁荣起来。因此，以粗俗之风闻名的荷兰，仍然能以制造业和工业上的成就为傲。休谟评论道，根据他对英国政治演说家局限性的解释，英国人和现代欧洲共和国一样"处于审查之下"。所以休谟认为，直到1688年，英格兰的君主制一直是绝对的，是野蛮的而非改良的。只是在最近，英格兰才开始对欧洲文化作出了颇有意义的贡献。在《论自由与专制》一文中，休谟评述道，英国的第一部优雅散文是斯威夫特写就的。[1]

开明君主制显然是现代的成就。休谟在《道德和政治论文集》第一卷的主要关切也是如此，即在1688年之后英格兰建构的有限君主制。在进一步表达对古典世界，尤其是对古代共和国没有思古之心时，休谟在《论艺术和科学的兴起与发展》中用了很大一部分内容论证现代君主国中流行的风俗优于古罗马、希腊的那些风俗这一结果。他主张，该证据表明，古代的交谈信口雌黄、夸大其词、自吹自擂。良好的教养，"或者那种优雅的顺从和尊重，即礼节迫使我们对我们交谈的人表示出或伪装出来的顺从、尊重"，即便在 189 西塞罗和加图这样的人眼中也显然没有多少价值。[2] 不过休谟知道，人们常

---

[1] *Essays, Moral and Political*（1741），p.179. 休谟继续解释说，"这个国家的人，过于纠缠于宗教、政治和哲学的大讨论了，以至于他们对语法和批评的详细评论毫无兴致"（pp.179-180）。

[2] *Essays, Moral and Political*，vol. ii（1742），p.82.

认为现代礼节概念的起因在于现代的殷勤（gallantry）和荣誉概念，它们相当于一种畸形的道德。据说，这就证明了古代人不关心极度修饰的行为方式（manners）是对的。一如休谟所言，男人对女人过分依从的殷勤，以及男人因极小挑衅就以决斗争输赢的荣誉概念，这两者都是"宫廷和君主制的自然产物"，因此是"一些最狂热的崇古者"磨坊里的粉末——这群人对政治和道德都充满了狂热。这里，休谟心中具体所指的崇古者是沙夫茨伯里[1]，《论艺术和科学的兴起与发展》的这部分内容见证着休谟反对他十年前在《骑士精神和现代荣誉史论》中最初探索的问题。他现在为殷勤辩护，认为殷勤是自然的，不是艺术和教育的产物，而且它还是"慷慨的"，在某种意义上，是值得称赞的方式，男人借此"缓解"了他们对女人智力和身体上的优越感。显然，男人自己的优势也不是像奴隶一样对待女人。休谟反问道："与品格高洁的女士相伴，还有什么比这更好的礼仪学校呢？在这所学校里，取悦双方的努力必定潜移默化地精打细磨着心灵，女人的柔情和谦逊在她的崇拜者中间扩散，女性的娇弱让男人时刻保持警惕，以免他有失体面冒犯了她。"[2]为现代荣誉概念辩护和为产生荣誉的决斗辩护，则是另一回事。休谟没有因循曼德维尔的老路，说荣誉价值是人为地创造勇武之气的手段，而基督教国家是缺乏这些勇气的。他主张，现代荣誉这一"怪诞的"概念，既无用又有害。但休谟没解释有殷勤而无荣誉是何以可能的，在某种程度上，《论艺术和科学的兴起与发展》主要论断外的"题外话"能听到曼德维尔的回音。[3]

　　沙夫茨伯里的立场是，真正的美德是否有可能取决于是否与现代社会伦理道德上的理想人格彻底决裂，重返古代尤其是斯多葛学派的哲学实践。那些实践不仅有真正美德的希望，同样还有真正幸福的希望。如我们见到的，休谟抛弃了这种想法，《道德和政治论文集》第二卷也以各种方式进一步表达了他对古代哲学价值的普遍怀疑。我们知道，《论道德偏见》批评的不只是现代非道德主义——这种观点认为友谊和公共精神的每种表现实际上只是隐藏了自私——而且还批评了极端的反面，即斯多葛派的观点，认为人类能

---

[1] 休谟在一个注释中提示读者注意沙夫茨伯里的《道德学家》这一对话录。

[2] *Essays, Moral and Political*, vol. ii（1742），p.93.

[3] 这里的观点我要感谢与米科·托洛宁的讨论。

够彻底超越他们激情澎湃的本性。在《论艺术和科学的兴起与发展》中，休谟看来乐于接受这一事实，即文艺复兴之后欧洲拥有的独立思想之精神导致"斯多葛、伊壁鸠鲁、柏拉图、毕达哥拉斯这些派别"丧失了它们的全部信誉和权威[1]。哲学上的派系主义"盲从古代学派的大师"，这就像政治或宗教上的派系主义一样有害。不过，休谟反对现代复兴古代哲学最连续的进展是四篇系列文章，在这组文章中，他反过来"扮演"伊壁鸠鲁主义者、斯多葛派、柏拉图主义者和怀疑论者。1753 年，休谟为《论伊壁鸠鲁主义者》补充了一个脚注，表明这四篇文章应该当作一组来理解。他在脚注中说，这四篇文章的意图，"与其说准确解释古代哲学派别的情感，不如说表达这些派别的情感，它们在这个世界上自然而然地形成，思考着人类生活和幸福的不同观点"[2]。这些"派别"在它们的名称还有它们的典范作用以及它们自我合法性的特性风格方面自然会寄望古代世界的哲学流派。哲学或许有助于追求幸福，这一观点毕竟深深植根于古代的所有思想中。休谟这四篇习作的演练目标正是这种观点。[3]

　　休谟在一个脚注中告诉读者，伊壁鸠鲁主义者是"快乐和优雅之士"。拒绝"严肃哲学家"设想的"人为的幸福"，他倾心于享受友谊、交谈和鱼水之欢带来的快乐，是伊壁鸠鲁主义者理性和沉思的结果。这些快乐当然是转瞬即逝的，但任何事情都是如此，包括生命本身。声称死亡摧毁我之前生命不会马上结束，这个说法毫无意义。我们拥有的时光最好是享受为人类而且只为人类创造出来的特殊快乐。休谟眼中的伊壁鸠鲁不是流行漫画中心怀恶意的伊壁鸠鲁。[4]尽管如此，他还是被"注重行动与美德的"斯多葛派批评，因为伊壁鸠鲁主义者把幸福当作快乐的观念，源于对人类如何理解生活

[1] *Essays*，*Moral and Political*，vol. ii（1742），p.74.

[2] *Essays and Treatises on Several Subjects*（1753），vol. i，p.199.

[3] 关于这些文章更详细的解读，参见 Harris，'Hume's Four Essayson Happiness'。还可参见 Immerwahr，'Hume's Essays on Happiness'；Heydt，'Relations of Literary Form and Philosophical Purpose'；Jost，'Hume's Four Philosophers'；Potkay，'Discursive and Philosophic Prose'；Stewart，'The Stoic Legacy in the Scottish Enlightenment'。

[4] 在《英语词典》中，约翰逊把"伊壁鸠鲁"定义为"一个彻头彻尾享受奢侈的人"，把"伊壁鸠鲁主义"定义为"奢侈；感官享受；粗俗的肉体之欢"。关于 17 世纪英格兰（中庸的）伊壁鸠鲁主义的复兴，参见 Harris，'The Epicurean in Hume'，以及该文引用的文献。

191 以及他们自己不充分的认识。在斯多葛看来，对我们而言，适当的工作提升我们与生俱来的能力和才能，主要是心灵的能力和才能。我们有能力获得比伊壁鸠鲁允许的更高级的幸福，这种幸福在于支配野蛮的嗜欲，在于克服破坏性的激情，在于反思，在于赋予每种追求和享受以一种合理的价值。换言之，幸福在于追求美德。这种幸福不易受时运变迁的影响，因为它只能在追求美德中找到。我们每个人总是能致力于那种追求，致力于自我提升的工作。休谟眼中的斯多葛派谨慎澄清的这份工作，是参与到这个世界，与之相对的，休谟眼中的伊壁鸠鲁派则是从这个世界撤退到友谊和爱情的私人领域。它事关心向（affection）与同情（sympathy）的净化与放大，而不是消除激情，或否定激情赋予的社会和家庭关系。因而，在这里休谟在他拟人化的斯多葛派中再次避开了粗鄙的漫画。柏拉图主义者这位"献身沉思和哲学之人"对斯多葛派的批评，没有超出休谟本人在《论道德偏见》中的指控。休谟指责说，斯多葛主义吞噬了"心中所有最受喜爱的情感"。而且，柏拉图主义者主张，斯多葛的智慧是无价值的，他对美德的追求是无意义的。还是那句话，有更多东西值得期待。他告诉斯多葛派："你追求人们无知的欢呼，不是你自己良心的真实反思，更不是那位以其全能之眼洞察宇宙的存在者更真心的认同。"[1] 斯多葛派说最有价值的是秩序和美，这是对的，但他相信秩序和美的最高形式将在人类追求美德的心灵中被发现则是错的。相反，它们将在自然中找到，在上帝、自然的创造者这里找到。一个人所能做的，即便是自我塑造中最成功的操练，都无法与上帝所造之物相媲美，研究上帝所造之物，自然而然会走向研究上帝本身。"当然，最完美的幸福，必定源于对最完美对象的沉思。但什么比美与德还完美呢？哪里能找到与宇宙之美
192 匹配的美呢？换言之，有与上帝的仁慈和公正相媲美的德吗？"[2]

休谟让怀疑论者在这场争论性的谈话中对人类获得幸福的恰当手段做总结。而怀疑论者的怀疑主义结果，是对人类获取幸福的恰当手段这一观念的怀疑。他认为，就幸福而言，我们的激情和快乐太不一样了，以至于不可能存在。我们中的一些人，无疑是天生的伊壁鸠鲁主义者。追求快乐、大众的

---

[1] *Essays*, *Moral and Political*, vol. ii（1742），pp.133-134.

[2] *Essays*, *Moral and Political*, vol. ii（1742），p.136.

欢呼，追求沉思冥想，办法有好有坏，但没办法决定什么才是一生总体上该追求的最好目标。至少，哲学、操练理性、反思，不能给这个问题一个答案。理性不能告诉我们，应该满足哪种欲望，应该按照哪些激情行为，应该放纵哪些嗜欲。哲学不能提出任何特殊形式的实践智慧。如果你为了学到比你从日常的谨慎中还多的东西而接近哲学，那么，根据怀疑论者的说法，你势必会感到失望。他打算承认一个事实，即"心灵最幸福的倾向是道德高尚"，这种倾向"引导行动和工作，让我们感受到社会的激情，坚定心志抵抗财富侵蚀，缓和情动（affections）到恰当的中庸之度，让我们自己的思想成为我们的消遣，促使我们倾心于社交和交谈的快乐，而非那些感官快乐"[1]。换言之，最好成为一个天生的斯多葛派，一个天生的**温和的**斯多葛派，才是正事。问题是，如果我们碰巧不是天生的斯多葛派，那几乎什么也做不了了。用斯多葛派的话说，反思的努力和意志，并不能使我们比自己天生的品德更高尚。怀疑论者说，就哲学反思所具有的有益结果而言，它只是以"间接方式"运用到"科学和博雅艺术"的一个原理。正是一般而言的趣味和学问而非哲学研究本身，"让性情变得柔和、富有人情味，珍惜那些健康的情绪，真正的美德和荣誉便在于此"[2]。这当然是休谟自己的看法。仅凭哲学根本不能让你走向抑制自爱和野心、升华感受力的光明大道。事实上，如怀疑论者指出的，哲学本身极有可能在削弱邪恶激情的同时也削弱、毁灭了高尚的激情。其结果是让心灵变得"冷漠和迟钝"。听起来这就像是对休谟本人 1729—1731 年间遭遇的描述，一如他在给伦敦匿名医生的那封信中说的那样。

　　怀疑论者认为他对哲学的怀疑主义是合理的，并诉诸一种情感主义的价值理论，该理论与休谟亲自在《人性论》第三卷提出的那种理论完全一致。怀疑论者声称，哲学给人们最确定的教训，是"没有什么事情本身是宝贵或可鄙的，可欲或可恨的，美的或丑的。不过，这些因素源于人类情感或心向的特殊结构和构成"[3]。这就给了人们另一个理由认为，休谟通过怀疑论者说出自己对哲学乃"心灵之药"——用怀疑论者的话说——的观点。哲学乃"心灵之

193

---

[1] *Essays, Moral and Political*, vol. ii（1742），p.156.

[2] *Essays, Moral and Political*, vol. ii（1742），p.160.

[3] *Essays, Moral and Political*, vol. ii（1742），p.144.

药"的观点源于西塞罗[1]，休谟通过这篇论述人生和幸福的文章所展现的或许是西塞罗《论至善与至恶》的重演，是与古代学派的代表们就生活目标以及如何达到那些目标的一场对话。但休谟对话的结论与西塞罗的对话完全不同。关于人类至善的辩护性观点没有论辩的过程。相反，怀疑论者在讨论人类唯一至善的存在、哲学增进人们的幸福——即使是那些最喜欢把它当回事儿的人的幸福——的能力时给出了结论。这相当于站在休谟的立场上决绝地抛弃了道德哲学的进步在于返回古人的智慧的看法，这一看法因沙夫茨伯里盛行，其后由哈奇森、巴特勒以及其他很多人采纳。这也是对他决定追随曼德维尔追求"解剖学"而非"绘画"的一种放大和证明，他在给哈奇森的信中已经预示，随后又在《人性论》第三卷的结论中简要提及这一决定。[2]

休谟质问古代关于哲学和幸福关联的观点也有霍布斯式的起源，这也不是不可能的。在霍布斯那里，休谟能找到关于至善这个观念一种清晰明确的怀疑主义，而帮助人类达到至善正是哲学的事业。在《利维坦》中，霍布斯宣称，"古代道德哲学家的著作所说的那种至恶与至善是不存在的"[3]。在霍布斯看来，哲学的任务，确切地说，是被人认为的哲学的任务，是解决以下事实产生的问题，即在"自然状态"中，每个拥有自己利益观念的个体必定让他与其他人处于敌对状态。霍布斯认为，传统的道德哲学观破产了，人类天性的事实令其毫无希望。就哲学的功用、履行的实践任务而言，哲学不得不从伦理学转向政治学，转向对和平与繁荣共存必要条件的理解问题。休谟在思考《人性论》获得的意义时，可能发现自己也得出了相似的结论。1742年之后，他在道德哲学中没有任何新作品。他将继续创造的多数内容集中在政治领域。而且，和霍布斯一样，对于休谟来说，政治学的核心问题一直以来都是如何确保自由和权威的恰当平衡。

---

[1] 参见 *Tusculan Disputations* III.6（'Est profecto animi medicina, philosophia…'）（ed. King, p.230）。关于这里的注释，我要感谢亚历山大·朗。

[2] 关于休谟对古代哲学态度这个问题的深入思考——我认为这一思考很大程度上与这里以及本书其他地方表达的观点是一致的，可参见 Loptson, 'Hume and Ancient Philosophy'。罗普逊（Loptson）写道："就他对古典作家的总体痴迷而言，休谟似乎绝大多数时候对作为哲学家的古人评价不高。"（p.744）

[3] Hobbes, *Leviathan*, ed. Malcolm, vol. ii, p.150［Part I, Chap.11］.

休谟似乎有意以某种方式安排收录在两卷《道德和政治论文集》中的文章顺序，避免让读者形成有一条单独的思想线索这样的印象。从一个主题突然跳到另一个主题，这种过渡鼓励读者跟着休谟的想法，认为每篇论文都是独立成章的，与其他文章没有关联。而且，绝大多数文章的简洁风格促使读者认为每篇文章都是他或她思考该文提出的主题的起点。对每个议题面面俱到显然不是作者的野心。提出问题，从新的角度思考该问题，给读者留更多思考该问题的余地，提出进一步思考的角度，进一步思考历史问题，提出异议。要表现出学问，但只轻微地露一露，不指望读者博学多识。而且如我们所见，也不期望读者支持某个具体的政治党派。其想法是把政治表现为一件"文雅"之事，就像人们会感兴趣，会参与其中交谈的一个主题。这里的"文雅"不是第三代沙夫茨伯里伯爵作品中体现出的那种修饰过的、贵族式的风度。相反，它是艾迪生和斯蒂尔《旁观者》中相对民主、平等的精神。但是，休谟在论政治的文章中肯定不打算扮成一位新的旁观者先生，这也是事实。比较一下艾迪生和休谟论述政党的文章，我们就知道，这一点是清楚明了的。休谟这位政治科学家感兴趣的，是分析和解释艾迪生全然哀叹之事。休谟只是和艾迪生一样对这种风格的培育感兴趣，这种语调会吸引广泛的读者，既包括辉格党也包括托利党（或者至少"两党的温和派"），既有女人也有男人。据休谟所言，如我们所见到的，一切政府的基础是意见，这是政治的基本真理。同样，这类政治作品的基本预设，如休谟在《论新闻自由》这篇文章中指出的，"在各个方面，像对待理性动物一样引导（人民），比像对待野兽一样牵引或驱赶他们更好"。公众意见的形成是整个政治实践的重点。因为，"每天都习惯于自由讨论公共事务的人们，有望提高他们对公共事务的判断力，也就更难受到无聊的谣言和流行的喧嚣的迷惑"。[1]

《道德和政治论文集》第一卷由书商亚历山大·金凯德在爱丁堡出版。[2]休谟《道德和政治论文集》中偶然会像苏格兰人一样对其同胞说话。《论爱

195

---

[1] *Essays*, *Moral and Political* (1741), pp.16-17.

[2] 参见 Sher, Enlightenment and the Book, pp.311-318。金凯德是凯姆斯第一本书《论法的若干主题》（*Essays upon Several Subjects in Law*）（1732）的出版商的学徒，凯姆斯下一本《论古代英国的若干主题》（*Essays upon Several Subjects Concerning British Antiquities*）（1747）出版时，他就自己做出版了。

情与婚姻》中诙谐地提到了"我们苏格兰女士",而且当休谟说起"这座城市"中一位出了名的小气鬼时,他可能指的是爱丁堡。[1]在《论大不列颠的政党》的最后一段,休谟指出,"我们苏格兰从来没有字面确切意义上的托利党,这个国家实际上分为辉格党和詹姆斯党"[2]。但是不能据此说该书像苏格兰的代言人。休谟想要的是不列颠读者——而且,他找到了。"该书在伦敦销售一空",休谟1742年6月这样告诉凯姆斯。他还获悉,约瑟夫·巴特勒"到处推荐这本书"[3]。第二版"修订"版随后在这一年出版。[4]第二卷也由金凯德在爱丁堡出版,出版后不久,沃尔波尔就决定于1742年2月离开下议院,获得奥福德伯爵的头衔。这大大增加了最后一篇文章《论罗伯特·沃尔波尔爵士的性格》的趣味性;几个月前,休谟曾在"告读者"中这样告诉他的读者,"彼时这位大人物正处在其权力的巅峰"[5]。该文是休谟式公正和中庸的完美表达。"罗伯特·沃尔波尔爵士,大不列颠的首相,他有才干,但不是天才,"该文开头写道,"他性情温厚,但谈不上道德高尚;他立场坚定,但不够宽宏大量;他中庸,但不搞平均主义。"[6]"在他的时代,贸易繁荣,自由式微,学识倾颓",该文这样总结。"作为一个普通人,我爱戴他;作为一个学者,我讨厌他;作为一个不列颠人,我对他的没落心怀窃喜。"[7]在沃尔波尔从其职位上退下后不久,休谟的《罗伯特·沃尔波尔爵士其人》重印,据说《绅士》杂志、"绝大多数不列颠的报纸"都重印了这篇文章。[8]《纽卡斯尔报》刊登该文,并附有一系列的"评论",因为该文"缺乏历史所必需的清晰性和连贯性,而没有这些,大多数费力的工作都是无用功"。接着,休谟惠顾《苏格兰杂志》的编辑,回答了这些问题,将之发表

196

[1] *Essays, Moral and Political* (1741), pp.63, 155.

[2] *Essays, Moral and Political* (1741), p.138.

[3] *New Letters of David Hume*, ed. Klibansky and Mossner, p.10.

[4] 第二版和第一版的区别很小。改了一些拼写问题。对排版问题做了轻微改动(从第105页开始),让两页纸的内容变得更长。

[5] *Essays, Moral and Political*, vol. ii (1742), p.iii.

[6] *Essays, Moral and Political*, vol. ii (1742), p.204. 有一个脚注解释说,"践行权力时中庸,投身其中时不搞平均主义"。

[7] *Essays, Moral and Political*, vol. ii (1742), p.205.

[8] *Gentleman's Magazine* 12 (1742), p.82.

于 1742 年 3 月。[1] 这两卷《道德和政治论文集》和《人性论》一样是匿名出版的，所以它们的成功还不能确切地说成休谟在文学界为自己赚得了名声。不过，尽管如此，这似乎肯定说明，继续走文学激情引导的路是有意义的。对休谟来说，这肯定还表明，在发掘哲学论述和哲学分析的广大读者群方面，散文风格是有潜力的。

197

---

[1] 这些评论以及休谟对这些评论的答复都在艾略特《休谟的〈罗伯特·沃尔波尔爵士其人〉》中重印了。休谟的答复以幽默诙谐的方式澄清了他对沃尔波尔的态度。比如，这些答复肯定休谟相信沃尔波尔治下商业繁荣而自由式微。关于自由的衰退，休谟主张，"有太多例子了，虽然我希望没有一个要紧。比如，王室专款增长，信用表决（votes of credit），过于庞大的常备军等等"。休谟还反复重申他的信念，即至少"在很大程度上"，学识倾颓："在英国，谁是艾迪生、康格雷夫、普赖尔、牛顿等人的继承人呢？谁继承了蒲柏、斯威夫特和博林布鲁克呢？"

第四章　独立之成就

　　1745 年春天之前，休谟一直待在苏格兰，主要待在九泉，也会到爱丁堡度过一段日子。从这时候起留存下来的少量信件，让我们瞥见——也只是瞥见——休谟的阅读与思考。看来政治依然是主要兴趣，宗教也是他心中思考的重要内容，但他没有发表更多的文章。或许到了他自己或他家人的耐心耗尽的时候了。他最终要寻求一份带薪的工作。1744 年夏天，休谟的名字出现在爱丁堡道德哲学教席的候选名单上，不过显然，因为种种因素，他不可能得到这份工作。当担任年轻的英格兰贵族安南戴尔侯爵家庭教师及其陪伴的提议摆在面前，还"随附一张一百英镑支票"时，休谟觉得不能拒绝。他在爱丁堡教席之事尘埃落定前便离开苏格兰，前往靠近圣奥尔本斯的维尔德庄园。[1] 他与侯爵相处的时光并不愉快，仅持续了一年，不过这确实意味着，1745 年詹姆斯党人反叛时他在苏格兰之外。1746 年 4 月，他兴起的第一个念头是返回苏格兰，却又接受了詹姆斯·圣克莱尔将军这位远亲的秘书一职。此时，将军打算远征加拿大，建立一条新前线以对抗奥地利王位继承战争中的法国。在这次事件中，糟糕的天气阻止了他们横渡大西洋，休谟发现自己陷入了一场很不成功的布列塔尼海岸突袭。他显然很享受在军队度过的时间，并欣然接受军队提供的财务良机，而且他在信件中也是这样表达的，其考虑是试图在军队中找到一份比较持久的职位，甚至可能是一名军官职位。1747 年下半年，休谟短暂返回苏格兰之后又受雇于圣克莱尔，这次是

---

[1] *Letters of David Hume*，ed. Greig，vol. i，p.60.

出访维也纳和都灵宫廷。

　　1742 年到 1747 年间，除了两篇小册子，休谟没有发表任何文章。第一篇，写于努力争取爱丁堡教席期间，是凯姆斯从一封信中泄露出来的，作者显然不知情，该文旨在为《人性论》中的哲学辩护。这篇文章说明休谟意识到，《人性论》第一卷的怀疑主义需要被彻底重造。另一篇写于 1747 年末，是为他的朋友阿奇博尔德·斯图尔特在詹姆斯党人占领爱丁堡期间的行为做辩护。不过，在英格兰与安南戴尔共处的时候，休谟开始抽空着手其关于理解力论述的全新版本，这次的形式是一组论文。我们现在知道的《人类理解力研究》出版于 1748 年。《人性论》第一卷的大部分，尤其是第二和第四章，几乎完全从《关于人类理解力的哲学论文集》中消失了。另外，关于理性判断宗教信仰是否可能的问题，也突显出来。在詹姆斯党反叛的余波中，休谟写了三篇新的政治论文：《论原始契约》《论消极服从》《论新教徒继承》。因担心自己及朋友可能会遭遇的后果，他决定不发表《论新教徒继承》。另外，可能在都灵期间，他写了《论民族性》来替代第三版《道德和政治论文集》中的《论新教徒继承》。第三版出版于 1748 年 11 月。该版是第一本将作者名字"大卫·休谟先生"印在封面上的著作。从休谟的角度说，这表明一种全新的自信。到现在为止，他经历了"丰富的生活"，就像詹姆斯·麦科什在《苏格兰哲学》最后一章论休谟的文中所指出的那样。[1]他还挣了一些钱，并相信他会有更多的津贴来增加他的收入，这份津贴是他为英国政府服务的回报。

声名鹊起于苏格兰及其结果

　　在《我的一生》中，休谟提起出版两卷《道德和政治论文集》与他 1746 年前往英格兰的这段时间时，仅说"我继续和我母亲、兄长住在这个国家，在那段时间，我重温了青年时期非常忽视的希腊语知识"[2]。这段时间

---

[1] McCosh，*The Scottish Philosophy*，p.124.

[2] *Life of David Hume*（1777），pp.8-9.

199　留下来的信件也让人意识到，休谟的确谨慎地确立一位埋于案头的文人人格、文人的自画像，他可以不在乎他的学究气和小毛病，全身心地投身于他的工作中。他给凯姆斯的一封信中，有一长段详细分析西塞罗的各种法律演讲，并邀请凯姆斯阅读西塞罗的两篇《驳腓力》，他谴责马克·安东尼自负的政治野心，"你可以判断那个时代的风俗，并与现代风俗比较"。正如在《道德和政治论文集》中，休谟的关切点是指出现代在风俗上取得了相当大的进步：西塞罗宣泄了一种谩骂和诽谤，休谟认为，这种谩骂和诽谤"现在不会得到普遍的推崇了"[1]。一封致考德威尔的威廉·穆尔——这一时期休谟最亲近的朋友——的信表明，休谟嘲讽自己沉浸在自己的作品"既不野蛮、粗俗、含糊其词、冗长累赘，也不逾越一种单一的语法或修辞规则"中[2]。我们稍后会马上谈到一封致穆尔的信。该信讨论了威廉·利奇曼祷告时的布道辞，其中一半是建议利奇曼如何提高他的散文风格。在另一封致穆尔的信中，休谟再次打趣自己和他文学上的自负，但当他形容自己"主要的自信"在于自己的笔杆，只相信笔杆能为他带来财富和声名，因而"放弃了剑、斗篷、长袍和装饰"时，他肯定不只是开玩笑。他让穆尔转告他的妹妹，他"深深沉浸在书籍和学习"[3]中。在给爱丁堡一位名叫亚历山大·霍姆的律师的一封信中，休谟（时年32岁）宣称，他觉得享受荷马和色诺芬的陪伴是愉快的："有了他们的陪伴，就不需要其他陪伴了。他们还是对抗衰老的无价之宝。"[4]

　　休谟这些信清楚表明，痴迷于书籍和学习合乎他一直关注伦敦政治发展的兴趣。比休谟小七岁的穆尔，1742年被选为伦弗鲁郡的议员。休谟写信给他，谈论自己对受沃尔波尔下台直接影响的下议院所论国内主要问题的看法。其中有些事情看似是对"共和派"平民主义（popularism）的公然打趣，反对派托利党努力将议会任期缩减到三年，提出一项规范政府年金发放的议案，迫使对沃尔波尔担任首相期间的行为进行可能的惩罚性调查。休谟反对所有这些措施，谎称穆尔可以把自己当作政治、"宗教和道德的

---

［1］ *New Letters of David Hume*，ed. Klibansky and Mossner, p.9.

［2］ *Letters of David Hume*，ed. Greig, vol. i, p.43.

［3］ *Letters of David Hume*，ed. Greig, vol. i, p.52.

［4］ *Letters of David Hume*，ed. Greig, vol. i, p.55.

信徒",并打趣地引导他投票反对他们。[1] 在休谟看来,特别重要的是没有 200
对沃尔波尔提起诉讼。对现在奥福德伯爵"人品"的简论是第二卷《道德和
政治论文集》的尾篇,该文的语调符合那些认为若提及诉讼必然会有更多伤
害而非好处的人们的情感。另外,穆尔应该投票支持维持一支常备军,支持
"信用表决"授权国王缩减更多债务,支持国王无须寻求议会支持就有缔结
协议的权利。这些措施都是下议院的反对党再三重申反对的。休谟发现自己
的观点在一本小册子中得到了回应:1743 年底,他正努力弄到《事实证明
的派系》(Faction Detected by the Evidence of Facts)这本册子,该文匿名发表,
由约翰·珀西瓦尔(John Perceval)这位反沃尔波尔的辉格派写成,他后来
成为第二代爱格蒙特伯爵。[2] 珀西瓦尔分享了休谟的看法,认为党派之争是
不可避免的政治因素,但他认为,目前的反对派事实上只是詹姆斯"派",
他们愿意利用各种手段,包括戏谑共和主义,确保颠覆汉诺威王朝统治的
长期目标。[3] 这种分析当然本身就带有深深的派系观点,它促使了反对派作
家同样具有进攻性的众多回复。[4] 如果休谟知道并想读《事实证明的派系》,
那他肯定也读了其他类似的小册子,并一直思考引起他那个时代党派政治争
论的问题。可能就是在这种反讽的语气中,休谟说威廉·穆尔是他"宗教和
道德的信徒"。尽管如此,令人惊讶的是,即便在他出版任何直接涉及宗教
问题之前,休谟相信自己已因对宗教问题持不同寻常或许是引起争议的看法
而出名。

　　我们不应该太过认真地看待休谟自己在信中的表述:信中说他远远地躲
在乡下,只有荷马和色诺芬相伴。他是一个爱交际的人,并在爱丁堡和苏

---

[1] *Letters of David Hume*, ed. Greig, vol. i, p.44.

[2] 参见 *Letters of David Hume*, ed. Greig, vol. i, p.55。关于珀西瓦尔小册子的语境,参见 Pocock,
'Machiavelli, Harrington, and English Political Ideologies', p.578。据 J. A. W. 耿(J. A. W. Gunn)
的说法,那个小册子是"当时最成功而且最具争议的著作"(*Factions No More*, p.133)。

[3] 休谟可能会同意《事实证明的派系》中的大多数内容,尤其是以下观点,即自 1688 年以来英国
人的自由戏剧性地加强了,所以任何机会主义地利用共和派原则都是非常危险的,因为它可能
彻底削弱政府的权威,破坏宪政平衡。参见 *Faction Detected*, pp.128ff, esp.p.156。

[4] 参见例如 *The Detector Detected*,该文部分重印于耿(Gunn)编辑的《再无派系》(*Factions No
More*), pp.146-147。("我将以解释党派和派系的差别来作结,而这位肤浅的政治家似乎不懂这
一差别。")

格兰低地的其他地方如格拉斯哥度过了一些时光，结果是为自己赢得了作家和文体家的名声，同时，他还是一个有个性、有怀疑精神的人。1743年初，休谟能够写信感谢哈奇森赠送他《道德哲学原理纲要》。这表明，过去四年，尽管事实是他们在道德哲学上的意见截然分明，就像这封信清楚表明的那样，他们一直保持联系并深化为友谊。休谟说，他对哈奇森著作的"反思"说明，他多么感谢该书作者不辞劳苦地接过《人性论》第三卷的棒子。这些思考清楚地表明，休谟并没有以任何方式削弱他对道德哲学原则的承诺，而这些原则与哈奇森的道德哲学是相反的。休谟一直坚持德性的多元性和异质性，坚持与日常生活相关的非道德的德性价值，诸如"天赋""大度"，甚至"身体技能"。"我一直认为你对你的德性观念限制太多，"休谟对哈奇森说，"而且我发现，我这种看法和好几位非常尊敬你哲学的人是一致的。"那些至少含蓄批评哈奇森这方面观点的人中，有一位是巴特勒。他在《宗教类比》附加的一篇关于德性本质的"论文"中指出，不可能将所有的道德品质（morality）以哈奇森的方式简化为仁爱的各种变体。[1] 休谟主张，如果不是在这方面，那么，在另一个同样重要的方面，哈奇森在《原理》中拉近了他与巴特勒的距离。哈奇森现在声称，在"相互冲突的秉性"——这些秉性似乎构成了人性——"的胡乱组合"中，"某些支配性的秉性天生适于调控剩下的其他秉性"，这似乎是对他道德感理论的修正。哈奇森声称："揭示这一点，说明所有这些部分如何有序地排列，是道德哲学的主要任务。"[2] 休谟评论道："这里你似乎支持巴特勒在其布道辞中关于人性的观点，即我们的道德感有着不同于其力量和持久性的权威，因为我们一直认为它应该有优势。"[3] 接下来他说的内容就非常有趣了，因为这是他对巴特勒的观点——他认为道德能力或者"良心"对我们其他的行为原则具有天然的权威——的唯一一次评论。[4] 他声称，我们良心的权威感，"无非是一种本能或秉性，经过反思来认同自己"，而这种自我认同对于所有的本能或原则而言都是稀松平常的。换言之，

[1] Butler, *Analogy of Religion*, p.316.

[2] Hutcheson, *Institutio/Short Introduction*, ed. Turco, pp.49-50.

[3] *Letters of David Hume*, ed. Greig, vol. i, p.47.

[4] 巴特勒在《罗尔斯教堂的十五篇布道辞》前三篇中铺垫了他关于良心的天然权威的论述。在1729年第二版中，他增加了一篇序言，进一步讨论良心的权威。

道德能力的自我认同，比如可以赋予其权利支配其他行为原则，没什么特别之处。这种论证路线是《人性论》描绘的激情图景——由社会存在的各种要求而非某种高级的心灵能力来调整激情——的一部分。[1]

　　休谟通过穆尔结识了格拉斯哥的其他朋友，包括第三代格拉斯哥伯爵，还有威廉·利奇曼——穆尔以前的家庭教师，他从1744年1月起成为哈奇森的同事，担任格拉斯哥大学的神学教授。这些朋友无疑更了解休谟在宗教、道德和政治上的观点，而非他出版的著作中揭开的内容，他们在大多数方面都不赞同休谟的观点，但不赞同似乎不会妨碍休谟获取某种名声。1744年夏天，这种名声导致他成为爱丁堡道德哲学教席的候选人，还被提议担任邓弗里斯郡一位地主家儿子的"游学家庭教师"。[2]即便如此，休谟可能对某些朋友比对其他朋友更坦诚，尤其是他对基督教宗教信仰理性判断的怀疑走得有多远这方面。利奇曼又一次询问休谟对他写作的英语有何看法。1743年6月，休谟写信给穆尔谈论利奇曼新近出版的一篇布道辞，标题是《论祷告的本质、合理性和好处：并尝试回答那些反对祷告的异议》(*On the Nature, Reasonableness, and Advantages of Prayer: With an Attempt to answer the Objections against it*)。休谟就利奇曼如何提高英语列举了无数建议，然后总结说，"利奇曼先生的表达有着非常明显的男子气概，但在我卑微地看来，他没有足够多地请教他的耳朵，其目标也没有瞄准更流畅、更和谐的风格，这种仅次于明晰的风格是其主要的修饰"[3]。利奇曼关于祷告布道辞的随后好几个版本，没有一版按照休谟的建议修改，而穆尔或许从未向利奇曼提及这封信，因为该信还包括对利奇曼观点的批评。穆尔或许决定利奇曼不应该知道这些批评。这封信的开头是这样写的：

　　　　我怀着极为愉悦的心情读了利奇曼先生的布道辞，我认为这是一篇非常好的布道辞，但我很遗憾地发现这位作者是位极端的无神

---

[1] 关于这封信中休谟批评哈奇森的更详细论述，以及它们对理解休谟和哈奇森道德哲学更一般意义上的联系，参见 Moore, 'The Eclectic Stoic, The Mitigated Sceptic', pp.160-163. 摩尔认为这封信是"反讽和（并不总是被控制的）恼怒的延伸实践"(p.160)，我不认为摩尔的看法有道理。

[2] *Letters of David Hume*, ed. Greig, vol. i, p.57.

[3] *New Letters of David Hume*, ed. Klibansky and Mossner, p.12.

论者。你知道（或者应该知道），柏拉图说过有三种无神论者。第一种否定神，第二种否定神的天启，第三种坚称，神受祷告或牺牲的影响。我发现，利奇曼先生是最后一种无神论者。[1]

在休谟和穆尔的通信中这样打趣是完全没问题的，但却极可能冒犯利奇曼本人。在这封信的后半部分，休谟对利奇曼布道辞中的观点继续提出了更严肃的批评，不仅只反对"奉献和祷告"，还反对"我们通常称为宗教的一切事务，除了道德实践和对上帝存在命题理解上的赞同"[2]。在给穆尔的这封信中，休谟表示希望利奇曼能在祷告布道辞的下一版中回答这一反对意见，利奇曼没有这样做。但这一反对意见很重要，无论如何，它表明休谟这段思想形成时期对宗教问题的思考。

利奇曼的布道辞打算证明祷告是合理的，即便该布道辞退一步承认祷告不能被当作打动上帝情感或引起上帝怜悯的尝试，也不能被认为是向上帝传递信息的手段。这一观点包含着，祷告的结果取决于人的祷告。"祷告仅仅对自己有用，"利奇曼评论道，"因为它有助于改变我们心灵的脾性，孕育或改善心灵中的正确倾向，让心灵对精神目标的印象敞开心扉，这样我们才有资格接受我们造物者的恩惠和认同，以及他向那些发自内心地真正呼唤他的人许诺的所有帮助。"[3] 利奇曼以培育合乎一个基督徒激情这样的话语来定义祷告，接着阐释祷告的"合理性"和"好处"，并总结说，祷告是项义务。[4] 休谟反对的正是这一点，因为所有的激情和心向都必须有一个对象，又因为我们对上帝一无所知，所以我们的任何激情和心向都不可能把上帝作为对象。从这一点出发，我们不可能在自己心中形成对上帝的心向，而利奇曼认为这一点正是祷告的意义。接下来，既然我们没有义务做不可能的事，那么祷告就不可能是一项义务。人们特别容易在他们对神的想法中自欺欺人：他们认为的奉献充其量不过是"一种被迫的、紧绷的情感，这种情感有始有

---

[1] *New Letters of David Hume*, ed. Klibansky and Mossner, pp.10-11.

[2] *New Letters of David Hume*, ed. Klibansky and Mossner, pp.12-13.

[3] Leechman, *Nature, Reasonableness, and Advantages of Prayer*, p.17.

[4] Leechman, *Nature, Reasonableness, and Advantages of Prayer*, p.54.

终，但步伐毫无规律、混乱不堪"，事实上更可能是希望或恐惧或自私的其他某种形式。而且，即便利奇曼定义的奉献是有可能做到的，祈求这种形式的祷告必须仅仅是一种修辞特征的演讲，因为他自己也承认，没什么能被真正拿来询问上帝，很难认为如何安排一场有特征的演讲会是一项义务。不把演讲和可能影响上帝这种渎神和不虔敬的思想结合起来，也就很难看到这种演讲能打动人心。毕竟，如休谟所写的，"人们想象他们的祷告有着直接影响是一种天生的弱点，而且，这种弱点通过持续不断的祷告必定得到极端的助长和鼓励"[1]。利奇曼的布道辞没有耗尽休谟对祷告意义这个问题的兴趣。休谟致信穆尔的附言中询问能否送　本《奉献对话录》(*A Dialogue on Devotion*)，该书首次出版于 1733 年，作者是英格兰一名叫作托马斯·艾默里 (Thomas Amory) 的反加尔文主义的长老派。[2]

利奇曼在其布道辞中答复的人确切是谁，这一点并不清楚。原则上，他针对的是那些怀疑祷告实践价值和思想一致性的人。休谟致穆尔的信清楚地表明，他就是这些人之一。不过，人们想知道，其他这样的怀疑论者真正有多少，他们当中一些人是否公开发表了他们的怀疑主义。就像在利奇曼看来，重要的或许更重要的事实是，他同时还含蓄地涉及摒弃整个理性宗教观念、以自己方式答复怀疑论者的正统加尔文主义者。这些正统的加尔文主义者很快表明他们不在其中。格拉斯哥长老会的一个委员会发表了一篇谴责辞，其本质就是利奇曼与信仰忏悔书、教义问答书的精神和措辞背道而驰，他根本没提到祷告与"我们祝祷的救世主、基督耶稣的功德和调解"有何关联。[3] 发表这篇谴责辞的那一派试图阻止利奇曼就任格拉斯哥神学教席，就

204

---

[1] *New Letters of David Hume*, ed. Klibansky and Mossner, p.14.

[2]《奉献对话录》描述了一种争论，争论的焦点是祷告对个人和公众都有好处，争论的一方是相信祷告"以理性为基础，而且创造幸福"的"苏格拉底"，另一方是认为祷告"无聊或无用服务"的"亚西比德"(Alcibiades) (pp.8-9)。

[3] 我引用了《苏格兰杂志》[*The Scots Magazine* 6 (1744), pp.218-223, p.218] 中的一个报道。详细的叙述，参见 *Remarks of the Committee of the Presbytery of Glasgow upon Mr. Leechman's Sermon on Prayer*。该评论清楚表明，利奇曼声称他的布道辞主要针对否认祷告价值的自然神论者，但长老派不相信他。

像他们更早时候阻止哈奇森成为道德哲学教授一样。[1]虽然休谟怀疑利奇曼能否成功地为祷告辩护，但是他肯定支持利奇曼对抗格拉斯哥长老教的正统派。减少狂热派对公共生活和私人生活的影响，这对休谟来说很重要，对利奇曼来说也是如此。休谟真诚地对利奇曼、哈奇森等人温和化、理性化方案的成功感兴趣，而且直到他去世前，他一直保持着这一兴趣。我们将会发现，在他的一系列著作中，他一直思考这个问题，测试它的局限，套出它的矛盾。但是，站在那些积极投身于与加尔文主义狂热分子论战的人的立场来看，这问题在休谟那里不那么重要。对他而言，几乎没一点儿意义。他的关切点似乎太理智、太冷静、太哲学了。这就意味着，决定另一所苏格兰大学的关键性委任即爱丁堡道德哲学教席职位时，哈奇森和利奇曼都不支持休谟的候选资格，尽管他们与他的关系都很友好。[2]

自 1734 年以来，爱丁堡道德哲学教授就是约翰·普林格尔。然而，普林格尔擅长的领域主要是医学，他从 1742 年起就离开了爱丁堡，最开始是担任斯太尔勋爵即英国军队欧洲指挥官的军医，随后成为驻扎在佛兰德斯的军队及其医院的医务长。1744 年 5 月，负责大学职务的城市委员会对普林格尔失去了耐心，约翰·库茨市长着手物色一名新的道德哲学教授。他最初的选择是弗朗西斯·哈奇森。哈奇森拒绝了这份工作，并为库茨提供了一份名单，有 7 位人选可供考虑。休谟不在这 7 个人中。显然是库茨主动联系了休谟，问他是否有兴趣。是的，他有兴趣。他在一封信中声称，那时整个委员会都支持他的候选。[3]但接下来，一方面，普林格尔迟迟不递交辞呈，同时，反对任命休谟的声音开始聚集。据休谟自己所言，"异端、自然神论、怀疑主义、无神论等指控，骤然向我涌来"。他接着说，"市里所有好伙伴相反的威望从不令人厌倦"[4]。与此同时，格拉斯哥的哈奇森和利奇曼听闻休谟被提名，竭尽全力阻挠他候选，并讨论普林格尔的代课讲师威廉·克莱格霍

---

[1] 围绕利奇曼委任的争论，参见 Kennedy, 'William Leechman, Pulpit Eloquence and the Glasgow Enlightenment'。

[2] 下文关于教授席位故事的概述，我主要依赖的是 Stewart, 'The Kirk and the Infidel'。关于这一事件另一个有价值的研究，参见 Grote, 'The Rejection of David Hume'。

[3] *Letters of David Hume*, ed. Greig, vol. i, p.56.

[4] *Letters of David Hume*, ed. Greig, vol. i, pp.57-58.

恩的候选资格。休谟坦言，这些做法让他感到震惊。接下来是普林格尔闪烁其词的拖延。他的辞呈最终抵达爱丁堡已经到了下一年的三月。此时，休谟已经离开英格兰，接受了安南戴尔侯爵的职位。一旦普林格尔辞职，委员会再次试图劝说哈奇森接受这份工作，他们还是没能成功。威廉·魏肖特，温和进取的大学校长，1745 年苏格兰教会大会议的主持人，接着提名自己作为克莱格霍恩和休谟之外的候选人。此时，就像休谟 1745 年 4 月 2 日写信给他的朋友马修·夏普所述的，反对他的喧嚣之声如此之大，"我的朋友们觉得要谋得我的教授之职有些困难，而之前看似是如此容易"[1]。困难变为操作上的不可能，五月底的时候，爱丁堡的牧师们投票，12 票反对休谟，3 票支持。牧师们没有正式否决委员会的任命，但委员会不可能忽视他们的举荐或反对（avisamentum）。6 月 5 日，委员会 19 票支持克莱格霍恩，12 票支持魏肖特。[2]

206

　　休谟没能获得爱丁堡教席，或许当时苏格兰的政治可以给出一个解释。[3]自 18 世纪初以来，有两个广泛意义上的辉格派——以低地为中心的斯夸德罗内派（Squadrone）和代表伦敦牧师、争夺苏格兰事务控制权的西部高地阿盖尔派（Argathelians），大学的委任是他们全力争夺、大打出手的众多领域之一。18 世纪 40 年代的前五年，斯夸德罗内派由特威戴尔侯爵（Marquis of Tweeddale）掌控，1742 年，沃尔波尔下台后，特威戴尔成为国王在苏格兰的主要代理人。他取代了阿盖尔派利益的一位领导人，即第二代阿盖尔公爵，此人已经在苏格兰的法律、大学不少重要职位上安插了自己的支持者。第二代公爵于 1743 年去世，继任者是其弟艾莱伯爵阿奇博尔德·坎贝尔，他最终成功地整合了该派，从整体上重振其精神。但是，1744 年至 1745 年，特威戴尔以他自己的人取代了阿盖尔派，爱丁堡道德哲学教席之事就变成了给他提供测试其在爱丁堡城市委员会队伍中影响力的机会，

---

[1] *Letters of David Hume*, ed. Greig, vol. i, p.59.

[2] 关于克莱格霍恩教学的整体研究，参见 Grote, 'The Moral Philosophy of William Cleghorn', esp.ch. 3. 据描述，克莱格霍恩和休谟参与了一场广泛的交谈，包括道德能力的本质和美的定义，收录在亚当·弗格森未发表的文本中，其标题是"一次高地旅行"（An Excursion in the Highlands）。

[3] 尤其参见 Emerson, 'The "Affair" at Edinburgh and the "Project" at Glasgow'.

并且如其所愿地确定下来，即便新的阿盖尔公爵再努力，阿盖尔派的利益仍然在衰退。最初推荐休谟作为候选人的约翰·库茨市长，是阿盖尔派。1745年，市长位置被阿奇博尔德·斯图尔特接替，这位市长也是支持休谟候选的阿盖尔派。库茨继续密切地参与到以休谟取代普林格尔的尝试中。凯姆斯是阿盖尔派的主要成员，他代表休谟积极活动。无疑，休谟将被视为阿盖尔派的候选人。相反，克莱格霍恩和普林格尔一样，属于斯夸德罗内家族。按照事务的常规发展，特威戴尔本人可能不会对这样的决定感兴趣，但阿盖尔派在休谟是否适合成为候选人这件事上的分歧——魏肖特铁定是阿盖尔派，哈奇森和利奇曼也是——为斯夸德罗内提供了一个机会，而且他们抓住了这个机会。

207 　　休谟候选资格的另一个障碍，当然是1745年春天魏肖特校长决定自己站出来。作为竞选运动的一部分，魏肖特从《人性论》中抽出数页，编纂了一系列怀疑主义的、放肆自恣思想的案例，打算清楚表明该书作者不是承担教导大学年轻人职责恰当合宜的人选。这份文件发表时的标题是《关于新近出版的〈人性论〉一书中的宗教和道德原理范例》(*A Specimen of the Principles of concerning Religion and Morality*, maintain'd in a Book lately publish'd, intituled, *A Treatise of Human Nature*，以下简称《范例》)，该文件很有可能导致城市牧师们反对休谟。[1]特威戴尔代理人的一封信报道说，该决定是"基于（休谟的）原理作出的"[2]。一旦牧师们发表了他们的意见，休谟获得这份工作的机会几乎为零，无论政党政治是否还在上演。一个月之后，休谟写道，他的"爱丁堡事宜""因校长的阴谋集团、牧师们的顽固不化、乌合之众的轻信盲从"[3]而化为泡影。魏肖特当然非常清楚，他从《人性论》的文本中抽出几段来反对休谟，使得休谟看起来比该书原本公正叙述的怀疑主义要激进得多。不过，魏肖特本人不是偏执狂。因为18世纪20年代末，他曾为格拉斯哥的神学教授约翰·西姆森申辩，保护他免于格拉斯哥长老派中反动的加尔文主义者提出的异端控诉，自那时起，魏肖特就站在为

---

[1]魏肖特的《范例》印刷的数量似乎不多。一本都没留下来，我们对其内容的了解完全取决于休谟在《一位绅士致其爱丁堡友人的信》中的答复。

[2]参见Stewart, *Kirk and the Infidel*, p.18。

[3]*Letters of David Hume*, ed.Greig, vol. i, p.62.

苏格兰引入更人道、更少攻击形式的基督教这一运动的前线。当他被委任为爱丁堡大学校长时，他本人也遭到正统派的摧残，他的著作被误读，他的观点被诋毁。在其出版的布道辞中，魏肖特为支持哈奇森的哲学发声，被指控为沙夫茨伯里臭名昭著的非基督教道德方案的实际信徒。[1] 因而，有理由认为他对休谟《人性论》会作出哈奇森那样的反应。换句话说，他会认真对待《人性论》，即便不赞同该书的观点。作为一名良心自由的捍卫者，他一刻也不会赞同正统派通常试图迫害他们不赞同的那些人的惩罚性措施。那么，他为何把自己推到前面，还误读休谟著作，从而蓄意阻挠休谟候选爱丁堡教席呢？答案可能和哈奇森、利奇曼一样，他对休谟投身于与加尔文主义者的不断斗争没有信心。18 世纪苏格兰道德哲学教授的工作是一份重要的工作，其任务是把这个国家的道德、政治和宗教文化现代化。[2] 像哈奇森、利奇曼、魏肖特这样的人，凭自己的经历，深知手中任务有多艰难，他们很可能认为休谟太不可预测，太特立独行，以至于不相信他能发挥需要他发挥的作用。

　　休谟看来迅速明智地接受了安南戴尔侯爵的职位，即便在爱丁堡牧师会议之前，他就决定从道德哲学教席的竞争中抽身。6 月 15 日，他写信给凯姆斯，感谢他为自己竭尽全力，并宣称自己对事情的最终结果感到满意。"我从来就不是很喜欢这个令我失望的职位，"休谟写道，"因为我预感到这个职位将会给我施加种种限制。"[3] 休谟肯定非常清楚，如果他得到这份工作，人们对他将有哪些期望。普林格尔的教学大多源于普芬道夫的《人和公民的自然法义务》。[4] 就是说，这门课主要关注实践伦理学的问题，以自然法阐释，根据人对上帝的义务、人对自己的义务、人对他人的义务这三重区别组织。在最后一个标题下，人缔结契约、获得财产的义务将给予重点关注，顺带关注父母和子女的义务、主仆的义务，统治者和被统治者的义务。哈奇森在格拉斯哥大学的教学也围绕普芬道夫的《自然法义务》，正如他在《道德哲学原理纲要》中清楚表明的那样。休谟就这本书致信哈奇森，信的末尾写道，

208

---

[1] See Stewart, 'Principal Wishart and the Controversies of His Day'.

[2] See Sher, 'Professors of Virtue'.

[3] *New Letters of David Hume*, ed. Klibansky and Mossner, p.17.

[4] See Pringle, *Six Discourses*, p.vi.

他"很高兴看到这样一种哲学以及这种有教导意义的道德能在学校中站住脚跟。我希望下一步它们能进入这个世界，接着进入教堂"[1]。没有什么特别的理由认为从休谟的立场上说这是伪善的，不过无疑，他发现自己被迫教授普芬道夫的体系是一种"约束"，无法满足《人性论》中形成的那种"解剖学式的"分析。还有一个事实是，道德哲学课程的一个要素，只能是"自然神学"，一如 1741 年《苏格兰杂志》发表的爱丁堡艺术大纲内容所指出的。或者说，从自然的角度描述的上帝的存在和属性，以及从自然证据中证明灵魂的非物质性和不朽性。[2]可以欣喜地想象休谟演练过标准的证据，竭尽全力以一种尽可能有力的方式表达这些证据，而且试图保持自己的怀疑。休谟的信坦言，他并不十分擅长严肃对待宗教。塑造一代又一代务实、宽容的苏格兰人，让他们对运用理性充满自信，愿意并能够站出来反对那些宣扬原罪、预定论、信仰绝对高于工事（works）的人，哈奇森、利奇曼和魏肖特认为休谟不是这些工作的最佳人选或许是可以理解的。

魏肖特对休谟所谓的放肆自恣和怀疑主义观点的摘要，由库茨转给了休谟。他被激怒了，并作出了一个答复，这是对批评者作出的极少数答复之一。休谟在回复魏肖特时似乎没想过它会出版。他第一时间把这个答复寄给了库茨，库茨又把它寄给了凯姆斯。凯姆斯将其付梓印刷，之后休谟才知道这个回复被出版了，标题是《一位绅士致其爱丁堡友人的信》（下文简写为《一位绅士的信》）[3]。休谟 6 月 13 日至 15 日给凯姆斯的信中说，这个答复是个"'急就章'，我几乎没时间修改"。他还写道：

> 这一指控太弱了，不需要花费太多时间答复，如果此事任凭理性判断的话。校长（即魏肖特）发现自己深陷困境；要么根据推论

---

[1] *Letters of David Hume*, ed. Greig, vol. i, p.48.休谟从贺拉斯那里加了一句口头禅，"不用绝望，因为蒂克洛（Teucro）是我们的领袖，我们在他的保护之下"。

[2] *Scots Magazine* 4（1741）: 371-374, p.373.这篇文章讲述的是，普林格尔"每年都做几场关于灵魂的非物质性和灵魂不朽的讲座，主题恰好在他的领域之内，而且那时几乎很少讨论"。

[3]《一位绅士的信》在《卡里多尼亚水星报》（*The Caledonian Mercury*）和 1745 年 5 月 21 日的《爱丁堡晚报》（*The Edinburgh Evening Courant*）上都有广告，参见 Norton, 'Historical Account', p.524。

和演绎从我的原理中抽出异端思想，他知道他绝不会和牧师们、城市委员会一起做这种事；要么，如果他利用我的言辞——他肯定会滥用这些言辞，并以世上最恶劣的方式误读它们。他选的是后一种权宜之计，过于谨慎却一点儿也不诚实。[1]

无论多么匆忙地发表，无论他答复的指控多么脆弱，《一位绅士的信》对于理解休谟逐渐认识其怀疑主义应如何被最好地加以描述是极为宝贵的。休谟在写完《一位绅士的信》后，马上开始构思《关于人类理解力的哲学论文集》。这一事实很难让人不去思考前者是通往后者路途的一个阶段。休谟的"爱丁堡事件"看来帮他认识到他关于理解力的论述需要被彻底重构。

《一位绅士的信》印刷出版的情况说明，这封信肯定被当作休谟和凯姆斯的一种合作。凯姆斯很可能对休谟的信做了加工，可能在必要的地方插入了旁白和相关的材料。他完整地刊出了魏肖特的《范例》。在《范例》后，有一个"指控概述"，可能是休谟写的，但也极有可能出自凯姆斯之手。这篇"概述"列举了魏肖特指控《人性论》不具名的作者六条主要罪状。[2] 最长的第一条便是"普遍的怀疑主义"，由引自《人性论》第一卷最后一章的绝大多数片段证明。这些段落被认为表明了休谟"怀疑一切（除了他自己的存在），坚持声称相信一切事物的确定性是愚蠢的"。第二条罪状，休谟证明"直接导致无神论"的那些原理属实，至少"他坚称，任何存在的源头都必然有个原因，这一点并不基于任何明显或直观的论据"。休谟接下来的罪状是"关于上帝的真实存在和实在的谬误"。第四条是，休谟颠覆了相信上帝是"宇宙第一因、首要原动力"的基础，因为他否认我们没有这种因果能力的观念，更不用说被赋予无限因果能力的观念了。下一条，据说休谟"被控否定灵魂的非物质性，以及由此否认带来的结果"。最后一条，他被控"通过否定对错、善恶、正义和非正义之间自然的、本质的区别而颠覆了道德基石，认为这种区别只是人为的，源于人类的约定俗成（convention）和协议（compacts）"。魏肖特做出所有这些指控的方法，是只呈现《人性论》中相

210

---

[1] *New Letters of David Hume*, ed. Klibansky and Mossner, p.15.
[2] *Letter from a Gentleman*, pp.17-18.

关主题问题的段落，让这些段落自说自话，不做任何注释。有好几处，这里讨论的段落是从《人性论》好几个不同的章节中抽出来的，再把它们放在一起，仿佛它们构成了一个单独的论证思路。不过，魏肖特总是列出他所使用的段落的页码，并准确地把那些段落誊抄上去。

休谟答复这些指控的最初动机是想说清楚，他不赞同皮浪主义者的观点，即对于每一个命题都可以给出一种论点，以表明其反面也同样值得相信。《人性论》第一卷最后一章的一些段落似乎想要朝那个方向发展——比如，据说"理解力，当其单独活动时，根据其最一般的原理，完全颠覆了自身，在任何命题中都没有留下最低限度的证据"[1]——这些段落从来就没有真的想朝那个方向，它们意味着"仅仅是一种哲学上的游戏，或巧智和狡黠的实验"。而且，所有魏肖特引用的、用来证明休谟怀疑主义的原理，"几页
211 之后被声明放弃了，并且被称为**哲学忧思和谬见（delusion）的结果**"[2]。休谟只是想"通过向那些纯粹的人类理性主义者表明，即便看似最简单的原理，即便出于天性中最强烈本能必然接受的原理，它们也不能获得完全的一致性和绝对的确定性，进而削弱这些理性主义者的傲慢"。现在，休谟致力于说清楚，极端的怀疑主义遭到怀疑主义不能付诸实践这一事实的驳斥，这才是他的看法。"人们不可能支持"普遍的怀疑，"生活中最微不足道的事件"就会击碎它。极端怀疑论者不得不行动，而且，当他行动时他得清楚表明，某些事情比其他事情更容易发生，这一事实足以表明，他的怀疑主义并不像自诩的那样彻底。人们可以理性接受唯一的一种怀疑主义是，"我们在自然才能的运行中要求的**谦虚**……和**谦卑**"[3]。休谟接着与这位敌人论战，并指出，怀疑主义绝非异端的产物，反而是异端最好的解毒剂。他声称，阿里乌斯派、索齐尼派和自然神论派的错谬之处，它们的根源在于"对人类的纯粹理性过于自信，他们认为理性是万物之准则，他们将不会顺从卓越的启示之光"。为怀疑主义——为休谟唯一接受的那种温和的怀疑主义——声辩，

[1] *Treatise of Human Nature*（1739–1740），vol. i，pp.464-465[I.iv.vii：SBN 267-268]．魏肖特在《范例》中引用，重印在休谟的《一位绅士的信》第4—5页。

[2] *Letter from a Gentleman*，p.20．《一位绅士的信》告诉读者，"这些都是他自己的话"。事实上，休谟的话是"哲学的忧思和谵妄"[*Treatise*（1739–1740），vol. i，p.467（I.iv.vii：SBN 269）]。

[3] *Letter from a Gentleman*，p.19.

事实上是"对虔敬的基本服务"[1]。我们将在本章稍后讨论的《关于人类理解力的哲学论文集》中看到，这不是休谟最后一次力求以这种特殊的方式为怀疑主义辩解。

万物开始存在必有原因，这一原理的情形问题在《关于人类理解力的哲学论文集》中没有讨论。因此，他在《一位绅士的信》中对此的说法就非常有意思了。他承认，在《人性论》中，他否认这一原理被证明没有明显或直观的确定性。不能根据确定的原则证明这属实，断言其反面也并不矛盾。不过，休谟现在解释说，这不是否认它还有另一种确定性——道德确定性，这种确定性对于日常生活日标来说就足够了。他在《一位绅士的信》中说，因果原则"由道德证据支撑；所有人都会死、太阳明天将会升起，这类相同事实的信念遵循这一原理"[2]。休谟似乎坚持，经验为相信这些事实提供了一般的、必要的证据。没有证据能够为日常信念提供理性的判断，这一事实并不意味着日常信念是没有根据的。[3]休谟将会意识到，他在这里模糊了传统上被视为本质的区别。伊萨克·瓦茨（Isaac Watts）在他非常流行的教科书《逻辑学》（*Logick*）中指出，两种不同类型的确定性是有区别的，一种是"客体的"，一种是"主体的"："客体确定性，是说命题本身确定是事实；主体确定性，是说我们对事实是确定的。前者在于事物，后者在于我们的心灵中。"[4]休谟的主张似乎是，主体确定性，即对信念事实的自信情感，是最重要的。换言之，他认为，他的论断丝毫没有贬低主体的确定性。当然，具有反思精神的人可能会发现，他们关于因果原则的主体确定性已经被休谟反驳证明它的论据破坏，而休谟很可能也承认，即使他在《人性论》中否定了这一原则的真实性，这也不会开拔到无神论的大道上。"不难说明，从自然的顺序和进程来看，后验的观点——这些观点如此合理、如此有说服力、如此明显——仍然有着足够的力量"，休谟写道。唯一能影响上帝实存

212

---

[1] *Letter from a Gentleman*，p.21.

[2] *Letter from a Gentleman*，p.22.

[3] 休谟 1754 年在一封信中写道："有很多不同种类的确定性，其中一些确定性会像可证的（demonstrative）确定性那样令心灵感到满足，但或许不太常规。"（*Letters of David Hume*，ed.Greig，vol.i，p.187）

[4] Watts，*Logick*（1725），p.276.

的论断是"先验的、形而上学的论断，很多博学之人不能理解，很多既虔诚又博学的人没说什么价值"[1]。非常明显，休谟在这里利用了一个事实，即他自己证明后验的论断无效的证据尚未公开。但他说"先验的、形而上学的论断"——比如塞缪尔·克拉克的论断——此时已经声名狼藉，这一点是对的。

在就因果原则回复魏肖特的过程中，休谟引用了威廉和玛丽治下的坎特伯雷大主教约翰·蒂洛森（John Tillotson）的话，大意是上帝的实存不能被证明，只能在道德证据上说得通。[2]关于休谟如何理解自己的观点与一般的哲学传统观特别是与他眼前的前辈和同时代人观点的联系，《一位绅士的信》比《人性论》要清楚得多。《人性论》的部分计划是，其作者将自己表现为一位坚定的革命者，担负前人从未承担的重任。然而，魏肖特的指控不得不使这本书——虽然实际上的确是——所得出的结论看上去没什么特别之处。这样，休谟在《人性论》中否认灵魂的非物质性，对此指责；《一位绅士的信》的回应是，他只是从洛克、贝克莱已经得出的论断结果——即我们缺乏明确的一般实体观点——中抽离出来的。[3]《人性论》提出继而又放弃的怀疑主义，与苏格拉底、西塞罗"所有那些古代先人和最初的改革者们"以及"阿弗朗什镇博学的主教韦特先生"——1723年他身后出版的《人类精神弱点的哲学特征》（*Traité Philosophique de la Faiblesse de l'Esprit Humain*）曾努力"复兴古代怀疑论者和皮浪主义者的所有学说"[4]——没什么不同，也不比他们极端。休谟的一个罪状是他对因果力量和必然联系的观点讨论削弱了上帝是宇宙第一因和原动力的原理。他对此的答复是最丰富的。他主张，他的观点应该被放在关于负责自然世界运行的强力或力量的本质这一问题长期争论的语境中。他在《人性论》中的焦点是基于笛卡尔和马勒伯朗士提出的观

---

[1] *Letter from a Gentleman*，p.23.

[2] 这里讨论的这段话是这样的："上帝的存在不是可以用数学证明的，也不能期望应该那样做，因为，只有（onely）数学问题才承认这类证据；上帝的存在也不能通过**感官直接**证明，因为上帝被设想为一种**纯粹精神**，不能成为任何**肉体感官**的**对象**。不过，我们仍然有足够的信心相信，有一位上帝，就像事物的本质能够表现出的那样，就像我们能够合理期待的那样，如果他真的存在的话。"（*The Wisdom of being Religious*，p.32）

[3] *Letter from a Gentleman*，pp.29-30.

[4] *Letter from a Gentleman*，pp.20-21. 关于休谟和韦特，参见 Broadie，*Agreeable Connexions*，ch. 3。

点，即根本没什么强力或力量，因而，每一次运行和改变都必须视为上帝本身力量运行的结果。根据这种"偶然因"的学说，就如休谟所描述的，"一个台球不会因为它的撞击而让另一个球动起来，其原因只是在于，根据一般法则，神把运动赋予了第二个球"。[1]休谟继续说，《人性论》中的一段话批评的正是这条学说，而且只有这条学说，这条任何情况下从未在英国哲学家中流行起来的学说。魏肖特引用了这段话，在那里，据说不可能发现甚至不能想象一下上帝的行为原则。

魏肖特的最后一项控诉，是《人性论》认为所有的道德区分仅仅是人为的、约定俗成的——这一点休谟承认应该给予最严肃的思考——从而颠覆了道德基础。如果怀疑主义对实践的影响是最重要的问题，那么，似乎一门质疑德与恶区别的真实性的哲学是危险的，需要被压制下来。在这一点上，休谟能够说明他实际上没说什么全新的内容就十分重要了。所以，他最初的动机是想指出，在他的道德哲学中，他仅仅跟随"格拉斯哥大学道德哲学教授哈奇森先生"（还有"所有古代道德哲学家"）的引导。哈奇森否认道德命题只是理性的对象，相反，他将它们描述为"我们内在趣味和情感的感受"[2]。休谟的确把一些德性描述为非自然的，是人为的，不过他费了点功夫才说清楚，在另一种"自然的"定义上，正义、信守承诺、忠诚是完全自然的德性，因为人类需要生活于社会之中，而若这些德性不存在，社会是不可能存在的。它们是人为的，就像说话是人为的一样：我们对此一无所知，或者说出生时没什么趋向，但随着我们长大，我们不得不被教导着说话。那些批评哈奇森在道德上没为理性和反思留多少空间的人们，肯定会欢迎一种把如此重要的道德分支精确建立在理性和反思基础上的理论。接着，休谟重申《人性论》自身的主张，说他的看法不是认为人们在社会之外和在自然状态中违反正义、违背契约是允许的，而是相反，在这些情况下，正义和契约不存在，而且也不可能存在，所以就不可能被违反、违背。[3]

休谟在《人性论》中的洞见真正只是上帝因果效力的偶然性观念，这是

---

［1］*Letter from a Gentleman*，p.28.

［2］*Letter from a Gentleman*，p.30.

［3］*Letter from a Gentleman*，pp.30-32.

不可能的。更加不可能的是，休谟实际上认为自己强化了上帝存在的论点，"尽管人们倾向于相信他们的经验而非纯粹的人类推理"。[1] 鉴于他在《关于人类理解力的哲学论文集》和《自然宗教对话录》中提出的观点，很难知晓休谟是怎样将引导他把人类意图和设计推断为一栋建筑建造原因的"原则"描述成引导他"从宇宙整个结构展现的无限技艺和设计推出一个无限完美的建筑师"的"同一原则"的[2]。或许我们应该这样说，在他怀疑宗教信仰意义这个问题上，休谟一度是谨慎的。然而，在爱丁堡事件后，休谟的任务是转而彻底重写《人性论》，部分目的是尽其所能说清他所认同的那种怀疑主义不会危及道德实践或更一般意义上的实践生活。同时，休谟或许感到最终从小心谨慎中一无所获，便决定不如更明确地表明他怀疑自然宗教和启示宗教各种主张的真实程度。在某种意义上，他在六年前就已经预感他候选爱丁堡教席的败局。那时，他在给哈奇森的一封信中说，"除了体制中的人，或者直接教导青年的人之外，我认为一个人的性格不取决于他的哲学沉思，就像现在标榜的这个世界"。[3] 休谟看到，哈奇森本人的哲学沉思以及利奇曼和魏肖特的哲学沉思，在他们力求承担青年教导者的责任时如何被用来反对他们。可能，他对事情如何发展并不十分吃惊。

重铸《人性论》第一卷

1745 年 4 月 1 日，休谟接受了安南戴尔侯爵家庭教师和陪伴的职位，年薪 300 英镑。侯爵 25 岁，已有一段精神不稳定的历史。他抑郁，容易发作暴力，最终被诊断为严重的精神病患者，无法处理自己的事务。事实上，这一诊断结果出来时是 1744 年 12 月 12 日。然而，在靠近圣奥尔本斯的维尔德庄园，休谟与侯爵前几个月相处得相当愉快。6 月 15 日，他写信给凯姆斯说，他将在伦敦度过冬天，"夏天与和善友好的人相处得如一家人，与伦

---

[1] *Letter from a Gentleman*, p.25.

[2] *Letter from a Gentleman*, pp.25-26.

[3] *Letters of David Hume*, ed. Greig, vol. i, p.34.

敦距离如此之近，我可以花一周或两周时间待在伦敦，如果我喜欢的话"[1]。那时，他已经开始思考他在同一封信中所说的"这些哲学和道德论文"，意思很可能是《关于人类理解力的哲学论文集》，可能还有1751年出版的《道德原则研究》[2]。"目前，我有足够的闲暇阅读，却很少有时间写作"，休谟告诉凯姆斯，但即便如此，毫无疑问，受爱丁堡教席候选溃败的刺激，他会继续重新打造《人性论》中的观点和论据的计划。然而不久，休谟完全改变了对他处境的认识。到11月，他在信中抱怨维尔德庄园"抑郁、不友善的"生活方式，埋怨那里缺乏"社交"（society）。侯爵越来越难管理，只能和仆人、邻近的农夫说话，休谟试图筹划搬到离伦敦更近的那个房子。这就引发了一场争吵，其中之一是建议侯爵的母亲如何管理侯爵，这场争吵变得非常激烈，以致到1746年春天，休谟除了辞职几乎别无选择。4月16日，他离开了维尔德庄园，第五季度的雇佣期已经开始两个星期了。他的契约条款表明，他应该拿到这个雇佣期完整的薪水。休谟要求给钱，但安南戴尔家族驳回了这一要求。休谟拒绝就此作罢，15年之后仍在追讨他这75英镑。[3]

216

休谟随后的一次调动让他阅读写作的余暇更少。[4]5月23日，作为詹姆斯·圣克莱尔将军的秘书，他在朴次茅斯等候天公作美，让集结在那里的舰队可以起航，试图侵入法国殖民地魁北克。他接受圣克莱尔这份工作的主要动机是财务上的，而且他相信他不会因为更糟的职位而改变处境："这个位置属于上流社会，"他在一封信中写道，"我每天有10先令，包括津贴，这笔津贴相当可观，而且几乎没有花销，因为我和将军住在一起。"[5]他在另一封信中写道，他被"询问，我是否愿意进入军队"。很难确定，不过，当提到"我答复说，在我这个年纪，除非我有一个连队，否则我不可能体面地投

---

［1］*New Letters of David Hume*，ed. Klibansky and Mossner，p.17.

［2］《道德原则研究》最初是当作一本论文集构思的，见下文第254页（本书边码）。

［3］参见 *Letters of David Hume*，ed. Greig，vol. i，pp.337-341。（还可参见 *Further Letters of David Hume*，ed. Waldmann，p.47。）1760年12月之后的信没再提及此事了。如莫斯纳（*Life of David Hume*，p.172）猜测的，此事可能在庭外解决了。

［4］在《论民族性》的一个脚注中，休谟承认古人猜测军旅生涯与"书籍和学习""不能很好匹配"。"连队和世界是他们的圈子，"他写道，"而且，如果从连队那里能学到什么礼貌的话，他们肯定会最大范围地分享这种礼貌。"［*Essays*，*Moral and Political*（1748），p.269 fn］

［5］*Letters of David Hume*，ed. Greig，vol. i，p.93.

身军界。而实现这个目标的唯一希望，将是一开始经过殖民地选任获得美洲军团中的一个连队。不过我不能指望它，实际上我也不太喜欢这样”[1]，他似乎又是认真的。休谟从未越过大西洋抵达英国在美洲的殖民地。时间过去了，顺风却没来。9月，圣克莱尔被命令利用集结的兵力袭击法国的布列塔尼海岸，目标是占领洛里昂的港口，这是法国东印度公司的重要基地。休谟随后写信给他的哥哥约翰："摧毁这座城市是对法国贸易最沉重的打击，并让人们记住英国海军的强大恐怖，有效减少法国人以常规军保卫他们海岸的必要性，而这一点势必会转移他们野心勃勃的边境计划。"[2]结果，这一击没有击中。洛里昂在圣克莱尔兵临城下时投降了，但圣克莱尔拒绝了投降者的条款，原因主要是他的工程兵告诉他，他们可以轻易摧毁这座城市的城墙和武器库，根本无须考虑任何条款。结果这是假象，这座城市聚集了休谟所谓的"非正规的和正规的卫戍部队"，开始用炮火还击，暴雨引起英军疾病时，圣克莱尔命令撤退。战争草草收尾后不久，圣克莱尔和他的共同指挥官阿德米拉尔·理查德·莱斯托克几乎一无所获，除了批评和嘲讽。休谟坚持对其兄长说，这支军队没什么丢脸的，尽管远征没有成功。1756年，他被迫发表了一篇关于此次整个事件的报告，回应伏尔泰《1741年战争史》不断袭来的奚落之声。[3]

休谟在1741年和1742年发表的政治论文一个明显的特征是任何一篇都没有谈到国际事务。这些文章完全关注英国的国内政治，甚至没有提到当时最有争议的问题：一支常备军的成本以及汉诺威王朝军团的士兵构成。入侵布列塔尼之前、期间以及之后所写的信表明，与士兵和水手相伴的那段时间让休谟对自己关于英国与其盟友和敌人的看法有了一定的信心。从朴次茅斯等候开拔加拿大那起，休谟就写信给凯姆斯，猜测英国成功袭击魁北克会促使法国满足于自己在佛兰德斯获得的领土收益，并"放弃她的贸易和殖

---

[1] *New Letters of David Hume*, ed. Klibansky and Mossner, p.20.

[2] *Letters of David Hume*, ed. Greig, vol. i, p.96.

[3] 参见 *Letters of David Hume*, ed. Greig, vol. i, pp.228-229。伏尔泰的书出版于1756年，同年发行了英译本。休谟自己对入侵布列塔尼的想象叙述存于手稿中：NLS MS 23159, item 12。进一步的信息，可参见 Mossner, *Life of David Hume*, pp.199-202。回来的路上，舰队不得不停泊在考克（Cork）港口，这意味着贝克莱担任附近克洛因主教的时候，休谟在考克。然而，没有记录表明他们曾经在这种场合或其他场合见过面。

民地，这些从来都不是法国的主要关注点”[1]。休谟过去十年或十多年在政治算术上所做的阅读可能让他确信，贸易而非领土范围才能决定一个国家相对其竞争对手的实力，鉴于这一点越来越明显，如果法国“放弃贸易和殖民地”，这将是法国的错误。然而，两年后，在1747年法国在贝亨奥普佐姆（Bergen op Zoom）这座城市挫败荷兰之后，休谟的乐观主义抛弃了他。他以其信中一贯的夸大不幸的语气给詹姆斯·奥斯瓦尔德写信，这是“现代史上几乎空前的”灾难。“我听说，荷兰军队一贯懦弱，纪律涣散，还陷入全面恐慌中，”他接着说，“这个冬天或许会决定荷兰的命运。那时，我们在哪里呢？如果这证明我们英国拥有的最后一届议会名副其实，我将不会太失望。”[2]毋庸置疑，休谟错了。一年后，奥地利王位继承战争以《亚琛和约》结束，法国放弃在荷兰得到的几乎全部领土。但是，休谟参与布列塔尼远征，以及随圣克莱尔访问维也纳和都灵的旅程，肯定有助于他今后以更接近他思想前沿的欧洲背景来写英国政治。

　　这一经历还有助于他转向历史写作。或者更确切地说，这一经历看来有助于让他确定心中已有的实施“历史计划”的念头。他在1747年1月给凯姆斯的信中提到该计划。[3]从布列塔尼撤退后，休谟立即被邀请“随将军征战佛兰德斯”，这份邀请还包括了“桌子、帐篷和马匹等”。他很容易就被怂恿着接受了：“假如我有了钱，能给我余暇和条件继续从事我的历史计划，对我有用的莫过于此。我应该通过参加战争以及和将军的家庭一起生活，经常被引荐给公爵们来学习更多的军事知识，而大多数军官经过多年服役才能学到这些。”[4]因担心花销以及没有确定之事可做而可能显得荒唐，休谟拒绝了这次邀请，不过，就在1748年1月动身去都灵之前，他就在类似

218

---

[1] *New Letters of David Hume*，ed. Klibansky and Mossner，p.20.

[2] *Letters of David Hume*，ed. Greig，vol. i，p.106.

[3] 有段时间人们认为似乎是休谟手中的5份手稿——4份藏于苏格兰国家图书馆，1份藏于亨廷顿图书馆，这些手稿证明休谟在18世纪40年代中期开始写历史著作，参见 Mossner，'An Apology for David Hume, Historian'，pp.675-676。莫斯纳用这些手稿驳斥休谟的《英格兰史》只是伏尔泰的追随者这种指责。现在可以确认，莫斯纳在《大卫·休谟传》修订版的序言中承认，这些手稿都是假的。

[4] *New Letters of David Hume*，ed. Klibansky，以及 Mossner，p.23。休谟继续说：“但是，所有这些服务的是什么呢？我是个哲学家，所以，我认为必须继续走下去。”

的帐篷中写信给奥斯瓦尔德。"我有机会看到宫廷和营地,"他宣称,"如果我活下来的话,我将很乐意获得余暇和其他机会,这种认识甚至反过来向我解释,我承认当一个文人一直是我唯一的抱负。长期以来,在我成年的岁月中,我都有写作某部历史的想法,我想弄清楚历史领域运行中某些比较重要的经历,内阁间的阴谋诡计将是必要因素,为的是让我在这些主题上公正发声。"[1]休谟无疑希望获得一笔津贴,作为为圣克莱尔服役的回报,从而获得"余暇"。1746 年 8 月,休谟被委任为圣克莱尔将军指挥的军队的军法官,一旦布列塔尼战争结束,他便一直忙于索赔一份半薪。[2]就像他和安南戴尔家族的情形一样,休谟打算只要它曾经存在便继续索赔,这件案子似乎至少持续了 16 年。1763 年,他仍然给奥斯瓦尔德写信评论道:"如果我是自革命以来唯一一位被任命、没有获得半薪的官员,那此事将是个别的,没什么了不起,然而,事实恐怕令我失望。"[3]

1747 年夏天,休谟从布列塔尼回到伦敦,他意识到仍然不能和凯姆斯以及其他老朋友说他"囿于某种生活方式",如他指出的那样。他不能决定怎么办,万一他没能拿到半薪。他是应该待在伦敦,寻求其他"发家致富"的机会呢,还是应该回到九泉继续他的研究?"一方面,我觉得我正处于人生的关键时刻,如果我现在退隐,我将永远处于被遗忘的危险之中,有可能一辈子成为一个贫穷的哲学家,"他写信给凯姆斯说,"另一方面,我不能在任何具体职业中形成鞭策自己的明确目标,法律和军队于我都太晚了,教会我又讨厌。一位旅行的家庭教师可能好点,但不是很舒服。任何职位都是不确定、不稳定的。与此同时,我还失去了我的时间,花掉了我的金钱,陷入贫困,可能还会依赖别人,而这是我一生力求避免的。"[4]避免"依赖他人"的想法似乎最终实现了。8 月初,他回归"乡下的书籍、余暇和清静"。

我们不确定他次年 1 月再次离开苏格兰去伦敦,接着去都灵之前这段时间到底在做什么,不过,猜想他为了准备出版《关于人类理解力的哲学论文

---

[1] *Letters of David Hume*, ed. Greig, vol. i, p.109.

[2] 国王曾承诺,圣克莱尔军中被任命的军官每天都有一份王室津贴。此事的详细解释,可参见休谟致亚历山大·坎贝尔的信,见 *Further Letters of David Hume*, ed. Waldmann, pp.22-25。

[3] *Letters of David Hume*, ed. Greig, vol. i, p.384.

[4] *New Letters of David Hume*, ed. Klibansky and Mossner, pp.25-26.

集》而重温草稿似乎是合理的。他给奥斯瓦尔德的信中描述了他对贝亨奥普佐姆陷落的惊恐之情，并写道，他想"利用这短暂的自由间隙，让我们潜心于此，并将我留在你手里的哲学论文出版"。可能休谟一年前为圣克莱尔服务时将手稿留给了奥斯瓦尔德。凯姆斯反对出版《关于人类理解力的哲学论文集》，但休谟在给奥斯瓦尔德的信中坚持，"我觉得我用力太深，不想退缩"。确切说来，此语他意欲何为不太容易搞清楚：可能他指的是爱丁堡教授席位的事情，以及《一位绅士的信》提出的计划，该信更清楚表达了哪些遵循、哪些没有遵循《人性论》中阐释的怀疑主义。如果他心中想到的是这件事，那他在同一封信中说的事情就更不容易解释了。他继续说，"我在这个时代看不出异教徒的品格有什么不良影响，尤其是如果这个人的品行在其他方面都是无可指摘的"[1]。人们或许会认为，他从获取爱丁堡道德哲学教授席位的失败中学到的，正是当前异教徒的名声招来了恶果。不过，休谟现在可能认为自己是不列颠舞台上的一名演员，而不仅仅是一名苏格兰人，仅仅表达了一种自信，即异端的生活在更广阔的背景下不是什么问题。

220

在《我的一生》中，休谟把《关于人类理解力的哲学论文集》描述为对《人性论》第一卷的"重铸"。"问题"是相同的，不同之处都在"风格"上。[2] 从问题角度看有一些非常明显的差异，这一判断很奇怪，不过，《关于人类理解力的哲学论文集》确确实实在风格上有很大的改变。休谟在1754年的一封信中提起《人性论》时说："该书充斥着积极肯定的语气，可以归咎为年轻人的狂热，我极不喜欢，乃至没耐心修订它。"[3]《人性论》在作者看来是声势浩大的自我宣言。作者旨在把它打造成全新的作品，充满悖论，有意识地展现出卓越的独创性论断，以及旨在令人震惊的宣言。相反，《关于人类理解力的哲学论文集》的语气是令人愉快的、关切的、谨慎的，其广告说要尊重读者的感受力和文雅性，旨在供读者娱乐和教导。实际上，该书作者宣称，他乐意接受读者的教导——比方说，如果读者知道一个表明自然进程不可能改变的论据。毕竟，必须承认，"一个人因为一个论据不在他

---

[1] *Letters of David Hume*，ed. Greig，vol. i，p.106.

[2] *Life of David Hume*，p.12.

[3] *Letters of David Hume*，ed. Greig，vol. i，p.187.

自己的考察和研究之内，就得出结论说这个论据实际上不存在，那他就犯了不可原谅的傲慢无知之罪"[1]。休谟让自己不提出完整的解释，而只是提出激起其他哲学家好奇心的"线索"。在这同一种合作倾向中，他期望别人能够发现与他的建议的类似之处，进而有助于建立一种适当全面的心灵理论——休谟现在非常自负地故意避免主动提这种理论。"风格"，换言之，如该书标题承诺的那种风格，就是散文体。正如我们在第三章看到的，在《道德和政治论文集》第一卷的广告中，休谟声称，读者无须寻找各篇文章之间的关联，每篇文章都被视为"独立成篇的作品"，这是"对所有散文—作家的宽容"。[2] 在很大程度上，这也是《关于人类理解力的哲学论文集》吁求读者如何阅读的方式。构成该书的 12 篇文章之间几乎没有明确的关联。第 5 篇（《对这些怀疑的怀疑论解决方法》）本身只是在标题上和第 4 篇（《关于理解力运行的怀疑主义式怀疑》）有关

221 联，但在内容上很大程度是独立成篇的。读者只需要集中精力消化一篇十二三页的 12 开本的文章内容。另外，该书还大量利用了历史和文学中的例子，仿佛其初衷就是与和他自己背景一样的文雅读者见面，让后者感到宾至如归。[3]

　　休谟与其读者相处的新模式在第一篇文章《论不同种类的哲学》中得到了明确的表述和证明。这篇文章一开头便宣称，"道德哲学，或者说人性科学，可以用两种不同的方式来研究"，一种方式"主要把人看成是生来就行动的，而且其行动受趣味和情感的影响"，另一种方式"毋宁说着眼于理性的人而非着眼于行动的人，致力于形成人的理解力而非培养其风度"[4]。接着，这种区分被扩展，并给予了详细的阐释，而且得出了一个临时性的结论：既然自然给予了人们对两种哲学的爱好——"高深精确的哲学"以及"浅白易懂的哲学"——那么，"允许而不反对每个人享受他自己的趣味和

---

[1] *Philosophical Essays*（1748），pp.66-67.

[2] *Essays, Moral and Political*（1741），p.v.

[3] 关于《关于人类理解力的哲学论文集》的风格，尤其可参见 Box, *Hume's Suasive Art*, ch. 4。《关于人类理解力的哲学论文集》/《人类理解力研究》与《人性论》相比有明显特征，旨在提出这一点的研究，可参见 Buckle, *Hume's Enlightenment Tract*；Flew, *Hume's Philosophy of Belief*；以及 Millican（ed.），*Reading Hume on Human Understanding*。还可参见 Frasca Spada, *Space and Self in Hume's Treatise*, p.90，他将《关于人类理解力的哲学论文集》/《人类理解力研究》视为《人性论》的"创造性解读"，是"其接受的一部分"。

[4] *Philosophical Essays*（1748），pp.1-2.

情感"似乎是合理的[1]。但休谟不能止步于此，因为目前存在一种思潮，不假思索地谴责高深精确的哲学比较深奥的推理，"或者说，通常所说的**形而上学**，不仅说它费解可恶，而且说它是模糊和错误的必然根源"[2]。人们很容易在某种程度上把接下来对高深精确哲学的辩护当作谋求爱丁堡道德哲学教席未果的回应。[3]但是，卷入那件事的主要人物，没有一个被休谟想象成喜欢彻底拒绝孕育真正形而上学的计划（如休谟这里定义的，形而上学被理解为研究心灵运行中起作用的秘密动力和原理）、拒绝摧毁谬误和水货的计划。比如，最不可能的是，休谟心中把哈奇森当作浅白易懂哲学的代表——如果仅仅因为在一个长长的脚注中，休谟把哈奇森自己的论断当作**成功的**形而上学典范的话。哈奇森认为，"道德不在抽象的物性中，却完全与每个具体存在的情感或精神品位有关"[4]。无论如何，休谟在第一篇文章的总体目标，是让他一开始提出的那种区分事实是伪命题变得合情合理。道德哲学既可以是高深精确的，也可以是——如果不是浅白易懂的，那么至少是——简练的，对人们的趣味有吸引力的。休谟惊叹说，"如果我们让深奥的研究清楚明晰，让真理与新奇和谐，从而将不同种类的哲学界限统一起来，该是多么幸福啊"[5]。很难想出什么话能更好地总结休谟作为散文作家在《关于人类理解力的哲学论文集》以及《道德和政治论文集》中想要实现什么样的抱负。接着是最后的鼓吹："如果以这种轻松的方式推理，我们能够摧毁迄今为止似乎只用于庇护迷信、遮盖荒谬和错误的高深哲学的基础，那我们就更幸福了。"[6]休谟没有停下来解释他心中想的是哪种具体的"高深哲学"，也没明确说它庇护的是哪些迷信，遮盖的是哪些荒谬和错误。

222

　　1751 年，休谟建议吉尔伯特·艾略特只读《关于人类理解力的哲学论文集》就好，可以完全忽视《人性论》。他相信《关于人类理解力的哲学论文集》"包含了与理解力相关的各种推论，你在《人性论》中都能找到"。他解释说："通过缩短并简化问题，我的确让这些问题更为完整（我的补充就

---

[1] *Philosophical Essays*（1748），p.7.

[2] *Philosophical Essays*（1748），pp.7，10.

[3] 参见 Stewart, 'Two Species of Philosophy'.

[4] *Philosophical Essays*（1748），p.15 fn.

[5] *Philosophical Essays*（1748），pp.18-19.

[6] *Philosophical Essays*（1748），p.19.

是删减内容)。"[1] 他在维尔德庄园所做的缩短和简化与他 1740 年出版的《摘要》这一《人性论》论断的缩减本有着惊人的连续性。和《摘要》一样，《关于人类理解力的哲学论文集》聚焦于《人性论》第一卷第三章提出的关于事实问题的或然性推理叙述上，聚焦于其否定的方面（该论断表明这种"推理"不是传统上认为的理性能力的作用）和肯定的方面（该论断表明，相信或然性事关一种特殊的感情，这种感情附属于特定的观念，激发这种感情的是惯例和习性）。在《关于人类理解力的哲学论文集》中，休谟将他关于或然性推理的叙述压缩到只剩本质，不仅删减了《人性论》中论述或然性如何被评估、"哲学"或然性如何与"非哲学的"或然性区分开来这些又长又难的详细章节，而且还删了直指万事必有因这条名言的怀疑主义论断。《关于人类理解力的哲学论文集》的后半部分，从各个不同的角度讨论休谟或然性推理论述的形而上学意义和宗教意义。

223

休谟显然在一个主要方面不同意《摘要》对《人性论》成就的评价。他在 1740 年就主张，他对观念联想（association）的运用才是他作为一名哲学创新者的主要主张。[2] 在《关于人类理解力的哲学论文集》中，观念联想的作用在休谟论述理解力时削弱了。第三篇文章标题是"论观念的联结（connexion）"（后来改成"论观念的联想"），将所有观念的联系原则粗略划分为相似性、联系性和因果关系，随后是对"这种联系对激情和想象产生的影响"，尤其是对历史故事和史诗的谋篇布局中的影响进行更为充分的讨论。[3] 休谟这篇文章的主要目标似乎是在他对心灵能力的分析和不熟悉形而上学的绅士兴趣之间建立初步联系。接下来的几篇文章，《人性论》第一卷绝大部分论述的联想原则的创造性的、野心勃勃的布局彻底消失了。对或然性信念形成的描述被精简，用以排除绝大多数判断机制。在第五篇论文的第二节中，休谟确实提出了一个信念本质以及信念产生过程的纲要，但他努力表明，没有"抽象科学"趣味的读者可以直接跳过第六篇，而且不会错过任何重要的内容。[4] 第十二篇文章中，他似乎乐意认为"自然的直觉或先见"源于我们相信给予外部感官感受的这

[1] *Letters of David Hume*, ed. Greig, vol. i, p.158.
[2] 先前的讨论参见 p. [2.3.1.4]。
[3] 这篇文章的这部分内容直到 1777 年身后出版的最后一版，一直都在这个位置。
[4] See *Philosophical Essays*（1748），p.79.

个世界是独立存在的。[1]《人性论》第一卷第四章中，以特殊的联想—驱动解释外部世界的信念完全消失了。同一章中，以联想—驱动机制解释人格同一性的信念也没有了。

如果在某些方面需要将《关于人类理解力的哲学论文集》和《摘要》进行比较、对比，那么在其他方面，它可以理解为对《一位绅士的信》观点的充分阐释。这一点在讨论怀疑主义的本质和结果方面最为明显。在第五篇论文的开头，休谟将他的"怀疑主义解决方案"用以解答理解力引起或然性信念的疑问时，首先，他努力把他的怀疑主义等同于学园派的，而非皮浪主义的[2]；其次，他明确表示无须害怕这种怀疑主义，它"在试图限制我们对日常生活的研究时，也将一直削弱日常生活的理性，并带着它的怀疑去毁掉一切行为和猜测"。"大自然总是坚持她的权利，"休谟安抚他的读者说，"并最终胜过任何抽象的理性。"[3]《人性论》第一卷最后一节的末尾做了同样的声明，不过不是在摧毁一切信仰理性的剧本之前，而据说是在该卷早先提出的观点摘述引起的怀疑主义危机中。在《关于人类理解力的哲学论文集》和《一位绅士的信》中，休谟坚称，他的哲学本质表现在自然的最终胜利而非极端的怀疑主义。在第十二篇文章《论学园派或怀疑论哲学》中，休谟重申并扩大了他提出的怀疑主义与皮浪主义者过度怀疑的比较。据说，表明皮浪主义站不住脚的还是"日常生活中的行动、工作和消遣"。很难驳斥极端怀疑主义的论断——如果不是不可能的话，但一旦人们摆脱"这个学派"的阴影，再次充满日常生活的激情和情感，那怀疑主义的怀疑"就会烟消云散，留给最坚定的怀疑论者的是和其他凡夫俗子一样的状况"[4]。与皮浪主义的遭遇并不是毫无意义的，因为它让我们摆脱了教条主义，劝说我们把自己的研究限制在"那些最适应人类理解力的狭隘能力的主题"上。总之，它不会威胁我们日常谨慎的道德和政治义务，也不会威胁到实验的自然哲学。

休谟把"这个学派"描述为只有在皮浪主义者的极端怀疑主义那里才有意义，这一点很重要。《关于人类理解力的哲学论文集》作为一个整体反复

---

[1] *Philosophical Essays*（1748），pp.234-235.

[2] 休谟这一改动的意义，特别参见 Buckle, 'British Sceptical Realism'。

[3] *Philosophical Essays*（1748），p.71.

[4] *Philosophical Essays*（1748），p.246.

出现的主题是比较两种哲学，前一种哲学聚焦于经验，告诉我们关于这个世界和我们自己的内容，它追求条理化，矫正我们以经验为基础形成的各种理论，后一种哲学实际上无非表达了把人类作为一个整体的虚荣流行病，这种病本身就反对经验并试图超越经验。在该书著名的结束语中，似乎恰是"神学或经院的形而上学"的内容应最先付之一炬，因为它们既不限于"关于数或量的抽象推理"，也不限于"关于事实或存在的实验推理"[1]。这或许解释了休谟在《论不同种类的哲学》结尾的意思，他希望他喜欢的哲学思维的风格能够摧毁庇护迷信、遮蔽荒谬和错误的抽象哲学。或许，休谟指的是经验哲学，又或许，他心中的迷信是天主教欧洲的各个大学仍然讲授的理性神学。他心中想的可能还有同样盛行于新教欧洲的不同种类的经院主义。18世纪20年代，他在爱丁堡亲身体验了这样的经院主义。然而，《关于人类理解力的哲学论文集》不能解读为只针对经院哲学引起的迷信。它既是对经验基础上的推理的宣言，很大程度上也是对经验基础上的推理局限性的批判考察——尤其是对经验基础上的推理用于宗教问题时的局限的批判性考察——的宣言。揭露理性主义的、先验的自然宗教的谬论不是休谟这里的关注点。相反，它聚焦于宗教中后验论证的困难，这种论证被他的同时代人认为已经取代了经院主义和塞缪尔·克拉克这些人的理性主义，成为上帝存在和神圣天启普遍性信念的最合理基础。那个时代有点类似常识的是，经验，尤其是表现为实验的自然哲学的经验，是理性宗教信仰的最合理基础。休谟自失去信仰以来可能一直怀疑这一点，不过，他极有可能把这些怀疑写入了《人性论》。现在，是时候让他足够自信地把这些怀疑公之于众了。

《关于人类理解力的哲学论文集》从三种不同的视角讨论了经验与宗教信念的联系。第八篇《论自由与必然》提出的问题是，邪恶的经验与必然学说联系起来时是否与相信拥有仁慈和全能特性的上帝存在和谐一致。第十篇《论神迹》提出的问题是，我们关于自然一致性的经验，包括我们关于人性的经验，是否能让人相信神迹记载是合理的。第十一篇是一篇对话，其标题告诉我们对话是关于"自然宗教的实践结果"的。该篇提出的问题是，对自然现象的经验考察是否能推断出一个完全明智的、仁慈的造物主的

---

[1] *Philosophical Essays*（1748），p.256.

存在，整个宇宙的维护者，以及人类在肉体死亡后的继续存在。这些问题得 226
不到回答。休谟精心炮制了这三篇文章，其模版当然是培尔的《历史批判词
典》。问题在于揭示理性即经验理性在神学领域所受的局限。就像在《一位
绅士的信》中，怀疑主义被表现为不是指向信仰，而是指向他在《关于人类
理解力的哲学论文集》中说的"傲慢的偏执和迷信"这一幌子。[1]休谟声称，
谨慎思考邪恶问题的道德，当那种哲学"窥视那些崇高的秘密"，"在恰当适
中的程度上回到她真正的、合适的领域，考察日常生活"时，她必须"认识
到它的轻率冒失"[2]。在《论神迹》的末尾，休谟宣称，他所说的一切，表明
"单纯的理性"不足以说服我们相信基督教宗教的真实性，一个人信仰的真
正基础是相信"颠覆他理解力的原则，使他决心相信那些极其违背习惯和经
验的事情"[3]。第十一篇文章中参与对话的一个人总结说："这世上的……一
切哲学，将永远不可能让我们超越平常的经验过程，或给我们不同的行为举
止标准，违背我们反思日常生活的原则。"[4]如果《关于人类理解力的哲学论
文集》有一个完整的议程，便是把日常生活的考察牢牢刻在读者的头脑中，
进而影响经验世界和宗教世界二者范畴上的区分。[5]

　　培尔对《关于人类理解力的哲学论文集》这一议题的影响，在《论自由
与必然》这一篇中尤为明显。这篇文章的大部分内容是重述《人性论》第二
卷提出的自由意志的解决方法。在《人性论》中，这一问题是在论激情的
过程中提出的，这里，它直接跟在必然联结观念的讨论后面，这一点当然很
有意义。在《摘要》中，休谟主张他对因果关系的分析为自由和必然的争论
做了新的阐释，而在《关于人类理解力的哲学论文集》中，他希望比《人性
论》更为清楚地表明，他解决人类自由问题的方法主要取决于他对必然的新
定义。而且，他现在比在《人性论》中更关心去确立人的自由和必然之说的
一致性。在《关于人类理解力的哲学论文集》中，他将其方案形容为一种 227

[1] *Philosophical Essays*（1748），p.174.

[2] *Philosophical Essays*（1748），p.163.

[3] *Philosophical Essays*（1748），p.203.

[4] *Philosophical Essays*（1748），p.226.

[5] 解读《关于人类理解力的哲学论文集》/《人类理解力研究》，强调其批评理性宗教的意义，以
　　及批评更一般意义上的"基督教斯多葛主义"，可参见 Buckle, *Hume's Enlightenment Tract*。

"折中的方案",而在《人性论》中,他似乎对整个"奇谈怪论的自由体系"不屑一顾。[1]但是,这里的论述和早先最重要的区别,是他现在承认在自由与必然这个问题上有一个明显的神学维度。必然之说——休谟认为这一学说不是人类自由和道德责任的障碍——对于每一件人类行动而言,似乎需要一条事先的因果之链,把所有路径引回到上帝本身那里。这样,就产生了一个明显的对其辩护者而言难以接受的困境,即要么被迫选择否定人类行动有任何道德上的堕落——无论哪种堕落,因它们最初的动因是完美的,要么被迫接受上帝本人是不完美的,因为他是邪恶行为的原因。尝试避免触发这一困境的号角的考虑,让休谟有机会发泄其不满——实际上,鄙视似乎不是一个过于强烈的词语——古代斯多葛派及其现代的基督教辩护者们在恶被置于事物更广阔的启示图景下时,仍然做出有可能否定真实的恶的主张,对此休谟极有可能已感受多年。"这些放大的看法一度取悦了身处轻松安全氛围下思辨之人的想象力",休谟评论道,但是,一阵痛风或被抢了一大笔钱往往说明这些看法完全是虚伪的,就像皮浪主义者的极端怀疑论一样是虚伪的。[2]但如果恶是真实的,如果上帝是我们行动的直接原因,我们怎么才能避免上帝就是恶之因这一结论呢?而且,如果上帝至少在某方面不是恶本身,那他怎么才能是恶之因呢?这已非常接近培尔在"保罗派"词条中得出的令人恐慌的结论。休谟很好地效仿了培尔。他得出结论:"这些是神秘的迷思,纯粹自然的、孤立无援的理性很不适于处理。无论采取何种体系,理性都必定会发现自己在接触这类主题的每一步深陷纠缠不清的困境甚至是矛盾中。"[3]

休谟讨论神迹时也是用培尔的方式。他在其讨论的最初框架中就明确表示,他关于神迹的思想由法国人对这一问题的讨论所塑造,尤其是阿尔诺和

[1] *Philosophical Essays*(1748),p.149。更多关于休谟《关于人类理解力的哲学论文集》"折中方案"特征的论述,参见 Harris, *Of Liberty and Necessity*, ch. 3。

[2] *Philosophical Essays*(1748),pp.159-162.

[3] *Philosophical Essays*(1748),p.162. 与培尔比较:"在一个有着无限的善、无限神圣、无限强大的、至高无上的存在的帝国之下,引入恶的方式,不仅是难以解释的,而且是不可思议的……我们必须谦卑地承认,哲学在这里陷入了僵局,它的疲软应该引领我们走向启示之光,在那里,我们将会发现一个确定的、牢靠的靠山。"*Dictionary*, vol. iv, pp.513,522['Paulicians', Remark E, Remark H].

尼科莱的《逻辑学或思想之技艺》(*La logique，ou l'art du penser*)。[1]阿尔诺和尼科莱指出，某人为传说中的神迹提供可信证词这种形式的"外在条件"，可能会超过相关事件先前不可能发生的"内在条件"[2]。洛克采用了阿尔诺和尼科莱的方法来讨论一个案例，即如他指出的，"事实的奇怪特性不会减少对给予它公平证词的认可"[3]。休谟以培尔式的独创精神驳斥这一论断，并指出根据我们日常的自然进程的经验，这些事件先前不可能发生：任何证词——无论提供证词的人是否可靠——都不能强大到给人一个相信它的理由。《论神迹》讨论的问题不是神迹的**可能性**，而是如何平衡自然法统一性的经验与那些声称目睹了骤然违背这些法则的传闻。休谟打算表明，问题可以通过非常一般的方式解决，无须逐一考察具体的神迹传闻，他还打算表明，问题可以通过驳斥一切神迹传闻的合理性来解决。休谟的论断建立在《人性论》第一卷第三章提出的或然性理论——《论神迹》或与其类似的片段最开始打算在这里发表。休谟在"非哲学的或然性"这一节中写道，"在所有的决定中，心灵的决定从相反的实验中作出，心灵最初在自身内部进行区分，其倾向于某一方的程度与我们已经见到的或记住的实验的那一方成正比"[4]。面对谣传的神迹传言，心灵势必会发现大量"实验"反驳这个传言的可信性，或然性天平将倾向于不相信。

　　休谟在《论神迹》开头便为这类证词留出了一种可能性：即虚假的证词比被证实的证词更令人不可思议。不过，他接着指出："我们的妥协中有大量过于随意的例子，在任何历史中都绝不可能存在建立在这样完整证据之上的奇迹事件。"[5]在这部分论证中，人们再次感到培尔与其普遍的怀疑主义关于历史证词可信性的影响，而这种怀疑主义在《历史批判词典》中一目了然。[6]休谟指出，传播神迹的人的有限智力和教育情况，还有利用一般人的迷信、

228

---

[1] 这里我采用了沃顿的观点，见 Wootton, 'Hume's "Of Miracles"'。

[2] 参见 Arnauld and Nicole, *Logic or the Art of Thinking*, ed. Buroker, p.264。

[3] Locke, *Essay Concerning Human Understanding*, ed. Nidditch, p.667（IV.xvi.13）.

[4] *A Treatise of Human Nature*（1739–1740）, vol. i, p.271〔I.iii.xiii：SBN 154〕.

[5] *Philosophical Essays*（1748）, p.183.

[6] 参见 Perinetti, 'Philosophical Reflections on History', pp.1109–1110。佩里内蒂（Perinetti）指出，培尔并没有力求削弱这种历史的可信性。相反，他建议"严格评估证词从而对已接受的历史事实进行批判性考察"。

轻信的企图，尤其是无知的原初民族，还有一种宗教主张的奇迹对抗所有其他宗教主张的奇迹的方式，一旦这些因素被考虑进来，结论将是，"任何类型的神迹证词都不可能等同于或然性，更别说等同于证据了"[1]。"新约"的神迹在这篇文章中没有明显提到，不过，这一论断当然也适用于它们。休谟在这篇文章的最后一句话中声称，凡被信仰感动得认同基督教的人，"都会亲身意识到一个连续不断的神迹，这个神迹摧毁了他理解力的一切原则，使他决心相信与习惯和经验极其相反的事情"[2]。他的同时代人将发现，休谟论断中这最后的扭转尤其具有攻击性。[3]

《自然宗教的实践结果》这篇文章描述的对话完全是虚构的，不过，极有可能是爱丁堡教席事件促使休谟进一步反思以下观点，即宗教信仰是正派和值得信任的基本条件。当然，对话可以说出各种意见，可以争论各种观点，而无须将任何一个具体的观点完全归咎于作者。谨慎、希望避免争论促使休谟以这种间接方式讨论最初在这里，后又在《自然宗教对话录》中提到自然宗教的基本原则。毕竟，沙夫茨伯里认为"作者会淹没在"对话中。[4]至少表面上在第十一篇论文中，主要的问题是关于宗教怀疑主义的结果，尤其是政治结果。第一人称叙述者的那位朋友扮演各派哲学的辩护者，诸如伊壁鸠鲁主义，该派"否定神圣存在，因为很大程度上天启和来世似乎与道

---

[1] *Philosophical Essays*（1748），p.198.

[2] *Philosophical Essays*（1748），p.203.

[3]《论神迹》是 1750 年第二版《关于人类理解力的哲学论文集》中做过重要修改的唯一一篇文章。休谟增添了对洛克推理的赞同，洛克说，"印度的王公不相信冻霜这一结果的第一关联"，因为，虽然事实"违背了他的经验，但它们与事实并不一致"[*Philosophical Essays*（1750），pp.179-180]。他还补充了一个关于神迹的长脚注，这些神迹传言是德·巴里斯神父（Abbé de Paris）见证的，在这条脚注中，他关注——同时假装否认——"我们救世主的神迹和神父的那些神迹之间的荒谬对比"，"仿佛人们的证词永远都能与上帝本人的证词保持平衡，上帝指挥着那些受启发的作家们的笔"（p.196 fn）。即便如此，休谟还是在《我的一生》中抱怨，《关于人类理解力的哲学论文集》刚出版时因为科尼尔斯·米德尔顿《关于神奇力量的自由探索》（Conyers Middleton, *Free Inquiry into the Miraculous Powers, Which are supposed to have subsisted in the Christian Church*）引起的争论而被"忽视怠慢"[见 *Life of David Hume*（1777），pp.12-13]，这个脚注可能受到米德尔顿观点的启发。米德尔顿认为，与天主教徒相比，新教徒没什么好理由相信基督教早期后使徒时期的神迹，而天主教徒不得不相信到现在为止包括现在在内的晚期神迹。

[4] Shaftesbury, *Characteristicks*, ed. Den Uyl, vol. i, p.125.

德的联系很松散，由于这个原因，它可能被认为有害于文明社会的和平”[1]。然而，如果主要问题是否定神圣存在的结果，其实不需要这么好的理由，事实上，大多数对话都力求揭示出对天启设计者各种论断的怀疑主义，这一点在《自然宗教对话录》中得到了充分的展开。[2] 无神论的发言人只想讨论什么能、什么不能从经验中推断出来，第一人称叙述者愿意就这些术语和他讨论。他指出，如果唯有经验能确定什么可以相信、什么不可以相信，那就没理由把凭证放在迥异于我们在这个世上日常真正感知的那个宇宙的道德秩序中。只要涉及日常实践，那个宇宙秩序就不重要，因为重要的是，经验表明有德行的生活好过邪恶的生活。

　　这篇对话的结尾看似是这位叙述者的让步，因为这位叙述者的朋友关于自然宗教教义的实践实用性是合理的，这一点看似是这位叙述者的退让。事实是，关于天启和来世的怀疑主义**需要**无害的结果。但是，他仍然坚持，这不意味着，它**将**没有这样的结果，因为，"人们不是以你推理的同一种方式去推理，而是从神圣存在的信念中得出众多的结果，假设，那位神将会以超出一般的自然进程看似的方式惩罚恶、奖赏德"。谴责迷信的人可以是好的推理者——"但我不能容忍他们成为好公民和好的政治家，因为他们把人们从激情的禁锢中解放出来了，在某方面让侵犯公平法则、违背社会法律变得更容易、更有把握"[3]。伊壁鸠鲁主义的代言人没有回答这一抱怨。从休谟的立场说，这里，宗教和社会的安全稳定之间的关系或许悬而未决，我们将在本书后面几章回到这个悬而未决的问题。

　　在《关于人类理解力的哲学论文集》接近结尾的地方，休谟再次声称，"神性或神学，因它证明神的存在、灵魂不朽，其最好、最牢固的基础"，是"信仰和神圣启示"[4]。即便恶的问题没有哲学的解决方案，即便没什么好理由相信神迹的传闻，即便经验不是假想天启的道德秩序的基础，即便这些都是事实，休谟仍然断言，宗教的真正基石是触摸不到的。宗教问题中理性不可信，神秘信仰的第一人称体验是基督教的真实基础，这种观念是16世

[230]

---

[1] *Philosophical Essays*（1748），pp.207-208.

[2] 这可能是为何在1750年的第二版，这篇文章的标题改为"论特殊的天启和来世"。

[3] *Philosophical Essays*（1748），p.227.

[4] *Philosophical Essays*（1748），p.255.

纪以来盛行于苏格兰的加尔文主义修辞学的突出特征。还有一种观点在苏格兰教会的"正统"原理中也非常活跃，就是说，在那些试图终结威廉·利奇曼、弗朗西斯·哈奇森、威廉·魏肖特职业生涯的人中间非常盛行。休谟知道这一些，并说这些"正统的"情感无疑多半只是让他娱乐一下，他完全清楚，他会大大惹怒温和的、以经验为基础的理性宗教的拥趸，还有加尔文主义的对手们，因为他揭露了他们论断的弱点。毕竟，没人打算把精心打造这组优雅的、书生气的哲学论文的这位作者误当作一位加尔文主义者。而加尔文主义者或许可能会因此承认休谟是对他们语言的拙劣模仿。[1]

这样，休谟肯定预料到，他会因《关于人类理解力的哲学论文集》的影响而在苏格兰深陷窘境。然而，这不是一本完全为苏格兰读者所写的书。休谟创作该书时自信他在不列颠世界——如果不是欧洲的话——优雅精妙的文学事业中有一席之地。《关于人类理解力的哲学论文集》致力于打造一种上述新类型的哲学，完全以经验为基础来分析人类的心灵能力，并表明这样的哲学可以教导人们，同时也可以愉悦人们。在第一篇文章中，休谟提到"浅白易懂的"哲学比"高深精确的"哲学要持久、流行得多："现在，西塞罗的声名如日中天，而亚里士多德的名声晦暗消沉。拉·布吕耶尔（La Bruyere）漂洋过海，声望日渐显赫，但马勒伯朗士的荣耀却局限在他的国家和他那个时代。艾迪生读之可能令人愉快，洛克则将被彻底遗忘。"[2]休谟的目的实际上是表明，他自己的洛克式版本可以以艾迪生式的简明扼要方式展开，在这个过程中，现代哲学可以读来饶有兴致，从而确保《人性论》第一卷哲学的本质不被人遗忘。《关于人类理解力的哲学论文集》这部著作，人们不会认为它的哲学价值就是为了哲学，或者不会认为它只是为其他哲学家而作。它表现出了这样一种观念，即哲学若不接触受过教育的普通读者的语言和关切，那它就不是一门值得追求的学问。

---

[1] 这里，我稍稍改了一下拙文《休谟对加尔文主义修辞术的运用》（'Hume's Use of the Rhetoric of Calvinism'）的论断。如果托马斯·阿纳特在其《苏格兰启蒙运动的道德文化》一书中的主要论断是对的，那么，我在那篇文章的观点就需要彻底修订。他主张，当谈到救赎的充分必要条件时，恰是温和派对人类理性的能力没有自信。根据阿纳特的说法，至少到18世纪50年代，正统的加尔文主义在这点上是相对乐观的。可惜的是，于我而言，阿纳特的专著没有及时出版，我在这里也没有充分考虑他的观点。

[2] *Philosophical Essays*（1748），pp.4-5.

詹姆斯党反叛的教训

1745 年 8 月，查尔斯·爱德华·斯图亚特，"老觊觎者"詹姆斯·斯图亚特的儿子，带着一小股军队从苏格兰西海岸的格伦芬南（Glenfinnan）登陆，企图为他父亲先收复苏格兰，然后是英格兰。斯图亚特王室盼望法国的支持盼了两年时间，而王室及其建议者认为这一支持给了他们终结汉诺威王朝的现实机会。查尔斯·爱德华等得有些泄气，决心逼迫路易十五出手。他初期的成功声名显赫，非常清楚地证明了后联合时期"北部不列颠"的政治和军事式微。他带着不到 3000 人马于 9 月 4 日拿下珀斯，两周后拿下爱丁堡。与政府军初次对抗的结果是查尔斯在距离苏格兰首府以东几英里的普雷斯顿潘（Prestonpans）一次非常轻松的胜利，这次胜利让他感到振奋，让他自信能打消那些更谨慎的支持者们的疑虑，并向南压进英格兰。12 月 4 日，此时大约有 5000 人的詹姆斯党抵达德比，距离伦敦大约 100 英里。英格兰起来响应他们的人很少，即便如此伦敦仍然是相当惊恐的，仅能勉强避免英格兰银行的挤兑。担忧的主要原因倒不是叛军本身，而是法国人可能最终兑现他们向查尔斯许下的承诺，要在南部海岸开辟第二战线。但这从未发生。12 月初，英国军队从欧洲战场抽回了足够庞大的军团，至少传言是要消灭叛军，而在德比查尔斯的胆怯造就了他的失败。随后，查尔斯相对有序地快速撤回苏格兰，然而一旦越过边境，军队并不仅仅是分散了。政府军的另一次挫败是 1 月 17 日在福尔柯克，在这个时间节点上，坎伯兰公爵即乔治二世的小儿子被遣往苏格兰，去证明他决心彻底结束反叛的气概。随后，4 月 16 日，詹姆斯党在靠近因弗尼斯的卡洛敦被摧毁，支持斯图亚特王朝事业的高地地区被残暴报复了两年，苏格兰北部长年累月致力于根除詹姆斯党的社会、文化和宗教基础。[1]

232

---

[1] 关于詹姆斯党 1745—1746 年叛乱的现代叙述，参见 Devine, *Scottish Nation*, ch. 2，以及该书第 634—635 页列举的著作。另一份有意思的叙述来自休谟的朋友约翰·霍姆，他 1746 年开始写作《1745 年的反叛史》（*History of the Rebellion in the Year 1745*），直到 1802 年才发表。

1745年一整年，休谟待在安南戴尔侯爵的维尔德庄园，远离血腥的终曲。他似乎下定决心，就他所处的位置来说，最好的行动——至少在他的信中——是绝口不提此事。当然，需要记住的是，这段时间休谟的所有通信极有可能只留下了一些片段，不过值得注意的是在幸存的信件中休谟不止一次不讨论当时最重要的新闻。[1]或许，1745年下半年住在英格兰的苏格兰人都有可能遭到当局的怀疑，而休谟很有理由担心他的信件会被不是收信人的其他人拆开阅读。不过，休谟的确说起过这次反叛。1747年秋天，他返回苏格兰后写过一篇小册子，题目是《关于上任爱丁堡市长大人阿奇博尔德·斯图尔特行为举止的真实纪事》（以下简称为《真实纪事》）。我们已经在本章提到过阿奇博尔德·斯图尔特了。1744年10月，他成为爱丁堡市长大人，那时，休谟正是爱丁堡道德哲学教席的候选人，作为阿盖尔利益的支持者，他支持休谟是因为党派路线要求他应该支持。于是，查尔斯·爱德华·斯图亚特及其军队抵达爱丁堡城门外面时，斯图尔特非常不幸是首席执政官，他所起的作用是确保城市不设军帐，确定不对詹姆斯党军队拼死抵抗，从而使爱丁堡免遭焚烧，防止无意义的人员伤亡。但是，在后来卡洛敦的紧张氛围中，斯图尔特让爱丁堡向叛军投降的动机就遭到了质疑。他被逮捕，并被投进伦敦塔。对他的控诉从1747年3月开始于爱丁堡，实际上直到8月才开始，一直拖到秋天。[2]休谟写了一个小册子声援这个案件，认为斯图尔特是清白无辜的。日期是10月20日。和休谟候选道德哲学教席形成的小册子一样，这篇文章的形式也是致一位不具名友人的匿名信，将作者"特别感谢""个人极为尊重"的那个人的事情放在"公正的评价"中。[3]

《真实纪事》（True Account）表明，叛乱发生时休谟的沉默不应被理解为他对该事件的特殊意义和结局没有兴趣。这个小册子详细揭示了爱丁堡

---

[1] 自然，休谟会不时提到这场叛乱，比如称之为一场"悲惨的战争"（Letters of David Hume, ed.Greig, vol.i, p.66），为这场战争造成的邮件延误唉声叹气。

[2] 关于完整的叙述，参见 The Trial of Archibald Stewart, Esq; Late Lord Provost of Edinburgh, Before the High Court Justiciary in Scotland（Edinburgh, 1747）；还可参见 Scots Magazine 9（1747）: 44, 144, 277-282, 296, 301-328, 348-349, 353-364, 405-419, 500-501.

[3] True Account（1747），p.4. 关于《真实纪事》的写作和出版情形的完整叙述，我非常感谢 Box, Harvey, and Silverthorne, 'Diplomatic Transcription of Hume's "Volunteer Pamphlet"'。

沦陷到斯图亚特手中的每个阶段，以及与本案有关的城市防御和驻军的所有情况。它还展现了休谟对詹姆斯党的事业毫无同情心。在休谟看来，查尔斯·斯图亚特和詹姆斯·斯图亚特的成功意味着对八百万大不列颠居民的"奴役"。[1]英国政府——那时毫无节制地报复高地人民——"无疑是这个世上最温和、最平等、最公正的"。[2]休谟继续说，如果这个政府有错的话，那就是没有起诉那些显然有罪的人。"我们生活在一个清白无罪的年代"，休谟宣称。[3]休谟通篇以一个典型的低地苏格兰人的语气书写，仿佛高地是遥远的外国。反叛被表述为商业的、优雅的文明与粗鲁狂暴的野蛮的对立。高地人是封建历史的返祖者。他们绝对服从他们的酋长，对纪律一无所知，除了大刀，对其他武器也一无所知。他们"重视无畏的勇气胜于一切禀赋"。[4]相反，低地人生活在现代世界里，和他们的英格兰邻居一样，而且，由于这一点，当查尔斯沿着1715年那次叛乱修建的军事大道从洛哈伯（Lochaber）扫荡时，不太可能期望人们会进行成功的抵抗。"当人们陷入一种更文明的生活，被允许完全沉浸于艺术和制造业的培养时，他们的心灵比他们身体的习性更容易让他们不适于使用武器，并在不同的领域实现他们的雄心壮志。"[5]在这样的社会中，国防应由职业军人提供，而非像1745年9月保卫爱丁堡那样的民兵。因此，叛乱最初取得胜利，完全要归咎于英格兰军队的失败。[6]

在这次事件中，休谟不能为斯图尔特尽到他《真实纪事》中打算尽的义务。11月2日，斯图尔特所有的指控被全部宣告无罪，其后休谟才能将其册子付梓。奇怪的是，休谟并未就此打住。他写了一篇简短的附言，日期是

234

---

[1] Hume，*True Account*（1747），p.11.

[2] *True Account*（1747），p.41.休谟接着说，"我相信，在近六十年的时间里，目前的情势，唯一一个清白之人，一直处于最小的压制之下"。很难说这一点是完全肯定的，但休谟这里看起来是十分认真的。

[3] *True Account*（1747），p.43.

[4] *True Account*（1747），p.8.

[5] *True Account*（1747），p.8.

[6] 相反，约翰·霍姆将叛乱的成功归咎于1603年以来低地忽视民兵。参见 *History of the Rebellion*，pp.13-14；还可参见 Robertson，*Scottish Enlightenment and the Militia Issue*，p.77。

11月4日，不管结果如何，他都出版了《真实纪事》。[1]这次出版的真正意图，很可能实际上是附言中说的，休谟将斯图尔特的审判置于当时苏格兰党派政治的背景中。斯图尔特被宣告无罪，是取代他成为市长大人的乔治·德拉蒙德（George Drummond）以及伦敦的辉格统治党的挫败。因此，就像休谟提到的，"反对党"即托利党人把它说成"无尽的胜利和欢笑"[2]。不过，如审判清楚表明的，斯图尔特本人绝对是辉格党人。所以，休谟继续说，需要区别两类辉格党："政治"辉格党和"宗教"辉格党。一名政治辉格党人可以被定义为"一个有理智、有节制的人，一个热爱法律和自由的人，他对具体君主和家族的主要关注是以对公共利益的关注为基础的"。而宗教辉格党人，他们自我定义为热衷于捍卫长老派和威斯敏斯特信条的一群人。在查理一世行刑之后，他们过了一段好日子——"而且也确实做了出色的工作"[3]。休谟表明，斯图尔特审判这一事件，是在反动宗教议题（religious agenda）上进一步促进党派利益的工具，而无疑，德拉蒙德和其他很多人当时正在进行这个计划。[4]因而，此事是一个极佳的例子，说明派系政治，尤其是宗教狂热分子推动的派系政治足以让国家本身陷入重重矛盾。或许值得注意的是，休谟在《真实纪事》中似乎没有把宗教和政治视为不可避免的危险联合。他反对的是特别极端的新教主义。"我不知道这是怎么发生的，"他写道，"不过在我看来似乎是，对主教以及对公祷书的狂热——虽然同样也没什么依据——和党派概念混合起来时，从来就不可能像那些相反的原则一样在人们心中形成如此致命的、令人兴奋的毒药。一般说来，虚伪、伪善、诬蔑、自私，是这种狂热真正、合法的后代。"[5]

1745年詹姆斯党人的叛乱，提醒人们始于1688年的宪政革命仍然没有成功让英国决定性地超越17世纪的政治和宗教问题。汉诺威政权，以及自

---

[1] 参见1748年1月8日休谟给埃利班克勋爵的信，见 Mossner, 'New Hume Letters to Lord Elibank', pp.437-438："我们手里已经有几份伦敦出版的小册子的副本，是为我们的朋友阿奇博尔德·斯图尔特辩护的。这位作者似乎完全出于私人友谊的勇气。该主题实在太特殊了，而且出于其他原因，都不能选择拥有一本。阁下或许已经能够猜到是谁了。"

[2] *True Account*（1747），p.48.

[3] *True Account*（1747），pp.48-50.

[4] 参见 Smout, 'Provost Drummond'。

[5] *True Account*（1747），pp.49-50.

威廉、玛丽继位以来处于发展中的新的有限君主形式被证明是脆弱的，尤其是在苏格兰。的确，少数人甘愿冒着生命和财产的风险公开向斯图亚特王室宣誓效忠，而更多人远非完全热心乔治二世的统治，对斯图亚特王室回归也没那么不高兴——当然，如果他们不打算在大不列颠人民中强制推行天主教的话。《人性论》第三卷论效忠的几节内容中，休谟指出，革命在明确的道德原则上没有稳固的基础。在休谟看来，就像任何政府的基础一样，革命的基础仅仅在于它和平繁荣时带来好处的这一"意见"。这种对"效忠对象"问题的怀疑态度和务实态度，1745 年再次遭到对斯图亚特王朝掀起的热诚奉献的挑战，叛乱结束后，在对阿奇博尔德·斯图尔特的审判中，遭到相反的又极端、又教条的辉格原则的挑衅。在《道德和政治论文集》中，对于"以人们对希望统治他们的特定家族、特定的人的不同情感为基础"形成的政党，休谟表示疑惑。[1] 显然，现在这种现象要求更贴近的考察。所以 1747 年夏天，休谟返回九泉为《关于人类理解力的哲学论文集》草稿最后润色时，他又回到政治义务这一问题，并就这一主题新写了三篇文章《论原始契约》《论消极服从》《论新教徒继承》。1748 年 2 月，休谟在写给查尔斯·厄金斯的信中用下面的话来描述这些文章："一篇反对原始契约，这是辉格党的制度；另一篇反对消极服从，这是托利党的制度；第三篇讨论的是新教徒继承，我认为在那种继承制度确立之前，一个人应该慎重考虑他应该支持哪个家族，权衡每个家族的利弊。"[2] 休谟是作为一名"政治上的辉格党"来写作的，辉格党"对具体君主和家族的主要关注是以公共福利的关心为基础的"。更准确地说，他写作的目的是表明对公共福利的关心是唯一一个能够持续适用于政治问题的原则。重要的是，在 1745 年的余波中，英国政治不再是传说中辉格党与托利党就统治权力基础的哲学争论了。

　　所有这三篇文章观点的起源可以在《人性论》第三卷论效忠的章节中找到，因而，它们被视为以更容易理解的散文形式重新包装了《人性论》的观点。在《论原始契约》中，与《人性论》相关章节相比最值得注意的是，休谟改变了论证结构：对政府在同意之下合法化这一观念的"哲学"反驳（而

---

[1] *Essays, Moral and Political* (1741), p.117.
[2] *Letters of David Hume*, vol. i, p.112.

且一直保留到最后）被压缩了，反而强调这一观念与"这个世界"或者说与普通常识相悖的方式。在第三版《道德和政治论文集》中，这篇文章有 18 页，只用了两页半论证那一观点，因为效忠和遵守诺言的义务都源于"人类社会明显的利益和需要"，那就不可能用后者来解释前者。"不过，如果我们对原始契约或普遍同意这一原则有更规范的、至少是更哲学的反驳的话，"休谟写道，"或许，以下评论就足够了。"[1] 这一论证几乎压缩到敷衍的程度了，因为看来常识完全就足以证明契约说的错误和荒谬了。《论原始契约》开篇宣称"哲学或思辨的"政治原理体系，诸如目前辉格党和托利党赋予重要意义的那些体系，难免是断裂的，无法证明反抗或不反抗的权利有任何实际的结论。休谟《论原始契约》的议题提醒人们，1745—1746 年打败查尔斯·斯图亚特的胜利并不等于为辉格意识形态哲学层面的辩护。对政治同意意义的洛克式评价仍然和它以往一样缺乏依据。最终，唯一能够解决权利之争的，是"普遍意见"（general opinion）——人民及其统治者从来没有政治权威源于同意的想法。当然，1688 年事件不是一个通过表达全体人民意志建立政府的例子。1688 年政府发生改变的唯一内容是王位的继承："而且，为近七百万人做这一改变决定的，只是七百人中的多数。实际上，我真的怀疑着七百万人的大多数人是否情愿默认这一决定，但给少数人剩下的选择有何意义呢？"[2]

在两卷本《道德和政治论文集》的政治论文中，休谟在 1747 年所写的这三篇文章的态度是研究型的公正中立。他在《论原始契约》中表明，"政党"政治在用语上相当于矛盾。[3] 因而，这些文章还可以被视为休谟明确哲学家在政治中作用的进一步阶段。在这些文章中，休谟让自己超越争辩，冷眼旁观，仔细考量，识别逻辑上的松散以及对简单事实的否认，辨析党派之争流于表面而非真正有别的方式。**在一定程度上**，政府源于同意和源于上帝意志，这两者都是事实。**在一定程度上**，反抗合法而且（通常）有害于社会利益，这也是事实。休谟的靶子仍然是各种政治极端主义和教条主义。不

---

[1] *Essays，Moral and Political*，3rd edn.（1748），p.302.

[2] *Essays，Moral and Political*，3rd edn.（1748），p.297.

[3] 参见 *Essays，Moral and Political*，3rd edn.（1748），p.262："但是，支持一党的哲学家（如果党派在用语上不是一种矛盾的话）……"

过，令人惊讶的是，他似乎更关心让辉格党而非托利党的标志性学说出糗。在《论原始契约》中，神圣权利学说的"思辨性"基础用单独一段推翻了。休谟指出，这一学说的拥趸必须承认，不仅英国或法国君主的授权仪式，而且无论什么地方的君主授权仪式，都是天启秩序的一部分，所以，"最强大、最合法的君主"，为自己神圣不可侵犯的职责的申辩能力不会强于"低级地方官甚至篡权者、拦路抢劫的土匪和海盗"。[1] 神圣权利理论证明的太多，无法提出确定何谓国王特殊权威的方式。《论消极服从》一文仅用了五页纸就让这一学说设想的实践结果信誉扫地了。就像辉格党说的被统治者同意的概念一样，让积极反抗君主从不合法的观点失去说服力的只是当时的常识，常识坚信，"只有在政府有利于公共效用的情况下，人们才被迫服从它，所以，在特殊情况下，当社会的毁灭显然伴随服从时，政府必然总是屈服于最初的、原始的义务。人民的安全是至高无上的法则"。[2] 休谟给予神圣权利和消极抵抗的关注远远少于契约论，因为他认为契约论显然比洛克在《政府论（上下篇）》攻击罗伯特·菲尔默的两条学说还要没根据。另一种解释可能是，1745 年詹姆斯反叛失败的程度让契约论看起来完全没什么关联。休谟可能认为，真正的问题在于辉格主义现在采取的那种形式。

休谟*希望*辉格主义采取的那种形式，在《论新教徒继承》中表现得最明显。休谟写信给凯姆斯说，他对待继承问题是"冷静的、中立的，就像我看待恺撒和庞培之间的争论一样。结果表明我是个辉格党，不过是一个颇具怀疑主义的辉格党"。[3] 这种怀疑主义，准确地说，是休谟拒绝承认任何主张（新教的）汉诺威王朝对英国王位的要求是因人民及其政府的契约同意而合法的看法。休谟的辉格主义，也可以说，他选择奥兰治的威廉而非詹姆斯二世，选择乔治二世而非"老觊觎者"，严格说来是"政治的"，其动机只是对整个国家利益的谨慎评估。即便他怀疑并充分认识到英国日耳曼君主拥有海外领土的潜在弊端，并承认密谋、诡计和真正的反叛所具有的不稳定性，这些势必因王位资格的竞争随之而来。而且，像汉诺威这样"不稳定的建制"

---

[1] *Essays, Moral and Political*, 3rd edn. (1748), p.291.
[2] *Essays, Moral and Political*, 3rd edn. (1748), p.309.
[3] *Letters of David Hume*, ed. Greig, vol. i, p.111.

239 也伴随着更隐蔽、更危险的弊端。为了加强汉诺威王朝原本缺乏的力量和稳定性，它陷入了抵押财政收入而且从来还不清债务的惯性中。虽然事实是所有欧洲国家都采用了"这一有害的激进措施"，但休谟不解释就声称英国"没有其他国家那么必要"[1]。休谟暗示说，一位应声而回的斯图亚特国王让人感觉更稳定，因为世袭的主张本质上就比由议会决定形成的主张更稳固，至少在大多数人们的眼中是如此。而且，因为他感到安全，所以他会少借一点。例如，他愿意武装他的臣民，一个有王位争议的国王不敢这么做，由此，疆界的防御成本也会减少。即便如此，休谟还是指出，平衡这些考虑只是为 1688 年的解决方案说话。平息斯图亚特主张的最重要原因是他们的天主教信仰。天主教的代价昂贵，难以容忍，"而且不同意将教权从王权中分离（这一点肯定是有害于任何国家的），它总是将教权交给一个不相干的外国人，而且往往与公众的利益相反"[2]。不过，事实是，"汉诺威王朝的和解真真确确地发生了"[3]。只有通过内战和反叛才能摧毁它，从另一方面说，即便反叛成功，王座资格仍然是有争议的。

休谟很清楚，如此"中立地"承认汉诺威对英国王位的要求，与 1745年反叛之后的英国政治氛围是完全相悖的。1747 年末的冬天，他写信给好几位朋友询问是否在新版《道德和政治论文集》中发表《论新教徒继承》的意见。他期望从帕特里克·默里即第五代埃利班克勋爵那里寻求更多的勇气而非慎重，或许在他的新文章中"谨慎和真理一样充分"："特别是，我恐怕阁下在新教徒继承方面和我意见相左，您可能对新教徒继承的好处的估计比我高。我尽可能让理性和经验证明我是对的。"[4]"鉴于我目前的地位，一些人可能会因为这种坦率的结果来恐吓我，"休谟写信给凯姆斯说，"不过，我所拥有的，是我不会担心任何事情。"[5]然而，休谟还是倾向于谨慎行事。詹姆斯·奥斯瓦尔德赞同发表这篇文章，不过，这不足以平息休谟对此事的想

---

[1]《论新教徒继承》的手稿没有留下来。从第一版引用的文字，出自 1752 年的《政治论丛》；这里引自第 273 页和注释。

[2] *Political Discourses*（1752），p.276.

[3] *Political Discourses*（1752），p.278.

[4] Mossner, 'New Hume Letters to Lord Elibank', p.437.

[5] *Letters of David Hume*, ed. Greig, vol. i, p.111.

法。"我希望，我能冷静、公正地考察（新教徒继承这个问题），仿佛我与此 　240
事相隔千年，"他致信查尔斯·厄金斯即廷纳尔勋爵时说，"不过，这正是
一些人认为极端危险的，不仅足以彻底毁掉我，而且还会让我所有的朋友进
行反思，尤其是那些我目前联系的朋友。"[1]休谟请厄金斯为他做个决定，而
厄金斯的判断似乎是，至少在那时不要发表这篇文章。四年后，该文发表于
1752 年的《政治论丛》。有点令人惊讶，休谟对《论新教徒继承》的担心远
远大于像《论神迹》这样的文章。这给人的印象是休谟现在是站在一个更大
舞台上的演员，而不只是苏格兰。《论神迹》和作为一个整体的《关于人类理
解力的哲学论文集》，或许会让爱丁堡和格拉斯哥的人不舒服，无疑也会让其
他地方的人不舒服，但这些没多大关系。重要的是作为一个整体的英国舞台，
政治在那时至少是比宗教正统更迫切的问题。1740 年末，在更大的英国语境
下，不信教的人的名声，其意义比秘密同情詹姆斯党事业的名声要小得多。

　　1747 年秋天，休谟花了大量的时间和精力追讨他的半薪。但这一要求
没有得到满足，所以，休谟可能觉得别无选择，唯有接受提议，长期受雇
成为圣克莱尔的秘书。这段时间，圣克莱尔的职务是出使维也纳和都灵宫
廷，尝试把奥地利和意大利（或者更准确地说，是后来成为撒丁王国一部分
的撒丁—都灵）卷入如火如荼的奥地利王位继承战争中。如我们所见，休谟
认为这一使命是为历史写作所做的良好准备，不过，他离开九泉时还是有
点遗憾。过去数月，他给奥斯瓦尔德写信说，"多年来，我已经积累了大量
研究和想法计划的素材。我确定，如果我不继续从事这些研究的话，我将不
会感到快乐"[2]。他跟凯姆斯写信也说"内心不愿意离开我的书籍、闲暇和退
隐"[3]。他的著作仍被忽视，直到他 1749 年初返回苏格兰。圣克莱尔的考察
队于 1748 年 2 月 16 日驶离哈里奇港口。三个月时间里经过荷兰、佛兰德
斯、德意志，抵达维也纳，然后到都灵。休谟在给其兄长约翰的另一封长信
中描述了这一经过。和他 18 世纪 30 年代从法国寄出的信件一样，这封信说 　241
明，休谟细致入微地观察人民及其风俗，还有城市构造和美丽的风景。尤其

---

[1] *Letters of David Hume*, ed. Greig, vol. i, p.112.

[2] *Letters of David Hume*, ed. Greig, vol. i, p.109.

[3] *Letters of David Hume*, ed. Greig, vol. i, p.111.

令休谟印象深刻、惊讶的，是他在德意志莱茵河和美因河沿线看到的勤劳、繁荣和富饶。如果德意志联合成为一个国家，他写道，"它将是世界上最强大的国家"。"旅行的巨大好处，"他继续说，"莫过于根除偏见。"[1] 相反，意大利令人失望。"**贫穷的居民在自然界丰裕的地表上忍饥挨饿，**"休谟在克雷莫纳（Cremona）时引用艾迪生的《意大利来信》说，"**在遍地的葡萄园里口干舌燥。这里的税收超出了所有极限。**"[2] 此次出访的结果是，圣克莱尔和他的秘书们抵达都灵时，几乎无事可做。和法国人的谈判已在进行，结束奥地利王位继承战争已在眼前。《亚琛和约》于 10 月 18 日签订，待在都灵的时间比他们想要的长多了。11 月 29 日，英国大使动身回国。

休谟似乎全身心地投入都灵的社交生活中了。[3] 在那里，除了享受伯爵和女伯爵的殷勤招待，他还做了更多事情。或许受到他在意大利旅途所见所闻的启发——比如，他在给他兄长的信中提到的蒂罗尔人民充满"人情味、精气神、健康、充裕的氛围"与他们施蒂里利的邻居"外表上的野蛮、丑陋、怪异"之间的差异[4]——他又新写了一篇文章《论民族性》。在 18 世纪，"理智之人"通常认为，就像休谟在这篇文章中指出的，"每个国家都有其特殊的风俗，一些特殊的品质更频繁地出现在这个民族，而非他们的邻居身上"[5]。问题是，什么决定了一个民族的特殊风俗和特殊品质呢？其是环境造成的还是文化、经济和政治造成的呢？在《人性论》中，休谟已经宣称赞同"道德"因，反对"物质"因。他指出，同情，而非"土壤气候的影响"，导致了"我们可以在同一个国家人民的思想气质和倾向中观察到巨大的统一性"。[6] 这篇由一系列思考构成的新文章的目的是强化以下观点，即民族性

---

［1］ *Letters of David Hume*, ed. Greig, vol. i, p.126.

［2］ *Letters of David Hume*, ed. Greig, vol. i, p.132.

［3］ 基于新研究的基础上，关于休谟在都灵这段时间的叙述，可参见 Mazza and Piccoli, '"Disguised in Scarlet": Hume and Turin in 1748'。关于休谟与一位意大利女伯爵的绯闻，参见 Mossner, *Life of David Hume*, pp.214-218.

［4］ *Letters of David Hume*, ed. Greig, vol. i, pp.130-131.

［5］ *Essays, Moral and Political*, 3rd edn. (1748), p.267.

［6］ *Treatise of Human Nature* (1739–1740), vol. ii, p.73 [II.i.xi: SBN 316-317]. 在《关于人类理解力的哲学论文集》中，休谟将不同时代、不同国家的风俗变化归因于"习惯和教育的巨大影响力，它从婴儿期塑造人类的心灵，并形成一种稳定的、坚实的个性"（1748, p.137）。

的根源在于人类的同情倾向和效仿倾向，"物质因在人类心灵的运行中并不明显"[1]。休谟特别感兴趣的"道德"因是"政府的性质、公共事务的运行，人民生活是富足还是贫穷，该国与其邻居的位置，诸如此类的条件"[2]。和早期的文章《论艺术和科学的兴起与发展》的论证一样，休谟特别关注了不同政府形式的影响："若一国政府完全是共和制的，该国容易产生一套特殊的风俗。如完全是君主制的，则更容易形成同样的结果。上行下效，一国风俗很快风靡民间。"[3]英国政府的混合性质，以及它斑驳多变的社会杂烩和宗教自由，令人们一点儿也不惊讶这个国家的风俗和性格独特的混合交融。这是否意味着英国没有民族性，还是这种独特性就相当丁英国的特征，休谟留下了一个开放的问题。

孟德斯鸠的《论法的精神》提出了物质因占主导地位的情形。这部著作于 1748 年 10 月末在日内瓦出版（非常有限的未禁版），并在以后的年月中对休谟有重要意义。《论法的精神》第三卷致力于全面解释一种风俗，在这种风俗里，法律，尤其是奴隶制和奴役法与气候、地形的性质有关。考虑到《论民族性》的大概写作时间和《论法的精神》的出版时间，不禁让人猜测，休谟的文章或许是对孟德斯鸠著作相关章节的一种答复。下一章我们会谈到休谟给孟德斯鸠的一封信。在这封信中，休谟说，1748 年秋天，他读了《论法的精神》。这很可能发生在 11 月，考虑到休谟的文章 11 月末在伦敦发表，因此，休谟似乎不可能在读了《论法的精神》之后才写《论民族性》。比方说，这表明日内瓦和都灵之间的联系，以及两个城市地理上相对靠近，以确保休谟 1748 年 5 月抵达都灵之前的几个月时间里，都灵这座城市可能会获悉并讨论《论法的精神》的核心主题。[4]休谟当然已经读过孟德斯鸠先前的《波斯人信札》，很可能也读过《罗马盛衰原因论》，还可能一直关心他从这位作者的其他著作中能学到什么。然而，事实是，没有任何明确的、决定性的证据，以及内部或外部的证据来表明，孟德斯鸠的观念对《论民族

---

[1] *Essays*, *Moral and Political*, 3rd edn. (1748), p.275.

[2] *Essays*, *Moral and Political*, 3rd edn. (1748), p.268.

[3] *Essays*, *Moral and Political*, 3rd edn. (1748), p.278.

[4] 参见 Chamley, 'The Conflict between Montesquieu and Hume'；还可参见 Mazza and Piccoli, '"Disguised in Scarlet"', pp.102-107。

性》的写作有任何影响。[1]"道德"因和"物质"因在决定不同民族的特征（和物质表象）上孰轻孰重，这一问题流行于 18 世纪的哲学家以及较早时期的哲学家中间。在这篇文章中，休谟引用了培根、威廉·坦普尔爵士和贝克莱对这一问题的讨论。这一问题还被杜博斯、约翰·阿巴斯诺特的《论风土影响》详细考察过。极有可能，这些作家中的一位或多位挑起了休谟对这一问题的最初兴趣，而且，当他正在都灵消磨时光时，这次穿越欧洲的旅行正好把这个问题送到他的眼前。

在《论民族性》中，休谟讨论了不同职业的不同特征以及不同民族的不同特征，特别是"各个民族、各个时代"军人和牧师的显著差异。好几种"道德"因解释了构成军人性格的勇敢、享乐、殷勤、诚实、草率等的结合体。所有的牧师"都被鼓吹着要超脱人情味"，这一事实给了他们一种单独的性格，无论他们信仰什么——这种性格，休谟的评论是，"一般说来，不是最和善的，也就是说，不利于人类社会的交往"[2]。这一评论还附有一个长长的、不同寻常的脚注，辱骂——真的没有其他词来替代它——教士职业的性格。休谟承认，实际上是坚称这一原则也有例外存在，他在个别教士所具有的内在德性和选择这份职业对他们的影响之间作出了区分，但是，这个脚注论证的重点是，教士多多少少都是伪善、自负、不宽容、无知和迷信、毫无幽默感的推手。"因而，人性中众多的恶，由道德因决定，由那种职业激化。虽然有那么几个人避免了感染，但所有明智的政府都会警惕一个试图永远合并成一个派别的社会，而当一个派别作为一个社会行动时，它将永远受野心、骄傲、迫害精神的驱使。"[3]很难理解为什么休谟允许自己突然爆发愤怒。或许，他的爱丁堡教席候选资格被这个城市的牧师阻挠刺激了他，但此事距离休谟写《论民族性》一文已有两年之久了，而且可以肯定，都灵与爱丁堡相隔千里，也会增加距离感。另外，也有支持休谟的牧师（minister），

244

---

[1] 值得注意的是，孟德斯鸠认为，很多原因——不仅是物质因——决定了民族性："蛮人几乎只受大自然和气候的支配，中国人受风俗的支配，日本人受暴虐的法律的支配，习俗曾为斯巴达定下基调，治理原则和古老的习俗则为罗马定下了基调。"[*Spirit of the Laws*, transl. Cohler et al., p.310（Bk. 19, ch. 4）]

[2] Hume, *Essays, Moral and Political*, 3rd edn.（1748），p.270.

[3] Hume, *Essays, Moral and Political*, 3rd edn.（1748），p.272 fn.

他的朋友中间也有牧师。《论迷信和狂热》的一个脚注或许有蛛丝马迹。在那篇文章中，休谟区分了"教士"（priests）和"牧师"（clergymen），前者是"权力、统治的冒充者，谎称其品格高高在上，神圣不可侵犯，有别于德性和良好的道德"，后者"根据法律认真从事神圣事务，以更多的礼仪和秩序来表示我们公开的热诚"。休谟声称，"没有哪个阶层的人比后者更值得尊敬了"[1]。可能《论民族性》的脚注写于天主教的意大利，而非心中所想的长老派苏格兰。[2]

　　第三版《道德和政治论文集》是休谟校正、润色自己著作漫长生涯的起点。该版和1741—1742年版的最明显区别，是删掉了三篇文章（《论散文写作》《论道德偏见》《论中等生活》），在作者看来，这三篇文章似乎只是"艾迪生式的戏仿"实践。[3]《罗伯特·沃尔波尔爵士其人》也从目录中消失了，但内容仍在，现在作为《论政治可以简化为一门科学》的一个长脚注。[4]休谟在这个注释的结尾补充说："笔者高兴地发现，当憎恨之情减退，中伤之词减弱时，整个国家几乎又恢复了对这个大人物的温和态度，如果他们不是反而变得更喜欢他的话，作为一个自然的转变，没有从一个极端走向另一个极端。笔者不反对人类那些善待逝者的情感，只是禁不住会想，没能更多

---

[1] *Essays*, *Moral and Political*, 3rd edn.（1748），pp.107-108 fn. 粗体字"根据法律"这一短语是1742年第二版补充上去的。

[2] 1753年，休谟为《论民族性》补充了一个臭名昭著的脚注，说的是"黑人以及一般而言所有其他种族"明显"天生"比"白人""低劣"。休谟声称："从来没有一个民族比白人更文明，也没有一个个人在行为和思辨上比白人杰出。他们没有创造性的制造业，也没有艺术和科学。"诸如此类，云云。参见 *Essays and Treatises on Several Subjects*（1753），vol. i，p.291 fn。休谟在1777年最后一版的《论文和论著》中稍微修改了一下这个脚注，把他的观点只限制在"黑人"中，参见 *Essays and Treatises*（1777），vol. i，p.550。休谟的种族主义遭到贝蒂《论真理》的尖锐批评，见 Beattie, *Essay on Truth*, pp.479-484。伊默瓦尔（Immerwahr）认为，休谟限制这个脚注的范围是为了回应贝蒂，参见 'Hume's Revised Racism'。这并不合理，如格雷特（Garrett）在其文中表明的，见 Garrett, 'Hume's Revised Racism Revisited'。关于休谟对待"黑人"态度更令人困扰的表述，参见弗朗西斯·西摩·康威的信，日期是1766年3月20日。在这封信中，他似乎为伦敦的三位经纪人购买格林纳达价值60,000英镑的种植园充当了中间人：Waldmann（ed.），*Further Letters of David Hume*，p.67。

[3] 同上，pp.165-166.

[4] 休谟开始了他现代化拼写的进程：如 'That Politicks may be reduc'd to a Science' 现在改成 'That Politics may be reduced to a Science'。

地偿还我们的公债，是他漫长任期内一项（唯一的一项）大错，正如其性格所示。"[1]对早先文章的很多修改都相对细小。有一些看来只是进一步阅读，尤其是阅读古典著作的结果：1741年和1742年的版本中，休谟记载道，克拉苏的财富总数相当于400，000英镑，但1748年的版本中，这个数字改为1，600，000英镑；辅助性的希腊引文，来自色诺芬的《方法与手段》（*Ways and Means*）补充到《论自由与专制》一文中。《论艺术和科学的兴起与发展》增加了一个关于中国的有意思的脚注，以解释休谟对君主制和共和制政府不同结果的比较如何适应这样一个事实：尽管中国人"几乎没有自由政府的观念"，但他们知道幸福、财富和良好的治理。[2]《论简朴与繁复》的标题改为《论写作的简朴与繁复》。更实质的修改是内容的增减。《论政治可以简化为一门科学》中加了一段话，以证实（怀疑论的、反共和主义的）这一主张："有着最伟大的公德的年代，在私德方面并不总是最显赫的"，这里似乎再次利用了更广泛的古典著作的阅读。比如，在休谟看来，李维清楚地表明罗马最伟大的年代里的人物常常除了私生活的"腐化堕落"外一无所是。[3]好几篇政治文章被压缩，抽掉了与18世纪40年代初期具体事件密切相关但仍然与1748年有关联的段落。又比如，《论议会的独立性》删掉了对朝廷小册子作者和记者们过分粗俗刻薄的攻击。[4]《论大不列颠政党》的最后一段宣称，在苏格兰，"由于暴力事件往往不像温和事件持续得那样长，实际上，我们发现，詹姆斯党人几乎完全从我们中间消失了"，出于显而易见的理由，这段话删掉了。

　　《道德和政治论文集》前两版是由亚历山大·金凯德在爱丁堡出版的。第三版由金凯德和安德鲁·米勒在伦敦共同出版，后者将不仅在销售休谟众多其他著作中发挥重要的作用，而且在传播更普遍意义上的苏格兰启蒙运动的作品方面扮演重要的角色。[5]为了让手头已有休谟《道德和政治论文

---

[1] *Essays, Moral and Political*, 3rd edn.（1748），pp.37-38 fn.

[2] Hume, *Essays, Moral and Political*, 3rd edn.（1748），pp.71-72，136，170-171.

[3] Hume, *Essays, Moral and Political*, 3rd edn.（1748），p.31.

[4] 比较一下1748年第三版《道德和政治论文集》第62—63页和1742年版《道德和政治论文集》第83页。

[5] 参见 Sher, *Enlightenment and the Book*, pp.275-294。谢尔称米勒是"18世纪中期最伟大的书商和出版商"（p.274）。

集》的人不需要再买整个第三版，那三篇新增的文章同时也被单独出版。[1]
这些是休谟第一次不以匿名形式出现的著作。1748 年 4 月，《关于人类理解
力的哲学论文集》由米勒在伦敦单独出版。该书被描述成"《道德和政治论
文集》的作者"所写。在《我的一生》中，休谟声称《关于人类理解力的哲
学论文集》"一开始并不比《人性论》成功"。"从意大利回国的途中，"他接
着说，"我尴尬地发现，整个英格兰都对米德尔顿博士的'自由研究'（free
enquiry）着了魔，而我的著作却被彻底忽视了。"[2] 就像休谟抱怨《人性论》
被读者接受的状况一样，这也是夸大其词。《关于人类理解力的哲学论文集》
看起来没有获得任何杂志的评论，但它是未来十年里出版的数量众多的哲学
和宗教著作的批评对象。[3] 第一篇公开发表的回应早在 1749 年就出现了，体
现在菲利普·斯凯尔顿（Philip Skelton）的《奥菲厄马奇：即启示的自然神
论》（Ophiomaches：or, Deism Revealed）中，接着，1751 年，托马斯·卢瑟
福（Thomas Rutherforth）的《论神迹的可信性，与〈哲学论文集〉的作者辩
论》（Credibility of Miracles, Defended against the Author of Philosophical Essays），
还有凯姆斯的《道德原则和自然宗教》，也是批评《关于人类理解力的哲学论
文集》和《人性论》的。休谟自己在《我的一生》中承认，此时，《道德原则
研究》已于 1751 年出版，米勒跟他说"除了不幸的《人性论》外"，他的著
作"都开始成为谈资，销量也日渐增长，需要出新的版本"[4]。休谟似乎期待
他的书马上获得巨大的成功。急躁让任何其他事情看起来都是失败。当他写
《我的一生》回顾一生时，令人印象最深刻的，是一开始时的失败，而非他同
时代人对其观点详细恭敬的考察。因此，《我的一生》就压根儿没提乔治·坎
贝尔和理查德·普莱斯对《论神迹》的广泛讨论。[5]

　　《关于人类理解力的哲学论文集》和第三版《道德和政治论文集》出版

246

---

[1] 这些文章出版时的标题是《道德和政治三论》。

[2] Hume, 'My Own Life', in Life of David Hume（1777），pp.11-12. 这版新版的《道德和政治论文
集》，他补充说，"没有被更好地接受"。

[3] 参见 Beauchamp, 'Introduction', pp.lxxiv-xciii。

[4] Hume, 'My Own Life', in Life of David Hume（1777），p.14.

[5] 坎贝尔《论神迹》发表于 1762 年，普莱斯的《四篇论文》，包括对"历史证据的性质和神迹"
的讨论出版于 1767 年。休谟与坎贝尔、普莱斯的关系，可见下文讨论，第 300—301 页。

时，休谟都在国外，身处欧洲大陆。圣克莱尔一行人从都灵取道法国，直到1748 年的圣诞节才返回伦敦。[1] 接下来的几个月，休谟待在伦敦，然后北归，于 4 月回到苏格兰。让他逗留伦敦的部分原因可能是，确保这次他能获得恰当的酬劳，以回报他为国王的服务。如果是这样的话，他似乎如愿了。在《我的一生》中，他写道，"因为有这个官职，并且力事节省，已经让我拥有我认为可以独立为生的一种资产，虽然我这样说时，我的大多数朋友都只是笑笑而已。总之，我在此时差不多拥有了 1000 英镑"[2]。每年进账约 50英镑，这一适量的资金让他此后有信心完全投身于文人的生活。

247

[1] 在枫丹白露，他们曾和被追捕中的、正准备流亡到罗马的查尔斯·爱德华·斯图亚特一起穿过小路，参见 Mossner, *Life of David Hume*, pp.218-219。

[2] Hume, 'My Own Life', in *Life of David Hume*（1777）, p.11.

第五章　九泉两年

从 1749 年 4 月到 1751 年七八月，休谟又和他的兄长、妹妹一起住在九泉。他们的母亲已于 1745 年去世了，休谟那时在维尔德庄园和安南戴尔侯爵在一起。1751 年，他的兄长结婚，最终促使他离开家庭为自己找一处房子。这段时期留下了少数信件。其中有一封休谟描述自己过了一段"休闲、清静"的生活。[1]他还开玩笑说，他就像一个"乡巴佬"，极力"以友谊和关心之名牵绊伦敦人和他通信"[2]。这些信清楚地说明，他与伦敦的文学圈联系紧密，而且他与在詹姆斯·圣克莱尔军队期间结交的好几位新朋友都保持着密切、幽默的通信。他直接向他的新朋旧友打探信息，同时探听他们对新书、新的小册子的评论。1751 年 2 月，他写信给吉尔伯特·艾略特，询问他是否能试着说服爱丁堡的律师图书馆允许他借一本斯特拉波的《地理学》，"无论是原著，还是好的译本"。他正在写一篇关于古代世界人口的"论文"，这份工作促使他"查阅众多有关古代社会生活和家庭生活的文献"。自从有了这个计划后，他"几乎遍览所有希腊和拉丁著作"[3]。显然，休谟工作很努力。不过，他喜欢开玩笑尤其开宗教的玩笑的心情并没有舍他而去。"空闲时，我写了一篇所谓敲钟人的请愿书，"他给艾略特写信询问斯特拉波的同一天又跟克里芬说，"这篇文章中（如果我能不偏不倚的话，当然，我是偏

---

[1] *Letters of David Hume*，ed. Greig，vol. i，p.140.

[2] *Letters of David Hume*，ed. Greig，vol. i，p.148.

[3] *Letters of David Hume*，ed. Greig，vol. i，p.152.

心的），有一些可笑和讽刺之事。"[1]这篇文章似乎更像是对苏格兰牧师为增加他们可怜的低薪采取行动的残酷嘲讽，这些行动遭到那些负责支付他们工资的贵族和绅士的反对。[2]令人惊讶的是，休谟竟然有"空闲"写这篇文章。要知道，九泉这两年，是他文学的特别高产期。[3]

在《我的一生》中，休谟说这段时期他写了《政治论丛》和《道德原则研究》。《政治论丛》是一本全新的论文集，是休谟长期关注政治经济学的产物。在第三章中，我们认为所谓的早期札记是 18 世纪 40 年代初期阅读的证据，那时休谟的文学兴趣致力于清楚明确地比较现代欧洲国家与罗马、希腊文本中的财政情况，后者提供了古代世界的收入、开销和人口统计数据的有关信息。《政治论丛》见证了休谟把这些阅读用作原始材料，对 18 世纪中期的货币和政治的财政基础进行一系列深入分析。然而，系统研究政治的经济维度不是他的目标。作为一位散文作家，就像在《关于人类理解力的哲学论文集》中一样，他的兴趣在于弥合真正的哲学论证与优雅文人世界的鸿沟。《道德原则研究》最初的打算也是一系列论文。它是对"《人性论》第三卷的重铸"，仅聚焦并澄清休谟最初阐述其道德哲学时涉及的几个论断之一。和《关于人类理解力的哲学论文集》一样，该文本流露出作者对文学风格问题的浓厚兴趣。然而，从任何意义上说，这个文本并不表示休谟转而让他的道德哲学变得不那么有挑战性和争议性。和《关于人类理解力的哲学论文集》一样，它颠覆了 18 世纪哲学的标准假设。《政治论丛》和《道德原则研究》这两个思想丰富、独具匠心的文本的完成，将足以引人瞩目。不过，九泉这两年，休谟还写了《自然宗教对话录》的初稿，这是对信仰宇宙中明智仁慈的造物主的理性基础的考察，事实证明，该书直到作者去世后才得以出版。这似乎不是休谟在 1749 年春至 1751 年夏这段时间创作力的终结。有理由认为，这段时间他还构思了《宗教的自然史》，重写了《人性论》关于激情和我们时空观念的论述，

---

[1] *Letters of David Hume*, ed. Greig, vol. i, p.149.

[2] 关于这个文本，参见 Stewart, 'Hume's "Bellmen's Petition"'。关于其背景和阐释，参见 Emerson, 'Hume and the Bellman'。这篇小册子是休谟或多或少公开攻击圣经在历史上站不住脚的唯一一处。

[3] Baumstark, 'David Hume：The Making of a Philosophical Historian'，这篇论文对休谟作为哲学文人的这段生涯，特别是这段生涯在"休谟哲学史观"的发展中的地位有详细的研究。

创作了一篇关于悲剧愉悦的新论文。因此，可能早至 1751 年年中——自《人性论》前两卷出版后仅 12 年半，休谟的全部哲学作品基本上完成了。[1]　249

重铸《人性论》第三卷

我们可以设想，1749 年 4 月休谟回到苏格兰时，因初次阅读了孟德斯鸠的《论法的精神》而满心激动。该书 1748 年 10 月在日内瓦出版后不久，休谟就搞到一本，并在都灵时就阅读了。看来，他想直接看看该书与他在《道德和政治论文集》中阐释的观点有多相关。孟德斯鸠也对政治可以恰当地转化为科学的研究这一想法感兴趣。对他和休谟而言，政治研究意味着制度研究，而不是研究国王大臣们的个人经历；他们的目标是希望理解政府形式、确定政府形式的法律，并从它们与物理因，与风俗、商业和宗教的关系方面来分析。和休谟一样，孟德斯鸠研究现代政治时对古代世界没有怀乡病。也和休谟一样，孟德斯鸠认为商业是决定政治事务的根本，是让任何国家寻求统治其他国家毫无争议的和平力量。根据《道德原则研究》第一版所言，休谟的评判是《论法的精神》包括了"一直在这个世界上交流着的最好体系的政治知识"[2]。不过，这并不是说休谟同意孟德斯鸠的每个观点。《论民族性》这篇文章清楚表明了他并没有与孟德斯鸠一样认为风土在决定法律时很重要。[3] 而且，1749 年 4 月，休谟在给孟德斯鸠一封又长又详细的信（以法语写成）中，对《论法的精神》中的论断进行了好几次"反思"，其中一些是证实，而另一些则表达他的怀疑。[4]

这封信告诉我们，休谟不同意孟德斯鸠对银行利益以及银行提供的纸币信用的评估。银行的确提升了货币供应量，休谟承认这一点，但事实是，增

---

[1] 如果认为《论文四篇》的第一版内容全都写于 1749—1751 年没错的话，那么，除了《英格兰史》，休谟还未构思的仅有的主要文本是《论自杀》《论灵魂不死》《论趣味的标准》《论党派联盟》《论贸易的猜忌》《论政府的起源》。

[2] *Enquiry Concerning the Principles of Morals*（1751），pp.54-55.

[3] *Enquiry Concerning the Principles of Morals*（1751），pp.243-234，有理由怀疑《论民族性》可能是对《论法的精神》的批评。

[4] *Letters of David Hume*, ed. Greig, vol. i, pp.133-138.

发货币本身并无好处。英国人痴迷于通过有利的贸易平衡获取货币，其导向是错的，因为货币和水流一样有其自然水平，这一水平不可以人为地抬高或降低。有意思的是，鉴于我们已见到休谟在好几个场合表达的对国债的焦虑，他在这封信中建议说，公债或许既有利也有弊。因为债务本身只是一种流通形式，它们的目的是促进货币循环。休谟在未来两年多时间里认真思考了这些问题。他还对英国混合政府形式的所谓优点表示怀疑，而孟德斯鸠将这种混合形式的政府描绘成一种"以政治自由为其直接目标"的宪政。[1]的确，所有单一的制度都易于腐败，只是因为它们不包含对其基本原则的制衡。纯粹的君主制非常容易转化为专制主义，因为没什么可以钳制国王的权力。但一种混合的政府形式也会像一台复杂机器一样容易损坏。它过于依赖一方权力对另一方权力的精确制衡，而且像休谟在《道德和政治论文集》中指出的，其结果是内部不稳。休谟给孟德斯鸠的信是两人之间友谊的开始，这份友谊一直持续到 1755 年 2 月孟德斯鸠去世。[2]

孟德斯鸠对《道德原则研究》和《政治论丛》都做过评论。尽管事实是，休谟的道德哲学明显是直接反对孟德斯鸠的。《论法的精神》始于这样一种看法，即休谟在《道德原则研究》一个脚注中所说的"抽象的道德理论"，它"排除所有情感，妄称以理性发现一切事物"[3]。这一道德理论，正是休谟在《人性论》第三卷开始时运用大量源于哈奇森的论断进而否定的理论。然而，孟德斯鸠在《论法的精神》中主要关注的问题，不是把道德、法律和政治简化为理性原则，而是解释人类在不同时代、不同地区制度设计尤其是各种法典的多样性。这种多样性不是休谟《人性论》的主要关注点，但在《道德原则研究》文末一个只被称为"一篇对话"的简短文本中，它直接成为需要解释的焦点，它是由其中提及的一个叫郁斯贝克的人发起的。当然，郁斯贝克是孟德斯鸠《波斯人信札》一个主要人物的名字，而且《一篇对话》和孟德斯鸠的小说在主题和语气上有明显的相似性。《一篇对话》自

[1] Montesquieu, *Spirit of the Laws*, transl. Cohler et al., p.156 [Bk. 11, ch. 5].

[2] 参见孟德斯鸠致休谟的信件，重印于 Burton, *Life and Correspondence of Hume*, vol. i, pp.456-458.

[3] *Enquiry Concerning the Principles of Morals* (1751), p.55 fn.

称是《道德原则研究》的作者和一位叫作帕拉梅德斯的朋友谈话的记录。帕拉梅德斯"就其秉性和身体来说，是一位伟大的漫步者（rambler），他边学习边旅行，几乎阅遍了思想世界和物质世界的每个领域"[1]。在某种意义上，这是休谟和他自己的对话。它揭示的问题是，关于道德谴责和道德赞同的普遍原则，如何与具体的道德规定在所有时代、所有地区都不同这一事实协调起来。帕拉梅德斯揭示了古代雅典人的道德观与现代欧洲的道德观似乎大不相同，甚至在某种意义上截然相反。事实上没有普遍的道德原则，道德体系在一个时间、一个地点总是特定的，得出这个结论对不对呢？

　　对休谟而言，这是个新问题。与作《人性论》的时候，他显然充分相信"人性"是个独特的东西，可通过结合对周围世界的反省和观察来描述，而且，没有迹象表明他对18世纪上半叶欧洲所写的人性论可能不符合其他时代、其他地方的人的本性怀有某种程度的焦虑。历史和文化差异性也不是休谟第一卷论文集的突出主题。但是，当等到他重写道德哲学的时候，他已读过孟德斯鸠，不得不思考这些问题。而且在那时，休谟已经有过旅行，对他那个时代的人而言他的旅行范围相对广泛。他还更广泛地阅读了古代世界的文学和历史著作。《一篇对话》可以视为这次时空冒险的产物。休谟的方法是把道德和风俗体系的多样性与以下观点结合起来，即坚持认为有一些普遍原则在道德情感的形成中起作用。阅读《论法的精神》似乎改变了休谟的认识：一般而言的试验性人性科学能取得多大成就？现在明确的是，这样一门科学需要借助更特殊的、地方化的道德史和风俗史来补充和深化。这里，休谟指出了现在需要采取的道德哲学的方向。他自己没在这一领域继续研究，而将发展孟德斯鸠洞察力的任务留给了凯姆斯、亚当·斯密、亚当·弗格森和约翰·米勒这些朋友。[2]

252

　　1750年末，休谟给吉尔伯特·艾略特寄去《一篇对话》，显然是对其价值信心不足。"人们往往对自己的表现尤其是在创作热情中的表现感到满意，"几星期后他写道，"但我几乎从未写过比这更稀奇古怪的文章，或者说

[1] *Enquiry Concerning the Principles of Morals*（1751），p.223.

[2] 关于孟德斯鸠与弗格森，参见 McDaniel, *Adam Ferguson in the Scottish Enlightenment*。至于孟德斯鸠更普遍意义上的影响，参见 Fletcher, *Montesquieu and English Politics*。

对这篇文章的价值更不自信的文章"[1]。不过，休谟开始对《一篇对话》以及作为整体的《道德原则研究》的价值自信起来。1753 年，公众呼吁《道德原则研究》出版第二版，休谟写信给律师大卫·达尔林普尔咨询如何改进语言和论证的意见。"除此之外，我非常渴望在我所有的努力中获得一点正确性，"休谟写道，"我必须承认，我偏爱那本著作，敬它是我创作的作品中最拿得出手的。"[2]休谟随后出版的著作没有改变这一评判。在《我的一生》中，他形容《道德原则研究》是"我所有的历史、哲学或文学著作中无可媲美的"[3]。需要站在作者的角度解释对《道德原则研究》意义的这一评价。同时，休谟在《我的一生》中说《道德原则研究》是"我重新打造的《人性论》的另一部分"[4]，这件事情也要解释。因为，《道德原则研究》和《人性论》第三卷之间的差别确实非常明显。肯定有人会问，"重新打造"是否不包括一些更基本的内容，而只是表达方式的更改？[5]

《道德原则研究》的文本结构颇为精心。它由 9 篇文章构成：导论，三篇文章是关于社会生活必需的三种德性的，一篇关键的衔接性文章解释为何有用的事物是道德赞同的对象，三篇文章讨论社会生活非必需的但仍然是有用的或至少是令人愉快的德性或"品质"，最后是结论。该书的谋篇布局给人的印象是一种平衡和克制。在第一章导论部分，休谟解释说，他打算回答一个明显的、直接关于经验事实的问题。他将先考虑赞同对象和谴责对象的共同特征是什么，然后思考一般而言被赞同的人格品质，以及一般而言被谴责的人格品质，"希望我们最后可以抵达伦理学的根基，发现那些普遍的原

---

[1] *Letters of David Hume*, ed. Greig, vol. i, p.145.

[2] *Letters of David Hume*, ed. Greig, vol. i, p.175. 两年后，他告诉勒·布朗神父，《道德原则研究》是他的"最喜爱的作品"——"虽然（《哲学论文集》）名声更大"（*Letters of David Hume*, ed. Greig, vol. i, p.227）。

[3] *The Life of David Hume*（1777），p.16.

[4] *The Life of David Hume*（1777），p.14.

[5] 很长一段时间以来，《道德原则研究》的遭遇和《关于人类理解力的哲学论文集》/《人类理解力研究》一样，没有因其本身的价值而被认真对待，它被当作《人性论》蕴含的休谟真正哲学的可怜替代品。把《道德原则研究》当作一篇独立成篇的道德哲学作品，可参见 Abramson, 'Sympathy and the Project of Hume's Second Enquiry'；Baier, 'Incomparably the Best?'；特别参考 Taylor, 'Hume's Later Moral Philosophy'（特别是泰勒在第 339—340 页列举的著作）。泰勒编辑的《解读休谟的道德原则》（*Reading Hume on the Principles of Morals*）对其有全面研究和重新评价。

理，而所有的道德谴责或道德赞同归根结底源于这些原理"[1]。在《人性论》第三卷中，休谟试图一次性回答各个不同的问题：关于道德历史的问题，关于负责道德评判的心灵能力的本质以及这种能力如何运行的，关于制订道德评判的标准。相反，《道德原则研究》似乎从一开始就打算展现一个单独的目标。与手边这个主要目标不直接相关的问题，现在都被放在两篇附录中，一篇讨论"**理性**或**情感**在所有道德决定中能起多大作用"，另一篇包括"对正义的进一步思考"[2]。有理由认为休谟最初打算以一系列论文来表现他道德哲学的新阐释。有两处——均在脚注中——提到该书时说的是"这些论文"，这一用语在勘误表中被纠正为"这篇研究"[3]。或许经过再三思考，这一论证聚焦的焦点让这些意义庞杂的"散文"看起来不那么合适。

253

如我们在第四章中看到的，休谟在《关于人类理解力的哲学论文集》中努力与其读者进行一场复杂的互动。激进的、令人不安的论断以一种典雅大方的方式表现出来，不是以抽象哲学的语言，而是以典雅文学和历史语言表现出来。《人性论》第一卷的重铸，就休谟而言不是一种妥协。相反，第一卷的核心主题（因果推理的怀疑主义）仍然完整如初。《关于人类理解力的哲学论文集》打算确保这一主题没有和《人性论》一起被遗忘，同时引出一些更重要、更令人不安的意义。在《道德原则研究》中，休谟也有类似的抱负。他的目标当然不是给他的道德哲学打折扣，以致因为毫无争议，变成十足的温暾水让一般人都能接受。相反，他的道德哲学被精减成最本质的原理，并寻找一种表达方式，确保其激进主义不会被断然拒绝。达到这一目的的主要方式是，休谟现在似乎刻意让自己摆脱曼德维尔式语气中的任何内容。看来，当休谟以《道德原则研究》的形式重新打造其道德哲学时，他已相信，曼德维尔主义的建议会妨碍人们理解他真正想说的话。而且，休谟在《道德原则研究》中做的第一件事，便是让自己远离"那些拒绝道德判分真实性的人"[4]——诸如曼德维尔和

---

[1] *Enquiry Concerning the Principles of Morals*（1751），p.8.

[2] 1751 年《道德原则研究》出版后，剥离论据直至纯粹本质内容的过程仍在继续。在 1777 年最后一版（即身后那版）的《道德原则研究》中，休谟从第二章中摘录了他对哲学利己主义的反驳，从第六章中摘录了他关于德性和天赋纯粹言辞上的区别，并把它们糅合成两篇新的附录（附录二和附录四）。

[3] *Enquiry Concerning the Principles of Morals*（1751），pp.55 fn.，110 fn. 也可参见 p.55 fn（'See Essay I'）。

[4] *Enquiry Concerning the Principles of Morals*（1751），p.2.

254 霍布斯所认为的那样，休谟曾坚持至少一些德性具有"人为性"，也可以理解成他曾经是那样认为的。在这一转变之后，休谟接着回避了另一个棘手的问题，即轻率断言"**理性**和**情感**赞同几乎所有的道德决定和结论"[1]，并将该问题降格为一篇附录，在附录中充分讨论确切意义上的理性和情感的工作内容。"道德的普遍原则"这个特殊问题将不是他的主要关注点。相反，休谟在《道德原则研究》中想做的是当我们称一种心灵品质或一种性格特征是好的而另一种是坏的时，我们考量的这些因素的确切性质是什么。而且，他主张，在很多情形下最重要的考量是涉及普遍社会利益的"效用"。当社会效用不在这种考量范围之内时，我们进行道德评判的根据，要么是我们对那个特征是否对拥有它的人有用的评价，要么是我们对那个特征是否令其拥有者或令别人"愉悦"的认识。

以休谟那个时代的哲学标准看，这一主张是令人震惊的，甚至是颠覆性的。因为，这就意味着，在道德善的分析中，某些事——比如某些行为或某些意图，无论其结果怎样——本身就是善的观点毫无立足之地。休谟在《人性论》中也得出了这样的主张。我们在第二章提到，它导致对斯多葛学派道德哲学的核心概念即至善概念的否定。至善这一概念意味着，即便没有人真正发现它有用或令人愉悦，它本身也是善的。[2]休谟在《道德原则研究》中将其道德哲学剥离成以效用和愉悦性决定道德评判这一论断，结果是提醒至善的缺席。或许，休谟现在开始认为，他附加在有用和愉悦意义上的内涵被《人性论》第三卷第二章中对正义、信守诺言、政治忠诚的冗长分析隐去不显——那里作出的论断是，这些德性不是"自然的"，而是"人为的"，在某种意义上，它们不能像天生的、自发的道德情感的作用那样被视为道德上的善，而是对为了让社会生活得以可能发展的公序良俗这一倾向同情性反思的结果。《人性论》第三卷的结构依据的是第二章讨论的人为德性和第三章讨

255 论的自然德性的区分。[3]人为德性的讨论最先展开，并且内容最长，这一事

[1] *Enquiry Concerning the Principles of Morals*（1751），p.6.

[2] *Enquiry Concerning the Principles of Morals*（1751），p.［2.4.3.3］。

[3] 如我们在第二章看到的，有理由认为《人性论》第三卷第一章是后来的增补，写于18世纪40年代中期休谟收到哈奇森的评论之后。

实可能给人的印象是，这些非常重要的德性的人为性主题是休谟试图让读者记住的主要内容。《道德原则研究》中的表现方式非常不同。导论的后面紧跟着就讨论仁慈这一《人性论》中的自然德性。讨论伊始，休谟便明确抛弃以下观点，即仁慈要么是纯粹的虚伪，要么实际并不重要，因为无论哪种激情，每一种都是"自爱的变体"。曼德维尔以及名声没那么不好的众多哲学家、宗教作家，都持这一主张。休谟在《人性论》中也抛弃了哲学的利己主义，但不够明确，或者说不够详细。

哈奇森将道德善定义为根据最大化人类同胞的幸福的意图行事，但同时否定这样的意图因幸福倍增而让道德感满意。根据他的分析，赞同仁慈动机是我们天性赤裸裸的事实，是我们合乎上帝的本能。道德感重视仁慈是因为它本身的善，与它的结果毫不相干。这是哈奇森赋予斯多葛**至善**真实性的方式。相反，休谟指出，"源于社会德行的**效用**，至少构成了它们价值的**一部分**，是被普遍给予他们认同和尊重的**一个来源**"[1]。另一个来源则是仁爱之人本身对仁爱情感的"温柔细腻、体贴暖心"感到愉快，"它友好的表达、细致的关心，以及彼此信任、尊重的连绵不绝，让人陷入爱和友谊温暖的依恋之情中"[2]。强调有用和愉悦性意味着不需要详细说明。他的同时代人亲眼见证了正在发生之事，并批评了《道德原则研究》缺少善本身的概念。休谟肯定预见了这种反应。他拔除这些批评之刺的方式，是把他对道德原则的分析表现为仿佛只是由日常生活的道德情感规定的，并表明，一种与自己道德理论相悖的理论肯定是由某种形式的偏见或者溺爱"体系"造成的。休谟暗示，善本身这个观念，是哲学家或神学家的老调重弹，不是基于日常经验的道德生活。[3]

256

《人性论》关于正义的讨论中，休谟首先指出正义不是天生被当作一种德性，接着对正义的起源提出一种二阶的解释，先解释正义的"自然义务"，后阐释"道德义务"。正义的自然义务据说由自爱提供，在广泛意义上被理

---

[1] *Enquiry Concerning the Principles of Morals*（1751），pp.26-27.

[2] *Enquiry Concerning the Principles of Morals*（1751），p.154.

[3] 摩尔很好地解释了**至善**之于休谟同时代人的重要意义，见"Utility and Humanity"。但我不认可摩尔对这一影响的论断，他认为休谟在《道德原则研究》中表述了自己关于何为**至善**的理解。

解为包括对一个人的附庸和朋友的关心。关于财产的协约被设计出来，是为了防止家族或部落在占有物相对稀缺条件下的冲突。休谟的《人性论》就这些协约如何形成所讲的故事又长又复杂。正义的道德义务远远超出自利的义务，这一观点就得以从同情运行的角度解释。几乎所有关于正义自然义务的展开论述都从《道德原则研究》中消失了，就像正义人为性的最初论断彻底消失一样。休谟在《道德原则研究》中强调的是，正义的唯一根源在于对效用考量的反思。他的观点致力于表明在财产规则无用的情况下这样的规则是不存在的，或者说不能被当作规范性力量。确切地说，规则的根源为何、它们如何演变不是他详细论述的内容。对这些内容的简单讨论会在附录二看到。在那里，休谟简要勾勒了协约（convention）理论的轮廓，他的协约理论与契约（contract）截然相反。他还提到，正义是自然或人为的问题"只是言辞"问题。[1] 人们无须得出结论说，休谟现在否认或不赞同正义人为性的说法。不用试图表明正义是**自然**的。相反，整个问题都被搁置一边，如同正义在多大程度上根源于自利这个问题一样。休谟在附录二的一个脚注中声称，他关于正义起源的老套概述"大体上同样受到格劳秀斯的启发，也是格劳秀斯采用的"[2]，但这个文本主体部分更根本的呈现是孟德斯鸠，"最近一位伟大的天才作家，也是一位博学多识的作家，"他阐释说，"法律与每个社会的政府制度、风俗、气候、宗教、商业和境况有——或者说应该有——持续不断的关联。"[3] 这句话的含义或许是，孟德斯鸠提供了一种解释道德史的方法，该方法优于曼德维尔《蜜蜂的寓言》第二部分以及休谟在《人性论》第三卷描述的那种推测史。

257

休谟声称道德赞同与否的原则是对他人和自己有用、令他人和自己感到愉快，除此之外，他在《人性论》第三卷还将**同情**描述为作出道德判断的心灵能力。这是他对哈奇森批评性回应的关键原理。哈奇森说道德观不能简化为自然的或自利的善恶观是对的，休谟在《道德原则研究》第五章中重申他赞成哈奇森的论断，以回应曼德维尔和"古今那些怀疑论者"，后

---

[1] *Enquiry Concerning the Principles of Morals* (1751), p.220 fn.

[2] *Enquiry Concerning the Principles of Morals* (1751), p.218 fn.

[3] *Enquiry Concerning the Principles of Morals* (1751), p.54.

者声称"所有的道德判断都源于教育，最初被政治家的诡计发明，随后又被政治家们鼓吹，目的是让人们听话，遏制他们那些不适于社会的天生的暴戾和自私"[1]。但休谟在《人性论》中指出，哈奇森将一种特殊的感官视为我们拥有道德观的介质是不对的。同情显然是心灵装置的一部分，它在激情体系（economy of passions）中运行，也在我们对艺术作品的反应中起作用，以普遍的视角看待事物，从而适当矫正偏差。我们恰恰需要以同情解释特殊的道德情感的起源。对同情机制的阐释是《道德原则研究》缺失的另一个内容，就像对观念联想机制的阐释被《关于人类理解力的哲学论文集》漏掉一样。这里也无须得出结论说，休谟现在不再相信同情在道德判断中的能力了。《道德原则研究》不赞同哈奇森式的道德感，而且在《道德原则研究》大部分内容中，休谟至少**暗示**了同情的作用。他在第五章论述效用为什么令人快乐时，突出强调了一些言辞，即简要表述了《人性论》详细阐释的同情论。不过细节似乎不再是问题。休谟在一个脚注中宣称，"无须把我们的研究推向深处，去质问我们为何对他人会有人情味或同胞之情"。"显然，众所周知，这是人性中的一个秉性。"[2]至于《道德原则研究》的目标，最重要的是，人情味（humanity），或者同胞之情，或者同情，为社会德性的明显效用解释它们的道德赞同提供了一种手段，这是再明显不过的事实。[3] 258

1751年9月，休谟致信爱丁堡的牧师罗伯特·华莱士——我们会在本章后面提到此人——"《道德原则研究》已在伦敦印刷，不过尚未发行，我已订购一本寄送给你。我希望你会发现，我的伦理学与正统观没有太大出入，无论怎样，它们都站在论据和哲学的一方"[4]。休谟说的他的"伦理学"，可能是指在著书过程中他编纂的德性列表，这个表单上的德性充分体现在第十章结论对完美女婿的描述上。至于"论据和哲学"，休谟可能指的是他对

---

[1] Hume, *Enquiry Concerning the Principles of Morals* (1751), p.76.

[2] Hume, *Enquiry Concerning the Principles of Morals* (1751), p.85 fn.

[3] 关于同情在《道德原则研究》中的地位这个问题，参见 Abramson, 'Sympathy and the Project of Hume's Second Enquiry'; Debes, 'Humanity, Sympathy and the Puzzle of Hume's Second Enquiry'; 以及 'Has Anything Changed? Hume's Theory of Association and Sympathy after the Treatise'; 以及 Vitz, 'Sympathy and Benevolence in Hume's Moral Psychology'.

[4] *New Letters of David Hume*, ed. Klibansky and Mossner, p.29.

德本身与恶的鉴别、区分手段的解释：换言之，他诉诸效用和愉悦。因而，我们不得不承认，致华莱士的信尽管强调自私假设的虚假性，轻视自然德性与人为德性的区分，但休谟哲学原理中仍然存在某些潜在的令人不快的东西。令人困惑的是，休谟认为或假装认为，他的德性定义是无懈可击的。因为，《道德原则研究》的后半部分清楚地说明，他的"论据和哲学"对他的"伦理学"产生了重要的、令人忧虑的结果。这里的休谟式德性，和《人性论》第三卷的最后章节一样，完全不同于休谟时代想要描述的那种德性。给华莱士的信可能泄漏了休谟在关于其同时代人如何解读和理解这方面的某种幼稚。或者是休谟不太诚实，假装期望别人会以一种他知道别人将不会采取的方式对他进行解读。

休谟在第六章开头评论说，"对于哲学家而言，最有用的莫过于侵入语法学家的领地，进行言辞争论，而他们却想象自己正在处理最重要、最令人关心的争论"[1]。接下来是对以下观念的广泛抨击，即道德德性与诸如良好判断、勇敢、节制、勤勉、智慧、知识之类的品质之间存在巨大差别。实际上，休谟甚至走得比这还远，他指出，没理由区分心灵的品质与诸如漂亮长相、强壮有力和财富这样的身体天赋、财富机运。所有这些对于拥有它们的人都是有用的，有理由得出结论说，因为它们对拥有它们的那些人有用，所以都有价值。所以，没理由假定道德德性、有用的心灵品质、有用的身体品质、有用的出身之间有某种重要的差别。从这些品质中得出的那些区分，休谟曾一度称为"多变的语言"[2]。这里能被信任的是我们拥有的全部情感，以及我们的情感提醒自己的，不只是对我们的正义或我们的仁慈的关心，还有我们更想看重的品质，即"我们的勇气或学识，我们的智慧或教养，我们的雄辩或演说，我们的趣味或能力"[3]。休谟这里无非追随了"先人"的脚步。只有"现代哲学家"，才会采取善有善报恶有恶报这种定义的法条式道德观，才会坚持道德领域与意志领域相互共存。但是，休谟忍住没说，"现代哲学家"在这方面受到某些形式的基督教神学思想的影响，诸如形容上帝是赏罚的最初来源之类。并非休谟所有的同时代人都认为上帝是那样的，但很多人

---

[1] *Enquiry Concerning the Principles of Morals*（1751），p.105.

[2] *Enquiry Concerning the Principles of Morals*（1751），p.109 fn.

[3] *Enquiry Concerning the Principles of Morals*（1751），p.107.

都是那样认为的，而休谟肯定应该预测得到，他"伦理学"的这一方面会遭到很多他的早期批评家的反对。事实也的确如此。

　　休谟在《道德原则研究》中德性定义的其他方面，势必令某些人难以下咽。比如，休谟声称，没理由说骄傲为何应该是"好或坏，因为它取决于是否有事实依据，取决于伴随它的其他条件"[1]。一切事物都是平等的，当别人看重我们时，我们为何不看重自己？这是没理由的。当然，我们往往不喜欢别人身上自我赞同的迹象。智慧在于隐藏自己的自我价值感，这提醒人们现代哲学家并未适当承认的另一条真理——道德和风俗之间无法作出明确的、原则性的区分。什么样的人既令人快乐又让人接受，对此品质的完整描述必然会包括礼仪规矩、社会风度这类"较低层次的道德"。像正义和仁慈这样的合群之德，无须多说，当然非常重要。至少，没人想得到藐视法律、对他人的需求漠不关心的名声。然而，符合常情的是，承认合群之德，俱乐部和会客厅的德性都同等重要。休谟引用伊壁鸠鲁派的圣 - 埃弗蒙德（Saint-Evremond）的话说："我们认为有价值的是无须苦行的道德，不女人气的快乐，不惧死亡地热爱生活"。[2]

　　这里，休谟还是很关心一些道德方案——源于至少某些基督教派别的道德方案——妨碍人们充分理解以何种方式过好生活的方式。令人惊讶的是——令休谟同时代人惊讶的是——他的分析中没有位置留给定义为上帝之爱的德性以及定义为上帝之惧的德性。[3]诸如斋戒、忏悔以及其他形式的自我贬抑的践行，被某些人认为是有德的，纯粹是因为它们让上帝感到满意，或因为它们表现出对上帝愤怒的适当恐惧。休谟认为，这些行为不符合健康而未受腐蚀的道德情感告诉我们的值得赞美、令人满意的德性。这在 18 世纪中期不会冒犯每一个宗教人士。休谟或许期望正在现代化的温和派基督教徒——就像他们从道德实践的角度重新定义基督教品性一样——认同他对"僧侣德性"的抨击。他或许还期望他们与《一篇对话》描述的帕斯卡尔的生活方式同情共感，帕斯卡尔过着"一种刻意而为的生活"，"纯粹为苦行而

260

[1] *Enquiry Concerning the Principles of Morals*（1751），p.106 fn.

[2] *Enquiry Concerning the Principles of Morals*（1751），p.146."女人气"是休谟对 *molesse* 一词的翻译。

[3] 参见 Heydt, 'Practical Ethics', esp.p.376。

苦行，以尽可能多地受苦"这种病态的自我憎恨是这种生活的动机。[1]休谟在他打趣利奇曼关于祷告的布道辞中——如我们已经看到的——或许完全忘了或者忽视的是，温和派仍然致力于祷告甚至偶尔斋戒这样的宗教实践，而他却认为这些行为没有意义，也不能被认真对待。[2]

《道德原则研究》主要内容的最后，即在第九章的第二节，休谟转而"简要讨论我们德性的义务，并探讨每个关心自己幸福和福利的人是否能从每一项道德义务的践行中发现他的利益"[3]。休谟构思德性义务这个主题的方式值得注意：他未经论证便假定，道德义务应根据幸福和福利思考所提供的理由，而非绝对的需求或义务。休谟有理由认为，他可以确信，基于他在《道德原则研究》的前几章定义德性的方法，这才是理解道德义务的正确方式。正如他指出的，他的分析是在"美德真正的、最诱人的魅力中展现她的风采，并让我们带着轻松、熟悉和喜爱的心情贴近她"。"很多神学家、某些哲学家盖在她身上的阴暗衣裙脱落下来，显现出来的唯有文雅、人道、仁慈、可亲，不但如此，甚至在适当的间隙还流露出嬉戏、欢乐和兴高采烈。"[4]德性完全是由有用性和愉悦性构成的，它无非是我们实现自己利益的手段，而不是什么需要牺牲和自我否定的东西。

哈奇森曾指责休谟的《人性论》在德性事业上没有温度。休谟在《人性论》中不屑回答这一指控，他确信，对道德性（morality）"解剖式的"分析显然没有义务为我们为何取德弃恶提供理由。在《道德原则研究》中，休谟仍然是一名解剖学家，不过现在他愿意花更多时间说明一旦德性被恰当地分析，显然就有充分的理由爱德嫌恶。换言之，这不是在皮肤下面发现那些面目可憎、难以觉察乃至会动摇人们自然信念和自然情感的事物的解剖学。人们怀疑曼德维尔在说出他所呈现的是道德的真理时，他的意图是扰乱一般的道德义务，同样休谟的《人性论》也有这样的嫌疑——《一位绅士的信》清楚表明了这一点。现在，休谟明确否认这是他的意图。只有在正义的情形

---

[1] *Enquiry Concerning the Principles of Morals*（1751），p.252.

[2] See Ahnert, *The Moral Culture of the Scottish Enlightenment*，其中，对温和主义的叙述解释了这些努力的意义。

[3] *Enquiry Concerning the Principles of Morals*（1751），p.187.

[4] *Enquiry Concerning the Principles of Morals*（1751），p.188.

中，道德要求偶尔会与人们的自然欲望相悖，比如，当法律要求一个人牺牲，这将大大损害这个人自己，而其他人却不会因此获得明显的利益。休谟的这一让步可能是为了强调他拒绝以下观点，即做正确的事情本身就有价值，不受结果的影响，即便涉及牺牲也能为保持道德提供一个理由。在这样的情况下，一个人要么顺从自己的情感违背法律，要么忤逆自己的情感遵守法律，休谟声称，没道理说服你去做你的天性不打算做的事情。这里，休谟回到 1742 年《道德和政治论文集》论述古代哲学流派的四篇论文的主题。哲学无力改变你的天性。但这并不重要，因为大多数人在大多数时候将会发现道德是满足那些偏好的手段，而人的天性是合乎那些偏好的。[1]

262

　　休谟告诉吉尔伯特·艾略特，他在《关于人类理解力的哲学论文集》中删掉了一些内容，以突出他对理解力的论述。他可能会对《道德原则研究》说同样的话。《人性论》第三卷的大部分论证被删掉了，目的是强化清晰度，还有主要议题的力度。不过，休谟为重新打造其道德哲学所做的并不只是删减。与此同时，他继续《关于人类理解力的哲学论文集》开启的计划，寻找一种令人喜欢的、"典雅大方"的方式表达挑衅性的哲学立场。《道德原则研究》中特别值得注意的是引用希腊、罗马作家的数量：从亚里士多德、柏拉图到爱比克泰德，从西塞罗、普鲁塔克到李维、波利比乌斯，以及其他众多作家。另外，还提到并引用了相当数量的法国作家：拉罗什富科、圣-埃弗蒙德、费纳隆、丰特奈尔，以及孟德斯鸠、培尔和帕斯卡尔。当休谟说到奇闻异事时，他指的是来自法国古代世界的历史故事。这似乎是休谟把自己当作**欧洲**文人共和国一员这种自我意识发展的一部分，他不希望人们站在任何狭隘的立场看待他。因此，除了运用了英语，几乎看不出《道德原则研究》的作者是一位英国人。不过，休谟当然知道，他的绝大部分读者首先是英国人，而非法国人或意大利人。于是，该书给人的印象是，休谟吹捧他读者的方式是让他的读者有机会享受他们自己文化的世界性。譬如，希腊语引文是不翻译的。就像在《关于人类理解力的哲学论文集》和《道德和政治论文集》中一样，休谟称他的读者有品位、有水平，能够广泛阅读好几种语言的历史作品和文学作品。

　　换言之，休谟仍然力求在自己和读者之间建立一种同盟，一种世界主义

---

[1] *Enquiry Concerning the Principles of Morals*（1751），pp.191-194.

者和文人的同盟，以抵制现代世界的学园哲学。休谟在"哲学"和"日常生活"之间建立一种对立，这一点在《道德原则研究》中一再出现。"哲学"喜欢在经验不能确定的"假设"基础上建构"体系"，这正是"哲学"的特征。这样的一个假设是：所有的道德判分都由理性作出，情感毫无作用。另一个假设是，人类就其关切点和动机来说是而且只可能是自私的。在《人性论》中，休谟似乎想把牛顿自然哲学的解释方法和目标用在"道德主题"上，但在《道德原则研究》中，他区分了道德哲学和"物理学"。在自然哲学中，即使一种理论和常识完全与最初表象相悖，它也是真理，这并不稀奇。但在所有"关于我们激情的起源、人类心灵的内在运行的研究"中，"最简单、最常见的原因"，最有可能是真正的原因："哲学家在阐释其体系时，不得不诉诸某些非常复杂、非常精练的反思，并假设它们是任何激情或情绪产物的本质，我们有理由在提防如此荒谬的假设时极端一点。"[1] 所有情感——即便最明显的仁爱情感，实际上都是自私的，这一说法便是这种谬论的典型代表。然而，这种对将自然哲学的方法移植到人类心灵研究的怀疑主义，并非抛弃了"实验的"心灵研究方法。实验主义的目标和修辞仍然是休谟计划的一部分，比如他对"假设"和"体系"的怀疑，比如他声称，从"事实和观察"中抽取道德原则无非是遵循了"哲学原则"而已。[2] 这又为《道德原则研究》增加了一个吸引读者的维度：这些读者不仅应该广泛阅读古代和现代世界的文学作品，还是新道德科学家共同体的同盟军，他们致力于清除教条的形而上学家的谬误。

《道德原则研究》展现了一个明确、简单但仍很激进的主题，其方式是精心设计以引起该书最可能拥有的那类读者的赞同。该书以读者自己的习语对读者讲述，利用读者可能应该读过的那些材料，同时将读者拉进新的哲学运动中，进入心灵的归纳科学计划中，到孟德斯鸠老道微妙的历史主义中。该书是《关于人类理解力的哲学论文集》第一章描述的结合两种哲学——"浅白哲学"和"精确哲学"——的进一步实验。很可能休谟认识到风格和

---

[1] *Enquiry Concerning the Principles of Morals*（1751），p.17.

[2] *Enquiry Concerning the Principles of Morals*（1751），pp.121, 129. 同时参见 p.61, 为了支撑"效用是功劳的首要决定因素"这一提议，休谟在这里主张，"这完全符合哲学原则，甚至符合日常理性。在一种情形下发现一条原则拥有巨大的力量和能力，进而认为它在所有相似的情形下都有类似的能力"。

实质的混合体带来的成功，这种成功让他觉得《道德原则研究》是他所有著作中"无可媲美"的。他或许感觉到，与《人性论》第三卷不同，在《道德原则研究》中，他对自己的论断有充分的控制力，以确保他的道德哲学会根据自己的措辞来评判，而不是被当作过去或现在怀疑主义或道德败坏的看法。实际上，作为一个整体，《道德原则研究》可以被视为一种尝试，它试着让最早的道德哲学看起来完全脱节于阐明道德情感体系中起作用的那些原理的任务。尽管休谟常常引用古人作品的语录和片段，但他不是一个追求复兴希腊罗马哲学的人。当《一篇对话》的叙述者描述帕拉梅德斯是"迄今为止，我所知道的唯一一个通晓古人又不极端崇拜他们的人"[1]，或许可以认为休谟在以一种间接的方式形容他自己。通过引用的语录和典故，休谟清楚表明他非常了解古代世界的道德哲学。不过，伦理学作为一种治疗形式，用西塞罗的话说，作为心灵之药，这一影响休谟同时代人的古代概念并未被休谟分享，这一点再明显不过了。《人性论》中"解剖"方案中的很多内容都留有痕迹。可以设想，休谟的愿望是，现在没人会把那个方案与霍布斯、曼德维尔和其他现代道德怀疑主义者假定的道德败坏方案混淆。

264

《道德原则研究》的全稿完成于 1750 年年末。1751 年 7 月，安德鲁·米勒在伦敦印了 1,500 本，4 个月后打广告销售，标价 3 先令。[2] 即便在该书发行后，休谟仍在继续修订这个文本，为附录二增加了最后一段话，第一版的一些副本能看到这段话，但并不是所有的第一版都有这段话。[3]

商业世界的政治经济学

休谟以《道德原则研究》的形式重铸其道德哲学的同时，他还在创作一系列政治主题的新论文。和《道德原则研究》一样，休谟将这本著作的部分

---

[1] *Enquiry concerning the Principles of Morals*（1751），p.232.

[2] 所以，休谟在《我的一生》[*The Life of David Hume*（1777），p.16] 中说《道德原则研究》和《政治论丛》同一年出版时，是他记错了。

[3] 这段话开始说，"在我们总结这一主题之前，我们正好可以评论……"：*Enquiry Concerning the Principles of Morals*（1751），p.222. See Beauchamp，'Introduction'，p.xliii.

手稿寄给了苏格兰的朋友。譬如，1750 年夏天，他给詹姆斯·奥斯瓦尔德寄去了《论贸易平衡》的最早版本。奥斯瓦尔德以详细的、批评性的评论回复，休谟接着回应奥斯瓦尔德。[1] 1750 年较早时期，他写信给约翰·克里芬汇报说，他刚刚完成了一篇"关于古代人口的知识渊博、阐释详尽的论文"[2]。大约一年后，他把这篇"论文"寄给了罗伯特·华莱士，并告诉他，他愿意在这篇文章前加一个注释告知人们华莱士本人在同一主题上著作的重要意义。他还告诉华莱士，这卷新书有 12 篇论文，"其主题是：《论商业》《论奢侈》《论货币》《论利息》《论贸易平衡》《论势均力敌》《论赋税》《论社会信用》《论某些值得关注的惯例》《论古代国家的人烟稠密》《论新教徒继承》《论完美共和国的观念》"[3]。绝大多数文章今天被归为经济学著作，但如我们现在所知，经济学学科很大程度上是 19 世纪的创造。如我们在第三章讨论休谟"早期札记"时看到的，18 世纪对货币和财政问题的兴趣最初源于政治视野。一个基本的问题是，一个国家如何通过经济手段增加其抵抗对手的实力。在 18 世纪中期的英国，这个问题非常急迫。奥兰治的威廉即位将英格兰、1707 年后将大不列颠卷入一系列对法国及其盟友的长期战争中。这些战争导致了一份越来越大的国债。[4] 但他们没能在欧洲创造一个稳定的势力均衡局面。在博林布鲁克看来，奥地利王位继承战争"是这个国家打过的战争中获胜最少、开销却是最大的一场"[5]。没人相信 1748 年缔结《亚琛和约》带来的和平会持续下去。1745—1746 年，在詹姆斯党人反叛的刺激下，亨利·佩勒姆（Henry Pelham）治下形成的辉格执政党的首要任务，是如何把这个国家的财政扶上正轨，如何足够迅速地调整国债，以确保在早晚势必爆发的对法战争中占据优势。休谟自维也纳和都灵返回九泉后所写的这些政治论文，自然是关于我们现在称为经济问题的内容，就像他在沃尔波

265

---

［1］1750 年 10 月 10 日奥斯瓦尔德致休谟的信，重印于罗特温编辑的《大卫·休谟：经济学文选》（但日期弄错了）（Rotwein, *David Hume: Writings on Economics*, pp.190-196）；1750 年 11 月 1 日休谟致奥斯瓦尔德的信，见 *Letters of David Hume*, ed. Greig, vol. i, pp.142-144。

［2］*Letters of David Hume*, ed. Greig, vol. i, p.140.

［3］*New Letters of David Hume*, ed. Klibansky and Mossner, pp.28-29.

［4］参见 Brewer, *Sinews of Power*, ch. 4, and O'Brien, 'Political Economy of British Taxation, 1660—1815'。到 1750 年，国债增长到大约 8000 万英镑。

［5］Bolingbroke, *Some Reflections on the Present State of the Nation*, p.323.

尔执政时期的最后一年所写的文章是关于派系的内容一样自然。[1]

商业，在 18 世纪的英国一般被称为"贸易"，一百多年以来，这一主题孕育了大量重要的文献。[2]约瑟夫·马西（Joseph Massie）——我们稍后会谈到他论利率的著作，他收集了 1557 年到 1763 年间出版的论贸易的近1500 种著作和小册子。[3] 18 世纪 30-40 年代，这些文献中早期的重要作品都已出版，法国论贸易的著作正被译成英文。虽然这些小册子和著作的确包含了对货币性质、利率的决定因素、奢侈的准确定义等问题的理论反思，但它们常常打算说服读者相信具体实践措施的智慧，并声称这是为了整个国家的利益。有时，它们的序言可能会被认为是替一般意义上的贸易辩解，证明制造商人、大批发商的利益与该国其他人的利益是一致的。用乔舒亚·塔克的话说，把贸易描述成"一门高贵的、有趣的科学。我们国家的财富、实力，我还可以加上道德和自由，本质上都依赖于它"[4]。这些文献努力表明，土地利益和货币利益一样，由成功的商业支持。但是，绝大多数论商业的著作是关于政治政策的细节以及政策应该如何改变的内容。作家们出版这些，是因为他们相信他们能比别人更清楚地看到，进口税和出口补贴会保证对法国的贸易优势，如何在不减缓经济的情况下缩减国债，如何减少失业者带来的经济和社会负担，面对爱尔兰经济发展对英格兰经济的挑战时应采取什么措施，等等。他们提出在某些领域放宽商业立法，在另一些领域松开商业的束缚。他们主张以多种多样的方式支付国债持有人的利息，以及国债本身变成一种流通形式的好处。他们提出在修筑马路、清理河道时强制赤贫者劳动（而且不付薪）。他们主张把亚麻生产引入爱尔兰取代羊毛生产。用那个时代的行话说，他们像"设计者"一样写作，塔克鼓吹不列颠与爱尔兰联合。[5]

266

[1] 然而，派系仍然是休谟的关注点。我们将在第七章看到，1758 年，他就这个主题新写了一篇文章（《论政党联盟》）。

[2] 对这一文献的考察，参见 Appleby, *Economic Thought and Ideology in Seventeenth-Century England*, and Finkelstein, *Harmony and the Balance*。

[3] 参见 Sheldon, 'Massie, Joseph（d. 1784）'。

[4] Tucker, *Brief Essay on the Advantages and Disadvantages which respectively attend France and Germany, with Regard to Trade*, p.iv.

[5] Tucker, *Brief Essay on the Advantages and Disadvantages which respectively attend France and Germany, with Regard to Trade*, p.65.

马拉奇·波斯尔韦特（Malachy Postlethwayt）复兴了共和国时代的观念，主张不列颠和尼德兰联合行省联合。[1]

这些对具体政策措施的不满，背后暗含的是一系列假设，这些设想自被斯密《国富论》抨击以来便获得了一个名声：重商主义体系。现在常有人指出，重商主义实际上根本不是一个体系。[2]当然，没人企图把论贸易的作家们聚在一起，创造一个系统的学说体系，以便为他们支持的政策提供思想的合理性。他们论断所依赖的基本假设被视为无争议的，甚至就是事实，而且不需要辩护。[3]这些假设中最突出的是金银形式的货币是一个国家实力的重要来源，增加一国的货币储藏便是增加其国力。对于一个没有金矿银矿的国家而言，贸易就是一个重要的货币来源，但仅仅在该国出口价值大于进口价值的范围内才是。"正是我们的贸易平衡，为我们提供了金条银条，"约翰·卡利（John Cary）在1745年第三次再版的书中写道，"有利于我们，就为我们带来金银；否则，金银肯定被拿走。"[4]贸易平衡，尤其是与法国贸易平衡的状态，就像18世纪前半叶英国的国家魔咒一样。大量的专著和小册子指出，与法国的贸易平衡是不利于英国的，因此，英国贸易需要更好的保护、更有效的刺激。[5]在某些禁令的情况下，需要制定税率和关税，以便保护英国制造业不受外国竞争的影响，制定消费税抑制国内对进口货物的需求，奖励有利可图的出口产品。人们普遍认为，为了提高制造品价格在国际上的竞争力，应尽可能地保持低工资。1660年复辟之后，已经以这些方式成功地促进了制造商和大商人的利益，或至少是那些在更大范围的国际市场上参与竞争的制造商和大商人的利益，而且见证了政府在沃尔波尔治下的新时代。[6]

267

---

[1] Postlethwayt, *Universal Dictionary of Trade and Commerce*, vol. ii, p.793.

[2] 参见 Stern and Wennerlind, 'Introduction'。

[3] 参见 Coleman, 'Mercantilism Revisited', 以及 Viner, 'English Theories of Foreign Trade before Adam Smith'。

[4] Cary, *A Discourse on Trade*, pp.iv-v.

[5] 例如，Philips, *The State of the Nation, in Respect of her Commerce, Debts, and Money*; Decker, *An Essay on the Causes of the decline of the Foreign Trade*; 以及 Tucker, *Brief Essay on the Advantages and Disadvantages which respectively attend France and Germany, with Regard to Trade*。

[6] 参见 Kramnick, *Bolingbroke and his Circle*, ch. 2; Viner, *Studies in the Theory of International Trade*, p.69; Brewer, *Sinews of Power*, pp.168ff。

　　并非每个论贸易的作家都赞成持续增加保护主义性质的关税、消费税和奖金。相反，很多人都鼓吹自己支持更自由的贸易。伊萨克·热尔韦斯（Isaac Gervaise）主张，"自然、自由的贸易是最好的状态"[1]。马修·德克尔（Matthew Decker）指出，"我们贸易目前的困难和挫折"会因把它从规则中解放出来、在英国打造自由港口、摧毁贸易垄断、结束出口奖励而治愈。塔克回应了德克尔的埋怨。雅各布·范德林特公开宣称，"一般而言，贸易绝不应有任何形式的限制，对势在必行的贸易也不可有更高的课税"，因为"没有限制的贸易不会带来任何不便，而只有重大利好"[2]。然而，更自由贸易的拥趸并不是自由贸易的拥趸。对他们而言，常见的观点是，因监管结构松弛而丧失的岁入可以由增加奢侈品消费的税收来替代。他们固恋贸易平衡，认为相比保护主义的立法，更大的贸易自由是确保有利均衡的更好手段。

　　休谟至少从18世纪30年代起就在阅读这些文献。《论社会信用》那篇文章中有一处很令人困惑，因为他甚至声称，他"从学生时代起"就在寻求"流通"一词用在货币领域中的意义。[3]然而，《政治论丛》并不只是另一种致力于争论何为确保对法贸易均衡优势的最好方式。休谟谨慎明确地否认他希望被理解为一位"设计者"。相反，他说，他呈现的是"一位哲学家的气质"。因此，他自己演说的对象是他所谓的"思辨的政治家"，这或许完全不同于现实中实际卷入政府事务的政治家。[4]在第一篇文章的开头两段，他暗示说，作为一位哲人式作家，他是从"一般原则"而非具体计划的角度来关注"商业、奢侈、货币、利息等"的。也就是说，"以那些普遍的前提来理解这些主题下的无数个体，把一门完整的科学包含在一条单独的定理中"[5]。这就是说，他感兴趣的是藏在贸易文献背后的假设，而非具体的商业政策措施。休谟表明，现实中的政治家，而非思辨的政治家，可能也将事物的一般进程当作他们的"主要任务"，"尤其在国家的内部治理方面，在那里，社

268

---

［1］Gervaise, *System or Theory of the Trade of the World*, pp.17-18.

［2］Vanderlint, *Money Answers All Things*, pp.26, 43.

［3］*Political Discourses*（1752）, p.127.

［4］*Political Discourses*（1752）, p.45.

［5］Hume, *Political Discourses*（1752）, pp.2-3.

会福利，即应该是他们目标的社会福利，取决于众多原因的共同作用"[1]。因而，对一般原则的考察可能得出实践的教训。但休谟并不止步于这些教训，他承认，对众多读者来说，该书似乎太抽象、复杂，乃至根本没什么用处。就像在《人性论》和《关于人类理解力的哲学论文集》的开篇一样，休谟一开始便承认，但也很坚持接下来的内容抽象难懂。然而，休谟在《政治论丛》中确立的一般原则，绝大部分内容都不是他自己的发现。[2]该书新颖的地方，以及对其同时代人来说可能有点难以理解的地方，主要在于其冷静、思辨的笔调，给人的印象是作者采取了一种长远的目光，毫不关心绝大多数本土的、短暂的、派系的焦虑，情愿以一种历史的、世界市场的视野来思考贸易的政治学。这种语调和视角在 1758 年新增的《论贸易的猜忌》一文中最完美地表现出来了。休谟在这篇文章中宣称，"不仅作为一个人，而且作为一个不列颠的臣民"，他祈祷德意志、西班牙、意大利，甚至法国都商业繁荣。[3]《政治论丛》绝没有益格鲁的贸易作家们那种只关心英国利益的排他性和强迫症。[4]

因此，认为《政治论丛》只有英国的思想语境是不对的。休谟希望他的读者注意到他的文章与益格鲁作家对贸易的通常理解是有区别的。他理解商业主题的独特之处在于该书结合了法国的政治经济学文献。《政治论丛》的脚注中提到了迪托、约翰·劳、梅隆、巴里斯-迪韦尔纳（Paris-Duverney）。休谟对梅隆的兴趣可能在于他在贸易上采取的与众不同的视角。[5]梅隆在《商业政治论》（*Essai Politique sur le Commerce*）一书的第一章便反驳路易十四统治下法国流行的那种观点：战争是矫正欧洲千差万别的国家间不可避

---

[1] Hume, *Political Discourses* (1752), p.3.

[2] 休谟在《政治论丛》中汲取他人观点的范围，可参见 Johnson, *Predecessors of Adam Smith*, ch. 9; Rashid, 'David Hume and Eighteenth-Century Monetary Thought', 以及 Wennerlind, 'An Artificial Virtue and the Oil of Commerce'。

[3] Hume, *Essays and Treatises on Several Subjects* (1760), vol. ii, p.110.

[4] 对休谟经济思想的有益概括，参见 Rotwein, 'Introduction' to *David Hume: Writings on Economics*; Sakamoto, 'Hume's Economic Theory'; Schabas, 'Hume on Economic Well-Being'; and Skinner, 'Hume's Principles of Political Economy'。还可参见《大卫·休谟的政治经济学》（Wennerlind and Schabas (eds.), *David Hume's Political Economy*）中的篇章。

[5] 这里我采用罗伯逊的观点，参见 *The Case for the Enlightenment*, pp.363-371。

免的经济失衡的手段。[1]《商业政治论》的语境还是法国对英国或不列颠商业霸权的恐惧。一些人相信法国最好的政策是把军事强权和英国依赖法国进口食品的侵略性剥削结合起来，梅隆驳斥了这些人。他极力主张，对法国而言，最好的行动策略是以英国自己的游戏打败它，开发农产品贸易，让法国产品充斥英国国内市场。法国应该发掘其农业优势，让她获得"与其实力对等的……宁静"，其手段正是借助商业的成功，而非军事的成功。[2]休谟并不赞同梅隆以农业为基础的经济发展模式和政治霸权的具体措施。原因之一，他分享了孟德斯鸠的观点，认为没有一个国家有可能维持长期的商业霸权。[3]原因之二，如他在《政治论丛》第一篇文章《论商业》的脚注中指出的，梅隆过高估计了法国人民能在农业上做出的贡献。法国和英国一样，实际上欧洲大多数地区都一样，"一半居民住在城里，即便那些住在乡下的人也有大量的工匠，可能占三分之一"[4]。因此，更合理的政策是发展制造业，通过销售奢侈品来获取经济上的成功。休谟与梅隆相同的是，对已有的普遍看法的怀疑，尤其是对欧洲势均力敌的老观点的怀疑，以及希望把经济学基本原理的发现当作商业和政治关系新思想的基础。

270

因而，休谟在《论商业》中指出，没必要在一国公民的财富、他们的奢侈享受与"主权的重要性"即该国在国际事务中坚持自己意志的能力之间做出选择[5]。休谟主张，制造业和工业才能被视为一国"真正财富和实力"的组成部分，而财富和实力在于粮满仓、衣满屋，武器弹药充足。**对外**贸易也不值得关注，因为在某种程度上它悄无声息地泄露一国的实力和活力。通过进出口，对外贸易增加了一国劳动储备，国家可以在战争时期将其用作自己的目的。无须多说，休谟不是第一个提出鼓励生产、消费绝对必需的生活资料之外的商品不会削弱国家实力的人。[6]当然，他也不是第一个提出生产和消费奢侈品会产生有利经济结构的人，就像他在《论商业》中暗示，在第

[1] 梅隆这一论断的意义，参见 Hont, *Jealousy of Trade*, 'Introduction', pp.30-32。

[2] Melon, *Political Essay upon Commerce*, transl. Bindon, p.10.

[3] See Hont, *Jealousy of Trade*, 'Introduction', pp.32-33.

[4] *Political Discourses*（1752）, p.5 fn.

[5] 福斯提到，这是一种"全新的、充满悖论的观点"：*Self-Interest Before Adam Smith*, pp.208-210.

[6] 参见 Viner, 'Power versus Plenty as Objectives of Foreign Policy'。

二篇文章《论奢侈》中明确说明的那样[1]。休谟指出，改进制造业、优化消费模式，带来的是日益频繁的社会交往，以及科学的发展。现代生活呈现的截然不同的模式，俱乐部、协会、咖啡馆、会客厅里形成的、交流的、改善的情感，若没有超越基本生存的经济条件，将是难以想象的。因此，就像休谟在一句名言中指出的，"勤勉、知识和人道就像一条不可分割的链条，紧紧地联系在一起，而且从经验和理性来看，它们也只存在于那些更为优雅和通常所说的更加奢侈的时代"[2]。休谟认为孟德斯鸠对奢侈也有同样的看法，视奢侈为风俗的柔和剂、习惯的改良者。[3]他所理解的梅隆也指出，奢侈远没有让一个国家女气、懒惰、不能自我防御，而是"怠惰和懒散的破坏者"[4]。

休谟还读过曼德维尔。但就像在《道德原则研究》中一样，休谟在这一点上提到曼德维尔，仅仅是为了让自己远离《蜜蜂的寓言》得出的比较极端的结论。休谟指出，并非所有的奢侈都有利于国家。在更有用的意义上，有钱人教育孩子、帮助朋友、缓解穷人之苦，好过他把所有的钱用于满足自己的嗜欲。曼德维尔提出根本没有邪恶的奢侈，诸如此类是错的。这几乎也不是新奇的看法。新奇或许不是休谟论奢侈文章的目的，他想要的只是清晰、优雅、简练表达出他所知道的内容，这种表达将是一种令人熟悉的论证。不过，还应该提醒的是，融入这一论断的是对勤勉和商业繁荣后的独特政治优势的强调。商业被视为自由的源泉，也是财富、国家权力和优雅风俗的源泉。斯密在《国富论》中声称，休谟是"唯一一位"注意到商业与个人自由、个人安全之间联系的作家。[5]

从政治视角看，商业的首要目标一般认为是增加国家的货币，而货币意味着金银形式的金属。支付军队、舰队和城堡开销的金银，资助外国盟友、维持欧洲权力平衡必需的钱财，为结束战争的条约付款。贸易论作家们设

---

[1] 参见 Hont, 'The Early Enlightenment Debate on Commerce and Luxury'.

[2] *Political Discourses*（1752），pp.27-28.

[3] 参见 Hont, 'The Early Enlightenment Debate', pp.404-409；孟德斯鸠关于一般意义上商业的有益结果，参见 *The Spirit of the Laws*, transl. Cohler et al, pp.337-353［Bk 20］.

[4] Melon, *Political Essay upon Commerce*, transl. Bindon, p.177.

[5] Smith, *Wealth of Nations*, eds. Campbell, Skinner, and Todd, vol. i, p.412.

想，货币和财富是等价物：换言之，所有情形下，一国拥有的金银越多，就越富有。然而，更具反思性的贸易作家们质疑将金属等同于财富，追问积累货币是否真的被认为是商业的目的。譬如，贝克莱在《问难》(*The Querist*)中追问："货币是否只因它刺激了勤勉，让人们相互参与到彼此的劳动成果中而有用？"[1]在贝克莱看来，货币只是可能不同于以物易物的贸易造就的。它本身没有价值。他认为，货币的真正含义是"一张票或一个计数器"[2]。范德林特也认为货币是一台"计数器"，是"各种商品从一个人手中购买、转移到另一个人手中的工具"，是贸易的"中介"，而非贸易的目标。[3]孟德斯鸠的意见也一样。[4]货币以这种方式定义时，一个经济体中有多少"计数器"就不重要了，只要数量足够，方便货物从一人手中交换到另一个人手中即可。一些人还认为，货币由什么制成不太重要。

　　如我们将要看到的，休谟认为货币由什么制成还是很重要的，但他觉得一个国家拥有多少货币没什么意义。在《论货币》的文章中，他明确表示，他看重的这一点是显而易见的。他写道，"金银数量本身无关紧要是一条理性原则"[5]。货币数量增加，无非是物价膨胀，这一点绝非有益，"在一国与外国人的贸易中甚至有所损失"[6]。休谟稍后在《政治论丛》中考察了一国可能受损的条件。《论货币》一文的大部分内容都不是对这种货币论的详细解释和辩护，反而是为"思辨政治家"利益着想，思考这种论调两个明显的问题。随着南美洲金银矿的发现而来的欧洲货币量的增加，刺激了欧洲的经济，这是历史事实。另一个历史事实是，货币数量有限的国家往往成了最穷的国家。休谟的解答方法是，这两种情况中，决定因素不是货币数量，而是勤勉和商业的发展程度，货币流通速度是勤勉和商业发展的结果。货币数量的增加的确刺激了发展，但这里的主要问题还是增加的**过程**，不是进程的最后为经济带来的货币数量，而让增长变得可能的是制造业者和商人愿意利用

272

[1] Berkeley, *Querist*（ed. Johnson）, p.125［Query 5］.

[2] Berkeley, *Querist*（ed. Johnson）, p.126［Query 23］.

[3] Vanderlint, *Money Answers All Things*（1734）, p.2.

[4] 参见 *Spirit of the Laws*, transl. Cohler et al., pp.398-413［Bk 22, chs. 1-10］。

[5] Hume, *Political Discourses*（1752）, pp.51-52.

[6] Hume, *Political Discourses*（1752）, p.42.

货币供应量膨胀导致的短期效果的程度。[1]通常，贫穷的原因不是货币短缺，而是货币没派上用场。休谟的结论是，一国实力不在于货币储存量，而在于勤勉和进取的习性。

就货币而言，休谟认为自己已经把附带结果混淆成原因说清楚了。货币稀缺一般会伴随着贫穷，但不是贫穷的原因。相反，二者的根源在于流通不充分。这种混淆的另一个例子，至少自洛克论货币的文章以来就成了一个正统的看法，即货币数量是货币价格的决定性因素：低利息率和便宜的贷款是货币充足导致的，高利息率和昂贵的借款是货币短缺造成的。[2]休谟在《论利息》一文中概括的观点是，需要其他因素来解释利息率是如何确定的。这里也不是原创性的观点。1750年，约瑟夫·马西在其出版的《论自然利息率的主导性原因》(An Essay on the Governing Causes of the Natural Rate of Interest)中声称，要正确解释利息率，需要从人们为何打算支付利息这个问题入手。[3]这个问题的答案是，利息被视为用别人的货币赚取利润的机会价格。人们不能用自己的钱投资获得更多利润时，他们愿意允许别人用自己的钱来牟利。所以，他们贷款的利率必定至少与一般意义的贸易利润率相同。因而，利息率就与贸易的利润率紧密关联。这就导致了另一个问题，即什么决定了贸易利润。这个问题的答案很简单：竞争。剧烈的竞争挤压着利润率。那么，什么决定了人们想拿到贸易市场的一部分利润呢？马西的答案本质上是说，政治考量是关键因素。政府有信心履行契约、保护船只，大体上能维护和平时，人们就愿意承担贸易的固有风险。

休谟论利息的文章准确重复了马西的论断，乃至很难不得出结论说，他已读过马西的书并受其影响——不过，当然，应该记住的是，如果马西能自己想出他的解释，那么休谟可能也想得到。无论如何，在休谟看来，重要的

---

[1] 休谟 [Political Discourses (1752), pp.47-48] 对货币增加结果的描述与1755年坎蒂隆在《商业性质概论》(Essai sur la Nature du Commerce en Général, ed. Higgs, pp.161ff.) 中的评论有着惊人的相似。洪特指出，这是很有可能的——尽管毫无证据——骑士拉姆齐可能让休谟接触到坎蒂隆的手稿，参见 'The "Rich Country-Poor Country" Debate Revisited', p.319n. 16。

[2] 关于利率争论的考察，参见 Tucker, Progress and Profits in British Economic Thought；还可参见 Brewer, Sinews of Power, pp.124ff。

[3] Massie, Essay on the Governing Causes of the Natural Rate of Interest, pp.47ff.

是一国的勤勉程度以及它对商业和利润的渴求。商业的习性和风俗是流通货币量和主导性利息率的原因所在。欧洲18世纪中期相对的低利息率不是因为西班牙、葡萄牙美洲殖民地金银的涌入，而是制造业、技艺和工业的普遍繁荣，以及消费者对奢侈的嗜好、商人勤俭节约的习惯使然。休谟暗示但未明说的政治家道德，是便宜钱财无捷径。打个比方，利息率的降低不可能通过法律授权增加硬币价值，或通过引入纸币来代替金属货币。这样的政策带来的短期效果无论怎样，在利息率恢复到整个经济体活力决定的自然水平之前，都不可能持续很长时间。

经济的"自然"状态不可能通过立法行为人为地提升，休谟之前那些"重商主义"的贸易作家早就提出过这一观点，他们赞成沃尔波尔及其继任者统治下迅速发展起来的普遍宽松的关税、税收和垄断体系。但这些作家仍然坚持，贸易只有在出口大于进口时才合乎国家利益。他们像保护主义一样担心，若放纵其对法国奢侈品的自我毁灭性的嗜好，不列颠的货币就要"丢给"法兰西了。在《论贸易平衡》一文中，休谟指出，贸易平衡的观念是"错的"、"有害的"。经济的自然状态这种观念还不够深入人心。这一事实的完整含义——勤勉，非货币数量，才是经济生活事实的决定性因素——并没有抓住。货币不可能"丢"在法国，因为英国经济能够利用有限数量的货币。货币堆积只会导致工资成本增加、物价上涨，出口价格上涨结果变得没有竞争力。这里的货币将必然开始逃离经济，因为进口品变得比国内产品还便宜。这将导致制造业状态的下滑，失去工作机会，工资下跌，最后国内工业在国内和国际上又有了竞争力。货币，用贝克莱的描述话语来说就像润滑贸易车轮的润滑油，或者用范德林特的描述话语来说就像浮起商业之舟的水面，它和任何液体一样，都有一个自然的水平，超过或低于这个水平都不能持续太久。英国人在嫉妒、憎恨法国人时实施的"无数贸易壁垒和贸易障碍"，只是众多注定会把货币水平抬高到英国经济的自然水平之上的尝试——如果这些尝试能激起勤勉和进取精神的话。

休谟认为是时候纾解嫉妒和仇恨了。羊毛品制造业应该允许自由出口到法国，不管人们害不害怕这一措施可能会促使海外羊毛品填充国内市场，比如鼓励了爱尔兰的羊毛制造业。像法国红酒这样的奢侈品，应该允许进口，而且没有惩罚。法国红酒生产只会在目前种小麦和大麦这些主食的土地上种葡萄时增加，因而小麦、大麦将不得不从外面进口，比如从英格兰进口。[1]
他的结论是，"总之，政府有充分的理由关心保护它的人民及其制造业。它
可以安全地将其货币交给人类事务的进程，无须害怕或嫉妒"[2]。他情愿接受
保护主义的措施——比如，对德意志的亚麻和法国白兰地征税——如果它们
有助于维持人民的生计和制造业发展的话。他不是彻底的自由贸易的鼓吹
手。但重点是，立法者们的关注点应该被理解为勤勉精神的培育，而非在
"有利的"贸易平衡的利益中从商业对手那里吸钱。

《政治论丛》不仅流露出休谟对保护主义的深深怀疑，还泄露出休谟对
政治家认为他们能通过创造新型货币——比如银行发行的信用票据、大型贸
易公司的股票、国债股份等——来增加财富的怀疑。在《论货币》中，休谟
把这些东西斥为"伪货币"[3]。导致膨胀的纸币，不会被外国人承认为金属货
币，其价值极度脆弱，完全随人们对发行人信誉的信心起伏涨落。任何形式
的重大银行骚乱都会让其一文不值。休谟无疑在 1745 年反叛几乎导致英格
兰银行挤兑这一事实中找到了这种怀疑主义的理由。休谟认为英国人尤其容
易产生这种幻觉，即纸币是增加国家财富的一种手段。法国人应对 18 世纪
20 年代金融危机的措施是废除银行和纸币，甚至有息借贷（至少理论上如
此）。但是，英国人似乎仍然深陷约翰·劳及其鼓吹的把创造性金融当作普
遍致富手段的魔咒之下。英国人在 1688 年革命的刺激下目睹了所谓的"金
融革命"[4]。在市场投机中获取财富，政治家把股票和债券交易培植为税收岁
入的来源。问题是，如休谟看到的，由于纸币作为货币供应的基本组成部
分，金银势必会离开国内经济，因为纸币不会作为国外的流通货币。

人们或许要问，如果就像休谟《论货币》中所持的观点，货币只是计数
器或代金券，其价值只是协约上的意义，那么它为何重要呢？[5]所有的货币
在某种意义上不都是"伪币"吗？在休谟看来，货币重要，准确地说是因

276

---

[1] *Political Discourses*（1752），p.88.

[2] *Political Discourses*（1752），p.100.

[3] *Political Discourses*（1752），p.44.

[4] 这一经典研究是狄金森的《英格兰的金融革命》（Dickson, *The Financial Revolution in England*）。

[5] 休谟曾在《人性论》中提到一种协约主义的货币论，参见，例如 *Treatise*（1739–1740），vol. ii, pp.63-64 [II.i.x: SBN 311].

为各种类型的国际交易都需要金属。允许一国批发商和交易者信任另一国发行的信用票据的制度还没出现。理论上，任何东西都可以用作货币，但实践中，被当作货币的往往是金银。[1] 充足的货币，只有在与外国人谈判交易时才派得上用场，其他场合没啥用处。在国内环境中，货币充足只能是通货膨胀。因此，纸币量增加，"我们感到……一切糟糕的后果，除了产生大量货币，其他一无是处"[2]。想把货币抬升到自然水平之上的政策，实际上只是将其降到自然水平之下的手段，这种策略就是"收集大量货币变成公共财富，然后把它们锁起来，绝对阻止它们的流通"[3]。原则上，休谟似乎也认为这是个策略，但人性如此之强，这一策略注定失败。[4] 要么，别的国家入侵、偷走囤积的土地，要么，政治家痴迷于货币的诱惑，其消费方式会让它们变得普遍，但也会摧毁最重要的东西——人民的"勤勉、道德和数量上的优势"。

在论贸易平衡的文章中，休谟发现了主导富国穷国间货币流通的机制，该机制似乎使一个拥有大量货币、如此高劳动力成本的国家不可能因为惧怕工资非常低廉的穷国制造业的威胁而长期孤立自己。[5] 货币就像水流一样，自然而然从高处流向低处，最后的结果当然是各国彼此接近，达到一种大致的经济平等。"任何今天在欧洲旅行的人，"休谟指出，"都能从商品价格中看到，尽管君主和国家之间存在荒唐的猜忌，但货币自己几乎达到一种水平，一国和另一国之间在这方面的差异并不大于同一个国家内不同省份的差异。"[6] 詹姆斯·奥斯瓦尔德看到这篇文章的初稿时表示怀疑该文描述的这个持平过程。他指出，有理由认为富国有能力购买储藏便宜的食物，能够吸引可靠的移民劳动力，有能力长久地维持对穷国的竞争优势。休谟在回复奥斯 277

---

[1] 参见 Wennerlind，'An Artificial Virtue and the Oil of Commerce'。

[2] *Political Discourses*（1752），p.90.

[3] *Political Discourses*（1752），p.93. 关于这个语境，参见 Viner，*Studies in the Theory of International Trade*，pp.45-51。

[4] 参见 *Political Discourses*（1752），p.45。可与范德林特的《货币万能论》第94页进行比较 [Vanderlint，*Money Answers All Things*（1734），p.94]。

[5] 关于这种政治—经济动态学的研究，以及休谟在这一研究中的意义，参见 Hont，'The "Rich Country-Poor Country" Debate in the Scottish Enlightenment'。

[6] *Political Discourses*（1752），p.87.

瓦尔德时指出，后者不应认为他所说的这一过程的结果是"相互交流的"国家间会自动获得相同数量的货币。只有各国在"人民、勤勉和商品"方面持平时，它们才会有这样的结果。换言之，水流之类比，不能从字面意义上理解。休谟在论货币的文章中承认并详细解释渐进的货币增长短期内会刺激勤勉精神而非只导致工资和价格的膨胀。但休谟对奥斯瓦尔德坚称，从长期来看，富国不可能维持对穷邻国的优势。"技艺和自然中一切事物的成长，"他写道，"最终会自我遏制。"[1] 唯一能保护欧洲免遭中国低工资经济竞争的是距离。如果中国与英国的距离像法国或西班牙一样，那么，"我们使用的一切都将是中国的，直到货币量和价格持平为止"[2]。英国能够维持其经济地位多长时间，这个问题，休谟在与凯姆斯探讨塔克《商业理论》的通信中重新提及。在这封信中，休谟宣称自己很高兴塔克对英格兰的未来以及他对"这个国家持续的，甚至是进一步的财富发展"充满信心。即便如此，他还是承认，他不能听任自己沉迷于"我们苏格兰也拥有同样的优势，能够让我们分享他们的财富和勤勉精神"[3]。然而，在《政治论丛》中，休谟不是以苏格兰人自居，就像他在《道德和政治论文集》中一样。他可以十分冷静地评论道，1707 年联合以来，英格兰人对货币流向苏格兰的恐惧最终变成无根之谈。[4] 他形容他的苏格兰同胞约翰·劳就像形容梅隆、迪托等"外国作家"一样。[5] 他并没有像约翰·劳在《货币与贸易论》中一样聚焦于他本国的情况，或者像贝克莱的《问难》一样集中于爱尔兰。[6]

紧跟着《论贸易平衡》的文章是《论势均力敌》。这或许可以视为主题

［1］*Letters of David Hume*，ed. Greig，vol. i，p.143.

［2］*Letters of David Hume*，ed. Greig，vol. i，p.144.

［3］*Letters of David Hume*，ed. Greig，vol. i，p.271.

［4］*Political Discourses*（1752），pp.86-87.

［5］*Political Discourses*（1752），p.126 fn. 我认为这个观点来自墨菲的论文《约翰·劳和苏格兰启蒙运动》（'John Law and the Scottish Enlightenment'）。

［6］这不是否认有一系列的政治—经济讨论，尤其是在 1745—1746 年詹姆斯反叛之后，休谟创作《政治论丛》时肯定意识到这些问题。似乎很多苏格兰人——虽然肯定不是所有苏格兰人——都认为，把高地完全融入大不列颠的现代商业经济中，是彻底摧毁詹姆斯党威胁的必要条件。不过与此同时，苏格兰不断推行的"文明化"进程所产生的道德和精神上的结果也激起了广泛而强烈的担忧。参见 Caffentzis，'Hume, Money, and Civilisation'，该文对《政治论丛》在 18 世纪 40 年代末 50 年代初苏格兰的政治—经济讨论中的影响提出了一些看法。

的变换。[1] 实际上不是。欧洲各国间贸易关系的状况与欧洲势力均衡关联密切。日益增长的战争成本造就了商业的成功，更重要的还有一国在其经济实力基础上的借贷能力，而经济实力是国际实力和声望必不可少的组成部分。欧洲面临法国及其盟国的威胁，陷入"普遍的君主制"之下，这一点或多或少不言自明。如休谟指出的："一个多世纪以来，欧洲仍然在提防那个最强大的国家，这个最强大的国家或许是由人类的民事同盟或政治同盟构成的。"[2] 英国经济的活力以及随之而来的陆军和海军的能力，往往被当作对抗那一威胁的基本力量。如休谟断言的，自 1688 年以来，英国"一直站在光荣斗争的最前沿，她仍然保持着自己的地位，捍卫欧洲的普遍自由，是人类的庇护人"[3]。休谟的文章在某种程度上是想表明"维持势均力敌这一准则"并不是欧洲政治的新特征。古代世界的领导们也遵循这一准则，即便他们没有明确把它当作一项政策。普遍君主制需要被阻止，这不过是常识问题。事实上，休谟认为，就英国而言，把势均力敌作为一项明确的政治关注点是危险的。这个问题还是英国对法国强迫症式的、非理性的厌恶。法国的广袤国土需要由一支军队控制，这是再自然不过的事情了。但英国无法阻止自己——可以这么说——酿成人际上的冲突。与法国的战争"总是因偏执和激情而被推向深渊"，英国人在与法国的冲突中总是被盟友利用，"我们是真正的斗士，一旦参战，我们便不再关心自己和子孙后代，只考虑我们怎样才能最好地激怒敌人"[4]。几乎很少反思势力均衡涉及的不是彻底击败敌人，而是创造平等的对立力量。休谟在总结这篇文章时采用的又是这种长远观。历史表明，"这些庞大的君主国——就像欧洲现在面临沦为君主国的危险"，不可能持续太长时间。波旁王朝将会像罗马帝国一样崩溃，而且将以同样的原因崩溃。

英国对外政策唯一不容争辩的结果是公债。这一债务在很大程度上由税收支撑，而在《论税收》中，休谟讨论并抛弃了以下观点，即增税总是有

278

---

[1] 罗特温编辑的《大卫·休谟：经济学文选》不包括这篇文章。
[2] *Political Discourses*（1752），p.109.
[3] *Political Discourses*（1752），p.110.
[4] *Political Discourses*（1752），pp.110-111.

利于国家经济，因为它们鼓励人们更努力地工作，以弥补他们净收入的损失。和往常一样，休谟寻求一个中间地带。一些税收是有利的，一些则相反。和很多贸易论作家一样，他赞成消费税，尤其是对奢侈品征税。他不愿意接受对占有物征税，比如土地税。他反对普遍的人头税。相反，他在《论社会信用》一文中转而直接讨论国债时，他实际上没有努力去发现一个中间地带。[1] 休谟认为一个国家抵押其将来的收入，只能是"毁灭性的，已有上百个案例证明了这一点"[2]。当英国显示出自己适应长期债务的迹象，当人们普遍认为英国的信誉既是权力的标志又是权力的来源时，国债是可以采纳的极为强硬的手段。[3] 这显然与其他文章宣扬的观点不兼容，即金融事务在自我管理方面可能是最靠谱的。就像休谟本人指出的，在古代世界，战争的资金来自囤积的钱财，而且，为反对国债这一观点，休谟与自己常常没空搭理的"乡村"党怀旧政治站在了一条线上。比方说，这一战线让休谟同意博林布鲁克的说法，后者在《关于目前国家状况的反思》（*Some Reflections on the Present State of the Nation*）中指出，"这个国家未来的繁荣和安全取决于我们国债的急剧缩减"[4]。正如 1749 年休谟致孟德斯鸠的信中所表明的，他打算承认国债可能会有积极的效果。债务本身作为一种流通手段，它增加了流通中的货币量，有可能以基金投资，持有债券阻止了成功的商人找到把钱投向土地的理由，由此让贸易更具竞争力。但是，这些好处被一个负债累累的国家承受的不利因素彻底遮住了。债务导致人口和金钱很不自然地集中到伦敦。这是通货膨胀。税收需要服务于债务，其方式是抑制工业。因为，大量的债券持有人是外国人，这削弱了英国的自主权。有可能以利息为生的生活方式助长了好吃懒做之风。[5]

　　如果这还不够糟，那么还可以思考一下"源于国家这个政治躯体的偏

---

[1] 特别参见 Hont, 'The Rhapsody of Public Debt：David Hume and Voluntary State Bankruptcy'。

[2] *Political Discourses*（1752），p.124.

[3] 相反，贝克莱把英国的社会信用描述为"金矿"，是"英国对法国拥有的主要优势"（*Querist*, ed. Johnson, p.144［Query 233］）。沃尔波尔毫不意外地把社会信用描述成维持 1688 年赢得的自由的手段。

[4] Bolingbroke, *Some Reflections on the Present State of the Nation*，p.387.

[5] 休谟列出的公债劣势和德克尔在《对外贸易衰落原因论》中的分析有相似性。

见，一个国家必须自立于民族之林，在战争和谈判中与其他国家进行各种各样的交易”[1]。在这一点上，国债没有积极作用可言。譬如，梅隆阐释说，国债是无害的，实际上，只有国家自己拥有钱财，一个人把他的钱从左手转到右手，结果不会变穷，所以不值得认真对待。债务是实实在在的，对大多数人的经济福利产生了不利的影响。然而，休谟抱怨说，即便如此，人们还是认为，对此没什么能做的事情，最好的希望是进行重组，缩减债券和年金的利息，延长贷款的年限，这些工作曾是沃尔波尔的重心，现在是佩勒姆的关注点。政治家总是会找到理由推迟压缩债务的重要尝试，借口维持战争期间那种水平的税收。休谟声称，不难看出，当不得不结束对债务这种得过且过的态度时，问题马上就出现了。战争会再次爆发，英国不可能既打仗又为债务提供资金，两者不可避免。因而，不得不在以下二者之间做出一种选择：要么拖欠国债不还继而“摧毁”国债，要么把国家的信誉放在自由之上进而允许债务摧毁国家。或许希望（hope）大于预期（expectation），休谟认为在这样的情况下，拖欠不还是较好的选择。他承认，还有其他不欠债的方法，比如梅隆为之辩护的法国实践，人为增加硬币价值，这对债权人不利，对债务人却是有利的；或者荷兰的策略，没提前和他们的债权人协商就强制压缩国债利息。不过他认为，这些在英国都不起作用。“这个国家的人，对于他们的利益事关何事，有很好的推理，”休谟如此评价，可能还带点儿嘲讽，“乃至上述措施欺骗不了任何人，公共信贷可能会因如此危险的尝试立即崩溃。”[2]因而，公共信贷可能会见证休谟所谓的“自然死亡”。休谟拒绝把欠债不还当作灾难。国债持有者只有17,000人。为何他们的利益应该摆在构成所有上议院和绝大多数下议院的土地地主的利益之上呢？休谟承认，“货币利息”比持有人数显示的更有影响力。令人担忧的是，它的影响进一步扩大，不断弱化英国为维持欧洲势均力敌所必需的战争嗜欲。法国的势力不断增长，最终，它会有势不可当的那一天。这将是社会信用的“猝死”。那时，两种终结国债的方式中必有一选。1764年修订这篇文章时，国债在七年战争

280

281

---

[1] *Political Discourses*（1752），pp.131-132.

[2] *Political Discourses*（1752），p.137 fn.

之后依然庞大，休谟变得更加悲观。[1]

休谟在《政治论丛》开头暗示他打算作为"哲学家"写作，也就是说，寻求"普遍命题，在无数个体之下理解这些命题，以单独一条定理容纳一整门科学"[2]。《政治论丛》最终不是这样一类书。它没有陈述"定理"，并从定理中推演"整个科学"。它与坎蒂隆、塔克、詹姆斯·斯图亚特爵士、亚当·斯密等即将出版的对贸易政治维度更精确的科学分析大相径庭。[3]休谟在《论一些值得关注的惯例》中强调他的研究是不系统的，运用的例子是令人费解、意想不到的政治现象，以说明"所有政治中的一般准则都应该以极保守的态度确立，道德世界和物理世界一样，异常的、令人震惊的现象屡屡发生"[4]。休谟在该书第一段精准地抓住了他自己方法的精神，他把"抽象思想家"描述为"迄今为止最有用、最有价值的"，因为"他们至少提供了一些线索，提出难题，他们可能想用技巧去解决，但那些有更正确思维方式的人处理这些难题时，却得到了一些很好的发现"。[5]准确地说，休谟《政治论丛》的计划是"提出难题"。而他提出的难题不仅是随后被称作"重商主义者"的难题。譬如，在《论货币》中，他关心的问题不是把货币等同于财富的错误，更确切地说是一个国家拥有多少货币并不重要这一更合理的看法具有明显的例外情形。《论贸易平衡》关心的问题是，无论保护主义者怎样试图阻碍进口，货币都会在相邻经济体中流动，这一机制即便是对最勤勉、最有进取精神的社会都是威胁。休谟没提出具体的贸易学说或理论。他最初写作的意图是激起读者的惊讶、困惑和反思。把这本书称为一系列讨论（discourses），部分原因可能是强调以下事实，即该书讨论的主题像俱乐部或协会中的谈话，希望挑起进一步的讨论。[6]

当然，比起写一本有用的贸易论著作，他更希望有更多的读者。塔克指

---

[1] 参见下文的讨论，本书边码第 423—425 页。

[2] *Political Discourses*（1752），pp.2-3.

[3] 参见 Letwin, *The Origins of Scientific Economics*，pp.218ff。

[4] *Political Discourses*（1752），p.142.

[5] *Political Discourses*（1752），p.1.

[6] 18 世纪 40 年代末《政治论丛》中讨论的众多主题在苏格兰引起的讨论，参见 Caffentzis, 'Hume, Money, and Civilization: or, Why Was Hume a Metalist?'，以及 Harris and Tolonen, 'Hume In and Out of Scottish Context'，pp.175-180。

出，贸易被描述为一个干瘪的、毫无吸引力的主题，只适合对"这个世界的商业部分"感兴趣的人。他表示，几乎所有论贸易的作家都没有一致的观点，这就使得普通读者对这个主题感到困惑，结果是，每个一般意义上的贸易论作家实际上都致力于推进他对贸易具体部门的看法。因而，"接受过通识教育（liberal and learned）的人，他对贸易没兴趣，却有可能比商人本身更有资格把贸易研究当作一门科学"[1]。休谟作为一个受过通识教育的人写作时，他寻求的是通识读者。《政治论丛》中没有图表，也没有对贸易状况的详细考察——比如对进出口平衡甚至国债的流通量和成本的详细考察。占该书一席之地的是历史，现代历史和古代历史都有。古代历史的内容特别丰富。全书贯穿着对古典著作的精读和再精读，这表明自1749年初返回九泉后，休谟一直都在研读这些著作。古代世界为休谟提供了丰富的案例，时不时地为他提供一种比较的视野，与现代欧洲的政策进行比较。详细参考古典著作包括脚注，远远多于对现代著作的参考——更别提脚注了。休谟明确参考的论贸易的现代文献几乎没有。古代文献，作为吸引那些期望以自己古典学识为傲的一般读者的兴趣的手段，可能更突出。休谟在《道德原则研究》中运用了相同策略。这是顺应读者的尝试，而非让读者适应他/她自己提出的不熟悉的主题。休谟向约翰·克里芬吹嘘的"关于古代人口博学多识的、详细展开的讨论"所展现的渊博简直无异于宣言。有人认为，对休谟而言，部分意义在于他不仅标榜自己是一位受人欢迎的散文作家，还是一位受欢迎的学者。

历史不仅仅是橱窗装饰品。如我们所见，休谟一再重申，一国经济健康状况的主要决定因素是风俗和习惯。重要的是勤勉和进取的习性，是像荷兰和英格兰这样的国家培育形成的政治自由的习性并由其强化，也是因精进、奢侈的趣味的传播而根深蒂固的习性。换言之，经济发展需要社会和文化的支撑，牵涉其中的所有因素都需要在历史框架中加以理解。风俗和趣味在时间长河里不断发展、改变。它们不可能被认为是一国或一个民族的永恒特征——尤其是民族性的"物质"因这一观念不被考虑在内时。在某种程度上，关于贸易的文献的确吸收了历史的视角，但就像休谟眼中的那样，历史

283

[1] Tucker, *Brief Essay*, pp.iv-vi.

是粗糙的，而且从根本上是被误读的。需要立即采取这种或那种措施来矫正英国的商业，作为这一论断的一部分，论贸易的著作或小册子往往站在现代早期的立场上，而现代早期认为现代世界不如古代，事物通常都处于衰落的状态，一种清晰的衰落状况、明显的商业危机，正是空虚的欧洲，它在现时代明显丧失了大量人口。1685 年，伊萨克·福修斯（Isaac Vossius），这位荷兰的古典学者和圣经学者断言，罗马巅峰期的人口有一千四百万，其疆域是现在伦敦和巴黎加起来的二十倍大。孟德斯鸠《波斯人信札》中的雷迪（Rhedi）和郁斯贝克（Usbek）表达了相同的观点；在《论法的精神》中，孟德斯鸠**以自己的声音**说，欧洲现在的人口比查理大帝时代多。[1] 在休谟 18 世纪 40 年代末阅读的手稿中，华莱士认为这些都是夸大其词，反而指出人口自罗马崛起之前就在减少。[2] 古代世界有多少人，这个问题现在听起来像是纯粹古文物学家的兴趣，但对休谟及其同时代人而言，它是——用休谟自己的话说——"所有学问中最令人好奇、最重要的问题"[3]。这个问题很重要，因为如果撼动了世界人口在减少这种看法，那也就撼动了人们有理由担心欧洲政治普遍的历史进程这一看法。毕竟，"如果任何其他事情都是相同的"，那么，"似乎就会自然而然地期望，无论哪里存在最大的幸福、最高尚的德性、最明智的制度，哪里就有最多的人"[4]。人口问题需要一个对现在世界状况非常满意的人进行详细考察，而对此问题，休谟在三百页的《政治论丛》中用了三分之一多的篇幅。[5]

在《论古代国家之人烟稠密》一文中，休谟一开始便比较了古代和现代世界的政治差异和道德差异，并指出这些差异表明世界人口不可能减少。接

284

---

[1] Montesquieu, *Of the Spirit of the Laws*, transl. Cohler et al., p.452［Bk. 23, ch. 24］.

[2] 1745 年或 1746 年，华莱士向爱丁堡哲学协会递交了一篇论文《论古代和现代的人口数量》，参见 Luehrs, 'Population and Utopia in the Thought of Robert Wallace'。休谟不是唯一一个对现代欧洲人口在不断增长充满自信的作家。范德林特也承认威廉·配第的论断，即虽然有战争、有移民到殖民地，但英国人口在稳步增长。关于更普遍的人口争论的详细论述，参见 Glass, *Numbering the People*。

[3] *Political Discourses*（1752），p.155 fn.

[4] *Political Discourses*（1752），p.160.

[5] 关于《论古代国家之人烟稠密》最好的研究，参见 Box and Silverthorne, 'The "Most Curious & Important of All Questions of Erudition"'。

着，他转而考察古代世界实际人口能找到的证据，并指出福修斯、孟德斯鸠和华莱士等人的主张证据不足。因而，他本人没有致力于在这个问题上得到明确的结论。如他告诉克里芬的，他的目标在于"提出一些足以让我们搁置我们在这个主题上的疑问、顾虑和难题"[1]。考虑到那个时代的偏好，以及休谟道德哲学的基调，非同寻常却也不奇怪的一点是，休谟自己能够沉浸在古代世界的研究中，却不会沉溺于对古代价值和制度的怀古之情。从古代政治而非古代文献来考虑时，古代雅典和古罗马似乎对他没有太多吸引力。如他对古代世界的解释，最重要的是依赖奴隶制，持久而破坏性的战争，欠发达的制造业和商业。休谟评论说，古代共和国热爱自由，却不能很好地理解自由。这样获得的自由反复无常、令人绝望，因为，"在那些年代里，心生不满的臣民头上严苛善妒的贵族与动荡不安、拉帮结派、专制暴戾的民主之间没有中间地带"[2]。也就是说，没有一个中间阶层的地主和富庶的制造业者、商人，作为权力的"钟摆"从少数贵族到多数平民之间来回摆动。暴力、残忍是政治生活的痼疾。休谟声称，古代世界使用的奴隶数量、对待奴隶的方式，"在那些冷静思考这一主题的人看来，总体说来，人性目前在大多数专断的欧洲政府中实际享有的自由，超过了古代最繁荣时期的自由"[3]。

这就明确抛弃了以下观点，即现代政治或许可以通过回溯到古代的理想模型来改善。它确认了《论商业》《论奢侈》这些文章所做的论断：对于赞成恢复"古代政策的准则"无话可说。现代世界痴迷于获取财富和社会地位及其赋予的炫耀性消费。所有这一切都与现代世界广泛而相对的自由密不可分，与其更优雅的、更人道的风俗密不可分。休谟在现在这个整体性的《政治论丛》中指出，把国债问题搁置一边不提，"思辨性政治家"没理由希望事情完全不同于过去。现在出版《论新教徒继承》，与1748年出版相比，某种程度上会少些詹姆斯主义的担忧。这篇文章补充了这一论断，并反思革命性尝试带来的害处。新教徒继承的理由在很大程度上是一个简单的事实：自1714年以来，汉诺威君主就一直在位。

285

---

[1] *Letters of David Hume*, ed. Greig, vol. i, p.140.

[2] *Political Discourses*（1752），p.204.

[3] *Political Discourses*（1752），p.161.

因而，令人惊讶的是，休谟为《政治论丛》选择的结束语，是思考何种形式的政府应该被视为最完美的政府这个可能悬而未决的问题。[1]如休谟本人在《完美共和国观念》开篇评论的，"政府形式和其他人为的发明物不同，就其他人为发明物来说，如果我们能够找到更精确、更灵活的装置，则旧装置就可以抛弃，或者可以进行安全的试验，即便不一定成功"[2]。即便如此，休谟还是主张，了解何为最有可能的完美政府形式还是有好处的，"我们可以通过一些尽可能温和又不至于给社会带来太多动荡的改变和革新，尽可能地使我们的实际制度和政府形式与之贴近"[3]。从一开始，休谟眼中的"实际制度或政府形式"很明显是英国体制。他的完美共和国的疆土大小大致是大不列颠和爱尔兰合在一起，其首都为伦敦。该文大部分内容都在描述哈林顿《大洋国》粗略塑造的共和政府。[4]休谟觉得，哈林顿理想国家的概念值得思考，因为它和柏拉图的理想国、莫尔的乌托邦不同，"没有设想重大的风俗改革"[5]。因而，问题就成了如何为一个多少有些真实的国家，一个居住着真实的人民的国家设计最好的制度。休谟的答案有两个点。首先是立法机构分为百户区组成的郡议会，每个议会由该郡的教区选举形成，根据百户区郡议会整体的大多数意见作出决议。这一安排通过将人民划分为众多独立的实体，从而允许大多数人作出全体决议，结果是形成合适的争论，不会出现混乱和骚动。休谟完美共和国的第二个重点是参议院，由一百名议员组成，每位议员由他所在的教区选举而出，负责管理国家事务，其额外功能是终审法院。休谟指出，参议院依赖其选民，没有其他措施能矫正派系分裂这个问

286

---

[1] 对这篇文章的意义详细而具洞察力的讨论，参见'The Scottish Enlightenment at the Limits of the Civic Tradition', pp.169-177.

[2] *Political Discourses* (1752), p.281.

[3] *Political Discourses* (1752), pp.282-283.

[4] 休谟在《英格兰史》中评论了哈林顿的《大洋国》，但他说，"完美、不朽的共和国……的观念，与完美、不朽的人的观念一样，将永远是荒诞不经的"[*History of Great Britain*, vol. ii (1757), p.127]。

[5] *Political Discourses* (1752), p.283. 在休谟看来，哈林顿设计了公职固定轮换法则、土地法，最著名的是赋予参议院过多的权力，这些设计有着明显的缺陷。在大洋国中，参议院向立法机关提议，人民赞同提议。休谟指出，这就意味着参议院的"否定权"在"人民的投票权之前"，"如果**英国**宪政中，国王有相同性质的否决权，如果他能阻止任何来自议会的提案，那他就是一位绝对君主"(p.284)。

题。另外还有休谟所说的"竞选委员会"，负责调查所有民意，可以在参议院前指控任何立法人员或行政人员滥用职权。马基雅维利的名言警句是：制度需要经常性地回到最初原则，每个世纪的第一年是立法机关用来矫正"所有的不平等，时间可以见证一切"[1]。

　　根据休谟的说法，这种制度的好处在于，它能够结合小型城市共和国的透明度、问责制与大型君主国的权力、稳定性。休谟打算切断那种传统的关联——即把共和国的自由和其小型规模关联起来，孟德斯鸠最近的《论法的精神》第八卷重申了这一联系。而这里的共和国，"凡事皆在统治者眼皮底下"，但因为规模较大，该国无须一直处于"外部强大力量的威慑之下"[2]。因此，"像法国或英国"这样的大国变成一个共和国，这一观念没什么内在的荒谬。实际上，有理由认为，与小共和国相比，一个大共和国能更好地维护其自由，"免遭骚动和派系斗争"[3]。休谟的完美共和国会永远存在吗？当然不会。人类任何事情都不会永远存在。休谟还没有转到相信一种制度如此完美乃至不可能被人类社会易于遭受的一两次"重大瘟疫"摧毁——比如说，被"狂热"或其他一些"人类心灵的异常动机"摧毁。不过，为延长完美共和国的寿命而采取的一项措施，是禁止"大范围的南征北战"，战争"势必摧毁每个自由政府，而且摧毁比较完美政府的速度比不完美政府的速度快多了"——就像罗马共和国那样。[4]这就是休谟在《政治论丛》结尾时的提醒。当然，这是对他那个时代英国政治家的警告。这是一种警告，如果英国屈从于动武尤其是海军的诱惑，那它最终可能成为一个帝国，而灾难将随之而来。

287

[1] *Political Discourses*（1752），p.293. 可能值得注意的是，休谟理想的国家不是没有宗教的。这无疑是他宣称呈现一个模式的意图的一部分，该模式不需要彻底改革人性。但是，休谟明确说，教会管理将是长老教式的，而地方官有权审判、罢免任何长老，或暂时让他们停职。国家稳定的关键是"牧师依赖民事地方官"（p.298）。

[2] *Political Discourses*（1752），p.298.

[3] *Political Discourses*（1752），p.302. 休谟这一主张在构建《联邦党人文集》的争论中的作用，参见 Adair，'"That Politics May Be Reduced to a Science"'，以及 Moore，'Hume and the Classical Republican Tradition'，pp.834-839.

[4] *Political Discourses*（1752），p.304.

《政治论丛》出版于 1751 年 9 月。[1] 休谟在《我的一生》中声称，该书是"我唯一一部一出版就获得成功的著作"[2]。该书非常成功，同年便再版了第二版（除了细微修改，内容都一样）。1753 年，休谟请他的朋友、红酒商人约翰·斯图尔特"转送"一本第二版给孟德斯鸠。[3] 孟德斯鸠似乎打算把华莱士 1753 年出版的《人口数量论》翻译成法语，这位译者认为休谟论人口问题的译文也应该包括在该卷中。一年后，勒·布朗神父写信给休谟说，他将亲自把整本《政治论丛》译成法语。[4] 在勒·布朗看来，译作"就像小说"[5]。和那个时代的众多译作一样，他的译作不仅尝试着把一本书转化成另一种语言，而且还把这本书置于一种讨论之中；《政治论丛》便被置于另一个国家的政治讨论中。[6] 梅隆的《商业政治论》，1739 年被一位爱尔兰译者翻译成英语，这位译者在思考该书与爱尔兰情况的关系后增加了好几条注释。轮到勒·布朗时，他强调了休谟和梅隆在经济问题上的相似性（偶尔还有差异性），增加了一系列注释，旨在强调休谟支持梅隆的说法，即商业像军事技艺一样符合国家利益。"军人、地方官、商人，所有这些人都一样能很好地为国家服务"，他在序言中这样写道。[7]

勒·布朗选择把《政治论丛》和博林布鲁克的《关于目前国家状况的反思》以下简称为《反思》译本放在一起。休谟或许不赞成这样做。1753 年，他写信给斯密说，他对博林布鲁克"身后出版的这一卷——《反思》首次出现在

---

[1] *New Letters of David Hume*，ed. Klibansky and Mossner, p.30.1752 年初，《政治论丛》出版于爱丁堡，而非伦敦，出版商是亚历山大·金凯德，而非安德鲁·米勒。我不知道为何如此。

[2] *The Life of David Hume*（1777），p.16.

[3] *Letters of David Hume*，ed. Greig, vol. i, p.177. 休谟通过一个共同的朋友"布洛尼的斯密先生"给巴黎的孟德斯鸠寄过第一版，但从未到达孟德斯鸠手中。

[4] 这不是《政治论丛》的第一个法语版本。1753 年，Elézéar Mauvillon 的法译本在荷兰出版。其销量并不好。参见 Charles, 'French "New Politics" and Hume's Political Discourses', p.194. 其他好几个论贸易的英语著作大约也在这一时期翻译成法语，包括卡利和德克尔翻译的那些著作。

[5] 参见勒·布朗致休谟的信，日期是 1754 年 8 月 25 日，见 Hill-Burton, *Life and Correspondence of David Hume*, vol. i, p.458。

[6] 参见 Charles, 'French "New Politics" and Hume's *Political Discourses*', p.188。

[7] Hume, *Discours Politiques*（transl. Le Blanc, 1754），p.l（'Le militaire, le magistrat, le négociant, tous servent également l'état'）.

该卷——没有太大的好奇心"。[1] 一年后他告诉勒·布朗，"博林布鲁克爵士的身后作品最终说服了整个世界，即他自己的性格主要归因于他是一个有品格的人，归因于派系盛行。从未有这么多卷的著作，几乎没什么变化和教诲，却有如此多的傲慢和高谈阔论"[2]。但是，勒·布朗把《论社会信用》的作者和博林布鲁克的悲观主义关联起来，这一点肯定是不被原谅的。无论如何，这一译本开始了休谟在法国的成功之旅。勒·布朗，这位《一位法国人关于英法两国政府、政治和风俗的来信》(Lettres d'un François concernant le gouvernement, la politique et les mœurs des Anglois et François，以下简称《法国人来信》) 的作者，准确地表达了休谟自己在《政治论丛》中树立的那种文明的世界性。"我在您的《政治论丛》中发现了一位政治哲学家、一位哲学家公民"，勒·布朗给休谟写信时如是说，并吹嘘自己在《法国人来信》中的表达也是如此。[3] 他告诉休谟，《政治论丛》在法国会收到像《论法的精神》一样的效果。[4] 至少这一点肯定会让休谟高兴。

288

哲学式的友谊

1749 年，休谟一返回九泉便如饥似渴地阅读古典著作，以便他有可能与古代世界的人口论进行辩论。这有助于作为一个整体的《政治论丛》采取比较的维度，也强化了休谟在《道德原则研究》中重铸道德哲学的优雅风格，还促使他历史地研究最早阶段的宗教信仰和宗教实践，这一研究严重依赖宽泛的、各种各样的古代资料。必须马上知道的是，没有可靠的证据表明《宗教的自然史》写于这一时期。我们知道的全部信息是 1755 年致安德鲁·米勒的信中休谟的评语：他"几年"前就写好了。[5] 但它不可能写于休谟

---

[1] *Letters of David Hume* (ed. Greig), vol. i, p.168.

[2] *Letters of David Hume* (ed. Greig), vol. i, p.208. 值得注意的是，休谟 1753 年版的《道德和政治论文集》提到博林布鲁克时仅仅说是一位"作家"，不再是一位"著名作家"：*Essays and Treatises on Several Subjects*, vol. i, p.99.

[3] 勒·布朗致休谟的信，1754 年 8 月 25 日，见 Hill-Burton, *Life and Correspondence of David Hume*, vol. i, p.458 ("我在你的演讲中发现了一位哲学家和一位公民哲学家")。

[4] 勒·布朗致休谟的信，没有日期，见 Hill-Burton, *Life and Correspondence of David Hume*, vol. i, p.460。

[5] *Letters of David Hume*, ed. Greig, vol. i, p.223.

集中研究古希腊和罗马资料之前，也不可能在 1751 年集中精力写《大不列颠史》之后。在致米勒的同一封信中，休谟暗示，大概与"自然史"同一时期写就的还有其他三篇论文：《人性论》第二卷《论激情》的改写；试图解决悲剧表现人类苦难为何会产生愉悦这一问题的一篇论文；现在已经佚失的另一个片段，包括《几何学和自然哲学之前的几点思考》[1]。而且，到 1751 年春天，休谟已经完成了《自然宗教对话录》的初稿。这一与"自然史"同时形成的片段很有意义。"自然史"开篇宣称，就宗教而言，"有两个问题尤其能够考验我们的主要关切点，即宗教的理性基础，以及宗教的人性起源"[2]。《自然宗教对话录》回答了第一个问题，"自然史"回答第二个问题，而且，《自然宗教对话录》可以视为休谟阅读古典著作的产物。它以西塞罗关于同一主题的对话录《论神性》为标杆，并参考了大量的古典著作。第七章将完整地讨论《自然宗教对话录》。这里主要讨论休谟写作《自然宗教对话录》的语境。

休谟在《宗教的自然史》中确定"宗教的人性起源"的计划，说明它比照的是植根于神圣启示的宗教史。这一标题可能也影射霍布斯描述的一种历史，"那些不依赖人的意志的事实或自然结果的历史，那些金属、植物、动物、地域等的历史"[3]。除此之外，可能还意味着休谟的论述将是与经验相符

---

[1] *Letters of David Hume*, ed. Greig, vol. i, p.223. 我们不知道休谟这里所指的"思考"是哪一类，不过这里可能指的是《人性论》第一卷讨论时空观念的新版本。我们在下文本书边码第 359 页将会看到，这个版本从未出版，因为有人规劝休谟新版的论断有一个致命的错误。有两份手稿可能为这个论断的性质提供了证据：一份在罗伯特·华莱士的手中，另一份不知道在谁手中，它和休谟的论文夹杂在一起，现藏于苏格兰国家图书馆（MS 23163, items 40 and 41）。这两份文件讨论的论断类似于休谟《人性论》第一卷第二章的问题。华莱士手中的手稿**可能**是对现在遗失的这篇论文的批评性评论，不过没有证据表明解决了这个问题。详细的讨论，以及对这两份手稿的誊抄，参见 Gossman, 'Two Unpublished Essays on Mathematics in the Hume Papers'. 如戈斯曼（Gossman）指出的，休谟这段时间与华莱士的联系很频繁。梅里维尔（Merivale）提到，在一系列集中讨论激情的运行和结果的文本中，有一处在讨论几何学。在《人性论》第二卷中休谟讨论了激情的距离影响，梅里维尔认为，遗失的那份几何学论文可能包括了对这一主题的进一步讨论，参见 'An Enquiry Concerning the Passions', p.6.

[2] *Four Dissertations*（1757），p.1.

[3] Hobbes, *Leviathan*, ed. Malcolm, vol. ii, p.124 [Part I, Chap.9]. 霍布斯比较了"自然史"和"文明史"，后者"是共和国内人们自发行为的历史"。值得注意的是，在《利维坦》中霍布斯称"对不可见事物的恐惧"便是"每个人自己称作宗教的自然种子，还有些人不用这种方式崇拜或畏惧这种力量，这种人身上就有了迷信的种子"[vol. ii, p.162（Part I, Chap.11）]。

的，而非想象的创造：其他人声称宗教最初可能起源于理性，但休谟将会把他的历史栖息于这种思考，即怎样一种"野蛮的、匮乏的动物性的"人开启了人类历史，又是什么决定了在这种境况下何种宗教情感最有可能在这种造物心中滋生。[1] 休谟不是第一个将"自然史"用在宗教主题上的人。1709年，约翰·特伦查德出版了《迷信的自然史》。在这之前，1690年，罗伯特·霍华德爵士写过《宗教史》。这两部著作都打算表明，如霍华德指出的：

> 宗教（自始）如何被野蛮人的祭司手段经营着去误导庸俗大众和不洁之人（就像他们乐于称呼他们的那样），让他们盲目地、绝对地服从他们启示的、神圣的权威。教给他们众神或神圣权力的信念，安排各种各样的迷信的献身方式，诸如崇拜偶像，用柱廊把这些偶像围起来，崇拜墓葬和死人。一切都是人为的计划和设计，就像它们在人们头脑中最容易留下的印象一样。[2]

换句话说，在17世纪末、18世纪初将理性和自然的宗教从人们的偶像崇拜和迷信宗教中区分出来的自然神论课题上，他们是主要的贡献者。据霍华德、特伦查德和其他一些自然神论者所言，宗教史，包括基督教史，是一部自然信念和自然道德的腐败史。另外，休谟认为迷信和偶像崇拜的根源不在于渴望权力的祭司，而在于人性本身，并结合了好奇心、无知、希望和恐惧这些人类早期存在的痼疾。这就让区分纯粹宗教和腐败宗教的自然神论的方法站不住脚了。前者不可能在后者之前产生，理性的一神论也不可能在迷信的多神论之前形成。人性表明，多神论肯定是最开始的宗教。因此，休谟的"自然史"与自然神论的文本存在相似性就是一种误读。事实是，休谟的论证将理性宗教优于祭司技艺和偶像崇拜具有历史角度这一看法连根拔起。[3]

290

---

[1] 对休谟选择这个标题的内涵的详细考察，参见 Malherbe, 'Hume's Natural History of Religion'。

[2] Howard, *History of Religion*, pp.iv-v.

[3] 参见 Serjeantson, 'David Hume's *Natural History of Religion* and the End of Modern Eusebianism', 以及 Robertson, *The Case for the Enlightenment*, pp.308-316。

尽管如此，休谟的"自然史"对真正的理性宗教与民间迷信两者展开了比较。他避免得出这样的结论，即这样的宗教无非是腐败和偶像崇拜，除此别无其他。实际上，在论文一开始，为了回答宗教的理性基础这个问题，他声称，"整个自然框架彰显了一位明智的创造者；没有哪位理性的研究者在认真思考之后，会将他关于真正的有神论和宗教的首要原则的信念搁置片刻"[1]。"真正的有神论和宗教"首先是相信一个单一的"看不见的、明智的力量"为宇宙的创造和秩序负责。休谟继续讨论说，对人类而言，只是在相对晚近的时间里才有可能获得这样的信念。第一个必要条件就是人的需求不那么有压力，他对他周围世界的理解变得更有经验。宇宙在运行中受规律统治和统一的概念不得不被提出来。所以宇宙作为最先而且是唯一开始的概念也形成了。即便罗马哲学家——无论是马可·奥勒留、普鲁塔克还是其他的斯多葛学派和学园派，都不能确切地说拥有这种概念。[2]考虑到休谟在《关于人类理解力的哲学论文集》的第十一节对自然宗教的理性依据表示怀疑，尽管是一种非常间接的方式，人们或许想知道他对自然宗教原则采取的肯定态度有几分认真。然而，理解"自然史"的重点不是休谟本人是否被认为发自内心地相信一位不可见的、明智的力量，而是他从纯粹的、真正的理性有神论——无论它可能意味着什么——与有神论在这个世界上实际呈现的腐败形式之间抽离出的区别。自然神论者详细阐释了一神论的腐败以及一神论转化为多神论，而休谟感兴趣的是多神论的腐败发展出流行的一神论的方式。

宗教可能始于多神论，不过，绝大多数人是一神论者。实际上，一神论已经盛行了很长一段时间了。休谟评论道："一个至高无上的神、造物主的学说是非常古老的，在人口稠密的伟大民族中间传播，各民族、各个阶层、各种境况的人们都拥护它们。"[3]这里和认为即使是马可·奥勒留也不能算作真正意义上的自然神论者的说法并不矛盾，因为休谟现在谈论的一神论和哲学意义上的类型相去甚远。庸俗大众的一神论建立在不理性的、迷信的原则

---

[1] *Four Dissertations*（1757），p.1.

[2] *Four Dissertations*（1757），p.34.

[3] *Four Dissertations*（1757），p.42.

上，而不是在任何论证过程中。在"自然史"的主要章节中，休谟描述的是多神论如何转变为一神论：一位神如何从众神中被挑出来特别颂扬和抚慰，这位神如何被定义为拥有一切崇高、无限的品质，提升到超越人类理解力，乃至有必要——用休谟的话说——"在人类和他们至高无上的神之间穿插低等的中间人或从属的代理人"[1]。多神教中宽容的、相当随和的众神消失了，出现的是一个独一的、善妒的神，他坚持绝对的忠顺，要让他高兴，只有坚持一套独特的、完全不能理解的学说，致力于一套特殊的、必须由教士解释和调整的学说和仪式。

　　"自然史"合理清晰地表明，休谟认为流行的新教主义远非纯粹的、真正理性的宗教，流行的犹太教、伊斯兰教和天主教也是一样。他把**任何代**表上帝的宗教描绘成腐败堕落的宗教，而这些宗教如此优越于人类以至于有了这样一种倾向，即"让人的心灵陷入极度屈从和卑微的境地，而且把禁欲、苦行、谦卑和逆来顺受这些僧侣的德性表现为唯一被（上帝）接受的品质"[2]。他尤其反对宗教把上帝的权力提得比他的神性还高，结果将宗教与日常理解的德性分开。也就是说，他谴责两种观点，一是认为上帝本人不从日常道德的角度加以理解，二是认为上帝对人类的要求绝非"一种男子气概的、不屈不挠的德性，这种德性或让我们免于灾难性的、困苦不堪的事故，或教会我们忍受它们"[3]。很难不把所有这些视为对那种确切的基督教的批评，这些基督教在苏格兰这类国家中仍然强大，而这些国家中的宗教改革是由加尔文教的原则推动的。而且，这一难题很快就解开了：休谟在一个长长的脚注中引用了骑士拉姆齐对预定论和永世受罚说的观点，这两个学说是苏格兰盟约者和18世纪"民众"派后裔神学理论、实践的核心。据拉姆齐所言，这些学说把犹太人的上帝，这位基督徒也尊崇的上帝转化为"一位最残忍、最不公正、最偏心、最捕风捉影的存在"。预定论的拥趸"混淆了善恶的性质，将最丑陋的激情转化为最神圣的属性，由于把永恒的本性归功于完美，这是人类最可怕的罪行，与异教徒相比，他们

292

---

[1] *Four Dissertations*（1757），pp.55-56.

[2] *Four Dissertations*（1757），p.65.

[3] *Four Dissertations*（1757），pp.109-110.

在渎神上有过之而无不及"[1]。在引用拉姆齐关于这些主题的话语时，休谟确定地指向传统的加尔文新教主义，同样也扫向他描述的犹太教、天主教和伊斯兰教。不过，正如他确信的那样，他也知道自己不是当时苏格兰唯一一个讨厌宗教，把信仰置于工事之上的人。哈奇森、利奇曼、魏肖特，年轻一代的布莱尔、弗格森和约翰·霍姆都是如此。[2]他们认为，过一种有德的生活才是真正基督教的本质，是对基督的真正模仿，而且，他们分享以下信仰，用休谟的话说就是"最纯正的服务上帝的方式是促进他的造物的幸福"[3]。

293

希望，尤其是恐惧的激情，是休谟考察宗教人性起源的核心内容，这或许可以解释他在《论激情》一文中重铸他的激情论时所做的一个最明显的改变。这篇论文开始于直接激情，如高兴、悲伤、希望、恐惧，然后转而考虑间接激情，如骄傲、谦卑、爱与恨。《人性论》第二卷以相反的方式讨论。另一个明显的差别是体量上的。重写的论文比原来的内容要少得多。不同于《关于人类理解力的哲学论文集》和《道德原则研究》，《论激情》短到不能作为一篇独立成书的著作出版。而其目标与《人性论》这一主题的最初构思相比，也很难像《关于人类理解力的哲学论文集》和《道德原则研究》那样描述。这两部著作将《人性论》的语言转化为一种更优雅的、更文学化的散文体语言。它们在遣词造句的提炼和转化上经过精心打磨，巧妙地变换表述形式，为的是让休谟的主要创新能更清楚地凸显出来。相比之下，《论激情》的改写是粗糙的。约有四分之三的文本或多或少直接照搬《人性论》第二卷。[4]看来休谟似乎只是删掉了他现在认为与主旨无关的内容，然后重新组织了剩下的内容。他没有像《道德原则研究》那样突出地运用大量文学和历史的案例典故。修改后的《论激情》的语言相对简朴。它采取了自

---

[1] *Four Dissertations*（1757），pp.99-102 fn. 休谟引用了拉姆齐身后出版的《自然宗教和天启宗教的哲学原理》（*Philosophical Principles of Natural and Revealed Religion*，vol. ii，pp.403-406），"我认为这位天才作家的观点非常奇怪，"休谟说，"但我不想假装保证这些观点的合理性。"（p.102 fn.）

[2] 18世纪中期"温和派文人"宣传"德性的宗教"，对此，可参见 Sher, *Church and University*, pp.166-186。

[3] *Four Dissertations*（1757），p.107.

[4] See Beauchamp, 'Introduction', pp.li, liii-cxvi.

然哲学的例子和比喻，而非文学和历史，比如，比较激情的构成和棱镜发出的光束的构成，或者把激情彼此混合在一起类比为碱和酸或油和醋的相互作用。[1]"如果我清楚地表明，在激情的产生和行为过程中存在一种确定规则的机制，一篇专题论文就像运动定理、光学、流体静力学或任何自然哲学那样准确，"休谟在结论时宣称，"对我的目标而言，这就足够了。"[2]

294

尽管《论激情》一文和《关于人类理解力的哲学论文集》《道德原则研究》之间存在差异，这重铸的第三篇和其他两本著作一样，拒绝隐藏《人性论》中人性理论最令人困扰的方面。语言的调度、自然哲学的阐释性抱负突出了以下事实，即人们注意到休谟对如何很好管控个人激情这一问题一直缺乏兴趣。这是论激情的作家们通常关心的问题，而且，恰是这一问题，休谟只字不提。当谈到对激情的评价时，有一种明显的遗漏；谈到它们何以被理性约束，并进行恰当的引导时，也有一种巨大的沉默。"显然，"休谟写道，"严格意义上，理性作为判断真假的手段，本身一直都不是意志的任何动机，而且一旦涉及某种激情或情动，它毫无影响。""普遍意义上说，通常所说的理性，"他接着说，"在道德讨论中被如此推荐，不过是因为它是一种普遍的、冷静的激情，全面、冷眼地看待其对象，驱动意志，但没有激起任何感性的情绪。"[3]因而在《人性论》中，迄今为止哲学家们描述的理性与激情的冲突，更确切地说是激情与激情之间的互动。通常所谓的理性，在这一语境中实际上是一种冷静而非躁动的激情。"心灵的力量"，据说是理性主宰激情的事情，实际上是"冷静的激情超越了激烈的激情"[4]。休谟接着"列举"让一种激情冷静或激烈的"一些条件"，不过在《人性论》中，他以心灵解剖家的方式分析，而非教给人们一些如何让那些激情变得不太激烈、更加冷静的教训这种方式。而在《论激情》中，做出这些主张的方式还是有些不同。在《人性论》中那种语不惊人死不休的修辞全部没有了。读者也没有被告知"理性是而且只应该是激情的奴隶"，或者"宁愿全世界毁灭也不愿伤害我

---

[1] *Four Dissertations*（1757），pp.126，131.

[2] *Four Dissertations*（1757），p.181.

[3] *Four Dissertations*（1757），p.170.

[4] *Four Dissertations*（1757），p.172.

一根指头与理性并不相悖"[1]之类。休谟的语言冷静克制，就事论事，他抛弃了自柏拉图以来哲学家描述人类生存基本问题的那种方法。总而言之，这篇论激情的文章是一篇平实而不显摆的文章。他没有激起同时代人的很多评论，因此也没吸引多少关注。[2]我们可以认为，该文的目的是维持休谟分析论激情的主要观点不被遗忘——其方式是让这一分析和休谟在即将出版的那本书中讨论的其他问题明显地关联起来。

在讨论激情彼此互动的方式中，休谟注意到，激情本身的对立会在心中产生困扰，加强主导激情的力量。这就是为何一些不被允许的事情能让它变得更令人快乐，为何嫉妒或缺席能增强爱的浓烈度。[3]他还提到："最能让激情浇灌心田的莫过于雄辩，它描述的对象有着最强烈、最鲜活的色彩。"[4]这些评论为讨论悲剧的悖论性愉悦铺好了背景。[5]为何能从人类不幸的悲剧表现中感到快乐，这一困惑当然是老话重提。[6]恰是这个问题迫切需要一种心灵理论，诸如休谟提出的赋予"同情"特殊意义的理论。在《人性论》中，休谟指出，借助同情共感式的情绪传染，"悲剧的**旁观者**接受了一长串的悲伤、恐怖、愤慨等情感，诗人在他介绍的人物身上表达了这些情感"[7]。这样一种经历何以能令人快乐？"这是怎样形成的呢"，艾迪生在《旁观者》中问道："当我们为任何其他场合中的恐惧或悲伤感到如此不安时，我们却

---

[1] *Treatise of Human Nature*（1739–1740），vol. ii，pp.248，249-250［II.iii.iii：SBN 415，416］.

[2] 肯普·史密斯宣称，"人们一致认为，这是休谟所有作品中最不令人满意的一篇"（*Philosophy of David Hume*，p.535）；塞尔比-比格在他编的两部《研究》中都漏掉了这篇文章，因为它"很没意思，而且令人不满意"（'Editor's Introduction'，p.xxi）。但是，Immerwahr, 'Hume's Dissertation on the Passions'；Beauchamp，《克拉伦登版〈宗教的自然史〉〈论激情〉的"导论"》（'Introduction' to the Clarendon Edition of *The Natural History of Religion* and *the Dissertation on the Passions*）；尤其是 Merivale, 'An Enquiry Concerning the Passions'，这三个版本却指出，"休谟的第三研究"包含的"情感哲学"在某些重要的方面优于《人性论》第二卷所包含的"情感哲学"。

[3] *Four Dissertations*（1757），pp.175-178.

[4] *Four Dissertations*（1757），p.180.

[5] 和《论趣味的标准》（下文本书边码第361—364页将会讨论）一样，《论悲剧》由于其内容见微知著，自二十世纪中期以来成了一篇令人惊艳的批评性评论。对此的考察，参见 Costelloe, 'Hume's Aesthetics：The Literature and Directions for Future Research'，pp.107-109.

[6] 参见 Wasserman, 'The Pleasures of Tragedy'.

[7] *Treatise of Human Nature*（1739–1740），vol. ii，p.164［II.ii.vii：SBN 369］.

对描绘的恐惧或沮丧感到快乐？"[1]如他试图找到这一问题的答案一样，休谟让自己植根于法国传统的这些批评中。杜博斯表达了一种正确的方法，他声称，悲剧产生的心灵和内心单纯的躁动对悲剧的愉悦至关重要。[2]当然，一部戏剧令人愉悦的地方在现实生活中往往并不如此。丰特奈尔意识到这一点，他主张，"我们看到的整个内容那种确定的虚假的观念"足以把潜在的痛苦转变为真实的愉悦。[3]但是，就像文笔好的史书表现的，即便它们表现了确确实实发生过的事情，人类苦痛的表现也是令人愉悦的。因而，悲伤能让人体验到的愉悦的形式，似乎恰是"雄辩，以雄辩表现出忧伤的场景"："雄辩的才能需要栩栩如生地描绘事物，这门技艺搜集了所有令人悲痛的条件，其判断体现在对它们的统筹安排中；这些高贵天赋的练习，伴随着表达的力量、演讲数字的美感，在听众中间散播了最高的满足感，激起了最愉快的情感思潮。"[4]

296

如果《论悲剧》写于1749—1751年间，那它与凯姆斯对同一问题的探讨处在同一时期。凯姆斯的《论道德原理和自然宗教》出版于1751年，开篇便是对"我们对悲伤之事的爱恋之情"的考察。和休谟一样，凯姆斯也是从杜博斯解决悲剧美悖论的不足之处出发的。凯姆斯发现杜博斯力求证明自私驱动一切人类行为这一主题。他否定了这一主题，反而遵循巴特勒的思路，提出有多样、多元的行为原则，其中之一便是让我们对他人机运有着浓厚兴趣的"同情秉性"。这一秉性不能阻止他人痛苦的遭遇，但同情是我们对自己的认同，而悲剧产生的愉悦就可以解释为：我们对他人痛苦的反应合宜得体所获得的快乐。[5]休谟没有参考这种完全不同的悲剧美解释，不过，可能——或许很有可能的是，他和凯姆斯讨论的时候正在写这

[1] Addison，*Spectator*，ed. Bond，vol. iii，p.568［No. 418，30 June 1712］.

[2] Dubos，*Réflexions Critiques sur la Poésie et sur la Peinture*，Part I，section vii（"由于悲剧主题的性质，所以悲剧对我们的影响比喜剧大"）。

[3] Fontenelle，'Réflexions sur la Poétique'，§36（"我不知道你看到的都是假的"）。

[4] *Four Dissertations*（1757），pp.190-191.

[5] Kames，*Essays on the Principles of Morality and Natural Religion*，ed. Moran，pp.11-22.

篇文章。直到此时，休谟和凯姆斯彼此交流思想已有十多年了。[1] 如我们所见，凯姆斯不是休谟感到能与之分享思想的唯一一人。他在他的朋友圈里传阅《道德原则研究》和《政治论丛》的部分手稿。显然，和吉尔伯特·艾略特、詹姆斯·奥斯瓦尔德这样的人讨论他的想法，他感到非常轻松。他能够公开随意地和孟德斯鸠、罗伯特·华莱士进行讨论。休谟在九泉写作这两年的最后一部著作《自然宗教对话录》，其灵感可能至少部分源于休谟在探讨基本问题后的收获，即便讨论的那些人对应该得出怎样的答案存在深刻的分歧。

297　　1751 年迁往爱丁堡前后休谟所写的信表明，他一直期望看到实现一种理想的冷静分析的迹象，他认为这是古代世界留给现代世界为数不多的宝贵遗产之一。《关于人类理解力的哲学论文集》第十一章构成的讨论开篇是那位讲述者对"哲学的独特好运"的赞美："由于哲学需要彻底的自由，它越过所有其他特权，兴盛于自由对立的情感和争论，最早诞生于自由和宽容的年代和国家，即便在最奢靡的道德原则下，也没有受到宗教信仰、忏悔或刑事法令的束缚。"[2] 在休谟看来，自由对立的情感和争论在西塞罗的哲学对话录中有着最完美的文学表达。1753 年，休谟在一封信中提到失而复得的"幸福时光"：成为一位身处其他文人中的文人，比成为一个流派的成员或一个体系的信徒要重要得多，"彼时，伊壁鸠鲁派的阿提卡和卡西乌斯、学园派的西塞罗、斯多葛派的布鲁图，所有这些人，全都能够以毫无保留的友谊相处，毫不介意所有这些差别，为讨论和交谈提供了合适的话题，除此无他"[3]。西塞

[1] 凯姆斯当然分享了休谟在《道德和政治论文集》对人格同一性讨论的早期手稿中的观点。休谟在 1746 年的一封信中告诉霍姆，他"非常喜欢"自己解释人格同一性的方法，这种方式"比我曾了解过的任何方法都更令人满意"（*New Letters of David Hume*, ed. Klibansky and Mossner, p.20）。就像休谟信中通常表达的语气一样，想知道他在这里有多认真并不容易。凯姆斯在《论道德原理和自然宗教》中对人格同一性的论述，从休谟的眼光看，似乎不可能"令人满意"。

[2] *Philosophical Essays*（1748），pp.205-206.

[3] *Letters of David Hume*, ed. Greig, vol. i, p.173. 休谟在《论文四篇》的献词中回到这一主题。他在那里说，思想自由是"真正自由的一种情形，是古代唯一能为我们提供的一种榜样"："西塞罗这位学园派，时而对布鲁图这位斯多葛派发表他的哲学演讲，时而对阿提卡这位伊壁鸠鲁派发表哲学演讲。"他接着说："我强烈渴望恢复这些值得称颂的古代习俗……"[*Four Dissertations*（1757），pp.ii-iii]

罗描述的社会中，可以追求对伦理问题的考察，而无须卷入被指控颠覆人民生活道德原则的讨论中。他还描述了一种关于神性的讨论，不过，他让这种讨论宗教原则的哲学考察看似本身不会威胁到日常的宗教实践。休谟希望在他自己的国度和时代能有这样的讨论。解读《自然宗教对话录》的方式之一是想象西塞罗式的自由探索在休谟那个时代的实现。

休谟认为他与华莱士的关系是友谊的完美典范，即便存在深刻分歧也能保持这份友谊，甚至能茁壮成长。[1]华莱士很生气休谟《论民族性》一文对牧师性格的攻击，并写了一篇答复，对休谟指控的虚伪、野心、不宽容进行辩解。[2]但他没有让此事妨碍他们关于古代人口稠密的对话，妨碍他们关于其他问题——包括如我们所见的，休谟在《道德原则研究》中"伦理学"问题的对话。"为什么全世界不能像我们这样友好地对待任何主题上的不同意见呢？"[3]休谟问华莱士。他写信感谢华莱士的"礼貌，远远超过我的任何托词"。"不过作者们往往在这个方面做不到，"休谟继续说，"甚至争论不休，最没意思的是你决意贬损另一方的观点，树立新的礼貌典范。"[4]1753年，华莱士终于出版了他自己关于人口问题的著作，文后有一篇关于休谟文章的附录。在附录开头，华莱士宣称自己"很乐于见到那位绅士与众不同的才华，并对其恢宏的论断感到震惊"[5]。准确地说，打动孟德斯鸠的正是休谟与华莱士之间的"风雅"争论："崇拜这两部著作的公众，"他写信给休谟说，"同样也会赞美这两位朋友，他们以如此高贵的方式让心灵的微小兴趣为友谊让步。"[6]在休谟与华莱士的通信中，值得注意的是对这种风雅的自我

298

---

[1] 休谟与华莱士的友谊，参见 Mossner, *The Forgotten Hume*, ch. 5。华莱士是支持休谟1744—1745年爱丁堡道德哲学讲席的为数不多的牧师之一。1756年，他写了一本小册子为休谟辩护，以免"民众"派把休谟移送到亵渎罪的诉讼法庭上。这本小册子并未发表。

[2] "一位温和派自由思想家就牧师职业致休谟先生的信"，华莱士的这封信从未发表。其手稿收藏于爱丁堡大学图书馆，书架编号 La. II 97/1。誊抄本由 Miguel A. Badía Cabrera 发表。

[3] *New Letters of David Hume*, ed. Klibansky and Mossner, p.30.

[4] *New Letters of David Hume*, ed. Klibansky and Mossner, p.32.

[5] Wallace, *Dissertation on the Numbers of Mankind in Antient and Modern Times* (1753), p.163.

[6] "崇拜这两部著作的公众，同样也会赞美这两位朋友，他们以如此高贵的方式让心灵的微小兴趣为友谊让步。"孟德斯鸠致休谟的信，1753年7月13日，重印于 Hill Burton, *Life and Correspondence of David Hume*, vol. i, p.458.

意识，对自己及其对话者能在意见不同时维持友谊感到自豪。他在给"爱丁堡福音派牧师罗伯特·华莱士神父"的通信中表达了他的观点。当然，休谟在通信中的偶尔评论隐约透露出对华莱士能够忽略他日益增长的宗教怀疑论名声的敬佩。休谟相信那种不涉及宗教、政治事务等个人信仰问题的讨论应该能够进行。具有反思精神的人们肯定不会赞同那些问题。因此，如果对一些比较基本的问题有可能进行理性的讨论，那便需要暂时性地忘记那些问题。

休谟对西塞罗说的那种幸福时光的祈求体现在一封给匿名作家的礼貌称誉的信中。这位匿名作家对《道德原则研究》的批评文章题为《对道德本质和道德义务的概述》（ *The Delineation of the Nature and Obligation of Morality* ）。这篇批评出自1754年被委任为爱丁堡道德哲学教授的詹姆斯·巴尔夫之手。该文试图让道德免遭休谟直白的伊壁鸠鲁主义的茶毒，并将道德置于宗教的基础上。休谟对这篇批评唯一的抱怨——他确实在这封通过出版商寄给匿名作家的信中有过抱怨——是那篇批评完全认为《一篇对话》的观点就是休谟自己的观点。[1] 休谟指出，这种策略没什么意义，因为在他批评的过程中，他把叙述者及其朋友帕拉梅德斯的情感都归到休谟头上。休谟评论说，"在每篇对话中，最多只有一人应该可以代表作者"[2] ——当然，这不是说，每篇对话中，有一个参与者必须代表作者。休谟对《对道德本质和道德义务的概述》一文作者的溢美之词并不意味着他接受该文对他著作批评的力度。[3] 相反，休谟推崇的，是那篇批评的语气。

在休谟称赞的同时代的苏格兰作家中，巴尔夫不是唯一一位在某种程度上恰切接近哲学批评风格的作家。1762年，休谟写信给阿伯丁马歇尔学院神学教授乔治·坎贝尔（他对休谟神迹论的考察篇幅长达一本书），感谢他以"文明、亲切的方式"——他追求以这种方式"就神迹这样有趣的主

299

---

[1] 参见如 Balfour, *Delineation* （1753）, p.132。

[2] *Letters of David Hume*, ed. Greig, vol. i, p.173.

[3] 休谟告诉巴尔夫，如果有可能出版一个新版的《道德原则研究》，"我将充分利用你的评论，希望消除一些你的批评之词"（*Letters of David Hume*, ed.Greig, vol. i, p.174）。然而，接下来出版的《道德原则研究》中，没有一版表明休谟答复了巴尔夫。

题"——进行哲学争论，而没有就此问题进行"人身攻击"。[1]休谟曾见到过坎贝尔著作较早的手稿，并在给休·布莱尔的信中抱怨坎贝尔偶尔在一些段落中悄然披上"诡辩作家（a controversial writer）"的外衣，情愿忽视休谟的性格和其他著作以强化他的论断。[2]对于坎贝尔自己，他表示乐意看到这些"怒火中烧的表象""要么删掉了，要么以其他方式解释，要么有理有节地弥补了，这些礼节远非我有资格装出来的样子"[3]。1762年，休谟还看到了另一篇来自阿伯丁的一部分批评手稿，这篇批评来自托马斯·里德，题目是《人类心灵常识原理研究》（*Inquiry into the Human Mind on the Principles of Common Sense*），其篇幅也像书　样长。他告诉布莱尔，他"愉快地读完了"，但指出了一处他不会提到的"特殊影射"，"因为如果我不使用一种风格，我就不能准确地回复这一批评，而我不愿用这种风格针对我极为尊敬的、以你朋友之名为荣的人"[4]。这很可能是指里德关于休谟自己宗教信仰的影射，或缺乏信仰之类。[5]这里，休谟自我解释的方式昭然若揭。有史以来，人类社会攻击作家的憾事，唯一一种可能的答复方式便是只能向具有争议的理想妥协，而休谟追求的恰是那富有争议的理想。休谟在信的结尾处开了一个玩笑。"我希望牧师们把自己限制在忧虑彼此的老任务里，"他写道，"让哲学家们节制、温和、优雅地争论。"[6]当然，布莱尔本人既是牧师又是

---

[1] *Letters of David Hume*，ed. Greig，vol. i，p.360. 1755年5月，休谟写信给迈克尔·拉姆齐说，坎贝尔给他寄了"一封非常热情客气的信"，是关于第一卷《大不列颠史》的："他……劝诫我要鼓足勇气，尽管他说他反对我的固执和偏见之流如此狂暴"（Kozanecki，'Dawida Hume' a Nieznane Listy'，p.135）。

[2] *Letters of David Hume*，ed. Greig，vol. i，p.349.

[3] *Letters of David Hume*，ed. Greig，vol. i，p.360. 同时，休谟成了约翰·道格拉斯的朋友。道格拉斯是《标准，即被检验的神迹》（*The Criterion: or, Miracles Examined*，1754）的作者。参见《大卫·休谟通信集》1760年关于查理一世的长信，见 *Letters of David Hume*，ed. Greig，vol i，pp.332-335。

[4] Wood，'David Hume on Thomas Reid's *Inquiry*'，p.415.

[5] 里德在《人类心灵常识原理研究》的献词中说，他"被劝说道，绝对的怀疑主义对一位基督徒信仰的破坏性不会比对一位哲学家的科学、一位有正常理解力的人的审慎的破坏性更大"（ed. Brookes，p.4）。不过，在《人类心灵常识原理研究》中，没有一处或隐或显地指责休谟的个人信仰。或许，休谟在手稿中反对的那些评论在出版之前被删掉了。

[6] Wood，'David Hume on Thomas Reid's *Inquiry*'，p.416.

哲学家。1763 年 2 月，休谟就《人类心灵常识原理研究》一书直接给里德写信。"以这样的精神写出如此具有洞见的文章，为读者提供了如此多的乐趣，"他写道，"这当然是非常少见的。""我向我友好的对手们致敬：坎贝尔博士、杰拉德博士，还有格利高里博士，我怀疑他们有着同样的性情。"休谟在这封信的结尾处写道。[1]"你友好的对手坎贝尔、杰拉德以及格利高里博士也回赠你以敬意，"里德回复说，"这里的小哲学协会（即阿伯丁）中，这三人都是成员，他们都非常感谢你带来的乐趣。尽管我们都是善良的基督徒，但比起圣亚大纳西（Saint Athanasius）的陪伴，你的陪伴更能让人接受。"[2]

休谟与理查德·普莱斯的关系也带来了类似的互相赞美。1767 年，普莱斯寄了一本他的《四篇论文》给休谟，其中包括一篇对《论神迹》的精妙答复。他写道，"我希望，我不会仅仅因为见解多么不同而讨厌一个人，或者将性格优点、上帝的恩惠与任何特殊的情感联系起来。我最坚持、最喜欢的原则之一，便是……除了忠实地去发现并实践真理和权利，其他都不是什么实质性内容"[3]。在《基督教教义的重要性、证据以及形成基督教教义的对象》一文中，普莱斯把休谟描绘成"一位天赋和能力非常突出的作家，超出了我任何的赞美之词"[4]。休谟答复普莱斯时评论说："就学术批评而言，几乎很难发现一场学问上的争论能以恰当的标准、优雅的风度进行，尤其涉及宗教情感时，人们往往认为自己能随意放弃自己最深的积怨和敌意。""不过，你就像一位真正的哲学家，"他继续说道，"你以你论断的分量压倒了我，以你温和的表述鼓励我，而非流氓、无赖、笨蛋，格罗斯特主教（即威廉·沃伯顿）及其跟班的小肚鸡肠，你待我就像一个犯错但仍有理性能力和信念的人。"[5]

《自然宗教对话录》或许可以当作休谟希望他的同时代人如何理解他的一种表达。它表现了一种理想化的思想共同体，表现了当时那个时代哲学论

---

[1] *Letters of David Hume*, ed. Greig, vol. i, pp.375, 376.

[2] *Correspondence of Thomas Reid*, ed. Wood, p.31.

[3] *Correspondence of Richard Price*：Vol. I, ed. Peach and Thomas, p.47.

[4] Price, *Four Dissertations*, p.383.

[5] *New Letters of David Hume*, ed. Klibansky and Mossner, p.234.

争如何以节制、温和、优雅的方式进行，即便是宇宙创造者的属性这样"有趣的"主题。尽管全文有着西塞罗式的暗语，但休谟不单单是重新塑造古典历史的成就。《关于人类理解力的哲学论文集》第十一篇的宗教对话模仿了伊壁鸠鲁及其雅典批评者，而《自然宗教对话录》被置于现代这个时代，即便对话的参与者被赋予了非现代的名字。三位主要对话者，斐罗、克里安提斯、第美亚，实际上可以视为18世纪中期苏格兰宗教生活盛行的主流思想的代表。特别有意思的是，休谟对"粗心的怀疑论者"斐罗和"精确哲学家"克里安提斯之间关系的描述，以及这种关系与"严苛的、僵化的正统派"第美亚的行为形成对比的方式。[1]在《自然宗教对话录》的很多内容中，第美亚被表现为很大程度上同意斐罗的观点，因为斐罗和第美亚都认为克里安提斯的自然宗教的拟人论毫无根据。克里安提斯被置于一轮又一轮的尖刻争论中。然而到最后，恰是第美亚，而非克里安提斯，在哲学讨论中大发雷霆，不想再进行哲学讨论，趁机"找了个借口"离开了伙伴们。[2]斐罗对恶的问题的怀疑主义讨论中似乎"触及了最放荡、最不信宗教之人的所有主题，背叛了你貌似拥护的神圣事业"，这一事实令第美亚焦虑不安。[3]

相反，克里安提斯自讨论伊始就完全认为斐罗"在拿我们两人的付出自娱自乐"[4]，但他却一点儿也不受其影响——这一点很重要。在《自然宗教对话录》最后一节的开头，斐罗和克里安提斯关系的缓和吸引了读者的注意力。斐罗形容自己生活在与克里安提斯"毫无保留的亲密友情"中，尽管他们的观点存在着不同。[5]他们的共同点比他们的差别重要，而且看来，他们的共同之处是喜欢争论、享受争论，乐意按怀疑论自己的方式进行怀疑，并让这一讨论匆忙结尾。准确地说，休谟敬佩华莱士、巴尔夫、坎贝尔、里德和普莱斯，正是出于这样的意愿。在《大不列颠史》的第二卷，休谟评论了

[1] 安纳特在《苏格兰启蒙运动的道德文化》一书中解释了休谟为什么选择让第美亚成为僵化正统派以及理性主义者的拥趸，让他坚持存在上帝属性的先验论。安纳特指出，直到18世纪50年代，正统派在很多重要的方面都比温和派更同情理性主义。

[2] *Dialogues concerning Natural Religion*（1779），p.226.

[3] *Dialogues concerning Natural Religion*（1779），p.223.

[4] *Dialogues concerning Natural Religion*（1779），p.224.

[5] *Dialogues concerning Natural Religion*（1779），p.228.

保皇党人威廉·达文南特爵士（Sir William Davenant）复辟之后对弥尔顿的保护行为。他写道："文人应该总是把他们趣味的共感视为更强有力的联盟，而非把党派或意见之不同视为敌意的根源。"[1]

在九泉大放异彩两年后，休谟搬到了爱丁堡。如我们在下面两章中看到的，接下来的近十年，他都花在了《英格兰史》的撰写上。但是，他做的第302 一件事是把他目前已经出版的，他希望保留并承认是自己所著的所有哲学著作汇编成一个文集。四卷十二开本的《关于若干主题的论文和论述》于1753 年出版。[2] 该版价格优惠，以确保有相对广泛的读者。对于这一非常重大的事件在休谟文人生涯的源起，我们所知不多。休谟肯定和出版商安德鲁·米勒、印刷商威廉·斯特拉恩有信件往来，但这些信件已佚失不见。譬如，没有记录表明休谟从米勒那里获得了多少版权费。第一卷《关于若干主题的论文和论述》是"修订增补版"的第四版《道德和政治论文集》。第二卷是1750 年版的《关于人类理解力的哲学论文集》，除了新的标题页，其他都没变。有过一些重要调整的第二版《道德原则研究》构成了《关于若干主题的论文和论述》的第三卷。第四卷是第二版的《政治论丛》，除了修订表中的一些变化，其他地方没什么差别。因而，虽然顶着这一标题，但休谟搜集的著作中没有他的第一本著作《人性论》的位置。"论文"（essay）和"论述"（treatises）的区别仅仅在于作品长短、篇幅多少。

《关于若干主题的论文和论述》总结了休谟迄今为止的所有成就，是对他以一种统一形式撰写的作品的整理和呈现，以购买者的意愿装订，让休谟在同时代人的收藏书架中占有一席之地。这是休谟自我声明的一种行为，是试图控制读者如何理解他的一种尝试。[3] 比如，对休谟而言重要的是，他是苏格兰人，这一点在他读者那里并不明显。他从达尔林普尔关于《道德原则研究》的来信以及想要从其他通信者那里得到的，是确定他写出了"优美的英语"。他一直在散文中警惕明显的苏格兰用语，并将一张"苏格兰语"列

[1] *History of Great Britain*, vol. ii（1757），p.126.

[2] 对《关于若干主题的论文和论述》唯一一篇全面的研究，参见 Bouchard, 'The Philosophical Publishing Life of David Hume'。这篇研究我发现得太晚，因而在这本书中没有恰当地用到它。

[3] 参见 Sher, *Enlightenment and the Book*, pp.45-46。

表和第一版《政治论丛》放在一起印了出来。[1]而且，休谟似乎想以承认自己著作出版的方式表明自己紧跟时代节奏。除了特定人名的大写，名词的大写在新版的《道德和政治论文集》和《道德原则研究》中都消失不见了。他还希望他的读者对其渊博的古典学问留下印象：新版的《道德和政治论文集》增补了大量内容，绝大多数增补的脚注文本来源是塔西陀、苏埃托尼乌斯、波利比乌斯等的著作，从古代历史学家那里对已有脚注进行进一步的材料补充。举个例子，马基雅维利主张古代波斯没有贵族，有一个非常博学的 303 新脚注对此进行反驳，引文来自阿里安、西西里的狄奥多罗斯和色诺芬。[2]《关于若干主题的论文和论述》标题中的"若干主题"或许想要强调休谟哲学议程的宽泛度。这本书充满挑衅、扰人心神，但优雅得体、洗练精确，它讨论了各种问题，从理解力的运行到贸易平衡，从英国的政党政治到意志自由，从古代人口的稠密度到道德判断中的效用作用，等等。这是既准确又严谨的哲学，同时也讨论这世上的商业活动，用《关于人类理解力的哲学论文集》第一篇论文的语言说，它决心增加我们在各个重要主题上的知识储备。[3]四卷本的每一卷，都是休谟哲学不可缺少的一部分，而哲学是理解人类为自己塑造的这个世界的手段。转向历史并不意味着把哲学搁置在一边。相反，它意味着把派系争论，准确地说是《关于若干主题的论文和论述》展现的推理风格分散运用到一个主题上。 304

---

[1] 并非现存所有的第一版《政治论丛》都附有休谟的苏格兰语列表。这份列表有六页之多。比如，休谟写道，"Notice 不应该用作动词"。"正确的短语是 take notice。但我发现沙夫茨伯里使用了过去分词 notic'd，而且 unnotic'd 这个词很常见。"休谟的列表重印于 1760 年的《苏格兰人》杂志（vol. 22，pp.686-687）。休谟一直担心他的苏格兰语（参见，例如 a letter to David Mallet：*Letters of David Hume*，ed. Greig，vol. i，pp.369-370）。当然，他不是当时唯一一个痴迷于尽可能像英格兰人一样发音的苏格兰人。鲍斯威尔和斯莫莱特也是著名的例子。关于这个问题的讨论，参见 Basker，'Scotticisms and the Problem of Identity in Eighteenth-Century Britain'。18 世纪 60 年代，爱丁堡精英协会（Select Society of Edinburgh）的衍生物是提升苏格兰英语读写的精英协会，参见 Emerson，'Select Society'。

[2] *Essays and Treatises on Several Subjects*（1753），vol. i，pp.29-30 fn.

[3] *Essays and Treatises on Several Subjects*（1753），vol. ii，p.18.

第六章　开始撰写《大不列颠史》

如果兄长不结婚，休谟可能不会离开九泉，而且他曾经一度只想搬到贝里克那么远的地方。不过，他改变了主意，和他的妹妹凯瑟琳一起在爱丁堡找到一处住所。就像他在《我的一生》中所说的，这座城市毕竟是"真正的文人舞台"。[1] 从很多方面讲，1751 年每一天都是休谟搬到苏格兰首都的良辰吉日。这一年，亚当·斯密正要完成三年前开始的修辞学和法理学的系列讲座，这一系列讲座由凯姆斯发起，其灵感很可能至少某种程度上是休谟式的，这些讲座很快得到即将主宰苏格兰文人命运的那些人的关注。[2] 正逢凯姆斯出版令人印象深刻的、从历史维度和哲学维度论述的一系列法律著作，其中一部的某些内容受惠于《人性论》阐发的原则，另外几部著作明显且恭敬地与休谟哲学的核心原理进行了批评性对话。[3] 1752 年，凯姆斯升迁到最高民事法院。自 1743 年起，休·布莱尔就是坎农门教堂的牧师，1754 年迁往伊

[1] *The Life of David Hume*（1777），p.16. 1758 年 10 月 18 日致克里芬的信中，休谟引用培尔的话来支持自己的观点，"文人应该一直住在首都"（*Letters of David Hume*，ed. Greig，vol. i，p.205）。

[2] 关于斯密爱丁堡讲座中的"推测史"可参见 Phillipson，*Adam Smith：An Enlightened Life*，ch. 5。

[3] 在 1747 年的信中，休谟评价凯姆斯说，在《论英国古代的几个主题》中，他"有幸从这本书中借鉴了几条原理"（*New Letters of David Hume*，ed. Klibansky and Mossner，p.27）。1751 年，凯姆斯的《论道德原理和自然宗教》出版，休谟在致迈克尔·拉姆齐的信中形容该书"少见地以一种礼貌的方式回应一本书"（*Letters of David Hume*，ed. Greig，vol. i，p.162）。在 1753 年版的《道德原则研究》中，休谟对其正义论补充了一段话，讨论正义感或许"源于人类心中一种简单的原始本能"这一观点 [see *Essays and Treatises on Several Subjects*（1753），vol. iii，p.61]，该观念在凯姆斯《论英国古代的几个主题》的正义论中非常突出。

斯特夫人（Lady Yester's）教堂。1751 年，布莱尔和威廉·罗伯逊、亚历山大·卡莱尔、约翰·霍姆一起，主张苏格兰教会总会议有权解决长老会与赞助人——他们有权任命牧师——之间的纷争。他们因此构成了教会中的"温和派"[1]。1746 年科林·麦克劳林去世时，大学教授职业化相对而言并不突出，但 1749 年，爱丁堡又可以吹嘘一个致力于科学和历史问题的私人讨论协会——哲学协会，这一协会经历了好几年衰败之后，在凯姆斯的大力支持下再次复兴。[2] 人们设计出的哲学协会的规则完全确保了休谟珍爱的那种礼节。和当时那些俱乐部一样普遍的是，"政治或宗教争论"是不被允许的——但关于自然宗教的哲学讨论可以有。规则提醒协会会员注意，"在他们的谈话中，应该避免任何可能会唐突哲学研究或不适合哲学研究的热诚"[3]。休谟抵达爱丁堡后不久，马上就被选为协会两位秘书之一。[4] 这说明他在爱丁堡文人圈子很受欢迎，尽管一些人会议论他的基督教态度。

305

　　大约在成为哲学协会秘书的同一时间，休谟又一次卷入尝试成为大学教师的风波中，这次是格拉斯哥。[5] 1751 年初，斯密当选为格拉斯哥的逻辑学和形而上学教授，他完成爱丁堡的修辞学和法理学讲座后，立即从东边迁到

---

[1] 温和派兴起的经典论述，见 Sher, *Church and University*, esp.ch. 2。

[2] 尤其可以参见 Emerson, 'The Philosophical Society of Edinburgh, 1737–1747' 和 'The Philosophical Society of Edinburgh, 1748–1768'。

[3] 引自 Emerson, 'The Philosophical Society of Edinburgh, 1737–1747', p.164。

[4]《在爱丁堡协会宣读并由该协会出版的自然评论和文学评论》(*Essays and Observations, Physical and Literary. Read before a Society in Edinburgh, and Published by them*) 的第一卷出版于 1754 年，有人认为序言是休谟写的。至于有所助益的语境，参见伍德（Wood）为 Thoemmes Press 重版所写的"导言"。没有证据表明休谟真的是该文作者（伍德认为，休谟的作用是"打磨"另一名首席秘书亚历山大·蒙罗的"杂文"），为什么该协会在其讨论中排除了神学、道德和政治学，其给出的理由一点儿也不"休谟"，即"该主题的精神微妙、人类理解力的不完美，人类的各种依恋和倾向，总是会扩散有关这一学问的争论"(p.vii)。凯姆斯复兴爱丁堡协会的努力或许可以解释他的一篇论文——《论运动法则》为何是这一卷的第一篇。爱丁堡大学自然哲学教授约翰·斯图尔特针对该文写了一篇批评性的评论。这篇评论拐弯抹角地说，因为凯姆斯似乎承认没有原因的事件，他肯定是一种伊壁鸠鲁式的无神论，还有点轻蔑地暗示了一下休谟对因果关系的分析（e.g. pp.116 ff.）。休谟在给斯图尔特的信中明确表示，他对这种礼貌的疏忽惶恐不安，参见 *Letters of David Hume*, ed. Greig, vol. i, pp.185-188。详细的讨论，参见 Wright, *The Sceptical Realism of David Hume*, pp.161ff.。1762 年，本杰明·富兰克林访问苏格兰时，休谟还是哲学协会的秘书，参见 *New Letters of David Hume*, ed. Klibansky and Mossner, pp.66-68（letter to Franklin, 10 May 1762）。

[5] 参见 Emerson, 'The "Affair" at Edinburgh and the "Project" at Glasgow', pp.14-16。

西边。道德哲学的讲席很快就空出来了，斯密接替了这个职位，某位人士，可能是医学教授威廉·卡伦或民法教授海格立斯·林德赛，认为休谟可能是逻辑学和形而上学的最佳人选。有人请吉尔伯特·艾略特提名休谟。看来，斯密虽然在给卡伦的信中宣称他"更乐意休谟而不是其他人做他的同事"，却从不认为休谟是位合适的候选人。不要期望"公众"分享他对休谟这位异教徒人士的敬意，"而且，社会（即格拉斯哥大学）利益将迫使我们对公众意见有所顾虑"[1]。斯密致卡伦的信表明，艾略特也怀疑这一计划。艾略特此时和休谟的朋友关系比格拉斯哥的任何人都亲近得多。他怀疑即便格拉斯哥城市的政治——基本上由第三代阿盖尔公爵操纵——允许休谟当选，这个职位是不是休谟真正想要的工作也很难说。当然，没有证据表明休谟本人支持让他就任格拉斯哥教授的动机。詹姆斯·沃德罗（James Wodrow）跟塞缪尔·肯里克（Samuel Kenrick）吹风道，"据说休谟本人已经推荐乔治·穆尔海德先生是苏格兰的最佳人选"[2]。休谟在给约翰·克里芬的信中写道，"我格拉斯哥的朋友们怎能违背我的意见和建议，同意让我候选那所大学；尽管牧师们郑重激烈地抗议，如果阿盖尔公爵有勇气给我一点支持的话，他们还真能如愿"[3]。无疑，休谟被认为有资格成为一名候选人，这一点是被吹捧出来的，但似乎看不出他对该计划的失败感到沮丧。他写信给卡伦说，他感到特别遗憾的是失去了培养友谊的机会，这份友谊"如此愉快地始于你热情地为我的利益着想"[4]。在那时，格拉斯哥和爱丁堡是两个完全不同的城市，即便不考虑他不适合18世纪苏格兰大学生活各个方面的问题，也很难想象休谟在格拉斯哥会感到舒服，就像他很快在爱丁堡感受到的那样。1755年，卡伦搬到了爱丁堡。1763年，斯密也离开了格拉斯哥。[5]

休谟相信一年50英镑的收入足以维持他在爱丁堡这座城市独立的、有

306

---

[1] *Correspondence of Adam Smith*, ed. Mossner and Ross, p.5.

[2] Fieser（ed.）, *Early Responses to Hume*, vol. 9, p.8（letter from James Wodrow to Samuel Kenrick, 21 January 1752）.

[3] *Letters of David Hume*, ed. Greig, vol. i, p.164.

[4] *Letters of David Hume*, ed. Greig, vol. i, p.163.

[5] 1758年6月，休谟试图说服斯密搬到爱丁堡，就任爱丁堡大学自然法和万民法讲席。"我敢发誓，"休谟写道，"你所考虑的地域差异是值得付出的……"（*Letters of David Hume*, ed. Greig, vol. i, pp.279-280）

点节俭的生活。但他还没有"把他的生活稳定下来"[1]，这是四年前他给凯姆斯的信中的措辞。他觉得需要一份工作，不仅仅是出于财务理由，还因为渴望在这个城市获得一个职位，一个角色。因此，在格拉斯哥的投标败局明朗后不久，当被选为爱丁堡律师公会图书馆管理员时，他还是很高兴的。如休谟所言，这是"一个文雅的职务，尽管收入很少"[2]。他的朋友们提名了他，他对此毫不知情。就像休谟告诉克里芬的故事那样，接下来发生的事情是现在熟悉的模式：反对休谟候选的人利用"那些冥顽不化的人"对休谟的厌恶，把事情变成一个派系之争，而且还变成了公共事件。"自叛乱以来，除了斯图尔特市长的审判，还没有什么事情比这件事更能引起这座城市这么大的关注"，休谟告诉克里芬。休谟可能是在开玩笑。[3]但是，据休谟所言，这段时间休谟事业的成功很大程度上多亏了为休谟利益出力的"女士们"。1752年2月6日，休谟就任管理员职位。他的年收入增加了40英镑。我们可以断定，这份工作比他当格拉斯哥的教授更合他的口味。他告诉克里芬，现在他"坐拥3万册图书"[4]。据1753年威廉·梅特兰（William Maitland）的《爱丁堡历史》一书所言，该图书馆的书籍主要还是与法律相关的。不过梅特兰还指出，"由于研究法律也需要其他学科的书籍，这座图书馆在神学、物理学和数学方面书籍的典藏很丰富，历史、古典著作、纹章以及最好版本的著作……还有最好版本的神父文集的完整版更是丰富，更别提数量颇丰的其他珍稀书籍"[5]。管理这样一座图书馆，对于一个打算开始撰写大不列颠历史的人来说，正是理想的位置。1752年9月，休谟对于他的历史写作应该何从开始有了想法，并开始动笔。不过，在我们开始讲述《大不列颠史》第一卷之前，勾勒一下历史编纂的背景，把它与休谟论政治的文章中已经体现出的英格兰史观联系起来将是有益的，同时也要注意英格兰史写

307

---

[1] *New Letters of David Hume*, ed. Klibansky and Mossner, p.25.

[2] *Letters of David Hume*, ed. Greig, vol. i, p.164

[3] *Letters of David Hume*, ed. Greig, vol. i, pp.165-166.

[4] 和这封致克里芬的信中大多数内容一样，这一点也略有夸大。1772年，根据那时的图书管理员亚历山大·布朗所言，那座图书馆拥有"超过25000册的图书"。见 *Catalogue of the Library of the Faculty of Advocates, Edinburgh: Part the First*, p.ii. 从这一编目和后来出版的编目来看，即使到了1807年，该图书馆对休谟自己著作的搜集也不全面。

[5] Maitland, *History of Edinburgh*, p.417.

作需要解决的风格问题。[1]

历史学家休谟的语境

如休谟在给约翰·克里芬的信中所说的，他的历史研究始于对"英国帕纳索斯诗坛上，荣耀位置最空缺的莫过于历史"这一事实的敏锐意识。"风格、评判、公正、关注，"他写道，"每样都是我们的历史学家欠缺的。"[2]这种看法再传统不过了。实际上，英国狂热的党派政治让人们不可能与这个国家的历史保持恰当的距离，进行客观描述，这也是老调重弹了。[3]休谟跟詹姆斯·奥斯瓦尔德说，"英国史著作的不当言辞，在全世界都臭名昭著"[4]。伏尔泰在《英国通信》中宣称："英国的天才，或潦倒或莽撞，尚未获得那种不矫揉造作的雄辩，那种历史学所需要的平实而庄重的语调"。"也可能，"他补充说，"晦暗不明、稀里糊涂的视野中体现的那种党派精神，淹没了他们历史学家的名声，该国的一半人总是与另一半意见相左……英国人有几次统治的丰碑，却没有这样的历史学。"[5]孟德斯鸠在《论法的精神》中认为，在一个像英格兰这样的自由国度，历史学家往往违背事实真相，"因为他们太自由，总是产生分歧，人人都成为派别偏见的

[1]关于英国史学传统的一般叙述，参见 Kenyon，*The History Men*. 关于休谟作为历史学家的初衷和实践，参见 Black，*The Art of History*，pp.77-116；Braudy，*Narrative Form in History and Fiction*，ch. 3；Emerson，'Hume's Histories'；Forbes，Introduction to his edition of *The History of Great Britain* 以及 *Hume's Philosophical Politics*，Part III；Hicks，*Neoclassical History and English Culture*；O'Brien，*Narratives of Enlightenment*，ch. 3；Okie，*Augustan Historial Writing*；Phillips，*Society and Sentiment*，chs. 1-2 以及 '"The Most Illustrious Philosopher and Historian of the Age"'；Phillipson，*David Hume：The Philosopher as Historian*；Pocock，*Barbarism and Religion*，Vol. ii：*Narratives of Civil Government*，Section III；Slater，'Authorship and Authority in Hume's *History of England*'；Van Holthoon，'Hume and the End of History'；Wootton，'Hume："the Historian"'。

[2]*Letters of David Hume*，ed. Greig，vol. i，p.170.

[3]休谟在自己叙述詹姆斯一世统治的文末评论说，"众所周知，英格兰人"在历史写作方面"不怎么样"：*History of Great Britain*，vol. i（1754），p.140。

[4]*Letters of David Hume*，ed. Greig，vol. i，p.179.

[5]Voltaire，*Letters Concerning the English Nation*，pp.220-221.

奴隶，就像他是自己党派偏见的暴君一样"[1]。休谟的法国同时代人认为，唯一一部配得上该国英名的英国史，实际上是法国人保尔·拉潘·德·索拉斯写的。托马斯·戈登对塔西陀的翻译向伏尔泰暗示，英格兰至少有一个人能够写他自己国家的历史，"但拉潘·德·索拉斯是他的开山始祖"[2]。勒·布朗神父同意这一点。"除了这位法国人，除了拉潘·德·索拉斯，"他在英国这片土地上写信时提到，"英国人还没有任何一部他们自己国家的通史，一部值得阅读的通史。"[3]拉潘首次尝试不偏不倚地分析英国史是在他的《论辉格党和托利党》里[4]。1723 年，《英格兰史》(*Histoire d'Angleterre*) 开篇之作分 8 卷出版。两年后，另外两卷出版。1725 年，尼古拉斯·廷德尔出版了后来 14 卷英译本的第一个译本。该版即刻火爆。18 世纪 30 年代有了另一个译本，还有好几个续篇和学校教材改编版。[5]

18 世纪 20 年代，历史已成为一百年来英国政治争论的主要话题，因为议会反对早期斯图亚特王朝，开始运用自古以来的宪法观念以及该宪政中古老的平民观，作为王室特权生来受限制特性的依据。[6]保王党人普遍奚落古代宪法这个概念。他们指出，1066 年之前，无论英格兰像什么，诺曼征服和封建制度彻底改变了英国政治的基础。从此之后，一切权威都是君主的馈赠，下议院成为宪政的一个组成部分，这一进程只好从皇室不断赐予权利 (privileges) 的角度理解。平民的所有权利 (rights) 都来自君主，君主可以

---

[1] Montesquieu, *Spirit of the Laws*, transl. Cohler et al., p.333 [Bk. 19, ch. 27].

[2] Voltaire, *Letters Concerning the English Nation*, p.221.1728 年到 1731 年间，戈登发表了他翻译的塔西陀译本。他没有继续写英格兰史。伏尔泰后来改变了他对拉潘的意见。1764 年，他在评论休谟的《英格兰史》时发现休谟在公正无偏方面要高于拉潘："拉潘·索拉斯这个外国人，看似只有他才写得出公正无偏的历史，然而，我们仍能看到索拉斯的偏见。"(*Articles Extraits de la Gazette Littéraire de l'Europe*, p.456)

[3] Le Blanc, *Letters on the English and French Nations*, vol. ii, p.209.

[4] See above, p.168.

[5] See Sullivan, 'Rapin, Hume and the Identity of the Historian in Eighteenth-Century England', pp.150-153.

[6] See Kenyon, *The History Men*, pp.21ff, 以及 Butterfield, *The Englishman and His History*, pp.62ff（这里讨论 17 世纪 20 年代尤其要归功于柯克大法官"复兴"了"很多赋予英国人自由的古代法令"）。至于后复辟时期历史写作的详细研究，见 Douglas, *English Scholars* 1660–1730; Pocock, *The Ancient Constitution and the Feudal Law*; Smith, *The Gothic Bequest*。

重新界定或随意废除这些权利。皇室特权（prerogative）的唯一限制是上帝委托其尘世代言人时施加的。不过，在洛克看来，1679—1681 年的排斥危机重新全面地考验罗伯特·菲尔默《父权制》中阐释的托利式君主权威是否具有思想一致性，与此同时，它还促进了作为一种政治论辩模式的辉格史的回归。[1]因此，威廉·皮耶特（William Petyt）在《英格兰声称的古代平民权利》(Ancient Right of the Commons of England Asserted，1680）中重申，"不列颠、撒克逊和诺曼王朝中，英格兰的自由人或现在所谓的不同于大贵族的平民，是宪政的基本要素，是那些贤人会议、御前会议、男爵会议（Wittena Gemot，Commune Concilium，Baronagium Angliae）或议会的一部分"[2]。与"我们英格兰现代作家们"所说的相反，皮耶特指出，这一点没有因为诺曼入侵而改变，而诺曼入侵也没有像有时宣称的那样是一场绝对的征服。《大宪章》是"对古代普通法和王国权利的回复和声明"，男爵们没有违背他们对约翰王所宣的誓言。[3]同样，亨利三世在他统治的第 49 年承认平民在议会中的地位，也不是王权的让步，而是对古代原则的确认。

答复皮耶特的，是罗伯特·布雷迪在汲取亨利·斯佩尔曼（Henry Spelman）先前中世纪研究成果基础上丰硕而颠覆性的博学学识。[4]在《古英格兰史导论》(An Introduction to Old English History，1684）和《英格兰通史》(A Complete History of England，1685）两书中，布雷迪断言以下观点显然是错的：作为一个历史事实和法律事实，诺曼入侵对英格兰法律没有什么影响。诺曼人确实征服了英格兰，并将英格兰法置于一个全新的基础之上。封建主义意味着"不列颠"和撒克逊时代的确是有差别的，另外，诺曼王朝和后诺曼王朝也是有差别的。在封建社会，财产权完全是国王的馈赠；同样也可以说，议会本身作为有产者的集会，其存在和建议性的角色也要归功于国王的喜好和智慧。换言之，英格兰自由人没有任何古代权利可让国王侵犯。英国宪法是近代的，从某种意义上说，是自 1066 年以来由国王逐渐塑造而

309

---

[1] 参见 Pocock, *The Ancient Constitution and the Feudal Law*，pp.187-193。

[2] Petyt, *Antient Right of the Commons of England Asserted*，Preface，p.3.

[3] Petyt, *Antient Right of the Commons of England Asserted*，Preface，pp.34-35.

[4] 参见 Douglas, *English Scholars*，ch. vi；Pocock, *Ancient Constitution and the Feudal Law*，ch. viii；还可参见 Pocock, 'Robert Brady，1627–1700：A Cambridge Historian of the Reformation'。

成的。《大宪章》和亨利三世第49年的法案不过是严苛封建法的"松绑"。目前英格兰享有的自由是"时间以及国王们让步"的结果。所以，布雷迪断言，历史可以恰当地理解为"像一块坚不可摧的岩石，对抗这个国家所谓的主权者和人民的权力，那些共和派永无可能翻越这块岩石"[1]。

光荣革命是皮耶特对布雷迪的胜利，是洛克对菲尔默的胜利。辉格史学家赶紧跑去彻底摧毁布雷迪作为一名封建主义专家的权威及其政治影响。威廉·坦普尔的《英格兰史导论》(*An Introduction to the History of England*，1694)一书几乎完全集中在诺曼入侵和威廉一世的统治，他指出，威廉在语言上留下了完整的英格兰名称，以及"古代作家如此称道，我们祖先执着捍卫的政府形式、法律和制度"[2]。从制度上讲，从那时直到17世纪没发生什么重要的事情。这种制度以及王位继承"从那时候起就已经稳定并确立起来了，自诞生在这个世界上起，它们在这片土地上持续了600多年，在这么长的时间里或各种各样的事件中没什么大的改变"[3]。论证上更详细的要数詹姆斯·泰莱尔(James Tyrell)的《英格兰通史》(*General History of England*，1697)，所述内容仅到理查二世，却仍是对布雷迪的英格兰史的全面攻讦。泰莱尔认为，盎格鲁-撒克逊的政府不是君主制的，而是"贵族制的"；那个时候的王位继承不是直系继承而是选任制的；没有理由认为贤人会议中没有人民代表，威廉不是征服者，因而他的统治权不是征服的权利；诺曼人没有从根本上颠覆英格兰的政府或法律，诺曼统治之下，王位继承仍是选任制的。泰莱尔打算从他自己的立场上驳斥布雷迪，否定布雷迪对诺曼入侵后财产权基础的理解。他用了一篇250页的附录证明皮耶特关于平民自古就在议会中享有地位的说法是对的。

泰莱尔的《英格兰通史》后来被用作前斯图亚特王朝辉格派鼓吹者

310

---

[1] Brady, *Complete History of England*, Preface。1700年，布雷迪发表了《英格兰通史》的续集，但到那时为止，他从历史中汲取的教训不利于站在托利党一边的很多人。他的著作给人的明显启示是，1688年革命是一场反对合法君主的可耻反叛。布雷迪指出，王位继承是世袭的，直系的，而非选任的。以布雷迪的立场，绝不会认为奥兰治的威廉的统治有正当理由。布雷迪本人宣誓忠于威廉和玛丽，但他的历史却得出詹姆斯党人强硬而不合法的结论。当需要一种更温和的托利派历史时，克拉伦登身后出版的《英格兰叛乱史和内战史》(1702—1704)及时出现了。

[2] Temple, *Introduction to the History of England*, p.621.

[3] Temple, *Introduction to the History of England*, p.497.

约翰·奥尔德米克森《英格兰教会史和民事史批判》（*Critical History of England*，*Ecclesiastical and Civil*，1724—1728）的依据。就奥尔德米克森而言，他的目标是劳伦斯·艾查德（Laurence Echard），后者撰写了第一本完整的英格兰通史。艾查德的第一卷于1718年再版[1]，开头可能是一段致乔治一世的献词和一段对"不列颠领土上发生过的最令人惊叹、最具天意的革命"的颂词[2]，不过，在奥尔德米克森看来，当艾查德谈到斯图亚特王朝时，任何公正无偏的托词都露馅儿了。艾查德的目的实际上是为斯图亚特王朝侵犯英格兰人民的权利和自由进行完整的辩护和酌情袒护。[3]因而，艾查德的工作和布雷迪是一样的，而且严格考察起来，他对中世纪的叙述和布雷迪《英格兰通史》的内容是一样的。因此，有必要再讲一下革命确立的权利和自由为何也是英格兰人民在哥特式制度下享有的权利和自由，为何诺曼人征服了而哈罗德却没有征服英格兰法律，后世的国王是如何通过选任而非直系继承获得了他们的王位，"撒克逊七国时代和英格兰君主制时期贵族和平民的众多惯例"为何没有被亨利三世引入[4]等问题[5]。坦率说，奥尔德米克森的《英格兰教会史和民事史批判》完全是派系之作。这类作品很容易辨认，而且直接被托利派作家摒弃了，用扎卡里·格雷（Zachary Grey）的话说，"这些作品这么猥琐，毫无价值，根本配不上历史二字，这种超出一般马夫水平的作家……太玷污历史的名声了"[6]。

311　　　拉潘认为需要一种似乎超越了派系之争的新的辉格史，重新考察历史

---

[1] 第一版出版于1707年。

[2] Echard，*The History of England*，vol. i，p.iii.

[3] Oldmixon，*Critical History of England Ecclesiastical and Civil*，p.iii. 并非奥尔德米克森一个人以这种方式理解艾查德。爱德蒙·卡拉米指出，艾查德三卷本《历史》的献词中对那场革命的狂热赞美与这本书的主体观点毫不相干，"你热烈称颂的那些原则实际上阻止了它（即革命）：你能做的是反驳那场革命所基于的原则"（Calamy，*Letter to Mr. Archdeacon Echard*，p.24）。

[4] Oldmixon，*Critical History of England Ecclesiastical and Civil*，p.50.

[5] 奥尔德米克森《英格兰教会史和民事史批判》的第二部分逐条批驳了艾查德对亨利八世和詹姆斯二世统治时期的叙述。他后来出版了自己的《英格兰史》，涉及詹姆斯一世到乔治一世这段时期，在这本著作中，他继续抨击艾查德，他认为，克拉伦登的《英格兰叛乱史和内战史》的某些内容是伪造的。

[6] Grey，*Defence of our Antient and Modern Historians*，Preface，p.［i］.

的核心问题。[1]廷德尔翻译的《英格兰史》译本，序言是给威尔士王子的献词。弗里德里希的注意力也被对其祖先生平和行为"公正无偏的叙述"吸引过来，这种叙述"最初由一位外国人执笔，他无党无派，也无利可图"[2]。拉潘的成功在于，他让自己平衡得当、分寸极佳地拿捏辉格党和托利党争斗的众多事件。举个例子说，他不压制威廉一世问题的任何一方观点：威廉一世被称为"征服者"，还是被称为奥古斯都·恺撒，"这么称呼的意思是，威廉来到这个帝国既不是通过征服也不是通过篡夺，也不是继承，更不是选任，而是这些权利奇怪的混合体"[3]。在他对威廉统治的叙述中，拉潘赞同地引用了布雷迪的观点，他指出，1079 年以后，威廉致力于废除撒克逊法律，在撒克逊土地上确立诺曼法，但同时，他也没有排除"撒克逊贤人会议"继续存在的可能性。[4]拉潘拒绝像往常一样抹黑约翰，坚持约翰有很好的理由拒绝（诺曼）男爵们的要求，只是承认《大宪章》揭示了"自威廉征服以来英格兰人一直陷入的压迫"[5]。另外，爱德华二世加冕誓言的文本清楚表明，"它远非约翰王授予英格兰人民最初的特权的大宪章，而只是被当作这个国家古代自由的确立"[6]。拉潘"不敢擅自确定"亨利三世统治第 49 年议会所体现的人民代表究竟是一项许可还是一项权利。[7]在讨论斯图亚特王朝时，拉潘进一步表明其公正不偏的态度，他反复批评以前屈从于党派偏见的历史学家。在开始

---

[1] 关于拉潘的论述，参见 Trevor-Roper, 'A Huguenot Historian'. 在特雷弗 - 罗珀看来，尽管休谟从未引用拉潘的《英格兰史》，"显然在他眼里，他认为这部历史是连贯的"（p.17）。关于拉潘对后来包括休谟在内的历史学家的重要影响，参见 Okie, *Augustan Historical Writing*, p.61ff. 关于拉潘与休谟，参见 Sullivan, 'Rapin, Hume, and the Identity of the Historian in Eighteenth-Century England'. 在苏利文（Sullivan）看来，拉潘的成功意味着休谟"不得不比照（拉潘）确定他的历史计划和自己作为历史作家的身份"。还可参见 Baumstark, 'David Hume: The Making of a Philosophical Historian', pp.146-153, pp.154-167（尤其是关于拉潘和休谟历史著作特定争论的描述）。

[2] Rapin, *History of England*, transl. Tindal, vol. i, p. [i].

[3] Rapin, *History of England*, transl. Tindal, vol. i, p.181.

[4] Rapin, *History of England*, transl. Tindal, vol. i, p.178（廷德尔指出，"这一点比那些古代历史学家要进步得多"）; vol. i, p.181。

[5] Rapin, *History of England*, transl. Tindal, vol. i, p.276.

[6] Rapin, *History of England*, transl. Tindal, vol. i, p.389.

[7] Rapin, *History of England*, transl. Tindal, vol. i, p.333.

讲述内战之前，拉潘对于他之前写过 17 世纪 40 年代事件的形形色色的作家们做了一翻批判性分析，并指出这里没什么不容置疑的事实，历史学家们不得不依赖的文献，对读者而言遍是陷阱，这些文献的使用全都出于极端目的。[1] 根据拉潘的叙述，议会党一方绝非无罪，查理一世"被赋予了很多美德和高贵品质"[2]。即便如此，拉潘讲述的内战故事从根本上还是辉格立场的。他绝不怀疑，而且绝不允许他的读者怀疑，查理有意识地打算在英国宪政的废墟上建立独断政府。他声称："尽管有《大宪章》，还有这片土地上的法律，但人民的自由被摧毁的最大危机恰是在查理一世统治时期。"[3]

即便拉潘的立场明显是辉格派的，但通过呈现赞成和反对的论断，明确表示以前历史著作中纯粹的党派偏见在哪里，又如何决定了那些重要的问题，他至少让读者**感到了**公正。为了递给读者一把分析英格兰史迷思的钥匙，他还给一千年的事件套上一个辩证的框架：拉潘表示，整个故事可以理解为一场寻找人民权利和王室特权平衡点的斗争。这里的基本原则还是辉格派的：撒克逊人有一部自由而古老的宪法，根据这部宪法，君主制是国王和人民达成一致的结果。接下来的历史是，人民在面对他们的古代自由遭受王室侵犯时反复重申这一点。但根据拉潘的说法，最初的宪法确定了国王和人民的**联合**。英格兰模式实际上开始既不是共和制，也不是纯粹的君主制，而是两者独特的混合制。问题是，这样的政府中没有定义明确的构架，也没有明确每个部分的权力边界。因此，这些部分之间的冲突永无止境，各方指控对方违反了宪法。结果，1649 年胜利的议会党彻底废除君主制就是一种极端可怕的错误。但 1688 年之后，从宪法上说，各派再无什么重要之事可争了。拉潘《论辉格党和托利党》的译文附在廷德尔翻译的《英格兰史》后面，读者会发现，这篇文章断言，温和的托利派和辉格派组成了"同一个党，其共同的名称是辉格"。拉潘声称，当温和派联合起来时，"如果宗教不干涉其争端的话，他们组成了一个势不可当的党派"[4]。拉潘站在流放的胡格诺教徒的立场上看待英格兰的宗教。就更一般意义上的政治学而言，需要的

---

[1] Rapin, *History of England*, transl. Tindal, vol. ii, pp.347-349.

[2] Rapin, *History of England*, transl. Tindal, vol. ii, p.571

[3] Rapin, *History of England*, transl. Tindal, vol. ii, p.429.

[4] Rapin, *Historical Dissertation upon Whig and Tory*, transl. Ozell, pp.51, 78.

是温和与宽容。一方面，英格兰教会不认为自己处于异教徒的致命威胁中。另一方面，异教徒需要承认教会在英格兰公共生活中的传统作用。拉潘著作英译本的巨大成功表明，所有这一切是很多英格兰人想听的故事。 313

　　休谟在他开启文人生涯之初就读过拉潘的书。1730 年，他请迈克尔·拉姆齐给他寄"拉潘的最后一卷"。[1] 但他似乎不太可能完全相信拉潘《英格兰史》中流露出的那种辉格主义。作为沃尔波尔时代一个敏锐的政治学学生，休谟可能还知道，拉潘英译本出现的同时，历史在不列颠政治争论中的角色正逐渐变得比以前复杂。因为博林布鲁克看到了战术逆转的绝好机会。18 世纪 20 年代末 30 年代初，他在《匠人》这份解读英格兰历史的报刊上掀起的反沃尔波尔浪潮，意味着沃尔波尔的内阁剥夺了布里吞人的古代权利和自由。换言之，反对派托利党的领导人博林布鲁克打算使用皮耶特和泰莱尔的论据来**反驳**辉格政府。[2] 博林布鲁克本人在后来发表的《英格兰史评论》中为"自由精神"辩护，以反对"派系精神"。在这篇《英格兰史评论》中，博林布鲁克用英格兰史说明派系不是什么新东西，沃尔波尔不过是自撒克逊时代以来人民有权享有自由的一长串敌人中的最近一位。因而，博林布鲁克激动地引入了这个古老的、"很民主的"原始宪法的说法。[3] 而且，他接着把辉格史学的全部行话拿到读者面前。他认为，威廉一世"严格说来"是不是征服者，是不是"比其他几位用佩剑维护头衔的君王更像征服者"[4]，这个问题可以讨论。约翰王治下，"自由精神盛行，派系精神遁迹"[5]。因此，约翰签署《大宪章》，亨利三世为这一宪章背书不足为怪。1215 年之后的 250 年见证了"目前政府宪法"的形成，我们的"父辈"与国王、男爵和教士斗争，确保自由，自由不是国王们的恩赐，而是"最初的权利、原始契约的条

[1] *Letters of David Hume*，ed. Greig，vol. ii，p.337.

[2] 参见 Kramnick，'Augustan Politics and English Historiography'；还可参见 Kenyon，*The History Men*，ch. 3. 讨论的是博林布鲁克"在党派意识形态中的混乱使用"，沃尔波尔支持布雷迪的观点，以及对"一种新的综合性的英格兰史的迫切需要"。史密斯指出，博林布鲁克的策略，在 17 世纪 90 年代托利党人弗朗西斯·阿特伯里争议性的著作中就有先例可循，见 *The Gothic Bequest*，pp.31-38.

[3] Bolingbroke，*Remarks on the History of England*，pp.50-53.

[4] Bolingbroke，*Remarks on the History of England*，p.53.

[5] Bolingbroke，*Remarks on the History of England*，p.55.

件、与特权同等的权利、与政府同时产生的权利"[1]。这一进程总是面临被理查二世、亨利六世、爱德华四世、亨利七世这些君王颠覆的危险，这些人维护自己王室权力的唯一手段就是把他们的对手分成几派。但是，还没被奢侈削弱的英格兰人民，奋而挑起维护行政权和立法权平衡的重担。博林布鲁克多次引用拉潘这位温和辉格史家的话，以支持他的英格兰史观。詹姆斯在维护其绝对权力时，完全误解了宪法，他的认识与臣民背道而驰，使得派系精神无可避免地在他治下回归。然而，自由精神也被重新唤醒，博林布鲁克反抗詹姆斯的描述让他有机会将反对派的合法性作为一个普遍例子，这一做法明显意味着他自己作为反对派反对沃尔波尔也是合法的。[2]而且，博林布鲁克的读者当然同时也很容易发现他对沃尔波尔政府和斯图亚特滥用权力所做的比较。

沃尔波尔以及他的记者、小册子作者们对博林布鲁克调换历史武器的回应，是捡起博林布鲁克丢下的武器，利用托利派史学的论辩策略来对付主要的托利党对手。他们决定彻底弃用 1688 年以前的历史，向布雷迪让步，承认诺曼入侵之后封建保有权对于英格兰人民权利的性质和范围的重要意义，并将宪法直接置于权利法案与和解法案之上。他们指出，对手所说的英国古代自由是堆废话，因为在 1688 年之前，不列颠没有自由这样的东西。1688 年不是自由的重生，而是自由的诞生。从未存在的东西不可能获得重生。[3]1733 年，《伦敦日报》(The London Journal) 声称："让英格兰政府回到其最初的原则，就是让人民回到绝对奴隶的地步。"[4]一年后，同一份报纸宣称，"现代宪政比任何时期——从撒克逊到光荣革命期间的任何时期——的古代宪政都好太多了"[5]。据 1735 年《每日公报》(The Daily Gazetteer) 所言，《匠人》对英格兰历史的描述，是"一套比(拉伯雷的)高康大更无聊、罗曼蒂克的"故事[6]。反对派以

---

[1] Bolingbroke, *Remarks on the History of England*, pp.55-56.

[2] Bolingbroke, *Remarks on the History of England*, pp.272-275.

[3] 用杰拉尔德·斯特拉卡的话说，1688 年以这种方式成为"英格兰自由的元年"：见 Straka, '1688 as Year One of English Liberty'.

[4] *The London Journal* no. 740 (1 September 1733).

[5] *The London Journal* no. 768 (16 March 1734).

[6] *The Daily Gazetteer* no. 24 (26 July 1735).

及辉格史学家迄今为止设想的那些证明人民反抗王室特权过度扩张的英格兰历史时刻，被蓄意抽空了意义。举个例子，他们"如此鼓吹、赞美的《大宪章》"，却"没有和人民定约，也没有人们的认可"。它只是对"教会人士和男爵们"的让步，"他们佩剑的力量是从国王手中夺过来的"[1]。赫维《古代自由与现代自由之比较》稍微（但不是很多）扩展地表达了这种新辉格史。根据赫维所言，真正的自由可能在复辟时期开始出现，因为复辟标志着共和制自由观全面溃败，这种自由观被其鼓吹者认为是撒克逊时代以来的遗产，事实上不过是无政府的放荡猖狂。无论如何，共和式的观念在诺曼征服之后都没有历史事实。从 1066 年到 1660 年，无论政府结构有多少变化，"都不过是从一种专制到另一种专制（的变化）而已"[2]。真正的自由，即现代自由，让人们有可能做他们想做之事、过他们自己选择的生活，这样的自由只是在光荣革命以后才有法律基础。这样的自由不会被一个强大的君主削弱。相反，它极大可能依赖于保护和维持行政权力。

315

沃尔波尔的鼓吹手们得意忘形地承认他们的历史是布雷迪的历史。《伦敦日报》断言，想回到古代宪政，"就是希望这世上只有一个自由人，这个人就是国王，他是唯一的自由人，唯一无条件、独立、绝对的自由人"[3]。他们还打算在阐释现代自由的起源时利用哈林顿以财产为依据对下议院崛起所作的分析，但目的迥异于博林布鲁克。博林布鲁克利用哈林顿强调伊丽莎白的成就，并由此确定了一个典范，斯图亚特王朝可与之比一比，一比却发现它没有。赫维开始叙述伊丽莎白时宣称，她"伟大而光辉的统治"，只有"在其治下，人民享有最少的自由荫翳"时才能受到不公正的称赞。[4]伊丽莎白和她父亲一样都是专制君主。她只是足够聪明，给人民他们想要的，所以人民从没想过抱怨，或者甚至没想过在她统治之下究竟是否自由。《伦敦日报》声称，"自光荣革命以来，在现在王室的统治之下，这个王国的政府胜过伊丽莎白的政府，几乎就和法治政府比专制政府优越一样"[5]。因而，伊

---

[1] *The London Journal* no. 769（23 March 1734）.

[2] Hervey, *Ancient and Modern Liberty States and Compar' d*, p.6.

[3] *The London Journal* no. 769（23 March 1734）.

[4] Hervey, *Ancient and Modern Liberty*, p.23.

[5] *The London Journal* no. 600（30 January 1731）.

丽莎白和斯图亚特王朝不可能硬生生地被拿来比较。事实上，赫维认为，伊丽莎白"无论给他们还是给人民都带来了绝大多数的不幸"[1]。詹姆斯一世及其继任者误认为他们同样有权享有伊丽莎白的绝对权力，不过，他们不理解下议院不断增长的力量意味着人们的意见需要被考虑，尤其是人们需要看到王室权力承认自己应受法律限制。沃尔波尔派的历史没有轻视斯图亚特统治时期的压迫和专制。这派历史所做的是把斯图亚特王朝置于大范围的背景下，把他们形容为从教养到个性都不适合管理自亨利七世改变封建保有制性质以来的经济变革和社会变迁的政治局面。

都铎王朝和斯图亚特王朝应该如何彼此关联，这一概念在威廉·格思里的《英格兰通史》（William Guthrie, *A General History of England*）中得到了充分论述。和沃尔波尔派的辉格党一样，格思里不承认伊丽莎白创建了自由和权威的绝佳平衡并带来了一系列效果这种说法。据格思里所言，伊丽莎白是一位明智而仁慈的专制者。他写道："可能没有女人也没有男人像伊丽莎白及其顾问那样拥有那种独断的统治，如果她的继任者是同样有才德性却更少的人，那英格兰的自由必不可免会被毁掉。"[2]如历史之鉴，她的继任者是一个才能无疑低她一等的国王，不过除了"政治上的缺憾"，这位国王有一堆"高尚的个人美德"[3]。詹姆斯利用他的特权加大力度推行了伊丽莎白促进英格兰贸易的措施，在他统治时期，商业和制造业获得明显的发展。他的失误之处在于没能看到这些成就仅仅强化了他的人民的位置，削弱了国王的地位。"英格兰人的无知以及随后而来的温顺现在消失不见了，他们决心勇敢捍卫自己勤勤恳恳获得的一切。现在，他们的整个财产体系发生了变化，他们的心智在阅读和反思中被启蒙了，他们的政府原理依赖的是自由和中道（moderation），他们的宗教观反对暴力和盲从。现在，他们的思想转而坚持对外贸易和国内自由；以前王朝统治时期的压迫，如今他们再也不承认了；反抗的学说在议会宣扬并得到真正理解，但这样的限制本可以让英格兰国王既伟大又幸福。"[4]以上种种，詹姆斯一条都不理解，他的儿子也是。查理接受的教育不仅与他的人民完全相对，而

---

[1] Hervey, *Ancient and Modern Liberty*, p.29.

[2] Guthrie, *General History of England*, vol. iii, p.380.

[3] Guthrie, *General History of England*, vol. iii, p.625.

[4] Guthrie, *General History of England*, vol. iii, p.819.

且，如格思里指出的，他在登基时发现自己"深陷他父亲之手及其宠臣的野心共同织就的落网中"[1]：他支付不了他不受欢迎的外交措施，因而不得不向议会讨钱，而议会自信可以拒绝授权给他。在格思里看来，接下来的悲剧并不真正是查理的错。要说是某个人的错，那可以说是他顾问的错。但是在更多情况下，格思里暗示这是 17 世纪初英格兰自己所处境况不可避免的结果。格思里指出，哈林顿关于亨利七世财产权立法结果的论述已经很好地解释了这种境况。他在其《英格兰通史》中还附了一篇文章《财产权的转移和继承，以及亨利七世统治以来给我们宪政带来的重要影响》[2]。

317

格思里的《英格兰通史》出版于 1744 年至 1751 年间。没有证据表明休谟读过他的书，但格思里看英国史尤其是都铎和斯图亚特王朝历史的视角与休谟《英格兰史》惊人地相似。所以，休谟的《大不列颠史》并非无中生有。他对辉格派历史的挑战有例可循。而且，从他散文表达的各种观点来看，他违背的那些态度和设想，至少能激起辉格派朝廷回应博林布鲁克，而非更直接，尽管也很温和、很有分寸的拉潘式辉格主义。举个例子，在《论政治可以简化为一门科学》一文中，休谟顺便评论说，英格兰在很大程度上"直到上个世纪（17 世纪）中期""都是绝对政府，尽管对英格兰的古代自由有无数颂歌"[3]。他在《论大不列颠的党派》中提到，在内战之前，英国宪政"混乱不堪，尽管如此，臣民仍然拥有众多重要的特权，但这些权利并未得到法律的约束和保障。由于这些权利的使用由来已久，也就被视为与生俱来的权利了"[4]。以"长期拥有"为基础的特权完全不同于以古代宪政为基础的特权——休谟在其散文中从未提及，除了在《论原始契约》中的嘲讽外。"要问我们的自由宪章都有哪些记载，那可是白费力气，"休谟写道，"它没有写在羊皮纸上，也没有刻在树叶或树皮上。它也不是在书写和其他一切文明的生活技艺之前就有了。"[5]因而，没

---

[1] Guthrie, *General History of England*, vol. iii, p.826.

[2] 尽管格思里怀疑历史辉格主义的某些核心原则，但他认为革命恢复了撒克逊宪政的最初原则，就此而言，他是一位传统主义者。他谴责布雷迪的著作是"为支持他的保护人詹姆斯二世国王的大计而作出的可耻尝试"（vol. i, p.ii）。

[3] *Essays and Treatises on Several Subjects*（1753）, vol. i, p.21.

[4] *Essays and Treatises on Several Subjects*（1753）, vol. i, p.94.

[5] *Essays and Treatises on Several Subjects*（1753）, vol. i, p.304.

有古代标准，博林布鲁克也不能用它作为一种典范来衡量现在，认为它缺失了。休谟在其散文中没有流露出"老辉格党"对当前英国自由状态的焦虑，而这种情况被博林布鲁克挪到他的作品中反对沃尔波尔。相反，他倾向于承认英国政治的特征是自由过了度，如沃尔波尔及其鼓吹者指出的，过度的自由需要以王权影响进行约束和限制。和平和秩序的最大敌人实际上是直接用下议院的权力对抗国王权力的博林布鲁克式观念。下议院目前比国王富裕，结果只能是一个共和国。17世纪的共和国经验清楚表明，尝试引入共和国势必首先导致骚乱继而是专制。就像沃尔波尔派主张的，博林布鲁克式的自由必然瓦解为肆无忌惮的危险。

　　如我们在第三章所言，休谟的这些散文表明他也承认亨利七世财产权立法以来下议院崛起的哈林顿式分析。令人惊讶的是，即便在开始写《大不列颠史》之前，休谟就已经将亨利七世法律重要意义的构思与弱化斯图亚特王朝17世纪危机的意愿结合起来了。在《论大不列颠的党派》一文中，查理一世被形容为"野心勃勃的，或者说非常无知的君王"，他没有理解为何议会会对他们的权利如此自信。[1] 在《论新教徒继承》一文中，休谟声称，17世纪发生的变化程度"没什么特别之处，我们的不列颠君主误解了宪政的性质以及人民的才能；他们认可祖宗留给他们的一切有利先例，同样，他们也忽视一切不利于他们的因素，忽视一切我们政府所受的限制"。休谟在这段话的一个脚注中评论说，绝对主权的概念得到国内主教和贵族们以及海外敌对君王们的支持，这一事实让詹姆斯一世和查理一世"更有借口犯错了"[2]。在这篇文章的第一版中，休谟在这个脚注中继续说道，"拉潘这位最公正的历史学家，似乎也会偶尔以过于严格的言辞对待他们"[3]。在《论消极服从》

[1] Hume, *Essays and Treatises on Several Subjects*（1753），vol. i, pp.94-95.

[2] Hume, *Essays and Treatises on Several Subjects*（1753），vol. iv, pp.238-239 and fn.

[3] Hume, *Political Discourses*（1752），p.268 fn. 在1753年的版本中，休谟认为，拉潘对詹姆斯和查理的处理源于"他一贯的恶意和偏狭"，对拉潘睿智的提法也减少了［*Essays and Treatises on Several Subjects*（1753），vol. iv, p.239 fn］。据推测，《大不列颠史》开始的写作很快让休谟感到他和拉潘的历史观大不相同。1753年6月，休谟告诉詹姆斯·奥斯瓦尔德，"我尊敬的拉潘，完全是个卑鄙之徒"（*Letters of David Hume*, ed. Greig, vol. i, p.179）。1757年，他在给勒·布朗神父的信中又说拉潘是"卑鄙之徒"。"说实话，"他写道，"直到我更详细地考察那位历史学家的著作时，我对那位历史学家一贯的尊敬才消失殆尽。"（*Letters of David Hume*, ed. Greig, p.258）

一文中，休谟形容查理一世"不谨慎"而非邪恶。查理误解了宪政的本质，努力"埋头"于完整的立法权——不过，这一点也可以用他是位有限君主而非绝对君主这一事实来解释。绝对君主觉得不需要激烈地维护他的权力，不需要如此挑衅对手。而且，"如果我们现在能说出实话的话，那么，仇恨埋下后，同样的借口也可以用到詹姆斯二世身上"[1]。

319

　　因而，休谟在这些散文中似乎不愿意采取标准的辉格党立场，后者极端敌视斯图亚特王朝，极为尊重那些反对斯图亚特王朝的人。他形容1688年革命是"一场有着重要影响的大事，是英国自由最坚实的基础"[2]，不过，就散文作家休谟而言，1688年革命的直接原因不如后面发生的事情重要。休谟在《论原始契约》中指出，不需要从反抗权源于政府最初起源之类的学说中为革命寻找一个正当理由。在现实中，革命远不是通常宣扬的那样是件道德高尚的事业。"只是继承问题，而且只是那个政府的王室部分发生了变化，只是七百人中的多数人为近一千万人做了那种改变。"[3]唯一能证明革命是正当合理的，是革命的结果。1688年及其随后的岁月，事情本可能两败俱伤，骚乱和内战仍然是一种可能。如果真是如此的话，那么显然，革命确实不合理。无论说什么支持所有公民手中的反抗权，如果革命的结果可能是骚乱，那这种反抗权就是无效的。这里，休谟的近代史观显然又类似于沃尔波尔及其辩护者。针对博林布鲁克的指控，他们违背了革命精神和革命原则，打算中伤反叛者的政治，用共和主义的"刷子"给他们刷上"焦油"。他们还打算放弃宽容事业和不从国教者的权利。17世纪80年代的理念不是政府的合适准则。政府最重要的是稳定秩序和财产权保护。这些才是判断革命和解、汉诺威王室继承王位是否合理的条件。这也是休谟的《论新教徒继承》流露出的态度。休谟在这篇文章中说到，作出恰当形式的决定，需要把所有相关的条件都放在天平之上，思考"复杂多变的"结果，而这些结果能够从这里的措施预见。一位哲学式的政治家或许需要不带"任何嘲弄、讽刺"的激情"反对无知的大多数人"[4]。

320

---

[1] *Essays and Treatises on Several Subjects*（1753），vol. i, p.331.

[2] *Essays and Treatises on Several Subjects*（1753），vol. i, p.98.

[3] *Essays and Treatises on Several Subjects*（1753），vol. i, p.309.

[4] *Essays and Treatises on Several Subjects*（1753），vol. iv, p.241.

休谟对正统辉格史几个特征的怀疑，即对皮耶特、泰莱尔、奥尔德米克森以及拉潘实际所写的辉格史的怀疑，并不是一个托利党人的怀疑。他的目标是为革命和解进行辩解，但和宫廷辉格党一样，他相信，这种理由在当下可以找到，而非从过去寻找。换言之，现代政治不需要从历史中寻找支持，而辉格党和托利党往往认为这一点很有必要。我们可以假设，休谟在18世纪50年代初期意识到，区分现在的政治与过去的政治，能够打开一条历史公正的新道路。历史学家总是声称公正美德。历史写作者断言他拒绝把事实绑架到党派目的上，他的目的无非是让事实说话，这样的做法完全是习惯性的。一位历史学家开始工作的标准动作是关注他的公正性和他前辈的派系性之间的差别。例如，克拉伦登《反叛史》（*The History of the Rebellion*）的编辑们宣称，在《反叛史》中，"能力相当的读者""不会读到任何恶意，唯有作者信息最全，不偏不倚，秉笔直书"。他们接着说："我们不怀疑，但纵观这整部历史，读者将会发现，他的著作丝毫没犯偏袒或不公正的敌意这样的过错。我们希望他尊重事实，不夹杂任何私人情感或敌意，绝没有冒犯这一时期任何一个老实人，人们会把这部历史当作当代的教诲，而非对过去的谴责。"[1] 据艾查德所言："历史学家绝不应该从属于任何党派，唯有一个队伍可站，换言之，他应该总是站在真相一边。"[2] 奥尔德米克森即便不同意其他方面，也同意他这一点。如果他的《英格兰史》看似失之偏颇，"那真相便有失公允，也不能算作历史学家"[3]。拉潘认为我们都已注意到公正性。然而，这些作家在他们的批评者眼中却是完全有失公允的。看来，休谟相信他已经找到一个足够成熟的历史视角，让他不可能遭受失之偏颇的控诉。

321　但是，休谟觉得填补英国帕纳索斯空位上的荣誉比公正地讨论政治更有必要。另外，还有一个如何书写历史的风格问题。休谟认为，首先需要避免的，如他1754年给勒·布朗的信中指出的，是"某些现代汇编者长篇累牍、冗长乏味的风格"。他告诉勒·布朗，"我没有加进任何原始文献，没有

［1］ Clarendon, *History of the Rebellion*, vol. i, p.iii.

［2］ Echard, *History of England*, vol. i, 'Preface'.

［3］ Oldmixon, *History of England*, *During the Reigns of King William and Mary*, *Queen Anne and King George I*, p.iv.

插入任何无趣的细小事实"[1]。革命以来所写的英格兰史，绝大多数都是多卷本的对开本。克拉伦登、艾查德和格思里都是三卷，每卷包括 600 页或 600 多页，每页分成两栏。怀特·肯纳特（White Kennett）编辑的《英格兰通史》（*Complete History of England*，1706）也是如此。托马斯·卡特的《英格兰通史》（*General History of England*，1747—1755）是四卷对开本。每卷都是又大又厚的书，只能放在读经台或图书馆书桌上阅读。克拉伦登的三卷覆盖的时段只有 30 年左右，但满篇的演讲、请愿书、抗议、合约条款、法律证据等妨碍了他的叙述。他充分利用了已出版的文献集，在他叙述中世纪时尤其利用了托马斯·莱默（Thomas Rymer）的《摘要合辑》（*Foedera*）[2]，在叙述查理一世时还利用了约翰·拉什沃兹（John Rushworth）的《历史文集》（*Historical Collections*）和布尔斯特罗德·怀特洛克（Bulstrode Whitelock）的《回忆录》（*Memorials*），而且，他往往把他从这些资料中截取的内容不加消化就展现出来，仿佛转述一下就会有违他的公正性主张似的。这一点不会挡住商业上的成功，不过可能解释了节选本或摘要的偏好，比如约翰·洛克曼（John Lockman）的《新英格兰史问答，尤其是著名英格兰史学家拉潘·德·索拉斯的著作的简写本》（*New History of England by Question and Answer*，*Extracted from the most celebrated English historians*，*particularly M. Rapin de Thoyras*，1734）。休谟希望他的历史简洁明了、情节紧凑。在给勒·布朗的同一封信中，他说他让他的著作"追寻古人的风格，非常简洁"。

1758 年，贺拉斯·沃尔波尔反对休谟在写作《大不列颠史》时省略他使用的文献参考书。现代历史学家通常会提供页边注，表明这些材料的作者是谁，有时他们还会给出页码。休谟在叙述斯图亚特王朝时，极其简略地使用了注释。他给沃尔波尔的答复说明"所有最优秀的历史学家，甚至诸如马基雅维利、弗拉·保罗（萨尔皮）[Fra Paolo（Sarpi）]、达维拉（Davila）、本蒂沃格里（Bentivogli）这些现代最优秀的历史学家都在诱导"他[3]。换句

---

［1］*Letters of David Hume*，ed.Greig，vol. i，p.193.

［2］拉潘写了大量的文本摘要，1704 年到 1725 年由莱默搜集成册。1725 年被译为英文，题目是 *Acta Regia*。

［3］*Letters of David Hume*，ed. Greig，vol. i，pp.284-285.

话说，休谟对于如何写历史的理解，在某种程度上源于十六十七世纪意大利历史学家。休谟在给沃尔波尔的信中提到的那些书，事实上出版时都没注释。它们也的确相对简短——它们的英译本没有一本超过 800 页对开本（一栏）。休谟至少从 18 世纪 30 年代就开始阅读意大利的史著。在《人性论》的第二卷中提到弗朗西斯科·圭契阿迪尼的《意大利史》（*Storia d'Italia*），而且，休谟 1739 年寄给哈奇森的一封信中还引用了这本书（原文引用）。[1] 有可能他发现萨尔皮对特伦多会议的叙述和他意气相投，这种描述就像人们明显不能理解，也不能应付自己陷入的事件，事情完全不在他们的掌控中，不能主导他们的成败。[2] 但没有必要认为休谟受意大利历史学家具体观点、论断的影响。它们的重要性更多可能只是在于作为任何受过教育的欧洲人的必读书目。这些著作都被翻译成好几种语言，在 18 世纪中期，译本在英格兰被重印甚至重译。

我们可以想象，这种成功是休谟对自己史著的期待。"外国人必须读什么才能了解我们的历史观？"他这样问沃尔波尔。"在这些丰碑（即历史著作）之后，我们的后代必须在我们之上增添点什么？我们自己最重要的东西是什么？谁有闲心或喜好去做这样一项费力不讨好的研究？"[3] 可以说，休谟不想致力于成为一位历史学家的历史学家。他希望他的史书不仅适用于研究，还是客厅和咖啡屋里的普通读物。这是《大不列颠史》和《关于人类理解力的哲学论文集》《道德原则研究》的相似之处。和这些作品一样，《大不列颠史》试图弥补学术界和谈天说地之间的鸿沟。可以这么说，但这并不意味着休谟想要的一切是大批读者群。比如，他在给威廉·罗伯逊的几封信中批评查尔斯·罗琳出版的非常畅销的古代史汇编。"写作风格很好"，有"特定的叙述才能和讨人喜欢的讲述"，但还不够。[4]

另一位不关心费力填写文献出处的历史学家，也是休谟开始写作《大不列颠史》之前肯定阅读过的一位历史学家，便是伏尔泰。在《英国通信》

---

[1] *Letters of David Hume*，ed. Greig，vol. i，pp.33-34.

[2] 参见 Wootton，*Paolo Sarpi：Between Renaissance and Enlightenment*，p.110。这句话的最后两个分句引自伍顿。伍顿认为萨尔皮是个无神论者，把他看作启蒙哲学史的榜样。

[3] *Letters of David Hume*，ed. Greig，vol. i，p.285.

[4] *Letters of David Hume*，ed. Greig，vol. i，pp.315，297

中，伏尔泰说，"英国人和我们（即法国人）都在追随意大利人，他们在所有艺术上都是我们的导师"[1]。他补充说，法国人现在在某些艺术方面超过了意大利人。猜测可能历史学是他心中所认为的艺术之一，因他本人写过历史。伏尔泰所写的《论各民族的风俗和精神》和休谟所写的整部《大不列颠史》极其类似，前者和《大不列颠史》第一卷同一年出版，所以不应该影响后者。但1751年到1753年之间，伏尔泰发表了《路易十四时代》的大部分内容。休谟在致勒·布朗神父的信中说，他的《大不列颠史》"的计划及很大部分的构思都早于这部令人喜欢的已出版著作"[2]。然而，很难相信，休谟不会在《路易十四时代》一出来就立即阅读。而且，《路易十四时代》发表的第·期连载部分，早在1739年就已经出版了。在那一节中，伏尔泰把自己的计划与"编年史作者"对"这个世纪（即17世纪）几乎无穷无尽的战争"的细节描述进行对比。"我这篇文章的计划，"伏尔泰宣称，"是描述那些值得各个时代关注的细节，描述人类的天赋和风俗，为他们的教导作出贡献，促进人们对美德、艺术以及祖国的热爱。"他的"主要对象"是"人类心灵的历史"[3]。可以想象，对伏尔泰第一部重要的历史著作，出版于1732年的《查理十二传》，休谟也很感兴趣。在那部著作中，伏尔泰仍然将历史学家的简洁和聚焦点与编年史作家的简明扼要做了区分。"君王史不是讲他所做的一切，而是讲他值得被后世知晓的事迹。"[4]伏尔泰还强调民族性的易变性。"现在的英国人不再像克伦威尔时期的狂热分子，就和罗马大街上遍布僧侣和主教时不再像古代的西庇阿时代一样，"他提醒读者，"我们会说那个时代的人是勇敢的，我们也会说这个年代或这种统治下的民族是勇敢的。"[5]

　　休谟推崇的历史不是仅仅把有独特视野的历史学家等同于他在《论学习历史》中所说的"具有一般抽象思维的"哲学家。休谟在这篇文章中说，历

[1] Voltaire, *Letters concerning the English Nation*, p.222.

[2] *Letters of David Hume*, ed. Greig, vol. i, p.226.

[3] Voltaire, *An Essay on the Age of Lewis XIV*, pp.9, 10. 伏尔泰认为英格兰和苏格兰的查理一世"太顽固，无法制止他的想法，又太软弱，无法把他的想法贯彻下去"："这样的丈夫，这样温柔的父亲，这位好人，这位没脑筋的君主，打起了内战，最终把自己送上了断头台，葬送了他的王冠，还有他的性命。"（pp.26-27）

[4] Voltaire, *History of Charles XII, King of Sweden*, pp.177-178.

[5] Voltaire, *History of Charles XII, King of Sweden*, p.178.

史在冷静的哲学和偏狭的日常生活之间找到了一条中间道路。"历史的作者和读者一样都对人物事件有浓厚的兴趣，有着强烈的褒贬情感，与此同时，完全没兴趣或不关心歪曲他们的判断。"[1] 这一点可以在马基雅维利的《佛罗伦萨史》，在塔西陀、阿庇安那里找到，但苏埃托尼乌斯那里没有，很多"以触怒别人的冷静"谈论他们描述的野蛮人的"希腊历史学家"那里也没有[2]。休谟在《研究》中说，塔西陀描述被尼禄定罪的人们的命运时，"有多少同情触动每个人的心灵，就对暴君有多少愤恨。他毫无来由的恐惧、无缘无故的恶意导致了这种可憎的野蛮行径！"[3] 这是理解休谟 1754 年致威廉·穆尔信中论断的语境。他在信中断言，"历史学家的第一要务是求真与公正，第二要务是有趣"。他接着说："如果你不说我对两党都很公正，如果穆尔夫人不为可怜的查理国王感到伤心，我就烧掉我所有的文章，重回哲学。"[4] "有趣"在这里的意思有点像"情感上的共鸣"[5]。休谟的评论说明了他相信他可以把政治上的公正无偏和愿意承认——实际上是强调——他所描述事件的悲剧性、查理命运以及最重大事件捆绑在一起的可悲可叹结合起来。趣味性不会让真实性大打折扣。休谟能够让公正、冷静的政治分析融入释放自然的道德情感的描述之中。阅读休谟叙述内战的愉悦性，和阅读马基雅维利讲述美第奇家族统治下的佛罗伦萨，塔西陀讲述提比略、卡利古拉、尼禄统治下的罗马的愉悦性是一样的。这些故事有教育和道德教化作用，但对吵个不停的派系政治家们没什么用处。[6]

---

[1] *Essays and Treatises on Several Subjects*（1753），vol. i, pp.59-60.

[2] *Essays and Treatises on Several Subjects*（1753），vol. i, p.59；vol. iv, p.177；vol. ii, pp.94-95.

[3] *Essays and Treatises on Several Subjects*（1753），vol. ii, p.95.

[4] *Letters of David Hume*, ed. Greig, vol. i, p.210.

[5] 约翰逊给"To interest"的一个意思是："To affect；to move；totouch with passion；to gain the affections：as, this is an interesting story。"休谟在《论悲剧》一文中解释克拉伦登简洁描述查理一世的死刑是因为"他本人以及那个时代的读者们密切关注那些事件，并为之感到痛苦；而其他时代的历史学家和读者会视之为最令人同情、最打动人心的事情，因而最令人愉快了"[*Four Dissertations*（1757），p.198]。

[6] 菲利普斯（Phillips）在《社会与情感》（*Society and Sentiment*）第 1—2 章探讨了休谟在超然中立与欲以引起读者同情之间的平衡。还可见 Hilson,'Hume: The Historian as Man of Feeling'；以及 Burrow, *History of Histories*, pp.334-336。

斯图亚特王朝的错误

我们不可能重构休谟探索《大不列颠史》的方式。我们没有他对自己所读之书所做的笔记，也不确定他读了哪些书，或者什么时候读的。撰写《大不列颠史》的速度让人觉得休谟不可能在 1752 年春就任律师图书馆职位时才开始他的历史研究。《论新教徒继承》中一个关于斯图亚特绝对主义主张的脚注，日期来自 1748 年，所用引文出自爱德蒙·沃尔勒 1711 年的一个传记，瓦尔特·雷利的世界史，以及爱德蒙·斯宾塞关于爱尔兰状况的叙述。当休谟开始写《大不列颠史》时，他肯定重读了一些书，也会开始阅读一些书。他在斯密的一封信中提到"我研读了大量的书"[1]，很可能仔细阅读和仅仅"研读"的著作之间是有区别的。即便如此，1754 年至 1757 年第一版的笔记表明，休谟把《大不列颠史》缀合成篇时非常勤奋。这些笔记参考了大约两百本著作。很多笔记都添加到斯图亚特卷的版本中，这一版是为 1762 年出版的《英格兰史》全集做准备的，但这些笔记主要是想给之前叙述的詹姆斯一世和查理一世史更多准确的参考，也没有太扩大所引书目的范围。另外的笔记证实了第一版引文数量所表明的书目，休谟写早期斯图亚特王朝时最依赖的著作有：《英格兰议会史或宪政史》(*The Parliamentary or Constitutional History of England*)、《下议院报》(*Journals of the House of Commons*)、托马斯·萨尔曼的《叛国罪案例全集》(*Compleat Collection of State-Tryals*)。档案文献和回忆录，这些资料包括两类：一类是议会党人约翰·拉什沃兹（议会统帅托马斯·费尔法克斯的秘书）、布尔斯特罗德·怀特洛克（克伦威尔护国主统治期间的律师和议员）、托马斯·梅［大图圈子（Great Tew circle）的成员，但后来成为议会事业的鼓吹家］，另一类是保皇党人克拉伦登、威廉·达格代尔（内战期间的传令官）、托马斯·弗兰克兰德（一位古文物学家，对詹姆斯一世和查理一世的叙述相对学

325

---

[1] *Letters of David Hume*, ed. Greig, vol. i, p.176.

术的作者）。[1]对大空位时期和晚期斯图亚特王朝所做的笔记细节不多，但这些笔记与詹姆斯一世、查理一世的笔记一起说明休谟广泛阅读了已出版的文献，几乎所有他使用过的书都能在律师图书馆查到。[2]

克拉伦登、怀特洛克、拉什沃兹，还有其他人的著作是17世纪历史写作的标准参考书。优先提这些书也不足为奇。但与众不同的**是**，休谟几乎对他自己时代之前出版的通史缄默不言。英格兰史写作的标本以序言开篇，序言把以前的历史书狂贬一顿，谴责它们充斥着严重的党派偏见。事实上，写史的最初动机常常被说成是出于矫正其他史书谬误的欲望。因此，奥尔德米克森的《英格兰史》系统地抛弃了克拉伦登和艾查德的主张，诺斯的《反思》（*Examen*）详细考察了肯纳特的史著。卡特亲自纠正拉潘的错误，就像他在封面宣扬自己是"英格兰人托马斯·卡特"那样直白明了。格思里也把拉潘当靶子，并把拉潘的流行归因于辉格党的统治地位以及"外国人最适合写英格兰史的滑稽荒谬的先入为主"[3]。格思里从大空位时期讲起，批判性地讨论了相关文献，其中，像议会史和国家审判这样的"一般典籍"被说成最可信的资料，即使"撰写这些国家材料的人感兴趣的是按照他们希望的样子描述事实，根据他们的意思或意图表达争论"[4]。詹姆斯·拉尔夫的《英格兰史》（*History of England*）始于作者致他的订阅者的一封信，信中说道，"肯纳特、艾查德、奥尔德米克森、诺斯、博纳特等"，据说绝大多数都是错误连篇，拉潘在"材料和风格上都没什么新东西"弥补他自己的缺憾或那些追随者的理屈词穷。国家的文献材料仍然是拉尔夫信任的。它们"正是历史的地图和指南针，我们按照它们指的方向航行时，我们的航行确定安全。当它

[1] 休谟曾答复一位无名通信者的问题，该信只有"7月26日"这个日期。在这封信中，休谟说，他记忆中"讨论詹姆斯国王统治的作家有份清单"。"我漏掉了像拉潘、卡特、艾查德等之类的编纂者，"他解释说，"所有我提到的人都是原创作家，或者包括了其他地方找不到的摘录。"他补充说，"我自己也有一些这样的书［见 *Further Letters of David Hume*, ed. Waldmann, p.33；瓦尔德曼（Waldmann）在第34—35页推测性地重构了休谟的书单］。

[2] 休谟的朋友亨利·麦肯齐谴责他没关注手稿证据，但又认为"在所有一切都被共和党人用来反对他之后，他的权衡仍不带偏见，或者可以确实地说没有意识到偏见，他参考了双方的典籍，并可能得出结论说，人的本性、时代经历、那些时代政治人物的行为保证他的描画是恰当的"（*Anecdotes and Egotisms*, p.16）。

[3] Guthrie, *General History of England*, vol. i, p.iii.

[4] Guthrie, *General History of England*, vol. i, p.iii, p.1225.

们的光照不到我们身上时，我们在很大程度上不得不摸索前行，瞎猜我们的道路，几乎不可能让自己满意"[1]。休谟没在他的《大不列颠史》里加一篇序，也几乎没在书中其他地方提及其他历史学家，以及自己和这些历史学家的关系如何。[2] 他希望他的书看起来仿佛是一个新的起点。我们从信中看得出他变得极不喜欢拉潘，并认为博纳特"相当粗心、很不准确"[3]，但他对这些以及其他历史学家的评价没在已出版的那部著作中流露出来。他显然不希望他的《大不列颠史》看起来像正在进行的政治争论的又一举措。这不是休谟希望读者阅读他的方式。

　　休谟仅在这本书的最后才把对他前辈的看法发泄了一通。在第二卷《大不列颠史》的最后几页，他似乎认为辉格史不过是一片浮云，掩盖了斯图亚特时期的重大事件。"仍然没有人站出来，"他写道，"能够只关注真相，敢于毫不遮掩、毫不伪装地在充满偏见的公众眼前揭示真相的面貌。"[4]休谟愿意承认，70年几乎连续执政的辉格政府"有利于这个国家"。但他认为，这同时也"破坏了历史的真相"，"造成了很多严重的错误，这些错误难以解释一个文明开化的国家如何接受其国内发生之事"。"无论风格还是素材，"他接着说，"最可鄙的作品被称颂、被鼓吹，仿佛它们与最优秀的古代遗产平起平坐。"[5] 没什么名称可以命名。然而，在他身后出版的1778年版，休谟最终还是打算在新加的一个注释中明确表示，他心中的那些作家是"拉潘·索拉斯、洛克、辛迪尼、霍德利等"[6]。拉潘是这群人中唯一的历史学家，而这条注释表明了各种形式辉格主义的一般声名，无论是契约论者洛克，共和主义者辛迪尼，还是不拘异见者霍德利。他发现洛克和辛迪尼难以接受，这一点不足为奇，因为这两位以不同的方式为激进的老辉格主义发声，而像沃尔波尔及其辩护者以及实际上18世纪上半叶的大多数辉格派一

327

---

[1] Ralph, *History of England during the Reign of K. William*, *Q. Anne*, *and King George I*, vol. i, p.iii.

[2] 休谟确实说克拉伦登的《反叛史》"令他印象深刻，而且是同时代人对那些时期作出的最公正叙述，怀特洛克的回忆录除外"[*History of Great Britain*, vol. ii（1757），p.180]。

[3] *Letters of David Hume*, ed. Greig, vol. i, p.236.

[4] *History of Great Britain*, vol. ii（1757），p.444.

[5] *History of Great Britain*, vol. ii（1757），p.445.

[6] *History of England*（1778），vol. viii, p.323.1773年的前一版中，这条注释仅提到"拉潘·索拉斯等"（ vol. viii, p.321 ）。

样，休谟发现激进的老辉格主义完全不适合中庸和优雅年代的趣味，令人厌恶。霍德利在 18 世纪头 10 年力求重振洛克的政治学，但由于很大程度上他呈现了萨谢弗勒尔审判、班戈大争议以及党派愤怒那个年代，因而可能令人反感。和霍德利一样，在休谟看来，拉潘似乎倒退到早期教条化的辉格政治。沃尔波尔对博林布鲁克的反击已经让辉格主义在其历史中显得相当成熟了。布雷迪已被人模仿，哈林顿也是。和格思里一样，休谟认识到，这只是英国史上一段似是而非的景象，但他没有提及格思里，也没有宣扬自己与宫廷辉格派的立场相似。在 17 世纪历史写作的基础上重新出发，意味着把自己表现得仿佛与先前任何作家都没有共同之处。

　　休谟不得不做的第一个重要决定是从哪里开始写。一般历史学家通常的出发点是公元前 55 年罗马第一次入侵。拉潘即从那里开始，布雷迪、艾查德、卡特、格思里也都从那里开始。但休谟认为自己是一位讨论他所生活时代关心之事的历史学家，如我们所见，他的散文表明，在这方面，他和赫维、斯夸尔这样的宫廷辉格党一样，都认为绝大多数英格兰故事与理解始于 1688 年的自由年代根本无关。奥兰治的威廉伸手拯救这个国家之前，几乎只有压迫和残暴。说到古代自由，以及保障自由的长久宪政，这些都是废话。即便撒克逊宪政是自由宪政，一切也都因诺曼入侵和封建制度而改变了。议会的权利来自那个时期国王的授予，因此，国王可以随时合法地取消。英格兰人在爱德华三世、伊丽莎白这样的好君主治下享有的自由不会超过坏君主。唯一重要的是，封建制度从什么时候开始瓦解，而根据宫廷辉格党的说法，这与亨利七世的财产权立法有关。如我们所见，在这里，宫廷辉格党遵循了培根和哈林顿的分析，这两位在亨利想回应圈地运动后果的欲望中看到了权力开始偏离贵族，趋向培根所说的"中产者"，而"中产者"构成了下议院。[1] 1752年 9 月，休谟写信给亚当·斯密，他曾认为"亨利七世"是开始英格兰史的最好时期。但从那时起开始的变化是缓慢的，在很大程度上是看不到的。直到詹姆斯一世统治时期，休谟接着用哈林顿的话说，"下议院才开始抬头"。[2]

28

---

[1] See Bacon, *History of the Reign of King Henry VII*, ed. Vickers, pp.65-67.

[2] 对照哈林顿的《政治著作集》(*Political Works*, ed. Pocock, p.198：见上文第 176 页（本书边码）的引文）。

议会权利和国王特权的大争吵从那时候开始："政府不再受国王的巨大权威的压迫，而是展现它的才能；那时兴起的派系，一直影响着我们现在的事务，形成了我们历史中最奇怪、最有趣，也是最有教育意义的一环"[1]。因此，这里才是开始写史的时刻，它与当下有着明显的关联，这段历史有助于认识休谟在散文中分析的党派政治。它还是开始撰写一段历史的起点，而写这段历史的初衷，是要人们承认它达到了以往作家所追求的，却被认为没有实现的公正性。因为，在这方面，最大的挑战莫过于对待早期斯图亚特王朝统治的态度。

　　如我们所见，散文中的评论提出了休谟分析 17 世纪历史的视角。这些评论表明，从一开始，休谟既怀疑看待斯图亚特的标准辉格观，也怀疑视其为专制篡权者的看法。相反，他倾向于把斯图亚特时代开始的境况视为一种混乱的宪政。议会意识到自己不断增长的财富和国王相对的贫穷，受此激励，它迫切要求自己的权利得到法律上的认可。如果成功了，结果将不是议会党人主张的仅仅只是传统自由的恢复，更是一种新颖的、"几乎完全共和制的"政治组织形式。[2] 詹姆斯和查理否定议会的权利主张在已有的实践中有先例是对的，他们相信英格兰是绝对君主制，这犯了一个"可以原谅的""错误"。无论从原则上说真相是什么，议会不断增长的权力是事实，宣称所有臣民有义务完全服从君主的意志，至少是不谨慎的。根本问题是，过去有理由让人们相信的内容没有契合当下的现实。内战多多少少在以下方面不可避免：政府体系实际上已经瓦解，正如哈林顿在《大洋国》中所言，正是政府瓦解才导致了战争，而不是相反。[3] 但是，18 世纪的历史学家不得不解释的是，哈林顿如何会认为英格兰现在"除了只能是共和国，不能是其他永久政体"[4]。1660 年，一位斯图亚特君王复辟之后，人们没有很真诚地尝试一下共和国，国王和议会的进一步冲突只是 1688 年有限君主制体系在宪法上规范化之后才结束。《大不列颠史》的第一卷涉及詹姆斯一世和查理一

329

---

[1] *Letters of David Hume*, ed Greig, vol. i, pp.167-168.

[2] 休谟在《论大不列颠的党派》中也是这个观点，见 *Essays, Moral and Political*（1741），p.125。

[3] Harrington, *Political Works*, ed. Pocock, p.198.

[4] Harrington, *Political Works*, ed. Pocock, p.660 [*The Art of Lawgiving*, Bk III]. 如上文本书边码第 178 页所述，在《英国政府是倾向于绝对君主制还是共和制》一文中，休谟评论说，《大洋国》"在国王复辟之时几乎还没出版" [*Essays, Moral and Political*（1741），p.94]。

世，所以肯定是不完整的。休谟后来感到遗憾的事，是他在没有完成大空位时期、查理二世、詹姆斯二世时就出版了第一卷。而这本书让休谟的历史看起来显得很托利党。该卷聚焦内战和查理一世的处决，但事实是，这些在休谟眼中不是 17 世纪最重要的事件。在休谟看来，17 世纪的革命是更重要的大事。由于这个原因，《大不列颠史》的这两卷虽然最初是分开出版的，但需要被当作一脉相承的历史和政治推论。

330　　　休谟没有把斯图亚特时期描述为与过去断裂的开始。在《大不列颠史》中，老辉格党人在伊丽莎白时期尊重英格兰自由，在詹姆斯时期侵蚀英格兰自由，两者没啥差别。在休谟看来，伊丽莎白是绝对君主，而且一般也被认为是绝对君主。詹姆斯同样认为自己是绝对君主。差别是，詹姆斯没有伊丽莎白的天赋让英国人**感受到**自由，或者说，让英国人不介意他们的无权无势。他来到英格兰，带着满脑子已有的绝对君主制理论，而且不是不愿意和他的臣民分享这个理论。这样的事情，如休谟指出的，"让英格兰人的耳朵很不舒服"，还激发了下议院对他们习惯上认为自己拥有的特权地位的反思。下议院认为自己有权管理自己的事务，无须王室插手。它不愿意承认这种权利的根源在于国王的赐予，痛恨詹姆斯逮着机会就企图迫使，往往还是很不成功地迫使下议院听从他的召唤。开始时，下议院对于它的特权基础实际上是什么没有很清楚的理论。下议院当然也没意识到它要改变宪政以支持自由原则。在休谟看来，下议院的独立性更多是实践性的，而非理论性的，是零零散散的抱怨，表现形式是致力于终结国王所谓滥用的这条或那条行政权的法案，是上议院阻止其拥有法律效力的法案。结果，詹姆斯和他的议会之间的关系不断恶化，最终，造就了 1621 年的一次危机，彼时，议会斗胆公开谴责詹姆斯拒绝代表德意志帕拉丁州的新教徒，却在不久前把英国带到天主教奥地利和西班牙哈布斯堡君主的庇护治下。[1]

　　　詹姆斯不想卷入帕拉丁有一串理由，但他反对绝大多数人的理由是下议院应该采取并表达一种国际政策事务观，他认为这些事务就英格兰国王而言应按照国王认为恰当的方式行事，而且无关下议院之事。在这里，詹姆斯认

---

[1] 参见 1621 年 12 月 3 日 Kenyon 编辑、再版的《斯图亚特宪政》(*The Stuart Constitution*) 第 43—47 页的"请愿书"。

为下议院所犯之罪是试图从根本上改变英格兰政府的性质。他的回应是重申下议院的每一条权利都"源于我们祖先的恩赐和认可",并清楚表明,他认为如果这些权利被滥用就可能收回它们。这一声明没有吓倒下议院。相反,它被煽动成一份"抗议书","抗议书"咄咄逼人地主张,作为"古代毋庸置疑的与生俱来的权利",议会享有演讲自由的权利以及管理自己事务的权利。[1]这就明确形成了两种截然相反的英国宪政及其历史的说法。现在的问题是,英国人民一般会被劝说接受哪种说法。对这个问题给出决定性的答案将需要六七十年的光景,需要囊括英格兰还有苏格兰及爱尔兰的战争、国王被处决以及两次外国入侵等事件。[2]

331

在《大不列颠史》第一版斯图亚特王朝卷中,休谟处理下议院和詹姆斯还有查理的纷争时采取了一种非常自觉的平衡意识。1762年做了修订,这些修订保留在随后所有的版本中。1762年的修订版稍稍改变了一下那种平衡,使之看起来休谟深思熟虑的判断仿佛是,下议院的自由原则事后看来当然是值得称赞的,但恰是作为革新者和挑衅者的下议院挑起了内战。[3]1753年,休谟写信给詹姆斯·奥斯瓦德时表达了他最初的立场:"事实是,交替着褒贬国王或议会的理由太多了,以致我担心我的写作中同等混杂着对他们的褒贬,可能偶然会被误认为是一种矫情,而非判断和证据的结果。"[4]1754年9月,第一卷已经印刷,马上就要发行时,休谟写信给约翰·克里芬说,他"交替着"给予辉格党和托利党原则的优先地位。[5]这样的评论很好地反映出《大不列颠史》有时读来像在为斯图亚特辩护,有时又像为下议院辩解的困惑。[6]

---

[1] 参见1621年12月18日Kenyon编辑、再版的《斯图亚特宪政》(*The Stuart Constitution*)第47—48页的"抗议书"。

[2] 所以,我不同意福布斯和菲利普森等人的观点,他们认为第一卷斯图亚特王朝显然是休谟撰写的历史中最重要的一卷。福布斯1970年Pelican版的《休谟的〈大不列颠史〉》没有收入第二卷。在菲利普森看来,詹姆斯一世和查理一世的统治是"思想的兴奋点"(David Hume,p.72)。

[3] 参见下文本书边码第406—407页的讨论。

[4] *Letters of David Hume*, ed. Greig, vol. i, p.179.

[5] *Letters of David Hume*, ed. Greig, vol. i, p.189.

[6] 参见Wootton, 'Hume: "The Historian"', pp.471-472(休谟"一直都是偏心眼儿,即使他不是一直偏向一边");还可参见福布斯对贾里佐(Giarizzo)的著作《大卫·休谟:政治与历史》(*David Hume, Politico e Storico*)的评论,他说"休谟站在双方的立场上,或者一方都不站"(p.292)。

一方面，除了谅解詹姆斯对王权权威的绝对主义概念，休谟力求淡化1616年詹姆斯放弃警戒城镇（cautionary towns）给荷兰人的重要意义；他收集了不少于17种论据证明詹姆斯对瓦尔特·雷利爵士的处理是合理的，并确信"英格兰历史上所有优势的明显增长、人民繁荣，莫过于这位君王统治时期"。另一方面，休谟为下议院所受的谴责辩护：有人谴责下议院对社会自由的关心上升到侵犯国王权力的地步；休谟描述下议院在民事和宗教方面都"威胁"并"僭越"了王室特权；证明1624年下议院反垄断议案中声称的行动自由的"高尚原则""经过多番争论，最终造就了目前我们享有的这个独特、幸福的政府"[1]。休谟对查理一世头15年，直到1640年11月召开长期会议的描述，同样也是一种研究性的不偏不倚的态度。1627年，英格兰的"待遇就像一个被征服的行省"，查理正力求系统地以强权政府取代法治政府。[2]但休谟也指出，这种先例为权利请愿书致力于废除的特权提供了一个案例，体现出下议院在吨税和磅税问题上是一个革新者。此外，在船税上也可以说一点：船税即对自由的违背，也是英格兰曾经再次获得强大海军的手段。对于查理和他父亲来说，问题是现在的英格兰政治中有两种完全不同的宪政观：一种是传统的、绝对主义的，另一种是新的，自由论的，两种说法都能找到合理的依据。事实是，"一方面，有足够强劲有力的现象支持国王为他遵循的那些原则辩解；另一方面，社会自由在这种过度的特权之下必定摇摇欲坠，以致人民的反抗不仅有理由而且值得称赞"[3]。

1640年，查理试图在边区以北强制实行主教制，挑衅了苏格兰，战争迫在眉睫，他被迫召开议会。他亟须用钱，而议会是唯一可能的来源。但是，下议院只是考虑，如果查理首先处理了他在没有议会情况下统治的11年间累积的不满，再授权给他。下议院手握实力，并且了解这一点。上议院不再致力于约束它。下议院立即弹劾了查理最重要、最有权的大臣，包括特别不受待见的斯特福德伯爵和威廉·劳德大主教。国王不能保护自己的拥趸，用休谟的话说，这样"这个国家就建立了一种新的司法权，而且

---

［1］ *History of Great Britain*，vol. i（1754），pp.105-106.

［2］ *History of Great Britain*，vol. i（1754），pp.160，163.

［3］ *History of Great Britain*，vol. i（1754），p.211.

在这种特别法庭上，以前对自己信誉和权威兴高采烈的所有人现在都战栗不已"[1]。接踵而来的便是革命。"没有经受暴力或混乱"，政府"顷刻间就从君主制，几乎是绝对君主制变成了纯粹民主制"[2]。在现代读者看来，这听起来似乎是件好事儿，但在休谟眼中，这种新的政府体系有着致命的缺陷。它的缺陷首先是它的纯粹性，"连续不断、始终如一"这一事实。在休谟看来，独断的权威这一要素对于所有政府来说都是必要的，而且在民主政府中也能找到，即便它与民主原则相悖。如休谟所描述的，长期议会的行为活动当然也能发现独断权威，有时表现得像查理"个人统治"那些年一样暴力、专制、不公。新体系的缺陷还因为它骤然而至，出现得太快，没法让人民跟上。结果便是公众意见的深刻分裂，休谟在全国争论中栩栩如生地描述了 1641 年的《大抗议书》(*Grand Remonstrance*)。1642 年，一旦议会发表《十九条提案》，这种分裂就转化为内战的基础。休谟说，这意味着"彻底废除君主的权威"[3]。查理视之为议会的战争宣言，休谟也没为这一解释辩解。不可能说议会仅仅为了自卫而开战。而且，一旦战争爆发，议会回避了所有可以谈成和平的机会。纵观休谟对内战的整个描述，他仍然站在国王一边，这位君王的美德"完全凌驾于他的恶行之上，或者更确切地说，凌驾于他的缺点之上"，准确地说还包括查理一直谴责他敌人所缺乏的"正直和节操"。[4]

333

---

[1] *History of Great Britain*，vol. i（1754），p.256.

[2] *History of Great Britain*，vol. i（1754），p.258.

[3] Hume，*History of Great Britain*，vol. i（1754），p.334.

[4] Hume，*History of Great Britain*，vol. i（1754），pp.468-469. 查理一世的"正直与节操"这个问题是最早批评休谟《大不列颠史》的一个契机，这一批评出自英格兰辉格派教会托马斯·伯奇在其第二版《查理一世在格拉摩根伯爵事务中的责任研究》[*Inquiry into the Share*，*Which King Charles I had in the Transactions of the Earl of Glamorgan*（etc）]（1755）添加的附录。伯奇指出，尽管查理的声明恰恰相反，他还是在 1644—1645 年授权格拉摩根带领爱尔兰天主教军队为保王党人作战。休谟举出反例，见 *History of Great Britain*，vol. i，pp.413-414 fn. 关于休谟就伯奇《查理一世在格拉摩根伯爵事务中的责任研究》与米勒的通信，还可参见 *Further Letters of David Hume*，ed. Waldmann，pp.29-32. 但到 1755 年，休谟改变了他的想法，并在《大不列颠史》套书版本中弱化了他的判断，即认为格拉摩根的委任是伪造的。1758 年 4 月，他写信给米勒，请他"为伯奇和我的相识铺路"。他解释说，"我很尊重他的人品"（*Letters of David Hume*，ed. Greig，vol. i，p.273）。这是休谟想和他思想上的对手培养友好关系的另一个例子。

在休谟看来，把查理送上法庭并判他死刑就是"篡权和非法"。整个国家——实际上是三个国家的国民：英格兰人、苏格兰人和爱尔兰人——都痛恨此事。它声称审判并处死国王充满了自由原则，但事实上和历史上记载的专制主义一样暴虐。这样的裁断似乎与休谟对开启长期议会以来的政治事件的平衡评价背道而驰，但下议院在第一次内战结束时经历了一场变革，独立派与长老派分裂，单独行事。如休谟描述的，独立派是一群宗教狂热分子，他们要求"废除所有教会政府，鄙视一切教条和体系，抛弃所有仪式，打乱各个阶层、各种秩序"[1]。在独立派中间，军人、商人、技术工人的宗教精神像教士或主教一样言之凿凿，这种宗教多元性在政治上也有相似之物，表现为希望"完全自由、独立的共和国中各阶层、各等级的绝对平等"[2]。独立派和长老派一样在国王和议会冲突之初就乔装打扮，但随后就发生了政变，分裂了反保皇党的事业，并让独立派控制的军队反对议会的大多数人。查理被处决后，这群自封的圣徒的统治故事，用休谟的话说，完美说明了"无论非法暴力的借口如何、无论它追求的目标如何，最终都不可避免地终结于一个人的独断专制政府"[3]。这个人，当然就是奥利弗·克伦威尔，休谟把他描绘成一个自始至终追求权力，一如他声称的那样一心一意追求宗教精神的伪君子。然而，休谟在叙述大空位时期，对17世纪历史评判不可能一边倒的意识再次出现。事实或许是，在主要将领的统治下，"所有理智的人现在的结论都是，自由的面具被抛到一边"，但同时不得不承认，护国公在"民事管理和国内治理方面，尽可能展现了"对正义和宽容的无比尊重，而他篡夺来的权威无法可依，只是建立在刀剑之上"[4]。在休谟的描画中，克伦威尔的个性和詹姆斯或查理一样都很复杂，不多也不少。他既有美德，也有恶行，他的恶行也能给予开脱罪责的解释。

休谟把大空位时期描绘成在很大程度上因宗教狂热而助长的一场疯狂的脱轨。在复辟时期，或者至少在复辟后不久，英格兰的政治回到17世纪的

334

---

[1] *History of Great Britain*, vol. i (1754), p.381.

[2] *History of Great Britain*, vol. i (1754), p.382.

[3] *History of Great Britain*, vol. ii (1757), p.45.

[4] *History of Great Britain*, vol. ii (1757), pp.60, 70.

正常状态，也就是说回到国王与下议院二者持久的冲突状态中：国王不能靠自己的财源度日，下议院又不愿意让国王在财政上独立，关于国王的权威如何结合他臣民的自由的纷争一直持续而且危险。换句话说，内战没实现什么，也没改变什么。这个国家在詹姆斯一世和查理一世治下面临的问题仍然没有解决。主要的区别是，作为普遍反对 17 世纪四五十年代过度放纵的结果，宗教狂热精神再也不是英格兰政治的驱动力了。休谟认为，取而代之的是"党派狂热"。由于查理过于同情天主教，而且在与法国作战中拒绝站在荷兰一边（明显相关），议会的骑士党掉过头来反抗查理，随之党派政治也发展起来。查理对其批评者的回应则诟病其批评者的宗教异见、共和主义和1642 年原则，并在民众心中孜孜不倦地撒播英格兰教会情感和王室忠诚关联的种子，而教会情感在大空位之后是英格兰公共生活中一种极为强烈的情感。回溯到詹姆斯一世统治时期的"宫廷党"和"乡村党"之分，至少在此时，其结果直接转化为"托利党"和"辉格党"之分。于是，这两派投身于争取民众支持的竞争中，后者在查理统治时期偏离了公众意见的极端派，转而支持宫廷和国王。1678 年天主教阴谋案被休谟描述为一场纯属疯子、傻子的无稽之谈，而不是像某些人猜测的那样是辉格派显要的杰作。不过，这些显要抓住这一点，趁机为党派政治目的使出浑身解数，把它拉到查理公开信奉天主教的兄弟詹姆斯的继承问题争论中，并用这一点为他们的提议造势：他们提议把詹姆斯排除在继承人之外，支持查理的私生子蒙茅斯公爵。但随后的反应是对所谓阴谋者采取严厉措施，以及休谟所说的，让查理去世前的那段短暂岁月"成为自他复辟以来最有王位资格的一段时间"[1]。

查理的王位更具有资格，是因为在他统治的最后一年，王权最终摆脱下议院，实现财政独立。这是英格兰商业不断成功的直接结果。休谟认为，"英格兰商业和财富的增长"，"在任何时期都从未像复辟到革命这段时间那样快"[2]。这一点得益于查理对法荷战争的中立态度，因为中立让英格兰制造商和贸易商从他们的荷兰对手手中窃取商机。繁荣的商业为王室提供了海关关税和国内税收，因而，王室对下议院的津贴需求日益减少，从而得以解

---

[1] *History of Great Britain*，vol. ii（1757），p.370.

[2] *History of Great Britain*，vol. ii（1757），p.448.

脱。在休谟看来，这意味着，1685 年詹姆斯登基后不久，以下事情并非不可避免，即一场终结斯图亚特统治的反叛，以一个至少在理论上可接受的严格限制的特权以及议会和人民不可剥夺的权利代替绝对主义标榜的君主制。一旦英格兰政治被置于商业背景——用现在的话说置于**国际**背景中，可以看到，复辟后的英格兰历史绝非不可抗拒地走向光荣革命。"从来没有一个国王像詹姆斯一样带着巨大优势登上英格兰王位宝座，"休谟声称，"不仅如此，他拥有更大的本事——如果这是优势的话——让自己及其后代成为绝对君主。"[1] 1685 年，这个世纪两种关于英格兰宪政的竞争性观点，哪一个会占上风，仍然是悬而未决的问题。詹姆斯登基后数月之内，蒙茅斯公爵的叛乱彻底失败，这说明詹姆斯显然至少在某种程度上是受欢迎的。蒙茅斯背后没什么重要人物支持。詹姆斯的天主教信仰肯定是不受欢迎的，但人们可以容忍，因为人们可能相信他的新教女儿玛丽会继承他的王位。事情的反转在于 1688 年 6 月威尔士王子的出生，但休谟甚至暗示，即便一个持续的天主教君主或许最终也可以被接受。休谟（引用博纳特的话）说，促使威廉入侵的一个事情是，"他知道，英格兰很多受过教育的人，他们对宗教的信仰更多是出于荣誉而非原则。虽然人人都羞于成为第一个改宗者，但一旦某些杰出的人物树立了榜样，利益会日益驱使人们皈依君主如此热诚推动的那个宗派"[2]。而且，詹姆斯拥有一支他负担得起的常备军，手握军权。无论他的政策多么不受欢迎，1642 年的事件也不可能重演。

休谟对革命的叙述完全不同于明文载入 19 世纪麦考莱、屈威廉史书中的解释。革命不是自然而然地源于英格兰人天生对自由的热爱之情，不是斯图亚特专制不可避免地造成的，也没有让任何重要的事情保持不变。革命不纯粹是保护古代英国宪政和后宗教改革时期的英格兰教会免于滥权和革新。毋宁说，不可能轻易发生一场真正的**革命**（revolution），以一种完全不同的政治秩序取代另一种秩序。能够解释革命的，首先是国际政治环境，以及奥兰治的威廉对于一个全新的、富裕的英格兰在对抗法国普遍的君主制，维持欧洲势力均衡方面所发挥作用的欣赏。"他的雄心壮志"，休谟写道，"是成

---

[1] *History of Great Britain*，vol. ii（1757），p.392.

[2] *History of Great Britain*，vol. ii（1757），p.418.

为一支联军的首领，勇于为他自己、他的国家及其盟友在傲慢自大的路易（即路易十四）那里所遭受的伤害报仇雪恨"[1]。但威廉不想被认为是以武力取得英格兰王位的。他想要人们邀请他。休谟对作出邀请这一过程的叙述，实际上是他一直讲述的英格兰人如何逐渐理解自由而非权威才是他们宪政基本原则这一故事的高潮。

　　因此，令人震惊的是，休谟谨慎地调整了对1689年初非常国会周全考虑的描述，让这个故事的结尾变得敷衍、含糊。休谟没时间谈托利党的观点，即威廉继承王位，事实上是征服以及对实际权力的残酷主张。但他也没有为辉格党的观点辩护，即詹姆斯逃亡法国导致政府解体，权力回归人民手中。他认为，在关于世袭继承以及斯图亚特家族要求王位的争论中，这两党都抛弃了"连续性和一致性"，"他们的原则都扭曲到对手的立场上去了"[2]。在休谟看来，辉格党没有论据表明他们可以作出有利于他们的观点，即在这些情况下，人民有权选择他们的君主。关于詹姆斯逃离英格兰时的所作所为，或关于詹姆斯儿子的合法地位，他们也没有得出明确的定论。结果是一种妥协。詹姆斯同意"退位"，王位据说因此传到玛丽手中，威廉将被邀请，但不是作为国王，而是摄政王。由此，当威廉明确说他只接受王位邀请时，这种妥协本身就是一种折中。休谟认为此事显然是1688—1689年发生的戏剧性的、很新颖的事情。他写道，这场革命，"构成了宪政的新篇章"，它"作出了新的和解"，它形成了一个**新先例**："废黜一位国王，另立新君"，由此将"一个时代"纳入世袭继承原则之中，就此而言，它的确做到了。[3]这一先例确切意义上的重要性是针对将来的，但却是不明朗的。休谟的《大不列颠史》结束于数十年来的争论阶段：争论那场革命的原则是什么，英格兰人以及1707年后现代不列颠人的政治确切说来有着何种基础。

　　《大不列颠史》以抄录《权利宣言条例》作结。一旦《权利宣言条例》以1689年12月议会通过的《权利法案》形式成为法律，据说英格兰就可以享有休谟指出的"人类有史以来最彻底的自由体系"[4]。但即便休谟表达出这

337

338

---

[1] *History of Great Britain*, vol. ii（1757），p.420.

[2] *History of Great Britain*, vol. ii（1757），pp.440-441.

[3] *History of Great Britain*, vol. ii（1757），p.443.

[4] *History of Great Britain*, vol. ii（1757），p.443.

种评判，他仍然在完美自由和"最好的政府体系"之间作出了区分。最好的政府体系对权威和自由作出权衡。它不会彻底废除权威。没有权威的自由，即没有能够强制实施法律、保护人民免遭外部侵略的行政权力，无异于无政府。英格兰人明确限定国王的特权，那就不得不确保与此同时他们不能过于削弱王权，乃至妨碍它能够有效成为权威和行政权的中心。《大不列颠史》的作者认为该书与现实有关，有"教育意义"，正是因为它为谨慎全面思考这一问题提供了历史素材。这部史书旨在防止读者要么完全赞成自由，要么完全支持权威。如我们所见，读者的视角一直在议会和王室之间来回切换，进而不得不比较双方观点的可信性。1754年，休谟在一封关于《大不列颠史》的信中对勒·布朗神父说，"我在我所有作品中倾注良多的哲学精神，在这里却找不到可以利用的素材"[1]。休谟力求把政治争论简化为最本质、最抽象的原则，权衡最能够支持一方与最能支持另一方的情形，接着就论证力度强弱提出深思熟虑的评判。这些段落铿锵有力地表达了哲学精神。在这些例子中，休谟描述了1621年议会"抗议书"以及詹姆斯（一世）猛烈抨击此事的争论，1628年关于权利请愿书的争论，1641年关于《大抗议书》的争论；1680年把詹姆斯（二世）排除在王位继承人之外的争论，1685年当时的国王詹姆斯是否应该在其整个统治期间给予税收权的争论以及后革命公约的争论。这些都是17世纪英格兰史的关键时刻，但休谟处理它们的方式不是详尽叙述下议院或关于这些争论大量涌现的小册子、布道辞真正说了些

339 什么。实际上，他有时提出的观点不是这个或那个场合下的观点，可能是对各方作出的反思性观点，而非各方真正做出的观点。[2]

　　这一初衷似乎是鼓励读者的"哲学精神"，让他或她思考该叙事描述的事件背后潜藏的、丰富的基本原理，鼓励读者认识到如何在自由派分子和王党派分子之间做到平衡论证。这一初衷也让18世纪中期的政治争论和一百

[1] *Letters of David Hume*, ed. Greig, vol. i, p.193.
[2] 拉潘的某些叙述似乎预示了休谟对17世纪政治的"哲学"分析。一个值得注意的例子是关于1621年决定议会权利和国王特权范围难题的一系列评论：见 Rapin, *History of England*（1732），vol. ii, p.213。拉潘对"真正长老派"和"国家清教徒"的区分（vol. ii, pp.287, 379），至少提醒休谟为阿奇博尔德·斯图尔特辩护时区别一下"宗教"辉格派和"政治"辉格派（见上文第235—236页）。

年前的政治争论的关联变得明晰起来。在很大程度上，《大不列颠史》是一部党派政治的历史，是对英格兰以及 1707 年不列颠的政治为何呈现其独特形式的解释。因而，在休谟的描述中，1621 年的议会"对于成就这个时代尤为瞩目，这个时代开始有条不紊地形成宫廷党和乡村党——虽然那时还没有这些名称。自此，这两个党派一直延续下来，它们虽然常常威胁着政府的彻底解体，却是政府持久生命和活力的真正原因"[1]。休谟在《政治和道德论文集》中展示出的党派政治路径也体现在历史视野下的《大不列颠史》中。在散文中，休谟指出，党派政治不是一种病，也不是宪政的腐败，相反，考虑到宪政对权威与自由的权衡方式不是正式的，也没有严格的定义，这种政治是不可避免的。在《大不列颠史》中，派系分野的深层原因，在休谟重构关键的政治争论中变得明朗起来。休谟通常将这些争论表述为"国家的"，而非单纯是议会派系的争吵纠纷。"在所有的混合政府中，比如在英格兰，大多数国民总是倾向于维持完整的宪政结构，"休谟写道，"但由于人们形形色色的偏见、利益和取向，有些人更愿意依附王室，另一些则一直倾向政府中的民众。"[2]据说，两党都没有被误导，除非他们把自己的原则推向极端。滥用党派标签——比如"托利"或"辉格"——没有意义。因此，即便像 1689 年初期这样值得关注的境况中，党派分野"在某种程度上恢复到他们以前的威望"也是不可避免的[3]。除了君主权威和民众自由的对立，没什么像非常国会那样会挑起争论了。革命像博林布鲁克宣称的那样终结了党派分野，这在历史上是难以想象的。

于是，休谟的计划不是为一派辩护而贬低另一派，相反，他透析政治争论的深层，解释英格兰的政治为何呈现出它所呈现的样子。另外，践行哲学精神，揭示潜藏于决定政治事件背后的各种因素，以便弄清人们参与其中究竟在多大程度上受控于他们无法掌控的进程。休谟以为，"想缓和党派争论的尖酸刻薄，莫过于向人们证明，人们把对手当作罪大恶极的罪犯，这些事

340

---

[1] *History of Great Britain*，vol. i（1754），p.79.

[2] *History of Great Britain*，vol. ii（1757），p.311.

[3] *History of Great Britain*，vol. ii（1757），p.437.

件是很自然的，如果不是国家那个时期所处环境的必然结果的话"[1]。

我们已经概括了休谟对 17 世纪国家情形的一般认识：他和哈林顿、培根一样，都认为英格兰正遭遇封建主义长期衰落的后果，财产权还有权力的天平不可阻挡地从贵族一边偏向了下议院。不过，在休谟看来，关键的进程是文化、思想以及财政、经济权力天平的倾斜。在《大不列颠史》一开头，休谟就提道，在 17 世纪之交，"整个欧洲，尤其是英格兰，人们的心灵似乎经历着""一场悄无声息的革命"。文化和学问的复兴扩散开来；手工技艺和人文通识（the mechanical and liberal arts）正在提高，人们进行环球航行，旅行变得更安全，这些活动"普遍发酵"的结果是，欧洲人民正思考着更大、更广泛、更有野心的问题。欧洲大陆上，君主们雇佣的雇佣军掌控一切。不过在英格兰，国王可以支配的权力非常有限；对自由的爱获得越来越多的力量，越来越广泛地散播在人民心中。伊丽莎白有办法处理这种情况。斯图亚特家族却没有。在《大不列颠史》的第一批读者看来，该书最令人惊讶的特征是，如果英格兰遵循大陆标准，直接从封建主义过渡到绝对主义，这也不是什么特别糟糕的事情。休谟没兴趣鼓吹英格兰的自由，贬低法国、西班牙或奥地利的专制。相反，出于解释的需要，他似乎认为英格兰是个特例，但在协调自由和权威的基本政治原则的具体方法上，英格兰也没有明显更值得颂扬的。这恰是休谟打算用哲学方法解释英格兰史的分寸。

休谟还在大量关于政治事件的经济、社会、文化背景的"专题论述"中阐明英格兰的突出特点，而经济、社会和文化背景是他叙述的重点。在休谟最开始出版的斯图亚特王朝史的版本中，这些内容都包括在章节（或章节的部分内容）的主体部分，这些章节从詹姆斯一世统治讲起，到大空位时期结束，作为一个整体，该卷在叙述革命之后结束。休谟在介绍第一卷时写道，"在这一阶段停顿一下，稍稍偏离史学风格，考察一下这一王国政府、风俗、财政、军队、贸易、学问方面的状况，可能没什么不恰当。如果这些具体细节没有形成一个合理的概念，那历史几乎就没什么教育意义，而且往往也不会被人理解"[2]。"历史的主要用途，"他打算在第二卷中说，"是为这

341

---

[1] *History of Great Britain*, vol. i（1754），pp.245-246.

[2] *History of Great Britain*, vol. i（1754），p.116.

种性质的论述提供素材，历史学家的责任似乎是指出恰当的推理，给出合理的结论。"[1]可能是因为对风俗、财政、军队、商业、艺术和科学的提及，如休谟对勒·布朗所言，《大不列颠史》被当作对伏尔泰《路易十四时代》的"模仿"。[2]再者，"史学风格"确切是什么，这个问题是不断变化的，休谟是最早那批除了关注君王及其朝廷所作所为，还为之补充整个民族风俗、环境、人民兴趣变化的英国作家之一。在包括诗歌、历史、自然哲学和道德哲学在内的广义文学的专题中，休谟对艺术而非其他主题给予更多关注，这也说明了他自己的癖好。这里，我们看到休谟对莎士比亚、多恩、弥尔顿、德莱顿，对培根、波义耳、牛顿，对霍布斯、哈林顿、克拉伦登和坦普尔的评判。休谟关心的是他们"吸引后代注意"的重要著作。这些作品不同于"不计其数的产品"、布道书、小册子、神学手册，后者的出版激起的是一时兴趣，但"时间一长便默不作声、湮没无闻了"[3]。

342

　　休谟想象的或者他声称想象的后代，将会发现 17 世纪冲突的宗教角度，如果不是不可能理解的话，也是很难理解的。大空位叙述结尾的那篇专题非常突出的一点是对贵格主义的叙述，对读者而言，这一叙事势必会对"议会党大多数人中盛行的悲观狂热"感到困惑。这些在 17 世纪四五十年代兴盛的派系构成了"无疑是任何历史呈现的最奇特的视角，也是哲学家心中最有教育意义、最有意思的视角"[4]。《大不列颠史》中流露出的更深层次的哲学精神，显然是自由冷静地揭示英格兰在实现 1688—1689 年完美自由体系的进程中宗教所扮演的角色。在勾勒前一个世纪新教改革者和罗马天主教时，休谟对待宗教事务的态度冷酷无情、不偏不倚，仿佛最能在情感上吸引读者的无非是一些绝迹已久、稀奇古怪的信仰体系，而这些体系读者几乎无法理解。"历史本身是为了更久远的后代，非地方或当代的神学所能企及，"他评论说，"当宗派争论被彻底遗忘时，可以研究它们的特征。"[5]《大不列颠史》中描绘的宗教，总是或极端或病态的例子，用休谟散文中的术语说，或狂热

[1] *History of Great Britain*，vol. ii（1757），p.117.

[2] *Letters of David Hume*，ed. Greig，vol. i，p.226.

[3] *History of Great Britain*，vol. ii（1757），p.128.

[4] *History of Great Britain*，vol. ii（1757），p.118.

[5] *History of Great Britain*，vol. i（1754），p.25.

或迷信。休谟当然知道，这可能会触怒他的一些读者，尤其可能是苏格兰的读者——他们仍然眷恋最初的改革者们，为他们的宗教形式提供灵感和鼓励；还可能冒犯英格兰的异见者，他们对全面宗教宽容的希望，正如休谟自己承认的，很大程度上源于独立派上台的那段时期。这些人或许不是休谟认为需要安抚的读者群。英格兰潜在读者中的大多数人，当然会接受他对这些人情感的忽视。不过，当对改革者们的宗教概括真的激起抱怨时，休谟打算从1759年"校订"版的《大不列颠史》中删掉那些内容。[1] 然而，公正也意味着他不得不放弃对"罗马天主教迷信"的描画。这并不意味着天主教极端主义比新教徒更令人反感或荒谬。

休谟打算删掉在宗教背景上令读者反感的一段话，这说明，他不希望《大不列颠史》被当作一部严格意义上反宗教的作品来阅读。1754年，他向约翰·克里芬保证，他对宗教"尚算保守"。"我创作时依据一般人以及普通牧师的情感，"他解释说，"而且，我认为怀疑主义在历史作品中是没位置的。"[2] 但话说回来，为何休谟叙述的宗教作用总是破坏性的呢，为何休谟对宗教的评判总是否定的呢？休谟为第二卷《大不列颠史》草拟了一篇序言，解释个中原理。"宗教的恰当职务，"他写道，"是改善人们的生活，净化人们的心灵，强制执行一切道德义务，确保忠诚于法律和民政治安官。虽然它致力于这些有益的目标，虽然它的运行功劳无限，却是秘密的、悄无声息的，几乎很少被历史认识。其掺杂的虚假门类，激起派系，煽动言论，导致反叛，让宗教本身在这个开放的世界舞台上凸显出来，它们是革命和社会震荡的重要来源。因此，历史学家几乎很少提到其他类别的宗教，他可能对真正的虔诚给予最高的尊敬，即便如此，他同时也揭示宗教的一切滥用。"[3] 休谟接着主张，这意味着，一位作家任何非宗教的行为，都不应该从他对虚假宗教形式浓墨重彩，对真正的宗教只字不提的行为中推断出来。他决定不刊出这篇序言，但其大部分内容写进了一条长长的注释中，该注释是关于"从

343

---

[1] 这些抱怨是指爱丁堡牧师丹尼尔·麦克奎因在《关于休谟先生〈大不列颠史〉的通信》(*Letters on Mr. Hume's History of Great Britain*) 的那些话，参见下文第361页（本书边码）。

[2] *Letters of David Hume*, ed. Greig, vol. i, p.189.

[3] 这一序言草稿的手稿誊抄本（藏于剑桥大学国王学院），可参见莫斯纳《大卫·休谟传》第306—307页（*Life of David Hume*, pp.306-307）。

复辟到革命这段时期国家财政、军队、贸易、风俗、艺术的叙述"，这个注释是这卷的结尾，后面跟着一条文献是"前一个时代因为过于绷紧的虔诚要求而导致的滥用"[1]。休谟的历史学家前辈一般认为自己描述神圣天启的作品体现了英格兰的历史，尤其体现出这个国家 1688 年从斯图亚特的专制中解放出来。《大不列颠史》对这场革命的分析意味着，在这里，休谟这位历史学家也没机会提到宗教。他充分解释了欧洲局势以及威廉对那种局势下他所扮演的角色的设想。这并不意味着，那场革命不是天启的。它仅仅意味着，休谟没必要提出宗教问题，更不用说以这种或那种方式来解决这个问题。

休谟对 17 世纪英格兰历史事件大范围解释力度的意义的认识，让他能够把走向完美自由体系进程这个故事与英格兰教会对教皇和不信国教者的胜利这个故事区分开来，而此前辉格派历史学家从未进行过区分。如休谟所描述的，从宪法上限制王室特权这种形式的自由的实现，没有宗教角度。哈林顿和培根提供了一些概念用来解释早期斯图亚特时期，商业和政治的国际事务同样也是 17 世纪下半叶合适的解释背景。从这一视角看，宗教看上去是附带现象，几乎与历史进程无关——当然，激起派系、煽动言论、导致反叛除外。休谟新辉格主义的主要内容，是没把对劳德导致的"滥用"和"创新"的愤怒与对查理一世的宽恕关联在一起，没有对查理二世实际上是一个伪装的天主教徒给予太多的关注，将天主教阴谋作为"一个民众狂热偏执妄想的事例"[2]搁置起来，他所描述的詹姆斯二世不是一个尼禄或图密善，而是"一位君主，其主要过错在于不谨慎和误导的原则"[3]。辉格史，确切地说辉格政治，在 1688 年之后从洛克和辛德尼的激进主义转向霍德利及同类的英格兰教会的耀武扬威。这就是——而且通常是主张——那场革命的宗教角度至关重要。革命原则变成英格兰教会的原则，既反天主教也反不信国教者。休谟的每个迹象都表明他几乎无暇顾及对革命的这种解释以及那种激进的解释。这位严格意义上的哲学历史学家在宗教是解释的基本要素时会提到宗教的作用，否则他会对宗教问题缄口不言。

[1] *History of Great Britain*，vol. ii（1757），pp.449-450 fn.

[2] *History of Great Britain*，vol. ii（1757），p.288.

[3] *History of Great Britain*，vol. ii（1757），p.428.

这种解释宗教在历史变迁中的作用的方法导致的结果，便是宗教不一定会恰当地融入历史进程之中。[1] 休谟写道，"一切历史表明，詹姆斯一世及其继任者的历史也表明这一评论，即宗教精神包含在超自然、无法解释的事物之中；宗教在社会的运行中，它符合已知原因的结果小于它在政府其他情形中的影响"[2]。作为一种破坏性力量，宗教从外部干预历史。因而，劳德或劳德激起的反对都毫无意义。在休谟以及他预设的那些公正的读者看来，牧师在进行神职服务时穿什么袍子、祭坛在教堂中间还是在最东边是重要之事，这显然是滑稽荒唐的，是无法解释的。如休谟所言，1640 年，这些事情就是"燃起议会和国家尤其是后者怒火的"主要问题：正是在对这些问题的解释上，王党人和议会派"正心满意足地让政府陷入剧烈震荡"[3]中。但这一切的来龙去脉却完全是个谜。这对休谟在《大不列颠史》中讨论苏格兰造成了极为有害的后果，因为在他的叙述中，苏格兰作为原教旨主义长老派的狂热温床，几乎被排除在外。爱尔兰也一样，它被描绘成一片宗教极端主义的土地，这种极端在 1640 年的天主教叛乱中绝不少见，其最恶劣、最极端的情形，明确被休谟归咎于"大写的宗教这一神圣之名"[4]。宗教为何会呈现苏格兰、爱尔兰的情形，宗教为何在这些地区以其重要的方式而重要，这些问题没有解释。同样，宗教派系为何在 17 世纪四五十年代骤增，这个问题看起来也完全没法解释。休谟对狂热这种"奇怪的腐败"所导致的后果说得很多，如道德纽带的逃脱和松弛、自私和野心的惩罚[5]，却对其原因只字不提。整个篇章沸腾着人类的荒诞，写到 1660 年的尾声时戛然而止，不留任何痕迹。此后，如我们所见，党派狂热代替宗教狂热，成为政治的引擎。

　　然而，把休谟"哲学的"历史方法理解为完全引导读者冷静克制、毫

---

[1] J. B. 布莱克断定休谟"显然特别不能……理解历史上关于宗教心灵的著作，或者不能在塑造文明的各种力量中为基督教找到一个位置"，这一点也不完全是不公正的（*The Art of History*, p.104）。还可参见 Herdt, 'Artificial Lives'；以及 O'Brien, *Narratives of Enlightenment*, p.81（"休谟对英国史上的狂热论述的具体摘要往往在因果关联上破坏该叙述的完整结构"）。

[2] *History of Great Britain*, vol. i（1754），p.61.

[3] *History of Great Britain*, vol. i（1754），p.266。

[4] *History of Great Britain*, vol. i（1754），p.298。

[5] *History of Great Britain*, vol. i（1754），p.425。

无拘束地看待 17 世纪却是错的。休谟的确致力于培养一种视角，从这一视角看，政治问题尤其是宗教问题不会对评论者的激情产生惯常的影响。但是，对休谟《大不列颠史》的风格而言同样重要的是完全不同的修辞策略，以此方式引导读者的情绪，这种策略以一种基本辉格的叙述有点出人意料，很可能还很不受人待见。辉格传统中那些更温和的休谟前辈已打算淡化对早期斯图亚特王朝的描述，尤其是打算勉强承认查理一世被狂热的叛徒不公正地谋杀这一事实。休谟更进一步，尽其所能引起读者对查理一世命运的同情。他把 1649 年 1 月的整个事件描述成一场悲剧，为查理审判期间和行刑前的仪态举止"涂脂抹粉"，极其恶毒地阐释那些判他死刑的人的动机和行为。查理与他孩子们的最后一面，被刻画得充满情感。读者被告知，查理酣畅地睡到天亮，"虽然架起断头台的工人以及为行刑做其他准备的嘈杂之声不绝于耳"[1]。休谟甚至不由分说地采纳传闻，据说，查理一世的死讯传来，整个国家都沉浸在"悲伤、愤怒和震惊"之中，女人早产，或"提前发起了胎动"。这是托利党，甚至是詹姆斯党的历史说辞。休谟描述查理之死的情感语调与詹姆斯党人托马斯·卡特的叙述有诸多相似。[2] 即便不了解这个事实，休谟也大量借鉴了王党人的各种文本。[3] 对其他清教极端主义的受害者之死也是类似的描写。我们知道，当被宣判的斯特拉福德经过被囚禁的劳德的窗下时，"这个年迈的大主教泪流满面，用嘶哑的嗓音大声祝福他即将离去的朋友，随后瘫倒在他侍从们的怀中"。与此同时，斯特拉福德"仍然不顾自己的命运，面带鼓舞

346

---

[1] *History of Great Britain*, vol. i（1754），p.466.

[2] 参见 Carte, *General History of England*, vol. iv, pp.603-610。卡特的第 4、5 卷出版于 1755 年，所以不能指责休谟在叙述前两位斯图亚特国王时抄了卡特的书。然而，休谟在《大不列颠史》第一卷中使用的素材确实是卡特 1735—1736 年出版的《奥蒙德公爵詹姆斯的生活史》(*An History of the Life of James Duke of Ormonde*）。托马斯·伯奇指责休谟在讨论格拉摩根争论时"重复了卡特先生的主张和推理"：*Inquiry into the Share, Which Charles I had in the Transactions of the Earl of Glamorgan*（1756），p.349.

[3] 在查理一世之死的叙述中，休谟隐瞒或至少没有承认他对王党人资料的利用，关于这一点，弗朗西斯·帕尔格雷夫在其《休谟及其对历史的影响》(Frances Palgrave, 'Hume and his Influence upon History'）一文中报复性地一一列出。约翰·斯图亚特·穆勒声称，"几乎整部《英格兰史》都是从王党作家们尤其是卡特那里"抄来的"，"他似乎几乎把卡特当成了教科书，但他几乎不敢冒险引用他的话"（'Brodie's History of the British Empire', p.7）。

之色大步走着，神色比往常更为庄重"，在断头台上发表了一通"彬彬有礼、充满勇气"的演说。[1]当劳德死于长期议会之手时，斯特拉福德"在审判期间也精神高昂、颇有气势"，即便他在断头台上一再受"当权派的狂热分子"的侮辱袭击，他死时也满心相信他正离开这个世界前往更好的居所。[2]

在《我的一生》中，休谟抱怨人们普遍指责那个"曾为查理一世、为斯特拉福德伯爵的命运洒一番慷慨之泪"[3]的人。实际上，他的泪水不只为王党分子、为詹姆斯党的英雄而洒，还或多或少不加选择地为他描述的突然死亡——无论何时——而洒。1756年，休谟写信给克里芬说，"我对**事物**的看法更贴近辉格党原则，我对**人物**的描画更符合托利党偏见"[4]，似乎他一直都在批评那些反对斯图亚特王朝的人，以冷漠的客观语气描述他们遭遇的结局。当他这么说时，他正在误导读者。比如，在叙述议会党领袖约翰·汉普登和威廉·费尔法克斯的个性时，休谟很是宽厚；待到描述查理一世的行刑者们在复辟时代的命运，描述亨利·范恩的死亡时，他的宽宏几乎和对斯特拉福德、劳德一样多。"为了不让对勇敢受难者的同情在人们心中留下印象，"休谟写道，"断头台下架起了大鼓，当他开始对政府发表反思演说时，鼓声湮没了他的声音，告诫他克制他狂热的激情。"但这些都没用。"他的一切行为都表现出坚定不移、气宇轩昂的大无畏精神。他认为死亡不过是通往永恒福祉的道路，他相信这是为他准备的。"[5]当谈到蒙茅斯入侵失败后，英格兰西部地区遭受惩罚时，休谟更是不胜其烦。某位科克上校是这样被描述的：他命令为那些在死亡痛苦的恐惧下双脚战栗的"舞蹈"伴乐，先以换得其兄弟的性命为借口诱奸了一位年轻妇女，然后又毫无借口地杀死她的兄弟。"整个国家，"休谟记述道，"到处都散落着叛军的头颅和肢体。每个村子，几乎

347

---

[1] *History of Great Britain*，vol. i（1754），p.285.

[2] *History of Great Britain*，vol. i（1754），p.394.

[3] *Life of David Hume*（1777），p.19.

[4] *Letters of David Hume*，ed. Greig，vol. i，p.237.

[5] *History of Great Britain*，vol. ii（1757），pp.151-152.

都有一个可怜居民的尸首。"[1]最极端的情形是休谟对 1641 年爱尔兰叛乱的描述。"不分年龄、性别、身份，无一幸免……"[2]凡此种种，不胜枚举。这里，休谟又不加核实就使用了一则令人怀疑的材料。这次用的是坦普尔作为见证人对那场叛乱反叛的煽动性言论。坦普尔因控诉查理支持那场叛乱而臭名昭著。

通过各种各样的描述，休谟的读者被怂恿着，甚至被强拽着对那些大大小小的历史受害者们掬一把同情泪。这是休谟风格中非常鲜明的一面，他冷静地剖析辉格党和托利党的政治幻想，又挖苦清教徒及其对手英格兰教会的信徒们的宗教原则。或许，休谟相信一位历史学家的成功不能只是思想评价的结果。他可能认为，读者需要和他的情感一起荡漾。换句话说，休谟可能真的针对两类不同的读者：不仅威廉·穆尔能读他的历史，他的妻子也可以读。无论如何，结果是模糊了历史和虚构的区别。这不是说，休谟在编故事上出了错。相反，这是说，他似乎力求在读者心中激起的这种回应是两种感觉的混合物：一种是通常伴随历史的教化感，一种是往往伴随着诗歌、小说激起并强化的同情感。这不是什么新策略。克拉伦登用过类似的方法。但休谟的同时代人很快看到他结合说教和同情的内在可能性。当一群伦敦书商打算在休谟的《大不列颠史》打开英格兰市场前炮制一部英格兰通史时，毫不奇怪他们委托的那位作者是小说家托拜厄斯·斯摩莱特。[3]

1754 年 11 月，《大不列颠史》第一卷出版。休谟确实写得相当快。最终的草稿于 1754 年春天寄给印刷商，这是休谟开始创作詹姆斯一世的 18 个月后。休谟和爱丁堡书商加文·汉密尔顿签订了第一卷的出版合同。[4]汉密尔顿印了 2,000 册，打算在爱丁堡和伦敦出售，他还在伦敦专门租了一家门店销售此书。休谟拿到 400 英镑，但保留版权。事实上，汉密尔顿愿意为休谟提供一份合同，包揽此书所有计划的卷册，但休谟不打算接受这些条款。

348

---

[1] *History of Great Britain*，vol. ii（1757），pp.386，387.

[2] *History of Great Britain*，vol. i（1754），pp.297，298.

[3] Mossner and Ransom，'Hume and the "Conspiracy of the Booksellers"'，pp.178-179.

[4] 作为爱丁堡市镇委员会的一员，汉密尔顿是 1745 年反对休谟提名大学道德哲学教席的人员之一。1754 年 1 月 29 日，他在给威廉·斯特拉恩的一封信中称休谟的书是"英格兰史上最碎嘴皮子的尝试"（引自 Mossner and Ransom，'Hume and the "Conspiracy of the Booksellers"'，p.166）。

当伦敦书商联合起来挫败这位爱丁堡闯入者的商业野心时，休谟的谨慎被证明是明智的。[1]《大不列颠史》在苏格兰卖得不错，五周之内卖了450册，但令休谟沮丧的是，在英格兰卖得很少。12月，休谟在一封信中提道，他的书获得伦敦一些周刊的关注，并传闻他是"和博林布鲁克一样伟大的无神论者，和卡特一样伟大的詹姆斯党人"[2]——不过，如果这是该书畅销的障碍，那么，预料中的障碍可能更多来自边区北部而非南部。因此，休谟不相信汉密尔顿的说法，后者认为《大不列颠史》没能成功的原因是"教士们的号叫"。次年4月，休谟决定第二卷应该由正在销售《关于若干主题的论文和论述》的安德鲁·米勒出版，米勒虽是苏格兰人，但在伦敦已打开局面，颇有名声。休谟把版权卖给米勒，拿到700英镑，该卷将在1757年3月出版。

349

虽然休谟很关心他作为一位历史学家是否能在不列颠大获成功，但他似乎同样关心《大不列颠史》在国际文坛的运气。一经拿到即将发行的第一卷，他就寄了一本给《政治论丛》的译者勒·布朗，看看他能否把自己的另一部著作翻译成法语。"该卷描述的事件激起人们心中巨大的好奇心，"他写道，"经由您的生花妙笔，将会吸引公众的眼球。"[3]勒·布朗接受了这一邀请，尽管他后来改变了主意。1755年11月，休谟写道，他"感激不尽"。勒·布朗将会看到，《大不列颠史》"不打算取悦任何一党，这里看不到一点派系批评，但全篇都是如此精准的判断，我绝无理由后悔我的翻译工作"[4]。休谟请勒·布朗寄一本给伏尔泰。我们可以想象，他写《大不列颠史》时心中想着这样的读者。

第二卷《大不列颠史》出版之后，休谟不确定接下来写什么。最初的计划是出版一部三卷本的著作，英国的故事讲述到1714年乔治一世登基为

---

[1] 参见 Mossner and Ransom, 'Hume and the "Conspiracy of the Booksellers"', pp.170-178.

[2] *Letters of David Hume*, ed. Greig, vol. i, p.214.

[3] *Letters of David Hume*, ed. Greig, vol. i, p.199.

[4] *Letters of David Hume*, ed. Greig, vol. i, p.226. 这里提到满篇都是精准的判断，很难符合休谟在《我的一生》中说的他第一卷《大不列颠史》"被一片谴责、反对甚至憎恶的尖叫声攻击"[*Life of David Hume*（1777），p.18]。

止。[1]休谟给威廉·穆尔写信说，他意识到"向前写"这个主题的选择"会比其他选择更吸引我们甚至……吸引后人的兴趣"。不过，休谟问道，他能否确保"有足够的材料创作一篇恰当的、确实可信的历史"[2]？这是个奇怪的问题，因为对于一位历史学家来说，从革命到汉诺威王继位这个阶段肯定有大量的素材。休谟的担心可能实际上是有太多这样的资料，其他历史学家尚未整理，以致不能为休谟提供他喜欢查阅的出版资料。因此，向前写史需要花费时间搜集只能在英格兰发现的国家和家族材料，而向后写史，他就可以回到爱丁堡的家，使用律师图书馆的资料了。他决定向后写史，写都铎王朝。实际上，这个决定或许述不是一个年近五十岁的男人不愿改变其住址所能解释的。1752 年，休谟向斯密解释说，尽管亨利七世的统治是英格兰史上一个大停顿，他却为何还要从詹姆斯一世写起。他认为，"前面的事件或事业可以很容易地体现在反思或评论中，而这些反思或评论可以巧妙地插入文章之中"[3]。可能休谟逐渐认识到，要解释 17 世纪初英国政治混乱的矛盾状况，需要比"反思或评论"更多的内容。封建主义的衰亡，以及随之而来的下议院政治权力的上升，需要详细探究，与其相关的英格兰宗教改革带来的思想、精神、物质方面的结果，也需要详细考察。最终证明这也是不够的。似乎在休谟看来，都铎时期本身就需要解释，而这个故事终究需要回溯到英格兰史通常被视为开端的那个时期，回到公元前 55 年的罗马入侵时期。

350

351

---

[1] 或者也可能到 1713 年的乌得勒支条约。汉密尔顿 1754 年致信斯特拉恩时说《大不列颠史》计划的结尾是这里（see Mossner and Ransom, 'Hume and the "Conspiracy of the Booksellers"', p.166）

[2] *Letters of David Hume*, ed. Greig, vol. i, p.243.

[3] *Letters of David Hume*, ed. Greig, vol. i, p.168.

第七章　完成一部《英格兰史》

　　18世纪50年代，休谟在爱丁堡的处境很特殊。一方面，他有很多亲近的朋友是牧师、教授和律师，这群人一直致力于挽救苏格兰的首都，以免它沦为1707年联合以来大不列颠各省中又一座普通城市的地步。他们反倒成了欧洲启蒙运动的主力军。爱丁堡的文人圈子讨论最近出版的著作，提出有计划地进一步改进从趣味到亚麻制造业的一切事物，这些人的俱乐部、协会总体上为休谟提供了一个空间。如我们在前一章看到的，1751年，休谟迁往爱丁堡之后，很快就被选为哲学协会的秘书。1754年，他成为群贤会这一新冒险行动的创始人之一，就像斯密在该协会的第一次会议上解释的，该协会的目的是"致力于哲学研究，以及协会成员在演讲艺术上的提高"[1]。任何问题都可以成为群贤会讨论的话题，除了启示宗教和詹姆斯主义。一年后，休谟告诉画家艾伦·拉姆齐——群贤会的另一位创始人——群贤会"逐渐变得有民族关怀了。老的、少的，高贵的、卑微的，聪明的、糊涂的，俗人、牧师，全世界都渴望在我们中间占一席之地"[2]。1755年，休谟还参与创立了鼓励艺术、科学、制造业和农业的爱丁堡协会。1762年，受苏格兰

---

[1] 引自McElroy, *Scotland's Age of Improvement*, pp.48-49。关于群贤会，参见Emerson, 'The Social Composition of Enlightened Scotland'；以及Phillipson, 'Culture and Society in the Eighteenth-Century Province'。

[2] *Letters of David Hume*, ed. Greig, vol. i, p.219. 正是在这个时候，拉姆齐画了两幅著名休谟画像的第一幅。自2008年以来，这幅画像就一直收藏在苏格兰国家画廊（Acc. No. PG 3521）。

民兵问题的激发，扑克俱乐部成立，休谟再次从一开始就参与其中。[1]他是1752 年创立的格拉斯哥文学学会的早期成员，如我们所见，托马斯·里德跟休谟说，在亚伯丁哲学学会里，"虽然我们全都是善良的基督徒"，但他的陪伴"将比圣亚大纳西更能让人接受"[2]。

另一方面，由于休谟道德和宗教怀疑主义的名声，他经常遭受那些觉得无法忍受他的人的冷枪暗箭。比如，1754 年 6 月，他发现他为律师图书馆订购的三本书从书架上下架了。这三本书都是法语书，包括一本拉·封丹的《寓言集》，下架理由是"内容粗鄙，不配在一个渊博图书馆中有一席之地"[3]。休谟写信给律师公会的主任、阿尼斯顿的罗伯特·邓达斯，告诉他这只是"对我的侮辱"。同一封信中，他告诉邓达斯，"如果每本价值上不比拉·封丹优秀的书都应该逐出图书馆，那我将带走所有留在我口袋里的书"[4]。但是，邓达斯站在反对这些书的图书馆管理者的一边，休谟差点就要辞掉公会图书馆管理员的职务，因为对这种傲慢无礼实在愤怒，"这种狂妄比其他傲慢更下流，所以也更具挑衅性"。休谟提醒邓达斯，莎士比亚形容这种狂妄"足以让那些不幸遭遇此事的人即使自杀也不愿屈服于此"[5]。然而最终，他还是决定保留这个位置，因为这个位置能让他便捷地读到写《大不列颠史》需要使用的书，同时也成全他把薪水给其友人、盲诗人威廉·布莱克洛克的美誉。[6]

这里的问题部分是因为以下事实，即在被选为图书馆管理员的过程中，以及 1744—1745 年提名爱丁堡道德哲学教席的过程中，休谟卷入苏格兰的

352

---

[1] 但是，他本人不太关心民兵问题。至于休谟对军事组织的态度，可参见 Robertson, *The Scottish Enlightenment and the Militia Issue*, pp.60-74。

[2] Reid, *Correspondence*, ed. Wood, p.31。

[3] "1754 年 6 月 27 日律师图书馆管理者撤掉某些书的命令"：NLS MS 23159, item16。

[4] *Letters of David Hume*, ed. Greig, vol. i, pp.211-212.

[5] *Letters of David Hume*, ed. Greig, vol. i, p.211. 休谟暗示的是《哈姆雷特》(*Hamlet* III.i, ll. 69-78.)。

[6] 出于某些不完全清楚的原因，休谟是布莱克洛克的热诚支持者和赞助者，他在 1742 年左右遇到布莱克洛克。尤其可以参见 1754 年 10 月 15 日给约瑟夫·斯宾塞的信(*Letters of David Hume*, ed. Greig, vol. i, pp.200-204)，以及其他几封抬高布莱克洛克，鼓励朋友们购买他的诗集(*Poems on Several Occasions*)的信。

党派政治。如那时他跟约翰·克里芬说的，休谟是阿盖尔公爵党的候选人，而邓达斯家族是竞争对手斯夸德罗内派的当权者。[1] 休谟持非传统的——如果不是明显放肆不羁的——见解，这一声名就意味着他常常被当作羞辱那些与他有关的人的令箭。1755 年再次发生了这样的事情，彼时，休谟发现自己卷入了苏格兰教会现代化的"温和派"与加尔文派传统主义者的"民众派"之间日益尖锐的冲突中。1755 年 5 月的大会议期间，休谟和凯姆斯可能被严厉斥责，甚至可能被驱逐出教会，因为他的文章包含颠覆宗教、危及道德的"不恭不敬的原则"。休谟的"温和派"朋友成功反驳了这一攻击，并于次年再次成功反击了新的攻击。这里真正的目标可能也不是休谟本人，而是他所在的党派。民众派无疑认为他们可以通过抨击休谟来削弱温和派，因为温和派很可能会为休谟辩护，这就很容易谎称温和派分享或者至少不反对休谟那些臭名昭著的原则。

　　休谟发现自己再次卷入温和派势力和反动派势力的冲突中，很可能这一事实促使休谟选择在这一时刻发表《宗教的自然史》。"自然史"看来很可能像掷向民众派中加尔文派狂热分子的一个武器。包括《自然史》《论激情》《论趣味的标准》《论悲剧》在内的《论文四篇》，最终于 1757 年初出版了。准备这一卷的出版花了 18 个月时间，结果意外地使它与苏格兰当时情形的关联更加明显。因为到 1756—1757 年冬天，民众派的矛头已经从休谟和凯姆斯转向约翰·霍姆及其悲剧《道格拉斯》上了。他们反对苏格兰教会一位牧师写的一出戏剧的合宜性，而这出戏剧却得到作者温和派朋友的称道。此事促使休谟打破其终生习惯，并将其新书献给霍姆。所有这些势必分散了休谟的心思，但并没有妨碍他及时完成《大不列颠史》，也没有说服他离开爱丁堡，到别处寻一处住所。1757 年 1 月，他辞掉律师图书馆的工作，或许是因为下一任委任者亚当·弗格森比他更需要这份工作。[2] 不过，他还是能够阅览图书馆的书籍，而且在接下来的四年多时间里写了另外四卷历史，从都铎王朝开始，然后一直追溯到公元前 55 年罗马第一次

---

[1] *Letters of David Hume*，ed.Greig，vol. i，p.165.

[2] 这至少是莫斯纳提出的一种猜测，用以解释休谟注册了图书馆保管员，参见 *Life of David Hume*，pp.255-256。

入侵，一直写到 1485 年这么长的历史。他给这部著作命名为《英格兰史》。对于 1762 年出版的全集历史，这似乎也是个合适的标题。到这时，休谟已经非常有名、富裕了，他再也不需要担心苏格兰的宗教传统主义者怎样看他了。

在温和派中间

1755 年夏天，书商安德鲁·米勒写信给休谟，邀请他在一份策划的新周刊中担任一个没有明确任务的角色。休谟回绝了，理由是他"手头还有一部著作，需要耗费很大力气，需要很多投入才能完成"[1]。第二卷《大不列颠史》没有近一年的时间不会完成。即便如此，休谟也没有完全让米勒失望。"这里有四篇短文，"休谟在同一封信中写道，"这些文章已在我手上有几年时间了，为的是尽可能地打磨它们。"这些文章就是《宗教的自然史》、《人性论》中《论激情》一卷的重写，一篇《论悲剧》，以及现在佚失的《几何学和自然哲学之前的几点思考》——如我们在第五章看到的，所有这些文章很可能是 1749 年至 1751 年写于九泉的。[2]休谟告诉米勒，他这四篇文章可卖 50 基尼，这个价格低到确保作者和书商之间不做长时间的谈判。这份手稿状况良好——尽管休谟对他的书一直都照料有加——足以让他乐意把它寄到伦敦，并在那里出版。休谟看来希望这些"论文"尽可能快地印刷、发行。他告诉米勒，他希望这本书在 1755 年底出来。不过，为何休谟希望这些写于四五年前的文章现在出版呢，在他一直写斯图亚特王朝历史的中间？而且，这么仓促又是为什么？苏格兰教会，还有更普遍的苏格兰社会中正统的"民众党"和"温和派"的现代派之间日益激化的紧张关系，或许可以为这些问题提供答案。[3]1755 年，休谟发现自己再次卷入这场冲突中，他决定

354

---

[1] *Letters of David Hume*，ed.Greig，vol. i，p.223.

[2] *Letters of David Hume*，ed.Greig，vol. i，pp.289-297.

[3] 参见 McIntosh，*Church and Theology in Enlightenment Scotland*。正如麦金托什清楚表明的，19 世纪 40 年代起关于苏格兰教会的主要争论，与其说事关教义，不如说事关基督教本身。

出版这些文章，此事或许应该被当作对这一冲突的干预，这一干预意图促进温和派的事业，好几位最杰出的温和派都是休谟的朋友，而休谟支持他们解决苏格兰当时面临问题的一般方法。

休谟就这四篇文章写信给米勒的一个月前，教会的"民众党"开始抨击休谟本人还有凯姆斯，后者是另一位与"温和派"关系密切的人士。[1]5 月 23 日，约翰·博纳，这位中洛锡安科克本的牧师出版了《索弗（即凯姆斯）和大卫·休谟先生著作所包含的道德情感和宗教情感分析》[An Analysis of the Moral and Religious Sentiments Contained in the Writings of Sopho (i.e., Kames), and David Hume, Esq，以下简称《分析》]。博纳阅遍休谟所有的出版作品，声称休谟意图颠覆道德判分，把正义简化为公共利益，怂恿通奸，谴责所有宗教，说它们不是迷信就是狂热，抨击神圣启示的每一种观念，把宗教改革说成"疯子和狂热分子的唯一杰作"，进而鼓励教皇制。[2]

355 这篇《分析》在爱丁堡的出版时间正是苏格兰教会大会议年会的第二天，想要激起大会议对休谟和凯姆斯采取行动。博纳总结说，这两位"都应受到教会最严厉的斥责"[3]——也就是说，他们都应该被逐出教会。[4]休谟和凯姆斯的教会朋友成功地平息了这一斥责，他们发表了一篇全体公告，宣布大会"极为憎恶那些颠覆所有自然宗教和启示宗教，对生活和道德产生有害影响的不虔敬原则"[5]。博纳和他的盟友明确表示这事还没完。他们将一直反对大不敬著作，而且可能正是因为知道了这一点，才促使休谟想出版一份作品，准确抨击激起这种迫害的宗教。《宗教的自然史》本身是篇很短的文章，不足以撑起一本书的体量，其他三篇文章可能一开始只是扩大体量的手段——不过，我们将会看到，《论悲剧》这篇文章最后和这本书出版时的环境

---

[1] 本章本节内容讨论的这一片段和其他片段的论述，参见 Sher, Church and University, ch. 2；以及 Ross, Lord Kames and the Scotland of his Day, ch. 8。

[2] Bonar, Analysis, p.42.

[3] Bonar, Analysis, p.49.

[4] 里奇推测（参见 Life and Writings of David Hume, p.53），1754 年 10 月，博林布鲁克《哲学著作集》及其出版商大卫·马利特（David Mallet）提交给威斯敏特陪审团的观点，正统派受此启发攻击休谟和凯姆斯"试图……颠覆宗教、政府和道德，与国王的和平背道而驰"（Charge Delivered to the Grand Jury, p.44）。

[5] 参见 Morren, Annals of the General Assembly of the Church of Scotland, 1739–1766, vol. ii, pp.54-61。

也是有关系的。[1]

　　比起其他事情，1755年5月的事件更让休谟乐在其中。"我遭天谴被推迟了12个月"，他给拉姆齐写信时这样说[2]——以前的谴责对他来说除了有一点社会尴尬外，还意味着什么，这一点并不清楚。[3]不过，他可能知道，迫害他不只是正统派关心的最重要之事，他和凯姆斯还是一个更大的甚至更有害问题的象征。他们在一个日益活跃、日益强大的温和派的鼓励下，获得了作家的名声。攻击他们，是羞辱那些称赞他们著作的人的一种方式。这也是对"温和主义"的彻底攻击。正统派曾一度明确表示他们有多讨厌苏格兰雅调和文学的新文化。1753年，这一年发表了约翰·威瑟斯普恩讽刺温和派原则的文章《基督教品格》(*Ecclesiastical Characteristics*)，还有乔治·安德森对凯姆斯和休谟的首次抨击《私下和公开宣称的宗教得失之评价》(*An Estimate of the Profit and Loss of Religion，Personally and Publicly Stated*)。用休谟的话说，安德森"敬畏上帝、居心不良、道貌岸然、脾气火暴、乐善好施、不留情面、谦恭驯服、残酷打压、信奉基督、冷酷无情、缔造和平、狂暴易怒"[4]。在随后的几年里，安德森是民众派反对温和主义的主要领导之一。1755年6月，休·布莱尔回应博纳的《分析》，为"研究自由和讨论自由"辩护——而这份自由是苏格兰教会最初得以创建的依据，并指出，教士关心的正当对象"不是思想之自由，而是行为之放荡"[5]。次年五月，大会议又一次在爱丁堡聚结时，安德森反过来回应一篇《不敬：斥责的正当对象》(*Infidelity a Proper Object of Censure*)，否定布莱尔"研究自由的浮夸颂词"，

356

---

[1] 从作者的立场看，《宗教的自然史》是这本论文集中最重要的一篇，这一点还可以在《我的一生》中得到印证。休谟在那里写道，在两卷《大不列颠史》出版的间隙，"我在伦敦出版了我的《宗教的自然史》和其他几篇小文章"[*Life of David Hume*（1777），p.21]。

[2] *Letters of David Hume*，ed.Greig，vol.i，p.224.

[3] "我在为报仇之日做准备，"1755年4月或6月，休谟跟拉姆齐说，"而且已经有不少谨慎的家庭预订了该书，他们承诺我在被逐出教会之后仍然认可我。"(*Letters of David Hume*，ed. Greig，vol.i，p.224)

[4] *Letters of David Hume*，ed. Greig，vol.i，p.224.

[5] [Blair]，*Observations upon a Pamphlet*，pp.1-2. 布莱尔在这本《评论》中主要的关切点是揭示博纳《分析》的"错误表达和虚假引用"。

还有他为"自负的小怀疑论者"的辩护[1]，并指出圣典才能正确决定什么是、什么不是教会谴责的正当目标。圣典需要教会尽最大努力反对错误的猜测，"而且，如果教会的统治者没有最严厉地斥责那些假老师们，他们背叛了委于他们信任，因而成为破坏灵魂不朽的祸首——这些不朽灵魂可能因为统治者的疏忽而毁灭，那这些统治者自己就是犯了罪"[2]。

让爱丁堡以及苏格兰其他地区参与到我们现在所说的"那场启蒙运动"的欧洲计划，这整个想法都被民众派投以狐疑的眼光。1755年夏天，一份叫《爱丁堡评论》的新杂志诞生了，这本杂志"完整地描述苏格兰半年内出版的所有书"，"还提到在其他地方出版、在这个国家阅读最多的那些书，或者看起来标题抓人眼球的书"，"时不时地把这个国家学问进步的状态呈现在公众面前"[3]。这本杂志仅发行了两期，被评论的著名苏格兰出版物数量不多。第一期充分评论了哈奇森的《道德哲学体系》，还有阿钦图尔的亚历山大·戈登的《彼得大帝史》。布道辞和法律法令的概括性摘要占用了剩下的体量，还有一篇对伊丽莎白·克莱兰《全新便捷烹饪术》（*A New and Easy Method of Cookery*）的评论，以及一篇对约翰逊《英语词典》的批评。第二期最著名的一篇文章是一封致《爱丁堡评论》编辑的匿名信，由亚当·斯密写就，该信要求他们也要注意欧洲的出版物，这些出版物"在未来三四十年仍然有机会被人记起，同时似乎也为当下社会提供的文学乐趣再添谈资"[4]。斯密对"日内瓦的卢梭先生近来论述人类不平等的起源和基础的文章"特别感兴趣，并详细分析了卢梭的观点，包括它从曼德维尔《蜜蜂的寓言》那里获得的启发。[5]休谟似乎没有参与《爱丁堡评论》。[6]供稿者主要是休·布莱尔、约翰·贾丁、威廉·罗伯逊、詹姆斯·鲁塞尔、亚

357

---

[1] Anderson，*Infidelity a Proper Object of Censure*，pp.12，13-14.

[2] Anderson，*Infidelity a Proper Object of Censure*，p.36.

[3] *The Edinburgh Review* 1（1755），pp.i，iii.

[4] *The Edinburgh Review* 2（1755–1756），p.63.

[5] 具有启发性的研究，可参见 'Adam Smith's "Letter to the Authors of the *Edinburgh Review*"'；还有 Rasmussen，*Problems and Promise of Commercial Society*，pp.59-71。

[6] 休谟手中用的一份带评注的——绝大多数是文体评注的——第二期《爱丁堡评论》收藏在日本的中央大学。相关讨论，参见 Stewart，'Introduction' to *Studies in the Philosophy of the Scottish Enlightenment*，pp.5-8。休谟如此仔细地标注这一期《爱丁堡评论》，原因不得而知。

历山大·维德伯恩和亚当·斯密。而且，这本杂志不被正统派待见。邓弗里斯郡莫法特的牧师爱德华·约翰斯通的一篇布道辞，在第二期得到评论，并因其满篇"晦涩、矫情"[1]而被批驳。约翰斯通以《爱丁堡评论之我见，点明那篇文章的精神和倾向》回应，和安德森的《不敬：斥责的正当对象》一样，其发表时间恰好在 1756 年大会议期间。他的全部评判是，《爱丁堡评论》作者们的意图看起来"与其说是顺应学问和宗教的兴趣，不如说毒害了这一兴趣"，因为这些作者胆敢"发号施令、出谋划策，甚至不敢警戒责备；他们做事常常表现出极大的权威，却几乎很少或从未带着百般的忍耐或各样的教训"[2]。这里暗指提摩人后书第 4 章第 2 句："务要传道；无论得时不得时，总要专心，并用百般的忍耐、各样的教训，责备人，警戒人，劝勉人。"

　　1755—1756 年，在休谟看来，很多他珍爱的爱丁堡生活肯定都在遭受抨击。讨论自由，趣味的提升，苏格兰对英格兰、欧洲观念的开放欢迎——全面、笃定地摆脱狭隘的宗教、道德和政治迷恋这一迄今为止苏格兰文化的风土病的举措——所有这些都遭到人们的毁谤，那些人的愿望似乎是把这个国家拖回到黑暗时代。彼时，苏格兰的一切重要之事是人们对国家和上帝之间所谓盟约的信仰强度。或许在休谟看来，出版《宗教的自然史》是向敌人发起战争的一种方式。它把对不道德的指控矛头指向博纳和安德森这样的人。该文谴责正统派的很多教条，最显著的是预定论学说，同时还强烈反对以下整个说法，即除了美德和善事，真正的宗教还有其他东西。在 18 世纪50 年代中期的苏格兰语境中，所谓的正统派实际上恰好是"真正宗教"的另一种腐败形式，人们或许期望这是一种观点。当然，正统派本身会认为，这严格说来只是来自一个读书人对宗教又一次不虔敬的攻击，而据说这个读书人坚持认为宗教总是而且处处都是道德和思想上堕落的。不过，让正统派改宗不是休谟的本意。出版《宗教的自然史》的意义，可能更多是给大多数人一种看待两党冲突的新视角。休谟可能也想为温和派本身提供一种途径，把他们目前的境况放在长远的历史视野中。它当然不是想冒犯每位读者真诚

358

────────────────

[1] *The Edinburgh Review* 2（1755-1756），p.31.

[2] Johnston，*A View of the Edinburgh Review*，pp.22，6.

的宗教信仰。更大的可能是，让荒谬、堕落与一种德性宗教、最少的教义奉献之间的对比更加鲜明、更加尖锐。

休谟希望这本论文集在 1756 年初就出版，但没能实现。1772 年，他在给斯特拉恩的一封信中详细交代了事情经过：在准备出版的同时，数学上颇有天赋的斯坦霍普勋爵让他相信《几何学的形而上原理》这篇论文的问题很严重，严重到不能出版。[1] 剩下的三篇文章内容太少，不足以构成一本书，为了让这次出版对米勒合算，休谟决定增加两篇文章，就像他告诉斯特拉恩的那样，"我从未想过要出版它们"。这两篇文章的题目是《论自杀》《论灵魂不朽》。我们不知道它们是什么时候写成的。现存包含这两篇文章的《道德和政治论文集》是即将付梓的样书，在这本书中是第四、第五篇。[2] 在这个文本中解读这两篇文章，更容易感到它们不仅是用来扩充这本书的体量的，还是对《宗教的自然史》观点的延伸论证。迷信及其加深人类不幸的方式是《论自杀》的主要关切点。[3] 这篇文章开篇写道："哲学带来的一大好处是，能为治疗迷信与伪宗教提供最有效的药方。"[4] "对于这类膏肓之症，其他一切疗法都无济于事，至少不那么可靠"，休谟接着说，纵然极其明智、阅历丰富、甚至生性快乐、脾性甜美的人，对此症也无能为力。如果将《宗教的自然史》解读成"把苏格兰民众派的宗教当成一种迷信是正确的"的话，那么，休谟在《论自杀》实际上是把自己当作哲学家，以此让苏格兰的宗教变得纯净。禁止自杀是宗教堕落成让道德违背自然的最佳例子。因为，当痛苦和悲伤日益扩大不能承受时，自然显然给予我们终止痛苦、悲伤的手段。只有迷信才会阻止我们运用我们拥有而动物没有的能力。哲学论证足以表明，禁止自杀绝找不到一个合理的理由，换言之，僭越我们对上帝，或对

359

---

[1] *Letters of David Hume*, ed. Greig, vol. ii, p.253. 休谟跟斯特拉恩说，斯坦霍普 "让我相信，要么这篇文章的观点，要么观点的清晰性，是有缺陷的。我忘了是哪一条"。

[2] NLS MS.509. 在休谟的手稿中，这本书上写着，"根据我的遗嘱，该书作为手稿，将被送给斯特拉恩先生"。

[3] 格罗伯（Grober）在《蔑视生命》（"A Steady Contempt of Life"）中将休谟论自杀的文章和他在为詹姆斯·圣克莱尔的英国军队服务期间目击的一件自杀事件联系起来，该自杀事件是在叙述进攻洛里昂时提到的。

[4] *Four Dissertations*（NLS MS.509），p.204.

邻居，或对自己的义务是胡说八道。[1]

休谟肯定知道这种事情会激起"民众派"对手的怒火，他肯定也知道它还会被表述为"一旦生命维艰，积极鼓励人们自杀"。[2]休谟还知道，这将至少让他的朋友和"温和派"中的辩护者感到紧张。为自杀辩护，把即便承认思想自由和表达自由权利的最自由的苏格兰牧师推向了绝境。休谟决定在1755年5月大会议纷争之后发表这篇文章。这一决心似乎进一步表明，他不太了解其"温和派"朋友在自身境况下所需要的那种老练圆滑的处事方式。《论灵魂不朽》的主题也是哲学在宗教问题中的角色，以及何种观点可以合理形成，何种不能形成这两者之间的界限。但是在这篇文章中，重要的区分不在于哲学与迷信，而在于哲学与启示、信仰领域之间。这篇文章的大部分内容是对一切谣传的证明肉体死亡后灵魂不灭的证据的全面反驳——无论那些证据是形而上层面的，源于假设的属于物质实体不可能性的观念，还是道德层面的，源于上帝的正义和善有善报、恶有恶报的需要。无论是形而上学还是人类日常情感的道德性，都没有为灵魂不死提供理由。就这一主题论证的唯一真实基础是"自然类比"所表明的"物理"问题。"这世上没什么是永恒的，"休谟评论说，"每一个看似坚固的存在却永远在往复流变。这个世界自己预示了衰弱瓦解的征兆。所以想象一下，一种单一的形式，看似是最脆弱、处于最无序的状态之中的，却是不朽的、坚不可摧的，这与类比形成了多大的反差！"[3]正如《关于人类理解力的哲学论文集》中对神迹的讨论，一段简洁明了的结束语说明这篇文章的论断拽出了怀疑主义的尖刺。"没有什么能够充分解释无限的责任，人类不得不诉诸天启，"休谟写道，"因为没有其他手段可以断定这一伟大而重要的真理。"[4]跟《论自杀》的结论比，这里的争议性较小，但挑衅性一点也不少。讨论我们对天启责任的5行字抵消了讨论基督教宗教基本原则中理性信仰的不可能性的15页。的确，对于休谟的读者来说，很容易把这5行字理解为一点儿也不真诚。

360

---

[1] 关于《论自杀》的观点，参见 Holden, 'Religion and Moral Prohibition in Hume's "Of Suicide"'，以及 Heydt, 'Practical Ethics', pp.378-381。

[2] 休谟著作以这种方式被解读的早期案例，见下文第366页（本书边码）。

[3] *Four Dissertations*（NLS MS.509），p.237.休谟自己做了一个校对，'from the slightest causes' 插在 'and' 和 'subject to the greatest disorders' 之间。

[4] *Four Dissertations*（NLS MS.509），pp.239-240.

1772 年，休谟告诉斯特拉恩，由于"我足够谨慎"[1]，最终他压下了《论自杀》和《论灵魂不朽》的文章。我们可以断定，假如在这个节骨眼上，休谟苏格兰"温和派"的朋友获悉他出版这两篇文章的计划，他们将会竭尽全力说服他以另一种方式满足米勒出版一本更厚著作的要求。不出版这两篇文章，似乎还有另外一个原因，因为米勒在伦敦面临渎神的指控威胁。无疑，米勒流传出了几份即将出版的《论文五篇》，而其中一份到了某人——可能是大律师威廉·穆雷（William Murray）手中，他告诉米勒，如果出版休谟的新书就将面临法律诉讼。这种威胁确切如何呈现、有多严重、米勒的回应如何，我们都不知道。[2] 米勒出版过博林布鲁克的身后著作，可能也不太容易被将来的争论吓倒。但是，休谟不太可能希望这两篇文章出版，如果出版它们可能给他的主要书商造成严重困难的话。而且，一般来说，他不希望为了这次出版而在宗教上自找麻烦。而且，1756 年初，几乎完全相同的时间，休谟遭到"民众派"成员丹尼尔·麦克奎因公开的批评，起因就是他在第一卷《大不列颠史》中对宗教改革的描述。麦克奎因断定，这是"字面遮掩下的大不敬"，"是把所有的虔诚化解为迷信或狂热的企图，这样虔诚就会遭到谴责和嘲讽，实际上这种企图又弱又蠢"[3]。我们在前一章看到，休谟的回应很简单，在 1759 年第二版《大不列颠史》中删掉那段最冒犯的话，那段对罗马天主教原则同样尖刻的摘要也一并删掉。他很清楚宗教争论有能力妨碍人们正确思考他想要说的整篇内容。[4]

---

[1] *Letters of David Hume*，ed. Greig，vol. ii，p.253.《论自杀》和《论灵魂不朽》的法译本出版于 1770 年的《哲学文集》（*Recueil Philosophique*，vol. ii，pp.34-69）。没有提到休谟的名字——文章只是简单地"译自英文"（Traduite de l'Anglois）。休谟在其遗嘱中允许威廉·斯特拉恩出版这两篇文章，但没有证据说明后者做了这件事。这两篇文章首次以英语出版于 1777 年，标题只是《论文两篇》，没写作者，也没写出版人。休谟的名字第一次和这两篇文章放在一起是在 1783 年的一本书中，标题是 *Essays on Suicide，and the Immortality of the Soul，ascribed to the late David Hume，Esq. . . . With Remarks，Intended as an Antidote to the Poison Contained in these Performances*。关于 1783 年版的评论，参见 Fieser，*Early Responses to Hume*，vol. 6，pp.289-341。

[2] 这个故事似乎在 18 世纪晚期已是众人皆知，上一条注释已经提到 1783 年版《论自杀》和《论灵魂不朽》两篇文章的好几篇评论中都重复了这个故事。

[3] Macqueen，*Letters on Mr. Hume's History of Great Britain*，p.306.

[4] 休谟在第二版《大不列颠史》中含蓄讨论宗教的情形并不是唯一一例。再举个例子，1754 年版的《大不列颠史》中，清教原则被描述为"反叛导火索"（*History of Great Britain*，p.160）。1759 年版本中，这句话改为"宗教导火索"（*History of Great Britain*，vol. i，p.150）。

1756 年 5 月，"民众派"再次劝说大会议起诉休谟渎神，又再次失败。[1]这无疑坚定了休谟出版《宗教的自然史》的信心。但现在仍然需要扩充这本书的内容，为了满足这一要求，休谟写了《论趣味的标准》一文。[2]这篇文章很自然是从《论激情》关于巧智（wit）定义的一些评论发展而来的。"正是单从趣味上，我们才确定（巧智）的含义，"休谟声称，"我们也没有能对巧智本性形成评判的其他标准。"但是，趣味是什么？"显然，趣味不过是对真正巧智的愉悦感，对伪巧智的厌恶感，无须我们讲出这种满足或不安的理由。"[3]而且，休谟认为，哲学告诉我们"一切情感都是对的"——"因为情感在其自身之外什么也不是，它总是真实的，无论人们是否意识到它。"[4]自然而然的结论是，俗语云，趣味之事无争论，此为真理。然而，这不是我们通常认为的。用休谟自己很感兴趣的一个例子，即没法决定法国葡萄酒好还是（葡萄牙）波尔图葡萄酒好[5]，虽然这可以被接受，但无论谁说，作家或画家或作曲家的才能也无差别，那他就与常识相去甚远了。某人断定，像约翰·奥格尔比这样的小诗人和弥尔顿一样优秀，用休谟的话说，那他"就像把小土堆说成和特内里弗山峰一样高，认为小水池和大海一样宽广，会被当作恣意的夸张"[6]。在《论趣味的标准》一文中，休谟接下来解释区分好趣味和坏趣味的手段被普遍接受，即便严格说来，就其原因而论没办法说一种情感是对是错。休谟的解释依据是优秀艺术遵循的规则，好艺术产

361

---

[1] 参见 Morren, *Annals of the General Assembly of the Church of Scotland, 1739–1766*, vol. ii, pp.86-98。

[2] 鉴于休谟这篇文章仓促写就，对该文的评论简直多得出奇。如提摩西·科斯特洛（Tmothy Costelloe）指出的，对《论趣味的标准》一文的浓厚兴趣"反映了……休谟缺乏论审美的著作，以及休谟在伟大哲学家万神殿中的地位"（*The British Aesthetic Tradition*, p.52）。有用的考察，参见 Costelloe, 'Hume's Aesthetics: The Literature and Directions for Future Research', 更新的研究文献参见 Costelloe, *The British Aesthetic Tradition*。

[3] *Four Dissertations*（1757），p.140. 休谟在前两页中重申了他的观点，即德与恶的差别在于我们被造出来感受某些品质的快乐以及感受另外一些品质的不快。

[4] *Four Dissertations*（1757），p.208.

[5] 休谟喜欢波尔图葡萄酒，不喜欢法国葡萄酒。休谟在他遗嘱的最后附录中送给约翰·霍姆的是，"我收藏的十打法国陈酒，随他选择，有单独一瓶是波尔图酒。我还送他六打波尔图酒，假如他发誓……他本人能两口喝完一瓶，这样一来，他将立刻结束我们之间就俗世问题产生的唯一差别"。参见 'Codicil to my Will 7 of August 1776'（NLS MS 23159 item 24）。

[6] *Four Dissertations*（1757），p.210.

生我们愉悦的结果，坏艺术藐视规则，所以导致我们痛苦。当然，就日常经验而言，人们不可能同等地感受到规则被遵循或被违背的原则。不过休谟指出，从经验来说，同样明显的是，我们承认某些人的感受力非常敏锐，他们能够说出大多数人观察不到的价值区别。最终的趣味标准就在于这些"真正判官"的感受力。

趣味极有可能是《人性论》计划写但没写的《论批评》一卷的主要问题。让休谟重新思考这个问题的契机，可能是 1755 年爱丁堡鼓励艺术、科学、制造业和农业协会首次推出的论趣味最优秀论文大奖。如我们所见，休谟也参与了创立群贤会的这一分支机构，很可能他还参与评判了这个奖提交的论文。1755 年冬天没人得奖，但次年这个奖给了亚历山大·杰拉德，阿伯丁马歇尔学院的道德哲学和逻辑学教授。杰拉德《论趣味》发表于 1759 年，休谟看到了此文。[1] 杰拉德的趣味理论显然受到哈奇森《道德、哲学研究》的影响，他和哈奇森一样，在正确趣味和错误趣味之间划出一道分界线，以契合趣味和被认可的对象真正拥有的属性。据杰拉德所言，"真正的趣味总是意味着迅速准确地感知事物真正的样子"[2]。换言之，良好的趣味，必然包括**判断**以及敏锐的感知。"趣味的正确性，"杰拉德指出，"让我们褒贬那些真正拥有值得赞美或该受谴责性质的事物，并让我们准确地将这些品质和其他无论多么相似的品质区分出来，看透披在那些品质上最狡猾的伪装。"[3] 休谟的《论趣味的标准》可以理解为对这一影响——即杰拉德的观点错误地发展了哈奇森式的趣味论——的争论。在休谟看来，将内在感作为我们美的观念的源泉，就不得不放弃根据苦乐感与导致苦乐感的原因相匹配来理解正确趣味的可能性。寻找一种方法区分优秀的趣味和糟糕的趣味，其正确的源泉不在于激起（我们现在所说的）审美鉴赏的苦乐的对象所拥有的品质，而在于那些苦乐本身，换言之，在于这些情感——普遍考察人类对艺术的反应表明这些情感植根于人性之中。在休谟看来，"一些作品历经一切反复无常的

362

---

[1] "这篇文章被著名的大卫·休谟借报刊纠正了。那时，他临时寄寓在莱斯特庄园的莱尔街，我（即印刷商威廉·博伊尔，出版了杰拉德的《论趣味》）经常到那里拜访他。" Nichols, *Literary Anecdotes of the Eighteenth Century*, vol. ii, p.326 fn。

[2] Gerard, *Essay on Taste*, p.90.

[3] Gerard, *Essay on Taste*, p.134.

风尚和时髦，历经一切任性而为和嫉妒心理的误解之后，仍然受到人们长久的赞美[1]，当我们理解了"伴随这些作品的长久赞美"时，我们才理解了趣味。趣味的标准在于人类心灵的"合理"状态，可根据人们对美丑"情感的完全一致或很大程度上的一致"识别。[2]"真正的判官"，他的心灵不会被偏见蒙蔽，他能够像"一位普通人"那样考察一件艺术品，忘掉"他个人的存在和……具体的环境"。[3]

《论趣味的标准》这篇文章的创作语境让人们并不奇怪它的结尾是对宗教情感如何在艺术品中表达的反思，这些表达有时被偏执和迷信滥用到压倒了惯例——在艺术中，"思想上的错误"一般尚可原谅。虽然一件艺术品有可能在道德上令人愤怒到不可能欣赏的地步，但休谟指出，一般的情形是：宗教原则以文学性的特征表达出来，无论这种表达多么荒谬，都不妨碍艺术赏析。最明显的例子是，现代易受古代诗歌的影响。但是，某些宗教教义却不会破坏一件艺术品的价值。休谟举的例子是天主教极端的不宽容，它往往把"所有异端、伊斯兰教徒、异教徒都描述为神圣复仇和报复的对象"[4]。他让读者思考其他基督教，比如民众派的清教是否可能充斥着同样的偏执，表现那些派别的基督教精神的艺术品是否和最近一些法国悲剧一样没受到明显的损害。站在休谟的立场，这听起来好像是休谟要求承认艺术领域在一定程度上独立于宗教领域，而且这可能是休谟预感到苏格兰正在酝酿的优雅艺术，尤其是戏剧的新喜好所带来的麻烦。1754 年 10 月，休谟阅读了约翰·霍姆一出悲剧的草稿。休谟认为，这位作者"仿佛就是索福克勒斯和拉辛的真正信徒"，他有望"证明英国舞台不被辱骂为野蛮"[5]。这出戏剧的名字是《道格拉斯》[6]。次年初始，霍姆到伦敦，试图让大卫·加利克（David Garrick）在他的剧院上演。加利克对此没兴趣。霍姆于是重写了这出戏剧，

363

---

[1] *Four Dissertations*（1757），p.213.

[2] *Four Dissertations*（1757），p.215.

[3] *Four Dissertations*（1757），p.225.

[4] *Four Dissertations*（1757），p.239.

[5] *Letters of David Hume*, ed. Greig, vol. i, p.204（letter to Joseph Spence）.

[6]《道格拉斯》事件的最近研究，参见 McLean，'Introduction' to *John Home's Douglas*，还有这章注释 14 引用的文献。至于休谟和约翰·霍姆的关系，还可参见 Mossner, *The Forgotten Hume*, ch. 3.

1756 年初再次试图到加利克那里上演。第二次，加利克拒绝了这出剧。所以，霍姆决定把《道格拉斯》搬到爱丁堡的舞台。霍姆在苏格兰教会的温和派朋友热诚地支持这一计划。群贤会讨论了这出戏剧的草稿，接下来的故事是，包括休谟、霍姆本人、罗伯逊、弗格森在内的演员排练了这出戏剧，观众是凯姆斯勋爵、艾利班、蒙博多和弥尔顿。温和派支持他们自己人的戏剧在爱丁堡上演，不可避免会招来民众派的回应。民众派认为剧院是非宗教的。回溯到 1733 年，乔治·安德森就指出，舞台是"非基督教的消遣"，它是罪恶的，因为圣保罗福音书中普遍禁止"寻欢作乐"[1]。因而，《道格拉斯》就又一次为苏格兰文化以及宗教在其中作用的两种观念提供了有组织的对决机会：一方追求盟约历史的真正价值，另一方则期望更完整地把苏格兰融入一个文明、宽容的大不列颠中。

这一发展可能使得我们认为他的论文集——毕竟，这本论文集从一开始就包含了对悲剧的讨论，最终的版本也还包含了对文学趣味的讨论——和当时的苏格兰更有关联性。《道格拉斯》首次上演是在 1756 年 12 月 14 日，演出获得了巨大成功。即便是在礼拜日上演，也座无虚席，牧师夹杂在蜂拥而至的人群中。民众派的回应是直接的、攻击性的。爱丁堡的长老派命令每座教堂都要读"告诫和劝解令"，这一命令要求教师、父母、一家之主应该"配得上召唤他们的使命，要对**主日**以及所有神职机构的训令给予神圣的尊重，在他们各自的领域挫败那些不合法的、危险的舞台娱乐"[2]。一名牧师因去观看《道格拉斯》而被停职三周，教会做的工作是规训他人，包括亚历山大·克莱尔。约翰·霍姆本人承受特殊的压力，但他爱丁堡长老派的朋友能够保护他免遭教会采取的措施的伤害。休谟的《论文四篇》已准备好在 1757 年 1 月初出版，这样的境况促使他把该书献给《道格拉斯》的作者。休谟写了献词——这是他写的唯一献词——进一步证明他看重思想自由，像这位作者和他献词的那个人在他们"思辨性信条"有不同意见时也仍然有讨论的自由。"我只会发现，观念的差异会让我们的谈论更有生气，"休谟宣

364

---

[1] 参见安德森的附录，*The Use and Abuse of Diversions*.

[2] [Anon.], *Admonition and Exhortation*，p.2.

称，"而我们对科学和文学的共同激情巩固了我们的友谊。"[1] 休谟确定他尊重并热爱霍姆，声言他欣赏霍姆的戏剧，这出戏剧的成功证明"你拥有莎士比亚和奥特维的真正的戏剧天赋，让这个国度摆脱了不幸的野蛮和放荡不羁而变得优雅"[2]。休谟跟穆尔吹嘘道，"我确定，我从没做到更优雅的写作、更宽宏的创意"[3]。霍姆感谢他朋友的支持，不过可能并不奇怪的是，一些温和派朋友担心，来自民众派眼中的休谟这样名声的人的支持不可能挽救霍姆的境况，也不能促进一般意义上的温和派的事业。他们劝休谟撤掉献词。休谟于是改变主意，不过是在《论文四篇》已经卖掉八百本之后。"我想，没有这一献词，我的朋友会获益一点，我也会觉得有面子。"他承认，"我有很长时间都没有如此烦恼了"。[4] 这份献词被重新恢复，并被印在大量的周刊上。《道格拉斯》的高潮部分是那位英雄的母亲的自杀。民众派毫不迟疑地放大那位牧师和这位怀疑论者的关系。在众多攻击这出戏剧的小册子中，有一份兴致勃勃地关注霍姆"详细描述了他亲近的熟人、亲爱的朋友大卫·霍姆（原文如此）这位不敬者关于自杀者勇气的该死原则和学说，它不以此为警戒，反以此为榜样"[5]。显然，某种程度上，休谟论自杀的文章虽然被作者压下来，但已经变得众所周知了。

《道格拉斯》的观点在苏格兰持续了几个月，结局是 1757 年温和派在大会议的胜利：大会议只是通过了一道最温和的禁令，严禁牧师以后出演戏剧。[6] 当时这部戏剧也已经在伦敦大获成功，霍姆很快辞掉了他在阿瑟尔斯坦福德的职务，成为布特伯爵的私人秘书以及威尔士王子的家庭教师。休谟认为《道格拉斯》在伦敦被读者接受是他眼中的霍姆作品浸染的新古典主义的胜利。"话题和风格的简朴"将是英国舞台上的"新奇物"，他跟斯特拉恩

365

---

[1] *Four Dissertations* (1757), p.iii.

[2] *Four Dissertations* (1757), pp.v-vi.

[3] *Letters of David Hume*, ed. Greig, vol. i, p.242.

[4] *Letters of David Hume*, ed. Greig, vol. i, p.243.

[5] *A Letter to the Reverend the Moderator, and Members of the Presbytery of Haddington*, p.4.

[6] 1763 年，威瑟斯普恩写道，"大会议确实从法律意义上不赞同牧师们采取的那种自由，但对冒犯者施加的训斥太温柔，乃至很多人都会认为这种训斥更倾向于鼓励而非防止再次犯罪"（*A Serious Apology*, p.35）。

写信时说，"但我相信，它们最终肯定会流行起来的"[1]。把英格兰戏剧说成"耻辱的野蛮"是法国人的谴责，在某种程度上休谟称颂的是法国文学原则对英格兰的胜利。他告诉斯密，他相信《道格拉斯》"将被法国批评家推崇为最优之作，是我们语言中的唯一悲剧"[2]。他还感到，有了《道格拉斯》的苏格兰，最终会在不列颠形成一股自己的文化力量。1757年5月，他写信给米勒和斯特拉恩，提到"爱丁堡这周即将出版的一部新史诗"——牧师威廉·威尔基的《后辈英雄纪》（*The Epigoniad*）。休谟告诉他们，"这是一部天才作品"[3]。两个月之后，他写信给艾略特表示希望威尔基的诗歌"会很快成为伦敦的谈资"。在同一封信中，休谟还提到威廉·罗伯逊的《苏格兰史》将会在下个冬天出版。"现在，这个国度人才济济，佳作频出，真的值得钦佩，"他接着说，"这难道不奇怪吗？我们先后失去了我们的国王、我们的议会、我们独立的政府，连我们的主要贵族也不在了，我们不满意自己的口音和发音，讲着一口堕落的土语方言——我们说的正是这种土话。在这样的环境下，我们真的是欧洲文学最耀眼的民族，我说，这难道不奇怪吗？"[4]

和往常的通信一样，为了这里的反讽效应，休谟肯定有些夸大其词，而且他自己也意识到了。他是最不可能认为1757年的苏格兰在文学上比法国还优秀的。尽管如此，他还是发声表达了一种即将变得熟悉的情感，即便在苏格兰和英格兰，这种情感也从来不乏争议。他致信艾略特谈威尔基的同一天，亚历山大·维德伯恩写信给一位伦敦的朋友说，"这个国度最令人欣喜的景象来自文人们"，他列举过去或眼前的文人成绩：罗伯逊、霍姆、弗格森、威尔基、斯密、凯姆斯和休谟。[5]一年后，贺拉斯·沃尔波尔宣称，苏格兰"是欧洲最成就斐然的国家，如果哪个国家被赋予了一种优越的、独特的认识（a superior partition of sense），我将愿意选择这个特殊的国家"[6]。霍姆《道格拉斯》的成功，苏格兰人文学自信的普遍确立，给"莪相"（Ossian）带来的那

---

[1] *Letters of David Hume*, ed. Greig, vol. i, p.247.

[2] *Letters of David Hume*, ed. Greig, vol. i, p.246.

[3] *Letters of David Hume*, ed. Greig, vol. i, p.252.

[4] *Letters of David Hume*, ed. Greig, vol. i, p.255.

[5] 引自 Sher, *Church and University*, p.88.

[6] 引自 Mossner, *The Forgotten Hume*, p.201.

项著名事业铺设好了舞台。现在，人们可能相信苏格兰有一位与荷马相媲美的叙事诗人——1759 年，詹姆斯·麦克弗森开始让他的同胞相信这样一位被称为莪相的诗人的著作，是高地人民普遍流行的知识。[1]

　　1757 年 2 月，《论文四篇》出版之际，麦克弗森还只是巴尔格望领主的儿子默默无闻的家庭教师。休谟那时的信件清楚表明，尽管《论文四篇》遭遇了很多困难，但他的主要关注点还是《大不列颠史》，尤其是把版权从汉密尔顿转给米勒，这就为第一卷新版扫清了道路，新版不会因为伦敦书商对苏格兰人侵犯他们生意的敌意而受阻。《论文四篇》在伦敦出版，但似乎休谟不太关心它在伦敦的接受度。"我不会麻烦你把这么小的册子送给伦敦的任何人"，他给米勒写信说。[2] 当他赠送一本给斯密时又称之为"小书"。[3] 367
《论文四篇》是写给爱丁堡读者的书，应景的是爱丁堡的争论。留存下来的信件表明，《道格拉斯》甚嚣尘上之际，休谟认为献词是这本书最重要的内容。但这并不意味着该书的内容是昙花一现，对休谟全部哲学的发展没有意义。1758 年春天，斯特拉恩印刷了新版的《关于若干主题的论文和论述》，这次是作为一个单独的四开本，《论文四篇》中的四篇文章都包含其中，尽管彼此是单独分开的，没什么先后顺序。《论悲剧》和《论趣味的标准》现在包含在《道德、政治和文学论文集》中，《论激情》被插到《哲学论文集》现在的标题《人类理解力研究》和《道德原则研究》之间。它只有 20 页，在目录中，它的标题和第二《研究》后面的那篇"对话"一样不突出。《宗教的自然史》是这一卷的最后一篇，而且一直是后来所有版本的《关于若干主题的论文和论述》的最后一篇。于是，休谟哲学著作集最后《宗教的自然史》比较各种类型的迷信争论和"冷静却晦暗不明的哲学领域"两者时得出的结论结尾。[4]

---

[1] 休谟对"莪相"的回应，见下文第 440—442 页（本书边码）。

[2] *Letters of David Hume*, ed. Greig, vol. i, p.239.

[3] *Letters of David Hume*, ed. Greig, vol. i, p.245. 1757 年 2 月，休谟给（可能是）普鲁士廷臣克里斯蒂安·路德维希·德·布朗德的信中写道："这些论文中的几篇试图解释最深奥的哲学，另外几篇包含了优雅文学的大混合，这些都以更散文化的文体和风格写成。"（*Further Letters of David Hume*, ed. Waldmann, pp.40-1）

[4] *Essays and Treatises on Several Subjects*（1758），p.529.

论都铎专制

1757 年 9 月，休谟问安德鲁·米勒新版《大不列颠史》多久能面世。[1] 6 个月后，休谟写信说，尽管斯莫利特最近出版的《英格兰史》很成功，但他还是希望他新版的斯图亚特史在秋天出版。[2] 夏初，作者和书商就达成了协议。休谟会因新版权获得 800 基尼（840 英镑）的收入。7 月，他给米勒的印刷商斯特拉恩寄去了第二卷的校对版。改变不是"很大"，他告诉斯特拉恩。那些不得不为第一卷所做的修改比较多，"尤其是詹姆斯统治的内容"，很多地方都需要修改，以"适应"休谟正在写的都铎史新书。[3] 即便如此，第一卷的修改在 8 月就被寄给了斯特拉恩。[4] 休谟后来告诉威廉·罗伯逊，在他新版的斯图亚特史中，他删掉了他觉得过度的"枝蔓和反思"。[5] 新版删掉的一个枝蔓和反思是描绘新教改革者的一段话，这段话，丹尼尔·麦克奎因曾在《关于休谟先生大不列颠史的通信》中批评过。[6] 删掉的另一段是对"新教狂热"如何妨碍苏格兰 16 世纪艺术和科学发展的描述。[7] 在另一些地方，休谟把他更具分析性的段落转化为脚注，包括 17 世纪 40 年代议会解散所促成的"政府哲学"实践的命运[8]，以及 1642 年议会领人"通常说来是上了自己热情的当"的主张[9]。将休谟对潜藏在政治原

---

[1] *Letters of David Hume*, ed. Greig, vol. i, p.267.

[2] *Letters of David Hume*, ed. Greig, vol. i, p.273.

[3] *Letters of David Hume*, ed. Greig, vol. i, p.281.

[4] *Letters of David Hume*, ed. Greig, vol. i, p.286.

[5] *Letters of David Hume*, ed. Greig, vol. i, p.294.

[6] 见上文第 361 页（本书边码）。

[7] 比较一下 *History of Great Britain*（1754–1757），vol. i, pp.58-61 和 *History of Great Britain*（1759），vol. i, pp.52-53 两处的内容。这段被删掉的内容还比较了低地与高地，这一比较让人想起休谟 1748 年的文章《对阿奇博尔德·斯图尔特的言行举止的真实叙述》。

[8] 比较一下 *History of Great Britain*（1754–1757），vol. i, pp.243-245 和 *History of Great Britain*（1759），vol. i, pp.234-235 fn 两处的内容。

[9] 比较一下 *History of Great Britain*（1754–1757），vol. i, p.330 和 *History of Great Britain*（1759），vol. i, p.319 fn 这两处的内容。

则下的本质的叙述和反思恰当地分开的同一种愿望，可能说明了以下决定，即把叙述詹姆斯一世统治的最后一章与对民事政府和基督教政府、风俗、财政、商业等问题的一般评价，统统转化为一篇"附录"。[1]另一个重要的变化是增加了一些"典故"，而他在第一卷模仿近代意大利史家时往往避免引用"典故"，一如他对贺拉斯·沃尔波尔所言。[2]然而，即便现在，休谟显然还是决定轻描淡写他的学问。辨认其资料来源的脚注仍然很少。很多注释参考的是拉什沃斯、莱默和维特洛克编辑的文献集。休谟在多大程度上受惠于克拉伦登——历史，"写出来是为国王的措施和品质辩护的"，一如休谟自己所言[3]——就更清楚了。然而，对所使用资料的充分认识，只能等到为1762年出版完整的《英格兰史》而准备的新版才行。

在《我的一生》中，休谟声称，深入的阅读、研究和思考促使他对早期斯图亚特王朝的叙述所做的更改"始终如一地站在托利党一边"。他补充说，"认为这一时期之前的英国宪政就有规范的自由计划是可笑的"[4]。1763年，休谟告诉吉尔伯特·艾略特，他在第二版纠正了至少一些——虽然不是全部——出于"令人厌恶的辉格主义偏见"的错误和疏忽，"而我在开始写这本书时深受这些偏见的影响"[5]。潜心于都铎时期，强化了休谟对斯图亚特国王的各种观念与16世纪英格兰如何真正被统治的连贯性理解。因而，他在詹姆斯一世统治的一开始就增加了一个脚注，该注释断言，"他们主要还是都铎王朝的君主，他们引进了那种统治，那种有着绝对政府表象的政府"[6]。绝对主义是都铎而非斯图亚特的创新。1754年，休谟声称，当查理一世在1626年解散议会后诉诸"古代先例这一借口"来评判自己的财政措施时，"那层面纱不可能更薄、更透明了"[7]。在第二版中，休谟的立场是，古代先例"认为（查理一世的）先祖们通常享有巨大的权威，这些权威也不能少给

369

---

[1] 这将是休谟《自尤利乌斯·恺撒入侵至亨利七世登基以来的英格兰史》第一卷的实践，它包含了两篇附录，一篇是《盎格鲁-撒克逊的统治和风俗》，另一篇是《封建和盎格鲁-诺曼的统治和风俗》。

[2] 见上文第322—323页（本书边码）。

[3] *History of Great Britain*（1754–1757），vol. i，p.473 fn; *History of Great Britain*（1759），vol. i，p.463fn.

[4] 'My Own Life', in *Life of David Hume*（1777），p.23.

[5] *Letters of David Hume*, ed. Greig, vol. i，p.379.

[6] *History of Great Britain*（1759），vol. i，p.13 fn.

[7] *History of Great Britain*（1754–1757），vol. i，p.159.

查理"[1]。1754 年版的下一页中，关于查理一世"思想专制"和"民事暴政"的一条参考文献被删掉了。查理不再被描述成对待英格兰"像一个被征服的省份"。相反，他被"愤怒和必需（的权力）煽动着"[2]。1727 年支持查理的廷臣和教士不再"滥用权力"，不再"偏执盲信"。关于"这些剧烈拉伸的特权，这些撕裂、摧毁整个政府结构，耗尽（查理）权威所有力量的特权"的一段话被删掉了。[3] 然而，每个修改并不都是完全站在托利党一边的。他缓和了他对新教狂热的讨论语气，这一点可以视为部分减少了他对斯图亚特王朝的支持，或至少降低了他对对手的敌意。在《我的一生》中以及通信中，休谟倾向于夸大他的历史中反辉格党的趋向，可能是想强调他独立于那个"在政治和文学一切权位都有生杀大权的"[4]辉格党，一如他在《我的一生》中指出的那样。公正无偏仍然是他第二版《大不列颠史》的指导原则。1759年，米勒发售该书。

与此同时，1757 年初，休谟开始写作都铎王朝。[5]该年 8 月，他已经能够告诉吉尔伯特·艾略特，他"写到亨利八世的前些年了"，打算"开始写宗教改革"[6]。不到一年，1758 年 5 月，他告诉艾略特，他"看到地平线了，正接近我所写的那本书的那个时期"[7]。6 月，他"几乎快完成了"；7 月，他就和米勒协商《都铎王朝统治下的英格兰史》。[8]9 月 15 日，这份手稿被寄给斯特拉恩印刷。几周后，休谟跟着稿件到了伦敦，在那里做一些校对。1759

---

[1] *History of Great Britain*（1759），vol. i, p.149.

[2] 比较一下 *History of Great Britain*（1754–1757），vol. i, p.160 和 *History of Great Britain*（1759），vol. i, p.150 这两处的内容。

[3] 比较一下 *History of Great Britain*（1754–1757），vol. i, p.163 和 *History of Great Britain*（1759），vol. i, p.153 这两处的内容。

[4] 'My Own Life', in *Life of David Hume*（1777），p.22. 关于休谟修订《历史》前几卷的研究，参见 Mossner, 'Was Hume a Tory Historian?', 以及 Slater, 'Hume's Revisions of *The History of England*'。

[5] 对休谟《英格兰史》都铎一卷的详细研究很少。不过可参见 O'Brien, *Narratives of Enlightenment*, pp.82-7; Phillipson, *David Hume：The Philosopher as Historian*, pp.100-117; Pocock, *Barbarism and Religion*, Vol II：*Narratives of Civil Government*, ch. 14; Slater, 'Authorship and Authority in Hume's *History of England*', ch. 4。

[6] *Letters of David Hume*, ed. Greig, vol. i, p.262.

[7] *Letters of David Hume*, ed. Greig, vol. i, p.278.

[8] *Letters of David Hume*, ed. Greig, vol. i, pp.281, 282.

年1月中旬，这本书"几乎都印出来了"，3月开售。这时，在休谟心里，《英格兰史》和《大不列颠史》还是两本不同的著作，但他仍然认为前者至少在某种程度上是证实后者观点的手段。我们在前一章中看到，当他最初认真思考写英格兰史时，他心中想的是从亨利七世统治开始，1757年，他心中早已希望这就是他所做的。都铎家族的即位"实际上是现代史的开端"，他告诉斯特拉恩，"我应该高度强调斯图亚特王朝，以消除那些反对我斯图亚特史的意见"[1]。当他的新书完成时，他有相同的感受。"你将会看到，这部都铎王朝的历史给予那部斯图亚特王朝的历史怎样的引导和推动，"他给罗伯逊写信时说，"如果我慎重一点，我应该从都铎开始。我不想自夸，但我敢说，现在，我已经有效地堵住了所有恶毒的辉格党怒斥我的悠悠之口。"[2]

　　休谟认为要让他的辉格批评者缄口不言，就要完整呈现早期斯图亚特的统治与都铎统治具有连续性、一致性，全面描述君主特权的践行和关于践行王室特权的合法性的普遍意见两者之间的联系。詹姆斯一世和查理一世关于王室权威的范围真的符合都铎先祖们的实践。考虑到都铎王朝下的人民和议会如何默认这些实践，早期斯图亚特王朝没理由指望他们的行为会冒犯英格兰臣民。休谟对伊丽莎白统治的叙述，对于确立这些连续性尤为重要。人们普遍承认亨利七世尤其是亨利八世是专制君主。爱德华六世的统治时间太短，不能让事情变得更好，玛丽的统治沾染了新教徒殉道者的鲜血。但在伊丽莎白统治之下，如拉潘指出的，英格兰人"是太阳底下最幸福的"，因为他们"看不到任何对自己自由的计划，以及对他们被鼓励的权利的侵犯"[3]。博林布鲁克在理解伊丽莎白统治时期独立的下议院和有限君主制的开端时，对伊丽莎白的看法采取的是辉格派立场。"因而，"博林布鲁克认为，"我们在极为不同的年代、极为不同的环境下，被带回到盛行于我们撒克逊祖先的统治原则"[4]。相反，和赫维、威廉·格思里一样，休谟描绘的伊丽莎白像她的父亲和祖父一样是专制君主。据说，她的时代是荣耀幸福的时代，而不是自由的时代。"稍微顾及宪政……关心一下她的人民的自由和权利"，"在所

371

[1] *Letters of David Hume*, ed. Greig, vol. i, p.251.

[2] *Letters of David Hume*, ed. Greig, vol. i, p.294.

[3] Rapin, *History of England*, vol. ii, p.155.

[4] Bolingbroke, *Remarks on the History of England*, p.138.

有其他君主中，她拥有的这种品质最少"[1]。相反，"君主**最绝对的权威**"可见于"二十多种特权部门，这些部门现在都被废除了，其中任何一个部门，都完全不适合臣民的自由"[2]。在休谟看来，伊丽莎白统治下的英格兰人无非是待遇较好的奴隶而已。

更重要的是，英格兰人——或至少是英格兰人——在下议院的代表都是奴隶，他们不想成为奴隶之外的任何人。伊丽莎白的议会太温顺、太服从，他们的语言据说更能"配得上一张土耳其的卧榻，而非英格兰下议员的条凳"[3]——休谟用这种夸张的、令人难忘的话说道。伊丽莎白再三明确表示，在她看来，议会没有讨论国家或宗教事务的资格。议会不能削减甚至质疑王室的特权，这是一条成规。议会的职责在于"指导制革税、布匹轧花边税，保护野鸡和山鹑，修路架桥，惩罚流浪汉或普通乞丐"[4]。当然，议会也期望给予补贴，服从王室意志，通过剥夺那些失去女王支持的人的财产权的法案。如此对待议会，并没有降低伊丽莎白的受欢迎程度，因为，如休谟指出的，"她的统治原则符合那个时代的原则，也符合宪政普遍要求的观点"[5]。休谟强调议会不仅在伊丽莎白治下奴颜婢膝，而且在整个都铎王朝都是如此。亨利七世的继位，可以确切地视为"英格兰宪政的新纪元"[6]。亨利力求系统地把权力从贵族手中转到国王手中。这就消除了王室权力的传统对抗，让人民与国王之间再无障碍。封建制度正在"转变为一种压迫体制"[7]。都铎王朝打击贵族的最终结果将开启宪政的另一个新纪元，其形式是 1688 年权力从国王手中转移到人民手中，但这一点在整个 16 世纪几乎没有一点迹象。

372

---

[1] *History of England*, *Under the House of Tudor*（1759），p.716.

[2] *History of England*, *Under the House of Tudor*（1759），p.726.

[3] *History of England*, *Under the House of Tudor*（1759），p.707. 这不是他唯一一次把都铎时期的英格兰和土耳其相提并论。他还评论说，那时的英格兰，就像现在的土耳其一样，"君主拥有一切大权，除了征税权"——这一局限促使伊丽莎白希望在授予垄断权和专利权时获得收入，这一措施一直延续下来，它弄得英格兰像"摩洛哥或巴巴里海岸"一样穷（p.721）。

[4] *History of England*, *Under the House of Tudor*（1759），p.526.

[5] *History of England*, *Under the House of Tudor*（1759），p.527.

[6] *History of England*, *Under the House of Tudor*（1759），p.61.

[7] *History of England*, *Under the House of Tudor*（1759），p.55. 如菲利普森指出的，"亨利八世的统治远没有回到宪政政府，他的统治见证了自撒克逊时代这种或那种形式的古代宪政的最终毁灭"（*David Hume：The Philosopher as Historian*，p.103）。

贵族没落和平民崛起的间隙,"君主充分利用了现有的情势,呈现出一种几乎是绝对的权威"[1]。

于是,休谟对都铎王朝的叙述,尤其是对伊丽莎白统治的叙述,证实了《政治论文集》和《大不列颠史》两书的观点,即在斯图亚特时期之前,英格兰多多少少是绝对君主制,这一点或多或少是一种普遍的观点。以这种方式描述事情,在很大程度上解释了詹姆斯一世和查理一世的信仰和行为,并为此开脱。有一个脚注提到**议会本身**对捍卫言论自由原则的议员彼得·温特沃斯所采取的态度时,休谟明确反问道:"所有这些交易是否还不足以明示:在连续两任统治内,正是人民侵犯了君主的权力,而不是像官称的那样君主试图篡夺人民的权利?"[2]休谟在为伊丽莎白统治作结时评论说,对为人民赢得他们权利的 17 世纪人给予的赞美,"应该有所保留,而且确实极少怨恨那些坚守古代宪政的人"[3]。如果这意味着挑衅休谟时代的辉格党人,那"我们中间的这个党以坚持自由和民治政府而自我标榜","长期放任他们对君王继承血统的偏见,对伊丽莎白的美德和智慧给予无限的赞美"[4],结果达到了预期。理查德·赫德《道德和政治对话录》(*Moral and Political Dialogues*)的附录完全被休谟的做法——"辱骂"谁是篡权者,谁不是篡权者这样的问题,有意颠倒古代宪政性质的解释——激怒了。[5]另一位沃伯顿派欧文·鲁夫海德(Owen Ruffhead),在《每月评论》上抱怨,休谟关于温特沃斯的脚注这个结论性问题"出自我们思想自由的作家之手有失颜面"[6]。在鲁夫海德看来,休谟对伊丽莎白的描述,显然没有为她的继承者蠲除篡夺人民权利的

[1]*History of England*,*Under the House of Tudor*(1759),p.737. 波科克说,"都铎治下的英格兰史,是原因与结果中间的历史"(*Barbarism and Religion*,*Vol. ii*:*Narratives of Civil Government*,p.223)。

[2]*History of England*,*Under the House of Tudor*(1759),p.611 fn.

[3]*History of England*,*Under the House of Tudor*(1759),p.716。

[4]*History of England*,*Under the House of Tudor*(1759),p.716。

[5] Hurd,*Moral and Political Dialogues*,p.287.

[6]*The Monthly Review* 20(1759),pp.344-364,400-417,reprinted in Fieser(ed.),*Early Responses to Hume*,vol. vii,pp.195-228,p.220. 鲁夫海德的评论一般来说是正面的。"不过恰好知道,"他写道,"这位历史学家在详细描述这一时期的革命时,总体上是相当自由的研究,评判不偏不倚。他有时候公正对待一切派别、一切政党派:他看起来一点也没染上那种偏执,而那种偏执让人们接受一些特殊的、已被公认的宗教和政治的教条和意见。"(p.196)在鲁夫海德看来,休谟最大的问题,在于"标新立异的激情"。

控诉。包括约翰·米勒、威廉·贝尔山姆、乔治·布罗迪、弗朗西斯·杰弗里等一长串辉格党人，后来都指责休谟把伊丽莎白描绘成土耳其暴君的形象。[1]

19世纪的辉格派认为休谟在《英格兰史》中的叙述和詹姆斯党人托马斯·卡特采取的方法有很多相似之处，休谟的确在某些方面和卡特一样把伊丽莎白描绘成一位杰出的马基雅维利式的政治家，她的"谨慎在很多方面是她性格中轻微狡黠、缺乏自信或猜疑嫉妒的结果"，她的手腕"往往是道德不能赞同的，但政治会把这些手腕表现为必需的"[2]。卡特没兴趣把伊丽莎白描述成人民权利之友。但更令人惊讶的是，休谟对伊丽莎白、对更普遍的都铎王朝的分析，与赫维及其宫廷辉格党小册子《古代自由与现代自由之比较》中勾勒的画面有很多相似之处。"特权的缰绳从未像这一时期抓得那么牢，换言之，套在人民脖子上的奴役之轭从未像这一时期勒得那么紧，"赫维写道，"尽管人们被驱赶着走向他们应该选择去的地方，但他们仍然是被驱赶着；这同一种权力迫使他们赢得对外的荣耀和国内的繁荣，但这种权力若掌握在技巧不太娴熟或者意愿更糟糕的舵手手中，就会强迫他们走向国外受辱、国内毁灭的道路。"[3]赫维指出，随后的统治时期采取了相同统治手段，恰好导致了国外受辱、国内毁灭。

《都铎王朝统治下的英格兰史》和《大不列颠史》一样，休谟运用了宫廷辉格党的历史视角，同时力求斩断这种视角与某个特殊党派政策的关联。这种想法向读者呈现的还是一种非辉格派的历史，至少不是传统意义上的辉格派的，但也不是托利派的。从休谟自身的立场看，他与卡特的区别，跟他们之间的相似处一样重要。休谟对温特沃斯之类的评价就是一个例证。在休谟看来，温特沃斯的演讲**既**意味着侵犯了君主的权力，**又**包含了"后来英格兰成功获得的那些自由原则的初始的粗糙轮廓"[4]。休谟非常详细地阐释

---

[1] 参见费瑟尔（Fieser）编辑的《对休谟的早期回应》（*Early Responses to Hume*, vol. viii, items 34, 36, and 45）中的评论和批判。还可以参见弗朗西斯·杰弗里对布罗迪的评论，见 *The Edinburgh Review* 40（1824）: 92-146。

[2] Carte, *General History of England*, vol. iii, pp.699-700.

[3] Hervey, *Ancient and Modern Liberty Stated and Compared*, pp.24-25.

[4] *History of England*, *Under the House of Tudor*（1759）, p.555.

了温特沃斯反对伊丽莎白对其议会所作所为的内容。相反，卡特认为温特沃斯只是一个清教徒，是伊丽莎白过度迁就的一个激进派，由于伊丽莎白的宽容，他"能够让她的继承者在整个统治期间困苦不堪，在继承者儿子的统治期间，颠覆君主制以及英格兰教会的主教制、礼拜仪式和整个体制"[1]。和《大不列颠史》一样，休谟的意图似乎是让读者在典型的辉格派立场和典型的托利党立场之间来回切换，选择性地采取两党学说，表明自己根本无党无派。这就不可避免让那些坚定此党或彼党立场的人很不高兴。实际上，很难想象 18 世纪的读者会对休谟的整个都铎史感到满意。休谟式的公正是甘愿冒犯每个人。这种公正性可以和斯莫利特的《英格兰史》（从公元前 55 年到公元 1748 年）中采取的公正进行有益的比较。斯莫利特的《英格兰史》写于 1755 年至 1757 年，历时 14 个月，是献给威廉·皮特的。和几乎所有 18 世纪的英国历史作家一样，斯莫利特在他书的"计划"中也声称"自己很重视彻底摆脱所有的民族猜忌和民族偏见，完全不受那种令很多英国史学家蒙羞的小肚鸡肠、狭隘偏袒的影响"。他说，他"对宗教中没有争论感到失望……对政治中没有派系感到愤怒"。他研究的对象唯有真相。[2] 不过，就实现这些抱负而言，斯莫利特却只是浅尝辄止、老生常谈。他的书很成功，换句话说，卖得很好，但在休谟看来，这只是说明读者大众品味糟糕。休谟当然也想他的书成功。他想得到社会的喝彩，但不是以斯莫利特付出的代价的方式。[3]

　　然而，在某些方面，斯莫利特的"计划"是休谟《英格兰史》方案的概要。如果休谟有写前言的习惯，他或许也会说，他"不想妄称发现了其他历史学家没注意到的真正档案"，他的目标是节省他前辈的过剩资源，为读者提供一部"比王国内产生的同类作品买起来更容易、读起来更愉快、记

374

---

[1] Carte, *General History of England*, vol. iii, p.703.

[2] Smollett, *Plan of a Complete History of England*, p.2.

[3] 1758 年 5 月，休谟在给艾略特的一封信中暗示，斯莫利特的《英格兰史》缺乏"精确的构思"（*Letters of David Hume*, ed. Greig, vol. i, p.278）。在其他几封信中，他明确表示，他不能把斯莫利特真的视为历史学家。另外，斯莫利特给《大不列颠史》和《都铎王朝统治下的英格兰史》写的评论很宽容，富有洞察力。休谟和斯莫利特后来成了朋友。参见 1768 年 9 月 21 日休谟致斯莫利特的信，收在 *Letters of David Hume*, ed. Greig, vol. ii, pp.185-186。在回信中，斯莫利特称休谟"是最优秀的人，无疑是这个年代最优秀的作家"（引自 Greig, p.186, fn）。

忆起来不太累的"历史。他可能贬低过"每部名声在外的英国史的繁复冗长",宣扬自己不仅避免了"一切无用专题,而这些专题只是为了扩充体量,却打断了叙述的脉络,让读者感到费解",而且他没有"为了形成最高权力机构和最低警戒的民政体系这一畸形的庞杂混合,而一字一句地转抄每部同盟条约,单独讲述议会的每个级别"[1]。与 18 世纪这一时期的其他作品相比,休谟都铎史最引人注目的特征之一是它的简洁明了,它的内容只有四开本的 700 页长。拉潘和更近的卡特、格思里的史著都是厚厚的对开本,目的是事无巨细、全面详尽。每位作家都力求为读者提供比以往更多的信息。他们的史书通过完整展现细节和文献而让自己合法化。休谟的计划则完全不同。1757 年,休谟写信给吉尔伯特·艾略特,他认为他能够"把(都铎时期的)英格兰史讲成一个还算流畅、叙述不错的故事",但他补充说,他不确定他是否能"对这段历史有一些新的解释"[2]。次年 5 月,他变得乐观一些,"我相信这一卷会有一点新意",他告诉艾略特,"同时在写作上比我们一般的历史学家更准确"[3]。与以前历史学家的英语写作相比,语言典雅、易于阅读、表述正确,这些对休谟仍然重要。但这不是唯一重要的事情。新颖肯定比休谟向艾略特承诺的更重要,这种新颖不是指发现新的文献证据,而是以一种陌生的方式展现熟悉的场景和人物。休谟对彼特·温特沃斯——英国自由的先声,同时也是王室特权的篡夺者——的讨论就是这种意义上的新颖。他对苏格兰人的女王玛丽的描述,也是如此。

　　1757 年,休谟告诉约翰·克里芬,如果他从都铎时期开写,"不需要岔开话题,平铺直叙,能够表明那时英格兰国王拥有的权威有多绝对,而斯图亚特国王几乎无非是继续维持前朝权威而已",那么,他就能够避开"对斯图亚特君主最可怕的'主义'的谴责,即对詹姆斯主义的谴责"[4]。他的意思可能是,这样一种叙述可以为《大不列颠史》中关于斯图亚特王室正当享有的王室特权范围的那些主张提供直接的历史证据。如休谟的政治论文直接

---

[1] Smollett, *Plan of a Complete History of England*,pp.1-2.

[2] *Letters of David Hume*,ed. Greig, vol. i, p.262.

[3] *Letters of David Hume*,ed. Greig, vol. i, p.278.

[4] *Letters of David Hume*,ed. Greig, vol. i, p.264.

表明的，那些主张在神圣权利和消极服从的原则中没有根据。休谟对辉格主义学说的批评，并不意味着承认这些原则与 1689 年的和解、汉诺威继承背道而驰。玛丽·斯图亚特的故事为休谟提供了一个机会清楚明确地说明这一点。这个故事允许休谟表明，他没有证据认为玛丽作为一位君权神授的君主被任何人，至少被另一个国家的君主推上审判席是不合法的。世袭继承原则给予玛丽要求英格兰和苏格兰王位的权力，就像詹姆斯党人和天主教声称的那样，这也是不对的。而他们支持 1714 年后斯图亚特的借口正是世袭继承原则。詹姆斯党人的观点是，玛丽是上帝授予国王事业的牺牲品，是苏格兰宗教改革者狂热煽动叛乱的言论和恐怖诽谤以及伊丽莎白的狡黠、伪善和残忍的双重受害者。"耐心、不屈不挠、坚韧不拔，在被俘期间她忍受着所有的艰难困苦、侮辱伤害，"卡特写道，"都不能得到充分的赞美。她去世的**基督徒**方式配得上最优秀的男人，她勇敢直面那位恐怖国王的胆色，她是真的清白无辜，任何古代英雄都无法超越她。"[1] 相反，休谟相信玛丽在 1567 年谋杀她丈夫达恩利勋爵、1586 年反对伊丽莎白的巴宾顿阴谋这两件事中是有罪的。在一个长长的脚注中，他提出了不少于 16 条理由相信"首饰盒信件"的真实性，表明玛丽涉嫌谋杀达恩利。但在休谟看来，她的行为和信件一样都在扯谎："她的行为如此粗鄙，乃至把自己出卖给每个人；运气落到她的敌人手中，凭借那些文件，他们可以判她有罪。痴迷和草率，总是巧合地和重罪相伴而行，它们将为那两件事负责。"[2] 更深层的长脚注谨慎地指出她意识到而且支持巴宾顿阴谋。

然而同时，休谟试图把他对玛丽的评论与恶毒的反天主教的辉格党为支持相同结论而做出的标准论断区分开来。他希望读者注意到，他叙述达恩利之死与随后玛丽嫁给杀害达恩利的凶手博思韦尔伯爵的情节，不是来自诺克斯、布坎南、迈尔维尔或其他辉格派史学家通常倚赖的任何作家，也不是来自托利党和詹姆斯党人公认完全不可信的那些作家。拉潘稍有保留地承认，在叙述"宗教偏见"以及当代一些历史学家（威廉·卡姆登最典型）想要取悦詹姆斯一世——毕竟，詹姆斯一世是玛丽的儿子——的欲望"所掩盖

376

---

[1] Carte, *General History of England*, vol. iii, p.619.

[2] *History of England*, *Under the House of Tudor*（1759）, p.500 fn.

蒙蔽"的事件时，布坎南和迈尔维尔是他的"引导者"。[1] 奥尔德米克森抛弃了拉潘的保留意见，厉声反对"苏格兰的高级教士"，为布坎南的可靠性辩护，认为他是"他们国家天赋和学问的荣耀"[2]。在拉潘、奥尔德米克森这样的辉格派看来，关于玛丽没什么好话说，关于针对她的两项主要指控，她无疑是清白的。他们争辩说，那些力求为她伸张正义的人这样做是公然出于政治和宗教的原因。不过，当然，在玛丽的辩护者看来，他们自己谴责玛丽也是公然出于政治和宗教的原因。休谟的目标是表明自己超越了这种完全难以解决的争论，并表明，想一想，玛丽·斯图亚特看起来无非是一个历史的迷思。所以，即便他确定玛丽在谋杀达恩利和反对伊丽莎白的阴谋的指控中有罪，他还是打算承认她的美德。休谟以一种同情的笔调描述玛丽（"这位和蔼可亲的公主"），她为反对诺克斯（"这位粗鲁的传教士"）这样的人的偏执和妖言惑众、反对苏格兰贵族和人民的普遍谩骂而斗争。他形容伊丽莎白在处理玛丽事件上，尤其是在玛丽行刑前后的行为是一位"十足的伪君子"。等到总结玛丽品性时，他几乎没超过卡特对玛丽的评价：她的伟大成就，她的美貌和仪态，她崇高的精神和美好的性格，还有优雅、和蔼、彬彬有礼的风度。"她似乎只是具备了很多男人的美德，这让她看起来难能可贵，"休谟狂热吹捧道，"但没放弃那些构成女性恰当装饰的温柔魅力。"[3] 而且，她被处决这一事件让休谟有机会采用他描述查理一世死时使用的相同的修辞策略。她的罪恶被她直面粗暴虐待时的英雄主义抵消了。这就是休谟式的公正在描述玛丽时的自我呈现。她是有罪的。但那些谴责她的人也是有罪的。

玛丽为休谟提供了一次以另一种方式展现其公正性的机会，他对玛丽的讨论表现出，一位苏格兰历史学家可以既不从她詹姆斯党的辩护者立场，也不从诺克斯、布坎南，还有她的长老派敌人的立场写这段历史。休谟仍然不像是一位苏格兰人在写作，他也不希望被当作一位苏格兰人在写历史。他意识到要让自己和苏格兰人对自己拥有的迷思，尤其是以下迷思保持距

---

[1] Rapin, *History of England*, transl. Tindal, vol. ii, pp.76-77.

[2] Oldmixon, *History of England*, *During the Reigns of Henry VIII*, *Edward VI*, *Queen Mary*, *Queen Elizabeth*, p.338.

[3] *History of England*, *Under the House of Tudor*（1759）, p.622.

离，即多亏了宗教改革者们的努力，苏格兰早在英格兰之前就是一片政治
自由的国度。在休谟看来，16 世纪的苏格兰实际上根本不是严格意义上的
国家。他说，苏格兰"与其说被当作一种小国的联邦，不是一种封闭的小
国联邦，不如说被当作一种文明政体的常规体系"。[1] 它几乎"和欧洲的普   378
遍体系没有联系"[2]。在苏格兰作家中，休谟不是唯一一个认为 1603 年共
戴一君之前的苏格兰几乎无非是权势强大、无法无天的封建贵族的野心的
竞技场。这也是威廉·罗伯逊《苏格兰史》的观点。他的那部《苏格兰史》
在 1759 年出版，只比休谟的《英格兰史》早几个星期。[3] 在罗伯逊看来，
苏格兰因国王弱小以及随之而来丧失的国王与贵族的权力平衡而困苦不堪。
接踵而至的动荡不安只是因为苏格兰改革者的行为加剧了。罗伯逊称赞宗
教改革的原则，包括诺克斯、布坎南这样的人明确表示的反抗学说（"仅从
其本性来说可以反抗，但运用到具体事例中则是复杂的"[4]），但他厌恶在
这一事件中自由和权威达不到合适的妥协。他对宗教改革者的批评和休谟
类似。和休谟一样，罗伯逊力求体现他的公正和中庸，他一边谴责宗教改
革者的行动，一边批评性地讲述玛丽·斯图亚特的行为。[5] 他和休谟一样，
认为玛丽在涉及达恩利谋杀时是有罪的。然而，他不承认玛丽在巴宾顿阴
谋中是串通一气的。这种不一致，是休谟称道的温和派和哲学派可能有理
解上的、善意的分歧的另一个表现。这两位历史学家就巴宾顿阴谋通了几
次信，但这一争论没有危及他们的友谊。他们关于 16 世纪的史著彼此只有
商业上的竞争，人们势必会争论谁写的历史更好。1759 年 2 月，在罗伯逊
的书出版之后，自己的书出版之前，休谟从伦敦写信给罗伯逊时说，"我很
有兴趣了解，你将从我的苏格兰敌人的喝彩中获利多少"。"如果你我笨到
相互嫉妒，彼此憎恨，恶意相向，让我们的熟人站好队伍，我们该会给那

---

[1] *History of England*, *Under the House of Tudor*（1759），p.99.

[2] *History of England*, *Under the House of Tudor*（1759），p.101。

[3] 雷诺（Raynor）在《休谟与罗伯逊的苏格兰史》一文中指出，休谟给罗伯逊的《苏格兰史》写
了一篇（非常正面的）书评，发表在 1759 年 2 月发行的《批判评论》（*Critical Review*）上。

[4] Robertson, *History of Scotland*, vol. i, p.270.

[5] 参见 Kidd, 'The Ideological Significance of Robertson's *History of Scotland*', pp.137-138，144。

些傻瓜带来多大的笑话啊，但现在他们可能失望透顶。"[1]

休谟设想的他的苏格兰敌人，"那些傻瓜"，是苏格兰教会民众派的成员，传统主义的加尔文主义者，丹尼尔·麦克奎因在反对《大不列颠史》描述宗教改革者的方式时所代表的那些加尔文主义者。考虑到极可能冒犯到这些人，休谟可能从1759年版的《大不列颠史》中删掉了这一段，但这并不意味着他在《英格兰史》讨论宗教改革时愿意对清教徒的情感让步。对宗教改革的一般立场，至少英国辉格党的立场，是吉尔伯特·博纳特在《宗教改革史》中铺陈的立场。这本书指出，由亨利八世发起的那场改革，出于需要被他的儿子爱德华六世接手，然后在玛丽·都铎时被颠覆，被伊丽莎白恢复到爱德华时的完美状态。克莱默的公祷书和他的四十二条纲领（伊丽莎白删减为三十九条纲领）让礼拜和教义"达到一种完美状态，以致从那时起，两者几乎没什么改动"[2]，一如艾查德指出的。深入改革的反对者一般把爱德华描述成极有可能的完美君主。"有理由期望从这位年轻的王子开始发生不同寻常的事情，"拉潘写道，"如果上帝佑他以天年的话。"[3]虽然他统治年限极短，但他的统治与玛丽及其夫西班牙的菲利普的统治相比，却是昼夜之别。玛丽的统治是偏执、专制和迫害。即便卡特也认为，"她那可耻统治的每一年，都被令人震惊的灾难抹黑了，被只有西班牙议会才会表现出来的不义、劫掠、暴力、压迫、专制抹黑"[4]。但休谟却对爱德

---

[1] *New Letters of David Hume*, ed. Klibansky and Mossner, p.46. 休谟对罗伯逊的态度可以和他对威廉·泰特勒《反对苏格兰人的玛丽女王的……证据的历史研究和批判研究》(*Historical and Critical Enquiry into the Evidence … against Mary Queen of Scots*, 1760) 的回应比较一下。塞缪尔·约翰逊在《绅士杂志》(*The Gentleman's Magazine*) 中大力赞扬这一研究，人们觉得这是对休谟的谩骂，也是对罗伯逊的谩骂。1759年12月，休谟写信给艾利班勋爵时说，泰特勒对他的态度令人出离愤怒，以致他应该"被胖揍一顿，或者五花大绑起来"，这话或许不那么发自内心(*Letters of David Hume*, ed. Greig, vol. i, p.321)。还可参见给亚历山大·迪克的信，日期是1760年8月26日，收在 *New Letters of David Hume*, ed. Klibansky and Mossner, pp.58-64，还有另一封日期为1760年11月1日的信，参见 Bongie, 'The Eighteenth-Century Marian Controversy and an Unpublished Letter by David Hume', pp.247-252。亨利·麦肯齐评论说，"关于玛丽的争论……激起的狂热和怒气比任何问题都多——无论那问题多么重要"(*Anecdotes and Egotisms*, p.171)。

[2] Echard, *History of England*, vol. i, p.745.

[3] Rapin, *History of England*, vol ii, p.3.

[4] Carte, *General History of England*, vol. iii, p.354.

华和玛丽应有的对比不以为然。爱德华有很多优点，但他同时也"深受他的教育、他生活的那个时代的感染，而那个时代充满了狭隘的宗教偏见，这些偏见让他在某种程度上容易走向偏执和迫害"。迫害是试图强迫一统信仰和实践不可避免的结果。爱德华治下死的人数少于玛丽治下，这一事实仅仅说明"与天主教的偏执相比，清教徒的偏执更少受牧师主宰，却有更多的约束"[1]。

　　在英国历史学家中间，试图通过神圣天启明智仁慈的分配来理解血腥玛丽的都铎统治，这种做法很常见。她对清教徒的迫害可能是上帝惩罚英格兰人在信仰上倒退软弱的方式。那些迫害也可能是上帝坚定清教徒的决心，加深这个国家宗教改革重任的手段。"所有那些火焰，"博纳特写道，"都没有熄灭宗教改革的光芒，也没有降低对宗教改革的热爱。它们传播得更广，在人们心中点燃了新的激情：当他们听到以前在异教徒手中的迫害时，这种新的激情似乎现在又复活了。"[2]接着，作为上帝怜悯的征兆，他惩罚了玛丽，挽救了英格兰让其免遭更多的折磨，赐她"一个无法生育的子宫，还有过早的死亡"[3]，一如艾查德所言。休谟只是对这种纯粹的恐怖感到震惊。玛丽一度让宗教宽容的敌人占得上风，"英格兰很快就血雨腥风，自此便让天主教成为普遍憎恶的对象，这证明，任何人类的堕落都不及宗教荫翳笼罩下的仇恨和残忍"[4]。"人性，"他宣称，"看来在任何情形下都不如在这些宗教迫害中如此令人憎恶，同时又如此荒谬，让人陷入邪恶的恶灵之中，堕落成愚蠢的野兽。"[5]而且，他明确指出，迫害的精神在宗教改革者尤其是在苏格兰的宗教改革者中间，就像在他们天主教对手中间一样盛行。诺克斯及其支持者"阴郁的狂热""让他们无法具备一切人道之情，无法适应一切改善"[6]。1584年，伊丽莎白建立宗教法庭折磨天主教徒，这座法庭是"一座真正的

380

---

[1] *History of England，Under the House of Tudor*（1759），p.345.

[2] Burnet，*History of the Reformation*，vol. ii，p.315.博纳特还洞察到玛丽遵循加德纳（Gardiner）而非波勒（Pole）的建议这一事实中的天意（波勒更有可能成功地让英格兰回到天主教）（p.343）。

[3] Echard，*History of England*，vol. i，p.787.

[4] *History of England，Under the House of Tudor*（1759），p.377.

[5] *History of England，Under the House of Tudor*（1759），p.379。

[6] *History of England，Under the House of Tudor*（1759），p.437。

宗教裁判所。与那座恐怖的裁判所密不可分的是一切罪孽，还有残忍"[1]。但值得注意的是，休谟讨论都铎时期宗教争论的不偏不倚扩展到对清教徒殉道者之死同情甚至感动的叙述，这就抵消了——比方说——他叙述苏格兰女王玛丽之死时率真的感伤主义。他对简·格雷小姐以及克莱默临终的描述也是如此。[2]

休谟乐意把宗教改革描述成"历史上最伟大的事件之一"[3]，但他对宗教改革的起因和成功的解释不是传统意义上的。[4]他显然认为宗教改革的起因不是改革者貌似合理的**论断**。他断言，历史没有提供证据说明"这些论断能够让人们摆脱那巨大的荒谬，而极其荒唐的迷信此时正压迫着他们"。更进一步的事实是，"路德学说迅猛发展，而它支持的暴力充分说明它的成功不是因为理性和反思"[5]。与路德观念传播的解释更相关的，是把"学术复兴"的影响与近代印刷出版的发明结合起来。文艺复兴"在某种程度上"唤醒了人们昏睡了几个世纪的心灵，其结果是人们如饥似渴地接受每种新颖的观点。英格兰对改革原则的接受可能与罗拉德派和其他威克里夫派暗中留存下来的真正宗教仍然闪烁的火花有关，但是，就像英格兰宗教改革的批评者常常指出的，它可能更多与亨利八世本人在16世纪20年代末的财政境况有关，当然，他也想和阿拉贡的凯瑟琳离婚，和安·博林结婚。在另一种令人惊讶的观点组合中，休谟把对英格兰宗教改革起因的祛魅分析与宗教改革的效果观结合起来，即无论如何，宗教改革是英格兰史中走向好趋势的一股力量。

休谟对宗教改革的讨论始于"基督教国家的题外话"，这篇题外话指出，既有宗教，换言之，被法律强制实施、受法律保护的一个单一的国家宗教，

[1] *History of England*, *Under the House of Tudor*（1759），p.580.

[2] 关于简·格雷小姐的处决，参见 *History of England*, *Under the House of Tudor*（1759），p.365（结束这段历史时，休谟描述她"如何面容镇定地让自己顺从刑者"）；关于克莱默的处决，见第389—390页（把手穿过火焰——这标志着他改邪归正——之后，"接着，他脸上浮现一片宁静祥和的表情，当火焰吞噬他的身体，他似乎完全感受不到外界的痛苦，凭着希望和决心的力量，让他的心灵完全集中在自己身上，去对抗疯狂的火焰"，等等）。

[3] *History of England*, *Under the House of Tudor*（1759），p.116.

[4] 这段历史实际上很大程度上体现了《宗教的自然史》的精神，而且可以理解为清楚明白地说明《宗教的自然史》中对清教来源和特征没说清楚的内容。

[5] *History of England*, *Under the House of Tudor*（1759），p.121.

是这个国家的和平稳定所必需的。容忍多种宗教存在，势必导致暴力的不宽容，因为每个"幽灵的实践者"、每位祭司或牧师，都会通过煽起对其他各派的憎恶而追求自己"信徒"人数的最大化。休谟总结说，最好是"贿赂牧师们懒惰成灾"，"给他们的这一职业固定国家拨付的薪资，让他们有充足的薪资去进一步活动，而不只是保护他们的牧群不去追逐新牧场"[1]。16世纪英格兰的问题是，罗马天主教不能履行国家教会需要履行的政治功能，这一点已变得非常明显了。英格兰政治中的不稳定因素、动荡不安的势力多种多样。所以，休谟继续坚持他的观点，当宗教改革来到英格兰时，这是走向好趋势的一股力量：

> 承认国王至上的地位，将带来政府统治的大大简化，因为这样就把精神权力和民事权力统一在一起，防止对权力限制的争论，而这些限制从来都不是由相互竞争的党派决定的。还有一种方法准备遏制过度的迷信、打破那些镣铐，长久以来，这些迷信、镣铐妨碍了人类的理性、政策和勤勉。可以设想，君王作为宗教首领，同时还是王国的世俗司法权的首脑，虽然他可能偶尔把前一种权力用作统治机器，但他没兴趣像罗马教皇一样去促成宗教的过度发展。而且，除非被愚昧或偏见蒙蔽，他肯定会将宗教限制在可以容忍的范围之内，并防止宗教的泛滥。而且总体上，这些变革带来的是一些非常有益的结果，尽管可能是那位进行改革的首脑没有预见或没有料想到的。[2]

以前的历史学家，从福克斯到博纳特到艾查德，他们看到的是英格兰宗教改革进程中的天启，而休谟看到的是一系列未被预见、未曾料到的结果。最明显的反讽是亨利八世本人——"信仰的捍卫者"、阿奎那忠实的学生，

[1] *History of England*, *Under the House of Tudor*（1759），p.117. 鉴于休谟在《完美共和国的观念》一文中对成熟的（长老派）宗教的作用所持的观点，这行话的观点是休谟希望得出的，参见上文 p.［5.3.4.5］。

[2] *History of England*, *Under the House of Tudor*（1759），pp.180-181.

382

他无论如何都没想过把英格兰变成一个新教国家。"他与天主教会撇清关系，与天主教会的首脑罗马教皇断绝关系，"一如休谟指出的，"他自己仍然重视对天主教学说的维持，用火与剑捍卫他所思考原则的想象的纯洁性。"[1] 在休谟看来，亨利采取的每一步都是专制君主的做法，他与罗马决裂时，宗教信仰和宗教实践的自由几乎不在他的脑海中。他的继任者也没有给予自由精神多少鼓励。宗教改革和政治自由之间大肆吹捧的关联是另一个历史事件，它诞生于都铎时期一群被嘲讽、受迫害的男男女女的艰辛困苦。"自由珍贵的火花，"休谟提醒道，"只是被清教徒点燃、维持。这个派别的原则看似如此微不足道，他们的习惯如此荒唐，但英格兰宪政的所有自由都要归功于这个派别。"[2] 在英格兰清教徒表述自己的自由原则之前，都铎时期的宪政就不得不被温特沃斯这样的人质疑，接着被他的信徒——"汉姆登、皮姆、霍利斯之流"——彻底颠覆。

历史当事人是否有塑造他们行动结果的能力，这一问题也存在于亨利七世削弱贵族权力所采取的措施之中，就像休谟看待这些事情一样，这些措施是都铎时期声称标志现代史开端的必要条件。培根在他的亨利统治史中结合了对亨利反封建立法意义的承认和对长远结果估计的诋毁这两者。"他屡次大难不死的智慧，"培根写道，"与其说让他自己娴熟地摆脱加在其身的灾祸，不如说是阻止灾祸或消灾免祸的神意。"[3] 当休谟指出亨利可能"预见、预料到"那些男爵一旦允许解除限定继承权、远离他们的地产，就可能挥霍他们的财富、增加下议院的财产时，他似乎是反对培根的。[4] 与此同时，他在解释贵族如何破坏英格兰社会的传统根基时，又加上了"这个时代开始的奢侈和改良"。而他在《英格兰史》的结尾处又回到了"这个时代的风俗"，把这些风俗描述成"一个普遍原因，它贯穿整个都铎时期，而且导致富人持续减少，但古代令国王敬畏的大贵族的影响仍然很大"[5]。他对亨利七世以来的变革有了更深的理解。"无论培根大人、哈林顿这些权威以及后

---

[1] *History of England*, *Under the House of Tudor*（1759），p.185.

[2] *History of England*, *Under the House of Tudor*（1759），p.527。

[3] Bacon, *The History of the Reign of King Henry VII*, ed. Vickers, p.203.

[4] *History of England*, *Under the House of Tudor*（1759），p.63.

[5] *History of England*, *Under the House of Tudor*（1759），p.736.

来的作家普遍怎么想，"休谟现在断言，"亨利七世的法律对于这个时期英格兰正发生的重要革命几乎没什么贡献。"[1] 16世纪英格兰起作用的几股力量，既有文化——用孟德斯鸠的术语说是**风俗**——上的变革，也有政治上的变化。人们开始以新的方式重视物质：贵族开始希望购买奢侈品，而非保留家臣，"中等阶层的人"开始希望独立自主，而不是要封建租佃人的安全感——随着时间的推移，这些变化产生了一种戏剧性的权力变化——权力从贵族转到人民手中，虽然这种变化在都铎时代末期仍然看不到。这种风格的历史解释得到以下事实的进一步支撑，即虽然英格兰的确在那个世纪越来越富裕，都铎君主们确实致力于让这个国家越来越富裕，但他们导致这种结局的所作所为都流露出这个时期对何种交易最受鼓励完全缺乏了解，一如休谟所见到的那样。但是，英格兰的富裕不是因为所有施加在商业上的规章制度，不是因为所有的进口关税和出口限制，不是因为所有的垄断权和专利权。"人类事务中的普遍革命"正在进行，无论哪位国王、哪位女王在位都一样。[2]

人类事务的这种革命是遍及欧洲的，而非只有英格兰才有。[3] 休谟把都铎时期置于哥伦布航行美洲、瓦斯科·达·伽马绕过好望角，以及刺激各地手工业和制造业的"商业扩张和海上航行"的大背景之中。他还考虑了1453年土耳其君士坦丁堡沦陷的后果、古希腊文化传播到西欧、纯化拉丁文运动和古典研究复兴、各种表现形式的文艺几乎全面复兴等这些历史背景，还有印刷术和火药的发明，以及拥护和反对宗教改革的那些国家中的宗教变革。英格兰卷入一种大规模的、包罗万象的变革过程中，这些让英格兰的历史学家必须把欧洲大陆正在发生的一切事情都考虑进来。关于英格兰参

384

---

[1] *History of England，Under the House of Tudor*（1759），p.737.

[2] 鲁夫海德在评论都铎史时断言，休谟在这里"似乎在某种程度上把结果误作原因了。我们还远没想到艺术的发展产生了他所认为的影响，我们宁愿得出结论说，以前的法律以及法律带来的其他影响，通过废除财产保有权的行为、改变财产权的持有形式，进而促进了艺术的发展"［Fieser（ed.），*Early Responses to Hume*，vol. vi，p.199］。这或许证明了培根—哈林顿的命题有多么根深蒂固。

[3] 欧布莱恩在《启蒙的叙事》第82—87页（*Narratives of Enlightenment*，pp.82-87）强调《英格兰史》都铎卷的欧洲维度。"正是在都铎卷中，"欧布莱恩说，"休谟有意识地寻找不列颠与欧洲历史的连续性。"（p.83）

与欧洲要讲的内容，比她在维持法国、西班牙之间的权力平衡中所扮演的角色这种普通故事要多得多。从这个角度思考一个国家的历史，休谟不仅在追随孟德斯鸠的脚步，还跟随伏尔泰的步伐。后者的《论普遍史以及自查理曼至今各民族的精神和风俗》（以下简称《风俗论》）1756年就已经完整出版了。"我知道那位作者不可能依赖各种事实，"1760年，休谟跟艾略特写信时说，"但是，他的总体观点有时是合理的，而且总是有趣的。"[1]伏尔泰采用了一种比较法来讨论民族史，把每个国家的历史和其他国家的历史编织在一起，不关注细节，但关注更大范围内的变化过程。他必然只能简略对具体王朝统治的叙述，即便如此，他还是顾及了文化和商业的发展，以及国王和他们大臣的所作所为。在伏尔泰看来，就像在休谟看来一样，风俗的变化——宗教情感的改变，一个国家获得（或失去）商业才能，发明、发现倾向的培育（或衰退）——相对而言既是一国兴衰的原因，也是其兴衰的结果。伏尔泰写道，在16世纪，航海和贸易给予英格兰人"一种新的辉煌"。"他们理解它们的真正原理，仅此就足以让他们感到比所有外国人拥有的财富更富裕，比他们古代国王的胜利更满足。"因而，在伊丽莎白治下，他们变成了"一个有谋略、辛勤劳作、孜孜不倦、富有进取精神的强大民族"[2]。

休谟《英格兰史》的目标是明确表示辉格党对现代历史的通常解释是肤浅的。17世纪的冲突不能谴责王室专制暴君的邪恶机器，而是施加在都铎时期建立起的英格兰政体上重压的不可避免的结果。《英格兰史》虽然谈的是较早的时期，但它让《大不列颠史》的叙述变得完整了。这也是休谟希望从都铎开始的原因。毕竟，他最初的看法是对的。1752年2月，他给斯密写信时表达过这一最初的看法："开始写英国史的最好时期是亨利七世。"[3]因此，休谟关于17世纪的观点只有在都铎一卷完成时才算完整了。都铎一朝的实践明确表明詹姆斯一世和查理一世不是首创者。他们从祖宗那里拿来了关于王权的概念，也接受了都铎时期议会卑躬屈膝的观

---

[1] *Letters of David Hume*, ed. Greig, vol. i, p.326.

[2] Voltaire, *General History and State of Europe*, vol. iii, p.72. 关于休谟《英格兰史》和伏尔泰的《风俗论》之间的区别，参见 Meyer, 'Voltaire and Hume as Historians'。

[3] *Letters of David Hume*, ed. Greig, vol. i, p.167.

念。绝对君主权力的理论在 16 世纪是一种流行的见解，而且也没理由认为这种见解在 1603 年就突然变了。即便到 1642 年内战爆发时，舆论也不是明确反对斯图亚特及其统治方式。那时这个国家已被分裂，这种分裂一直持续到 17 世纪四五十年代。1660 年后，舆论转向支持斯图亚特，支持了 25 年，然后决定反对斯图亚特。如休谟所见，发生此事的结果是一个全新的政府形式。1688 年后的有限君主制不是恢复了斯图亚特王朝带走的自由。相反，这种自由是一个戏剧性的创新，迈向未知之境，这样一步在当时迈出的那一刻，没有决定性的评判。这一步是否正确，只有时间才能证明。

休谟完成《英格兰史》，修订《大不列颠史》的同时，他还创作了一篇新文章，目的是确凿无误地说明他如何理解他的历史观。这就是《论党派联盟》。在这篇文章中，休谟说自己完全相信乔治二世统治的最后几年有迹象打算消除造成统治中心一百多年根基薄弱、动荡不安局面的党派政治。[1]休谟宣称，"这种联盟的趋势提供了未来福祉最令人欣喜的前景，应该被每一个热爱自己国家的人谨慎地珍惜，小心地推进"[2]。促进联合政治的明确方式是抨击好战的党派精神的事业，明确表示哪个党派都不能垄断真理，从而鼓励温和的见解。两者同样都值得褒贬。《论原始契约》和《论消极服从》这两篇文章说明，这一点在辉格党和托利党的"哲学"争论方面确实如此。《论党派联盟》打算说明，这一点就历史争论而言也是事实。这篇文章认为，"两党中都有希望国家好的聪明人，过去两党仇恨的基础无非是狭隘的偏见或利益的激情"[3]。总结一下休谟在其历史著作中对 1485 年以来英格兰历史的解释，便可得出这一观点。这篇文章也为反对詹姆斯一世及其儿子的议会党辩护，认为他们"恢复了人民的正当权利"。但同时也为王党人的主张辩

386

---

[1]《论党派联盟》准备在 1759 年夏天印刷，参见 *Letters of David Hume*, ed. Greig, vol. i, p.317。这篇文章被增补到 1759 年版《关于若干主题的论文和论述》剩下的副本，但没有写进目录中。

[2] *Essays and Treatises on Several Subjects*（1760），vol. ii, p.324. 休谟可能指的是 1757—1762 年的"纽卡斯尔—皮特执政期"。休谟在这篇文章中明确表示，他不认为党派会消失。联盟并不意味着完全消除党派差别。这篇文章和《道德和政治论文集》中的观点并不矛盾，《道德和政治论文集》指出，党派差别是后 1688 年的英国政治必不可少、无法回避的。

[3] *Essays and Treatises on Several Subjects*（1760），vol. ii, p.324.

护，即查理和詹姆斯声称没什么特权是他们都铎王朝的祖先们不坚决执行的。休谟知道，他的大多数读者将会发现，接受对斯图亚特王朝的辩护要比接受为议会的辩护难得多，所以他就对后者写了2段话，而对前者写了12段话。然而，重要的是，托利党人和詹姆斯党人怎样才能被说服相信议会站在自己一边有理，就如辉格党如何才能被说服相信斯图亚特反对议会侵犯他们权利也是合法的一样。在这篇文章的最后一段，休谟对这些"无可反驳的观点"做了一个总结，而这些观点"将导致那个心怀不满的派别默认宪政现在的解决方案"[1]。捎给托利党的这个信息，和《论新教徒继承》这篇文章的一样：汉诺威王朝的统治既已奠定，国内一片和平繁荣的景象，任何抱怨都没有可能的合理依据，遑论反抗。所以，《论党派联盟》是休谟希望他的史书如何被解读的向导：这部史著出自一位不属于任何党派的作家之手，因此他能够指出两党的功与过。

无关古代宪政

休谟在写亨利七世统治的结束语时宣称，随着古典兴趣的复兴，印刷术和火药的发明，宗教的"强大创新"，15世纪标志着"有用的同时也令人愉快的一段现代编年史"的开端。"无论谁把他的迫切研究推向前面的时期，"他断言道，"都是由自由的，实际上是值得称道的好奇心驱使，而不是由获得关于公共事务的知识或必要的民事政府统治技艺驱动。"[2]这明显有挑衅性。休谟当然知道，他的同时代人不会认为从都铎时期开始是个合算的时间点。一般认为，伊丽莎白治下获得的自由——正如博林布鲁克在他不断重复387的辉格式陈词滥调中指出的那样，是把"遥远的、境况大不相同的自由带回到政府原则中，这一自由在我们撒克逊祖先离开日耳曼之前就已经流行开来"[3]。都铎时期的英格兰不是被理解为一个新的开始，反而被理解为重返这

［1］ *Essays and Treatises on Several Subjects*（1760）, vol. ii, pp.333-334.

［2］ *History of England*, *Under the House of Tudor*（1759）, p.67.

［3］ Bolingbroke, *Remarks on the History of England*, p.138.

个国家的最初状态。因此，1485 年之后发生的事情的意义，只能在称赞英格兰人如何度过 1066 年诺曼入侵开启漫长的政治寒冬前的岁月这一层面上才能被称道。

休谟主张，都铎时期的英格兰根本没有自由，即便在伊丽莎白治下也是如此。他把伊丽莎白描述成和她父亲一样是专制君主。在她统治时期，英格兰人民的状况可以和苏丹统治下的土耳其人民相提并论。一些辉格派愿意承认这一点。威廉·格思里就是一位[1]，出版《道德和政治对话录》的理查德·赫德是另一位。赫德的第三篇对话，《论伊丽莎白女王的黄金时代》，明显得出怀疑主义的结论。但在附录中，赫德对休谟就前都铎时期的历史无关联性的主张直接提出异议。这一警告几乎很难被"那些有自己打算的人接受"，赫德写道，"自由之友们清楚地知道……在都铎家族继位之前很长一段时间，英格兰宪政就已经形成，甚至是牢牢钉在公共自由不可动摇的原则之上。所以，禁止我们研究我们历史中更遥远的时期，实际上就是叫我们闭上自己的眼睛，诅咒白天的光芒"[2]。在赫德看来，一如在博林布鲁克看来，研究英格兰历史上遥远的过去，对于了解英格兰的自由真正是什么必不可少。赫德声称，撒克逊人没有词语形容人治而非法治的"国家"（country）：因而，自由精神"就体现在我们祖宗的语言中"[3]。1688 年英格兰本身获得的正是撒克逊的自由。

1759 年夏天，休谟开始撰写两卷本"自尤利乌斯·恺撒入侵至亨利七世登基以来"的英国史，两年后完成。这两卷是想证明赫德、博林布鲁克以及那个年代的普遍看法都彻底错了。休谟指出，撒克逊时期没有配得上自由的名称，无论怎样，撒克逊人的宪政已经被威廉一世实施的诺曼法律彻底摧毁了。威廉将英格兰变成了一个封建社会，一切财产、司法权从根本上说都源于君主的意志。普通法传统以及撒克逊 - 英格兰人享有的习惯性自由，从此既无政治意义也无法律意义。封建主义内部的活力，以及日益被削弱的国王在和强烈的贵族要求斗争时寻求与平民结成自然联盟的途径，可以解释中

388

---

[1] 参见上文第 317—318 页（本书边码）。

[2] Hurd, *Moral and Political Dialogues*, p.287.

[3] Hurd, *Moral and Political Dialogues*, pp.191-192.

世纪晚期普遍自由这一观念的缓慢发展。1688 年英格兰自由最终彻底的绽放与盎格鲁 - 撒克逊年代没有任何联系。如我们所见，和宫廷辉格党——这群人是博林布鲁克在其《英格兰史评论》中的靶子———一样，休谟认为光荣革命以后建立的宪政是全新的。因此，就英格兰的那种政府形式而言，古代没有任何意义。拉潘致力于描绘英格兰宪政"本质"的特征[1]，但是，没有这样一种东西。也就是说，没有英格兰宪政这个东西。相反，有一系列英格兰宪政或者说一系列政府形式，每一种都是君主、贵族和人民三者之间不同的、独特的权力平衡的例证。英格兰的历史是一个连续变化的故事，而非一个回到最初原则的故事。休谟在他英格兰中世纪史研究的最后几页明确表示了这一点，这几页实际上是整部《苏格兰史》的结论。那些诉诸"原初的"宪政状态的人总是承认一个相当古老的阶段，"由于那个时代更为野蛮，那个时代的每一个境遇看起来都不太值得效仿"。英格兰人"已经恰当地形成了最完美、最准确的自由体系，而且被认为是符合统治的"，他们不需要从遥远的古代学习任何东西——除了他们为何要珍惜现在的宪政，以及它的发展在多大程度上纯属偶然。[2]

休谟强调威廉一世引入封建法的意义，认为封建法导致宪政的根本断裂，这是踩着 17 世纪古文物学者们的脚步，诸如亨利·斯佩尔曼、威廉·达格戴尔，尤其是罗伯特·布雷迪之类。在辉格派的詹姆斯·蒂勒尔看来，威廉一世完整地保留了大多数盎格鲁 - 撒克逊法律，包括市政法和刑法[3]，随后的辉格史通常都追随蒂勒尔轻描淡写封建法的重要意义。譬如，艾查德、拉潘几乎都没提到封建法。到 18 世纪中期，虽然辉格派史学——至少在格思里和赫德的著作中——愿意更认真地看待封建主义。格思里和赫德把封建法描述成盎格鲁 - 撒克逊普通法的一种转型，而非它的毁灭。在格

389

---

[1] Rapin, *History of England*, vol. i, p.v.

[2] *History of England, from the Invasion of Julius Caesar to the Accession of Henry VII* (1762), vol. ii, pp.445-446. 对休谟《英格兰史》中世纪卷的详细评论很少，不过可以参见 Forbes, *Hume's Philosophical Politics*, pp.296-307; O'Brien, *Narratives of Enlightenment*, pp.88-92; Phillipson, *David Hume*, pp.117-225; Pocock, *Barbarism and Religion*, Vol. II, ch. 15; 以及 Smith, *The Gothic Bequest*, pp.75-83。但是，从现代科学家寻求现代政治科学的教训的立场看，人们对中世纪卷给予更多慎重的关注，见 Sabl, *Hume's Politics*。

[3] 参见 Tyrrell, *General History*, vol. ii, pp.lxvii-civ。

思里看来，封建的创新绝大多数是对前诺曼时代的实践"顺从地嫁接"[1]。赫德的评价更正面。他认为封建主义天性具有可塑性，有适应能力。封建主义的核心原理、军事服役回馈国王的授权这一体系实际上在诺曼入侵之前就有了。而且，把完全保有地产所有权的土地转化为封建保有权，有利于所有的小地产持有者，结果，他们再也不用完全依靠大贵族的施舍过活了。赫德指出，"封建体系与其说被诺曼底公爵改进、纠正，不如说一开始就是由他种植在这片土地上的：它所带来的变化有利于社会利益，而我们撒克逊的自由没有受到确切的限制，而是被它扩大了"[2]。休谟《英格兰史》中世纪卷的出发点是，虽然布雷迪的政治学已因1688年革命及其长期的结果而站不住脚，但他的历史观点仍然没有得到回答。威廉一世带来的创新比格思里、赫德打算承认的还要广泛得多。

在通史历史学家中，正是托马斯·卡特为休谟提供了一种能让他契合自己目标的观点。在对同时代人少有的一段评论中，休谟把卡特描述为"一位笔耕不辍、勤勤恳恳的作家，他为大量更远古的英格兰史片段提供了解释"[3]。从卡特的立场说，他认为布雷迪是唯一一位尝试写英格兰"文明史"的作家，"一部关于我们宪政、法律、惯例、习惯和风俗的历史，还有贯穿于历史过程中的各种各样或剧烈或渐进的变化，以及由此给这个国家带来的影响"[4]。拉潘作为一个外国人没有这样的能力，这意思是说，他"根本不熟悉我们的宪政、法律、习俗，以及他在交谈或在咖啡馆中听到的任何内容"，"他对以前各个时期的推理或反思往往是建立在他所浸淫的现代概念之上"[5]。卡特所说的"现代概念"意思是辉格概念，尤其是以下概念，即18世纪英格兰著名的自由在特征和起源上都是撒克逊的。卡特是位詹姆斯党人，但这与休谟的目标无关。休谟在卡特那里发现的，是布雷迪以引人入

---

[1] Guthrie, *General History of England*, vol. i, p.366；还可以具体参见 "Concerning the Norman Engraftments on the English Laws and Government", vol. iv, pp.1383-1387。

[2] Hurd, *Moral and Political Dialogues*, p.204.

[3] *History of England, from the Invasion of Julius Caesar to the Accession of Henry VII* (1762), vol. ii, p.76 fn. 在同一条脚注中，休谟还说卡特"是勤奋博学的已故作家，但充满偏见，毫无洞察力"。

[4] Carte, *Collection of Several Papers*, pp.1-2.

[5] Carte, *Collection of Several Papers*, p.3.

胜的方式叙述英格兰史的视角，而非长篇累牍地卖弄学问，这一点让布雷迪自己的历史如卡特指出的一样，像"一场干瘪枯燥的表演"。

卡特回应了布雷迪关于封建法重要意义的主张。封建化的结果是"英格兰贵族和绅士被剥夺了他们拥有绝对保有权的一切土地和继承地产，这些土地被让渡给了诺曼人和其他外国冒险家。最终利益允许任何本土人以租赁和服役的条件成为他们新领主的附庸，而这些权利是他们此前拥有绝对财产权的一部分"[1]。此前就已存在的英格兰普通法从封建法发展而来，而非从盎格鲁 - 撒克逊的习俗中发展而来。作为诺曼入侵的结果，英格兰人遭受的损失还包括"古代撒克逊合理、温和、虔诚的王室宗族被灭绝殆尽，他们根据一套温和的宪政统治国家"，"英格兰贵族中的所有大家族被连根拔起"，还有"平民大众的习惯、风俗和性情令人不快的改变"[2]。威廉一世统治下的英格兰史在所有这些方面都焕然一新。下议院缓慢增长的自由，一如布雷迪指出的，要归功于国王的授权，而非古代宪政确保的权利主张。休谟把这一叙述方案据为己有。他还在一些更小的方面借鉴了卡特，正如他的辉格批评者毫不迟疑地指出的。譬如，他对亨利一世如何在威廉二世去世之后攫取王位的叙述，就几乎是逐字逐句地抄袭了卡特。[3]亨利·哈勒姆在 1831 年《爱丁堡评论》上评论说，《英格兰史》的中世纪卷中，"休谟在写作时似乎一直把卡特的书放在自己面前，总体说来，不仅遵循了他的事件编排，而且还遵循了他阐释这些事件的结构"[4]。这么说有点夸大其词。约翰·惠特克（John Whitaker）在其《曼彻斯特的历史》（*History of Manchester*）（1773—1775）评论时更公正一些。他说，"休谟先生看来明智地压缩了卡特先生所写的内容，以更好的形式向我们展现了他的论断"[5]。

休谟写作中世纪时正是苏格兰对封建法的兴趣复兴之际。1757 年，约

---

[1] Carte, *General History of England*, vol. i, p.376.

[2] Carte, *General History of England*, vol. i, p.451.

[3] 比较一下 *History of England, from the Invasion of Julius Caesar to the Accession of Henry VII* (1762), vol. i, pp.222-223 和卡特的 *General History of England*, vol. i, pp.480-481。

[4] 哈勒姆对约翰·林加德的《英格兰史》（*History of England*）的评论，见《爱丁堡评论》53 期（1831 年）第 15 页 [*Edinburgh Review* 53 (1831), p.15]。

[5] Whitaker, *History of Manchester*, vol. ii, p.312. 但是，惠特克对休谟简短叙述罗马入侵前的不列颠很生气。

翰·达尔林普尔出版了《大不列颠封建财产权通史论》，一年后，凯姆斯的《历史法律论丛》出版。达尔林普尔的书受到以下思想的启发：

> 在人们从最野蛮的时代抵达最优雅的社会状态这一过程中，有一套法律体系曾如此普及，而且受到如此尊重；这一体系是最伟大的民政革命和军事革命的原因，它同样与风俗和现代欧洲的政府有关，它值得文人共和国研究，无关乎这种研究在任何具体王国当前特殊的用处。[1]

391

凯姆斯仍然肯定他的课题的重要性。他宣称："封建习俗应该是每个打算从现代欧洲国家历史获取教益的人的研究对象。"[2] 达尔林普尔和凯姆斯都以孟德斯鸠马首是瞻，《论法的精神》第 30 卷的革命性启示是封建主义的起源来自日耳曼而非罗马。[3] 他们考察了特殊的法律原理，力求根据对文明社会发展阶段的推测性叙述勾勒出法律的历史。

达尔林普尔的著作似乎尤其对休谟有用，但与他讨论封建主义的精神更接近的，是威廉·罗伯逊《苏格兰史》开篇几页中的内容。[4] 罗伯逊更感兴趣的是他所谓的"封建法特质"——这里的"特质（genius）"可能是孟德斯鸠"精神"一词的翻译——而非中世纪法理学的细枝末节。在他提供的封建法特质的摘要中，他提出一种观念，这种观念也是休谟叙述英格兰中世纪的核心。这种观念是，尽管封建主义是权力集中在国王手中，但事实上是一种"纯粹的贵族制"统治体系。"乍一看，国王被赋予了统治权和权力，"罗伯逊写道，"但详细考察一下，他似乎没有拥有那些赋予君主显赫和权威的好处。他的岁入不够多，没有一支常备军，也没有任何恰当的

---

[1] Dalrymple, *Essay towards a General History of Feudal Property in Great Britain*, pp.ix-x.

[2] Kames, *Historical Law-Tracts*, vol. i, p.vii.

[3] 关于达尔林普尔与孟德斯鸠封建主义历史的联系，可参见 Fletcher, *Montesquieu and English Politics*, pp.84-85。

[4] 休谟在其附录《封建和盎格鲁—诺曼的统治和风俗》中承认，他从孟德斯鸠、罗伯逊和达尔林普尔那里借鉴的内容有多少［*History of England, from the Invasion of Julius Caesar to the Accession of Henry VII*（1762），vol. i, p.397］。

管辖权。"[1]和罗伯逊一样，休谟也认为封建主义是一个泛欧现象，这也让他把中世纪的英格兰呈现为泛欧变化进程中的一部分。这就与他在都铎史卷末尾的洞见衔接起来，即在 17 世纪之前，英格兰的历史不能只从英格兰的视角去理解。诺曼入侵不仅导致了英格兰政治和法律的彻底革命，它还与欧洲最大的陆地以及这片大陆上正在发生的事情关联起来。"那场征服，"如休谟指出的，"让人们缓慢地接受了海外科学和教养的基本元素，矫正他们粗俗放荡的风俗。"[2]《英格兰史》中世纪卷给人的感觉和都铎卷一样，都可以理解为对伏尔泰《风俗论》勾勒的宏观欧洲史的某种细节填充。[3]

　　在中世纪，英格兰在宗教上当然也是与欧洲相连的。然而，休谟在《英格兰史》第二部对宗教的讨论，仍然是按照惯例进行的，这与他对封建主义的讨论形成了鲜明的对比。所有的辉格史家都强烈谴责中世纪教皇借口干预英格兰事务造成的不稳定影响。和休谟一样，他们通常抱怨"僧侣作家"写的正史所设下的障碍。和休谟一样，他们普遍对十字军东征浪费钱财和生命充满恐惧。让休谟的宗教讨论与众不同的是，他往往表明自己对天主教的荒谬更感到好笑，而不是以新教徒憎恶一切天主教事务的真正精神进行填充。比如，他在安萨尔姆（Anselm）反对长尖鞋子的运动、托马斯·贝克特的自欺欺人等事中找到了很多乐子。贝克特被封圣一事促使休谟哀叹，"最聪明的立法者和最高贵的天才，塑造了这个世界，却从不期望如此赞扬的褒奖，而这些溢美之词却用在对所谓圣徒的纪念上，而他的整个行为说到底可能是可憎的、可鄙的，他的勤奋完全是追求毒害人类的目标"[4]。这种哀叹显然是休谟式的，千真万确。另外，休谟克制自己简要叙述威克里夫和罗拉德派，这一点或许有点令人惊讶。他写道，威克里夫虽然无疑"染上了强烈的狂热"，但"其荣誉在于他是欧洲公开质疑那些学说的第一人，在于他最

---

[1] Robertson, *History of Scotland*, vol. i, pp.12, 14.

[2] *History of England, from the Invasion of Julius Caesar to the Accession of Henry VII*（1762）, vol. i, p.163.

[3] 在伏尔泰看来，"威廉一世废除了这个国家的所有法律，为的是引进诺曼底的那些法律"，这是"确定无疑的"（*General History and State of Europe*, vol. i, p.142）。

[4] *History of England, from the Invasion of Julius Caesar to the Accession of Henry VII*（1762）, vol. i, p.297.

先质疑那么长时间里言之凿凿、毫无争议、普遍存在的那些学说"[1]。他不谴责 1381 年罗拉德派发起的农民起义。休谟在写圣女贞德时也很克制，虽然无疑很大原因是他知道，英国读者希望在这一点上至少暗示一下，贞德实际上像那些烧死她的人声称的那样是魔鬼的工具。相反，休谟把她描述为一位"值得钦佩的女英雄，大量古人的迷信将在她前面竖起祭坛"[2]。这几卷描绘宗教的方式给人的总体印象是，休谟不认为宗教是他必须讲的封建主义兴衰史的重要部分。在都铎—斯图亚特宪政的崩溃过程中，宗教不是必不可少的角色。实际上，在讲述亨利三世的统治时，休谟把宗教形容为一种迫切需要的政治黏合剂。"虽然那个年代的宗教没什么价值，无非是迷信的代名词，"他说道，"但它把对人民有很大影响力的人（即神父和高级教士）联合成一个整体，防止共同体因贵族的派系之争和他们的自主权力而四分五裂"。宗教还把"一个强大的权威抛到人们手中，拥有这些权威的人反对武装和暴行"[3]。 393

　　在诺曼入侵、威廉一世采取措施让英格兰教会决定性地臣服于他的权威之前，英格兰一直而且越来越受到教皇对钱和政治影响的嗜欲的荼毒。在休谟的叙述中，这种情形始于 10 世纪初邓斯坦支配英格兰国王时期一个尤其尖锐的问题。即便是埃德加，他在"事务管理方面有着出色的才能"，其"统治是我们所见英格兰古代历史上最幸运的时期"，他也被迫向坎特伯雷大主教"大献殷勤"，借此强化那些所谓"被证明危及他继承人、扰乱整个民事权力"的借口。[4]盎格鲁 - 撒克逊的国王中有很多伟大的立法者，比如著名的阿尔弗雷德，他在私人生活方面的美德和公共生活方面的功绩，"可以说是任何年代、任何国家的编年史为我们呈现的任何君主功绩或公民美德

---

[1] *History of England, from the Invasion of Julius Caesar to the Accession of Henry VII* (1762), vol. ii, pp.277，276.

[2] *History of England, from the Invasion of Julius Caesar to the Accession of Henry VII* (1762), vol. ii, p.347.

[3] *History of England, from the Invasion of Julius Caesar to the Accession of Henry VII* (1762), vol. ii, p.10.

[4] *History of England, from the Invasion of Julius Caesar to the Accession of Henry VII* (1762), vol. i, pp.82，85.

都无法媲美的"[1]。但这位君主的行政权从来都不大，而且因丹麦人入侵被进一步削弱，在这一点上，盎格鲁 - 撒克逊的宪政最好被理解为"完全贵族式的"——正如休谟所言。这样一种评判与辉格派的观点相悖，后者认为，为撒克逊国王提供咨询的委员会，即贤人会议有位置给城镇的代表，"换言之是我们现在所说的平民"，以及高级教士、修道院院长、市议长、法官和人数更多的土地所有者。

休谟意识到，这是一个政治上高度紧张的问题，它把"我们的君主派"和"民众派"区分开来。但是，他的观点是，布雷迪认为城镇在贤人会议中没有代表权的观点是令人信服的。用以描述委员会成员的语言是贵族式的。城镇仍然又小又穷，依附于贵族。平民在其他继承日耳曼政治传统的欧洲国家的统治中没有参与的资格。卡特得出的结论是，"毫无疑问"，贤人会议没有平民的位置，这个结论是对的。[2]但是，即便贤人会议有这样的位置，人民在政府中显然毫无分量，国王的分量也大不到哪里去。贵族才拥有权力和财富，结果"支配了国王的权威"。历史学家所说的撒克逊宪政自由，实际上只是王室在强大的贵族力量面前虚弱的权威。而且，贵族本人对施行法律没兴趣。撒克逊的自由是无政府和混乱的自由。因而，休谟指出，"这些年代里，伟大的人民实际上享有的真正自由，比那些法律执行最严厉、臣民严格服从并依赖民事治安官的地方要少得多"[3]。一般认为，盎格鲁 - 撒克逊是"一个粗野的、未开化的民族，不知文化为何，手工制造技艺生疏，难以服从法律和政府，嗜好放纵、骚乱和无序"[4]，前诺曼时期几乎或根本不可能被现代政治家们当作效仿的理想来回顾。正如孟德斯鸠在《论法的精神》第二卷中说的，在欧洲的古老丛林中发现现代英格兰的自由体系是胡说八道。[5]

[1] *History of England*, *from the Invasion of Julius Caesar to the Accession of Henry VII* (1762), vol. i, p.63.

[2] Carte, *General History of England*, vol. ii, p.246; see also vol. i, pp.361-362.

[3] *History of England*, *from the Invasion of Julius Caesar to the Accession of Henry VII* (1762), vol. i, p.148.

[4] *History of England*, *from the Invasion of Julius Caesar to the Accession of Henry VII* (1762), vol. i, p.163.

[5] Montesquieu, *Spirit of the Laws*, transl. Cohler et al., pp.165-166 [Bk. 11, ch. 6].

　　虽然在某种意义上，盎格鲁 - 撒克逊像什么并不重要，因为诺曼入侵导致其以前时代的法律和政府被彻底消除了。不可否认的是，威廉一世是位征服者，而且英格兰是他征服的。马修·黑尔说过，"威廉一世国王的征服不是对这个国家或人民的征服，而只是对这个国家的国王即哈罗德这个篡位者的征服"[1]，黑尔的这个观点完全没有依据。威廉登上王位的资格是英格兰人民选举出来的，这一说法也没道理。这里，休谟还是和布雷迪、卡特一样，抛弃了辉格派的流行观点，即英格兰国王原则上一直是选出来的，即便在诺曼征服以后也还保持这种做法。另外，诺曼人给英格兰人带来了完全以长子继承制为基础的继承观，这一点**不是**很明显，但布雷迪和卡特认为这一点显而易见。比如，在布雷迪和卡特看来，约翰显然就是篡位者。相反，在休谟看来，约翰主张的合法性不可能确定下来，因为长子继承制还没有确立成继位权的唯一基础。约翰是理查一世的兄弟，"代表权原则"的意思是，按照身份资格，他有理由认为，他比理查的儿子更有资格要求得到父亲的王位。尤其是在亨利四世夺取理查二世王位之后，其他事情变得更复杂了。当涉及王权问题时，一直起作用的是**意见，**如休谟在《人性论》中指出的，意见是由复杂的考虑决定的，这些考虑除了世袭继承制，还包括选择、长期拥有权、当下拥有权、征服以及实在法的决定。[2] 休谟在叙述爱德华一世统治的开头宣称，"英格兰人几乎没有被训练成忠于一个常规政府统治的习惯，自征服以来，几乎每任国王的去世都伴随着混乱失序"[3]。几乎或根本没有世袭继承权的某个人篡夺王位，这样的事情可能会一再发生。统治期间常常是混乱不堪，觊觎王位的人打压他们的竞争对手对现任王位占有者的权利主张。让王冠保持在一位国王头上的是意志力、政治手腕以及不顾法律程序囚禁、处决他人的意愿。而缺乏这些品质时，国王的权威不可能强大。

395

　　罗马教皇对诺曼和金雀花时期的英国国王而言仍然是个重要的问题，而这个问题是造成王权软弱的关键原因，而且常常是致命原因。威廉·罗伯逊

---

[1] Hale, *History of the Common Law*, pp.88-89.

[2] *A Treatise of Human Nature* (1739–1740), vol. iii, pp.158-165 [III.ii.ix：SBN 549-553].

[3] *History of England, from the Invasion of Julius Caesar to the Accession of Henry VII* (1762), vol. ii, p.60.

认为王权软弱是封建体系的"特质"。原则上，封建主义把财产权和法律权威集中到国王手中，但在实践中，封建主义让国王听命于拥有大片英格兰土地的男爵们，他们想尽一切办法来减少他们应该回馈国王的财政义务和军事义务。结果造成了男爵和国王持续的权力争斗，同样还有男爵们自身内部的持续冲突。威廉把他征服的这个国家的土地分给了诺曼人。休谟写道，这些诺曼人，"是非常暴力、非常放纵的，他们可以说没有任何真正的或常规的自由；这片土地需要改进的法律制度，需要有洞见的理解力，需要牺牲个人利益、融入公共秩序，这些只能是重要思考和经历的结果，而且必须经过几代稳定成熟的统治才变得完善起来"[1]。英格兰人臣服于一种专制的、压迫性的贵族制长达 150 年："一切都是混乱的、无序的，不流行任何什么常规的宪政观念，武力和暴力决定一切。"[2] 约翰治下，最终赋予了宪法某种常规性和某种形式。1215 年，他在兰尼米德签署的《大宪章》开启了一种开明君主制。但休谟指出，这需要理解为它本质上是男爵们和那位国王的约定。男爵们或许拥有休谟想以博林布鲁克式的术语说的"自由精神"，但他们关心的那种自由是他们自己的，而非一般意义上的人民的自由。《大宪章》绝不是古代英格兰自由的法典。它的主要条款"是要增加一个阶层的权力和自主性，而这个阶层已经很强大，他们套在人民身上的枷锁可能变得比绝对君主还要沉重"[3]。在这个特殊的时刻，他们需要人民的支持。从国王那里索取权利的这个想法如此新奇，以致男爵们有理由担心人民可能会站在国王一边反对他们。所以，他们不得不"把自己的利益和低阶层的利益都包含进来"，而出乎意料的结果则是确保所有人自由平等地行使正义的条款。[4]

根据休谟的解读，《大宪章》无非是 1066 年到 1215 年这一时期的一个

[1] *History of England*, *from the Invasion of Julius Caesar to the Accession of Henry VII* (1762), vol. i, p.225.

[2] *History of England*, *from the Invasion of Julius Caesar to the Accession of Henry VII* (1762), vol. i, p.319.

[3] *History of England*, *from the Invasion of Julius Caesar to the Accession of Henry VII* (1762), vol. i, pp.387-388.

[4] *History of England*, *from the Invasion of Julius Caesar to the Accession of Henry VII* (1762), vol. i, p.388.

一般事实，王室权力没有受到人民自由的制衡，而是受到"很多小专制者军事权力的遏制，这些人不仅威胁国王，同样也压迫臣民"[1]。这是又一处自觉与辉格正统派观点相悖的地方。休谟没有采用赫维的观点。后者在其《古代自由与现代自由之比较》中把宫廷辉格党关于英格兰自由的现代性推及根本不提《大宪章》的地步。不过，他自己也表现出不能认真对待拉潘或格思里等人的观点：拉潘认为，《大宪章》标志着"英格兰民族权利（privileges）的重建"[2]；格思里则断言，《大宪章》"与任何民族鼓吹的宪政自由相比，它是更高贵、更有表现力、更广泛的宪政自由的法律文件"[3]。格思里描述《大宪章》是作为整体的英格兰人民实现的。他写道，它"可能是有文字记载以来的唯一一例，国王说话和行事的对象是他的全体臣民"[4]。从休谟的立场看，这纯粹是幻想。人民不过是男爵和国王交易的意外获利者。卡特说，男爵们利用古代法复兴之说"作为忽悠平民，把他们拖到自己一边的借口"[5]，这么说是对的。《大宪章》的确对人民的生活产生了可观的变化，就此而言，它已经有一段时间没起这个作用了。休谟提醒说，1215 年和《大宪章》条款"最终确立"之间有"一段相当长的间隔期"[6]。但即便条款已经确立，结果也不太有革命性。在休谟看来，《大宪章》"不包括新朝廷、新地方官或新议院的建立，也没有废除旧制度。它没有给这个联邦体带来新的权力分配，也没有为这个王国带来政治或公法上的创新。它只是警惕，而且纯粹是从字面条款上警惕那些和文明统治不相适应的专制行为，而如果那种专制行为经常出现，则不适应一切统治"[7]。

397

《自尤利乌斯·恺撒入侵至亨利七世登基以来的英格兰史》最后一卷，

---

[1] *History of England, from the Invasion of Julius Caesar to the Accession of Henry VII* (1762), vol. i, p.422.

[2] Rapin, *History of England*, vol. i, p.275.

[3] Guthrie, *General History of England*, vol. i, p.677.

[4] Guthrie, *General History of England*, vol. i, p.677.

[5] Carte, *General History of England*, vol. i, p.833.

[6] *History of England, from the Invasion of Julius Caesar to the Accession of Henry VII* (1762), vol. i, p.423.

[7] *History of England, from the Invasion of Julius Caesar to the Accession of Henry VII* (1762), vol. i, p.424.

在《封建和盎格鲁—诺曼的统治和风俗》一文的摘要中，休谟概述了他对布雷迪关于封建主义相当于撒克逊宪政的彻底转型这一主题的观点。他认为，封建统治完全摧毁了人民的独立自主和安全。这个国家绝大多数的居民都身陷奴役的境地，"生活在绝对奴隶或隶农的状况下"，剩下其他的人以各种随意的差役支付他们的地租，"不能指望从男爵们的法庭上期望得到任何对伤害的赔偿，而那些男爵认为自己有权压迫他们、欺压他们"。这种事情在城镇里也毫无分别。"凋敝的商业使得居民贫穷低贱，政治制度被用来算计着去维持持久的贫困。"[1] 因此，毫不奇怪，没有证据表明封建议会一开始就有给郡县市镇的代表位置。这一点曾经是一个争议性问题，休谟承认，但现在"人们同意平民在重要的委员会中没有地位，直到诺曼征服后的某些时代依然如此。而且，唯有国王的军事占有构成了至上的、合法的权威"[2]。在另一处讥讽公认的辉格式智慧的俏皮话中，休谟继续表示，最先推动英格兰人民在议会代表权的激励精神不是来自盎格鲁 - 撒克逊的习惯，而是来自法国。诺曼男爵的榜样可能鼓舞了英格兰本土人向国王要求更大的自主权。建立有权利摆脱男爵权威的自治市镇和市政委员会，也可能是在模仿法国"社区"时实施的。"因此，可以提出——不是无依据的推测，"休谟总结说，"贵族的特权和平民的自由最开始是从那个国家发展起来的。"[3] 这里，休谟再次采用了布雷迪《城、镇和自治区的历史论著》（1690）中的观点。布雷迪在这本书中指出，法国人而非撒克逊人在创造市镇方面的开创性非常重要。休谟没有削弱这一对布雷迪相当重要的观点：镇、市把"遏制他们大封主的傲慢无礼，保护他们（即市、镇）不受他们（即男爵）的过分统治，不被他们滥用权力"[4] 的权利归功于国王，正如布雷迪指出的那样。换言之，中世纪的自由是国王的赠礼，而非前诺曼时期习惯的改造。

398

---

[1] *History of England, from the Invasion of Julius Caesar to the Accession of Henry VII*（1762），vol. i, p.404.

[2] *History of England, from the Invasion of Julius Caesar to the Accession of Henry VII*（1762），vol. i, p.407.

[3] *History of England, from the Invasion of Julius Caesar to the Accession of Henry VII*（1762），vol. i, p.410.

[4] Brady, *Historical Treatise of Cities*, p.17.

休谟的中世纪史第二卷讲述的故事是英格兰封建主义的衰落，议会民众代表权的缓慢发展。休谟慎重地说明，后者绝非前者的原因。民众的自由毋宁说是国王影响衰落的附带结果，并恰好说明了国王正在丧失与男爵斗争的权力。因为，当平民开始似乎可能制衡贵族影响时，平民代表才被国王邀请到议会。像佩蒂特、蒂勒尔这样的辉格派认为，人民理所应当在议会有一席之地的传统权利在诺曼时期仍然是完好无损地保留着。休谟不是唯一一个认为这种观点不可信的人。18世纪中期，人们普遍承认——即便辉格党也承认，没有决定性的证据表明在1265年即亨利三世统治第49年之前，郡和自治市在议会有代表权。拉潘思考过表明平民在这个时期之前已有代表权的证据，但这个证据不足以令人信服。也没有理由认为1265年议会的新成员就意味着平民有权利。不过，事实是，"英格兰人受惠于这一分散统治的困顿，并获得了他们在今天仍然享受到的自由和权利"[1]。格思里同样也认为1265年的议会"是英格兰人代议制最初的、清晰明了的纲要，就像现在被重新塑造的议会一样，而我们现存的记录中，此前是没有这样的议会的"[2]。休谟对于亨利三世第49年的意义更加谨慎。它当然是"历史学家首次提到的市镇代表参加的议会"，而且在某种意义上，的确标志着下议院的诞生。[3] 不过，休谟请他的读者思考一下这些情境的细节。这里谈到的议会不是被国王召开的，而是由莱切斯特伯爵西蒙·德·蒙德福特召开的，在那时，他已经让自己多多少少成为那个国家的主人，几乎取代国王的位置。而莱切斯特伯爵邀请市镇代表为自己赢得人民，尤其是伦敦人民的支持。这种新式的议会是他用来挫败其他男爵竞争对手的手段。正如卡特强调的，这是一次"由独断意志的叛徒召开的集会，按照最符合他目标的方式来设计，只有他自己的党徒，没有其他人被召唤到那个议会"[4]。即便如此，休谟还是承认，它是对封建体系的一次致命打击，但它"完全不符合"平民的自由和影响。人们自然支持莱切斯特伯爵带来的创新。国王也支持，他发现，平民比男爵们更服从国王的权威。

399

---

[1] Rapin, *History of England*, vol i, pp.333, 346.

[2] Guthrie, *General History of England*, vol. i, p.802.

[3] *History of England, from the Invasion of Julius Caesar to the Accession of Henry VII* (1762), vol. ii, pp.46-47.

[4] Carte, *General History of England*, vol. ii, p.151.

平民对亨利三世的继承者们意味着什么，这一点是有据可考的。第一次全体市镇代表被合法的英格兰统治者召集到议会，是 1295 年，即爱德华一世统治的第 23 年。爱德华在威尔士、苏格兰和法国的战争已经让王室陷入一贫如洗的危险境地，这一状况很大程度上是因为大土地所有者向国王提供士兵的封建义务已经彻底崩溃了。国王已经开始培养小贵族、骑士、次男爵对他的支持，但他需要的钱比他们能够提供的还要多。到现在为止，像他们那样勤劳而有才能的市镇，已经发展得足够富裕，看似也值得培养。因此，爱德华一世第 23 年，而不是亨利三世第 49 年，才是"下议院真真确确的新纪元，是英格兰民治政府的第一缕微弱的晨曦"[1]。这是休谟采用卡特观点，从根本上说是吸取布雷迪观点的又一例。卡特声称，1295 年"见证了旧宪政的伟大转变"[2]。在布雷迪看来，这是"我们看到的议员或公民第一次被召集到议会的情形"[3]。不过，如休谟提醒读者的，最初，这些议会的新成员在议事过程中的作用微不足道。例如，"他们几乎不知道要成为立法者，这个角色与他们低微的身份和条件相去甚远，而对于任何自治市而言，最讨厌的莫过于发现他们必须为了一个可能既无利益也无荣誉的信托机构而进行选举，或者对于任何个人而言，最厌恶的莫过于他被选举出来承担一个可能既无利益也无荣誉的信托机构的责任"[4]。他们在议会只是对那些他们提出来的税收表示同意，一旦他们履行了这一职责，他们就离开了，议会事务没有他们也在继续进行。后来，他们变得更有主张，带着表达不满的请愿书来到议会，他们希望国王看在他们给钱的分儿上消除他们的不满，即便这样，他们在立法过程中还是不起作用。实现真正的民治政府还有相当长的路要走。在休谟看来，爱德华二世治下，议会"不过是当时权力的机构而已"[5]。爱德华

400

[1] *History of England*, *from the Invasion of Julius Caesar to the Accession of Henry VII*（1762），vol. ii, p.89.

[2] Carte, *General History of England*, vol. ii, p.258.

[3] Brady, *Introduction to the Old English History*, p.25.

[4] *History of England*, *from the Invasion of Julius Caesar to the Accession of Henry VII*（1762），vol. ii, p.91.

[5] *History of England*, *from the Invasion of Julius Caesar to the Accession of Henry VII*（1762），vol. ii, p.154.

三世的英格兰纯粹是"一种野蛮的君主制"[1]。在亨利四世治下，平民扩大了影响，因为亨利在政治上软弱，而且缺钱，但这只是"当时情况下形成的暂时利益"[2]。亨利四世提醒平民他们只是请愿者，没有正当的法律权威。[3]到1485年，什么都没变。一切照旧，直到16世纪的最后几十年才有所改变。

中世纪晚期，英格兰国王最关心的仍然是对外战争。威尔士已经完全被征服，苏格兰和法国是英格兰雄心壮志的主要目标。或许作为暗示自己没有苏格兰偏见的手段，休谟替爱德华一世强迫统一苏格兰和英格兰王冠的观念做了辩护。统一成功将"对英格兰大有好处"，"或许最终同样也对苏格兰有利"——即便他不得不承认，爱德华的侵略"本身是极不公正的、极其罪恶的"[4]。"把这片岛屿统一在一个领导之下，"休谟在总结爱德华的统治时指出，"其好处如此明显，乃至那些在君主手腕上过于迁就国家理性的人，将不会过于严苛地看待他的这种行为。"[5]这一步走得甚至比威廉·罗伯逊都远。罗伯逊在其《苏格兰史》中对于英格兰国王设想对苏格兰人进行封建统治的争论做了一种权衡性的论述，进而得出结论说，这个问题只能是1707年联合法案颁布后古文物学家的兴趣。[6]休谟非常敏感，不让他的英格兰批评者有机会用他的苏格兰身份抨击他，所以，他对威廉·华莱士普遍的赞美之词稍有限定，他承认华莱士的功绩"被他同胞的传统夸大了很多"[7]。他像英格兰爱国者所希望的那样对爱德华三世在克雷西战役、普瓦捷战役的胜利，亨利五世在阿金库尔战役的胜利感到扬扬自得。然而，他确实清楚地表

---

[1] *History of England, from the Invasion of Julius Caesar to the Accession of Henry VII* (1762), vol. ii, p.240.

[2] *History of England, from the Invasion of Julius Caesar to the Accession of Henry VII* (1762), vol. ii, p.293.

[3] *History of England, from the Invasion of Julius Caesar to the Accession of Henry VII* (1762), vol. ii, p.91 fn.

[4] *History of England, from the Invasion of Julius Caesar to the Accession of Henry VII* (1762), vol. ii, p.72.

[5] *History of England, from the Invasion of Julius Caesar to the Accession of Henry VII* (1762), vol. ii, p.121.

[6] Robertson, *History of Scotland*, vol. i, pp.6ff.

[7] *History of England, from the Invasion of Julius Caesar to the Accession of Henry VII* (1762), vol. ii, p.108. 罗伯逊对华莱士举出了一条类似的怀疑论注释，见 *History of Scotland*, vol. i, p.10。

示，英格兰人要求得到法国王位是莫名其妙的，甚至是自相矛盾的。[1]在亨

401 利五世统治下，有一段短暂的时间，英格兰有机会全凭军事武力就能占领法
国，但在这段时间之后，除了英格兰人被最终彻底地从法国疆域驱逐出去，
没有其他可能的结果。造成这一无法挽回的局面的原因是钱。英格兰缺钱。
实际上，那个时期的每个欧洲国家在经济上都因为休谟所说的欧洲"普遍缺
乏工业、商业和警政"而陷入瘫痪状态。[2]在这方面，英格兰和法国一样糟。
没有一个欧洲国王每年能够负担一支军队超过一个夏天那几个月在战场打仗
的费用。但在百年战争期间，相比法国，这个问题对英国来说要严重得多，
原因只是法国在本土作战。休谟表示，英格兰人权利的迫切主张最终显然是
虚张声势而非强硬有力的表现。历任国王在很大程度上都将对法战争视为防
止男爵在国内兴风作浪的手段。

休谟声称，到理查二世统治时期，英格兰的王权已经非常软弱，软弱到
不能有效遏制大贵族的野心和挑衅。"法律几乎无力实施……没有臣民能够
相信法律的保护。在某位大人物的庇护之下，人们为了彼此相互防御而公开
地联合起来。"这些"同盟"之间的矛盾一直存在着。这显然说明"封建体
系的整个武装已经瓦解，英格兰人几乎回到诺曼征服之前的处境中了"[3]。换
言之，他们几乎返回到一种自然状态了，没有法律，争端只能靠剑解决。亨
利四世废黜了理查二世，篡夺了他的王位，导致约克家族兴起、挑衅兰开
斯特家族的统治，还有两败俱伤、血流满地的玫瑰战争。亨利六世"这位
空壳国王"，"根本没有能力发挥他的权威"[4]，他被自己的儿子爱德华四世废
黜。兰开斯特家族和约克家族间的战争向历史揭示出"恐怖、血腥、野蛮
行径、任意处决、奸诈、卑鄙行为的一幕"[5]。理查三世以这种"血腥、奸诈

---

[1] *History of England, from the Invasion of Julius Caesar to the Accession of Henry VII* (1762), vol. ii, p.169.

[2] *History of England, from the Invasion of Julius Caesar to the Accession of Henry VII* (1762), vol. ii, p.351.

[3] *History of England, from the Invasion of Julius Caesar to the Accession of Henry VII* (1762), vol. ii, pp.280-281.

[4] *History of England, from the Invasion of Julius Caesar to the Accession of Henry VII* (1762), vol. ii, pp.377, 382.

[5] *History of England, from the Invasion of Julius Caesar to the Accession of Henry VII* (1762), vol. ii, p.398.

的暴政"夺取王位的手腕，完全是中世纪第二卷叙事最合适的结论。"任何国家都没有比这更臭名昭著的篡权……，"休谟评论说，"也没有比它违背每一条正义原则和公共利益更不得人心的了。"[1]休谟现在不再采用卡特的观点。卡特曾坚持认为每位英格兰国王都要忠于他的臣民，他把理查三世形容为一名受害者——是那些致力于讨好都铎王朝而把亨利七世泼在他身上的一切"恶毒污蔑"都如实记录出来的历史学家的受害者。在卡特看来，理查"自己的杰出之处，在于他在所有战场上表现出的勇气、谨慎以及他在施政方面的公正"[2]。他的议会通过的好几条法律"给人民带来了利益，保证人民的自由和财产的安全，纠正冤情，进行正当的执法"。"这些法律充满公正和人道，"卡特评论说，"它们明显倾向于社会利益，很适于维持臣民的宁静、安逸和权利，在对权力和征服充满信心的时刻，在篡权者任意践踏一个民族自由的时刻，在神父满足于复仇和贪婪的时刻，这些法律是被通过并推荐给（理查）统治的最合适手段。"[3]休谟不打算违背辉格史传统到那种地步。[4]

另外，他也不愿意赞成以下说法，即亨利七世继承王位，它的合法性是人民同意的。博林布鲁克主张，第一位都铎被"普遍同意"立为国王的，而自由精神以及独立于党派、对社会利益的尊重激起了这种普遍的同意[5]。和以往一样，这一主张仍是鹦鹉学舌般地重复公认的辉格党见识。事实上，亨利七世和威廉一世一样，他的王冠主要靠征服和当前的占有。如果博斯沃思

[1] *History of England, from the Invasion of Julius Caesar to the Accession of Henry VII*（1762），vol. ii, p.431.

[2] Carte, *General History of England*, vol. ii, p.818.

[3] Carte, *General History of England*, vol. ii, p.815.

[4] 贺拉斯·沃尔波尔在其《有关国王理查三世生平及其统治的历史悬案》第93—102页中（*Historic Doubts on the Life and Reign of King Richard the Third*, pp.93-102），就珀金·沃贝克传言是被理查三世谋杀的一个君主这一观点，批评休谟不假思索就接受了历史正统论。休谟为沃贝克是冒充者这一观点进行了辩护，他对沃尔波尔的答复以法语发表在评论《历史悬案》的末尾，刊在《大不列颠文学史》第二卷（*Mémoires Litteraires de la Grande Bretagne*, 1769, pp.26-35）。这篇文章的英文版，作为1770年版的《英格兰史》第26章的尾注添加上去了，见第三卷第479—483页。"最能证明那位绅士（即沃尔波尔）的生花妙笔的，"休谟评论说，"莫过于他能够把遥远的英格兰古代研究写成普通交谈的谈资。"（p.383）

[5] Bolingbroke, *Remarks on English History*, p.102.

战役意味着封建贵族制的终结，它也带来了都铎王朝的专制主义，一如休谟所言。封建主义的终结不是英格兰自由的肇始，更不用说是英格兰自由的重生了。英格兰赶上了一个大范围的变革进程，这一进程将耗费两百多年，最终实现了后 1688 年宪政和解方案所代表的临时性结局。在"贵族制"的中世纪年代，与贵族相伴随的财产天平缓慢地倾向士绅和下议院，这一变化将最终决定性地改变英格兰政治的动力机制。休谟在理查三世统治的总结性评论中表示，这一变化过程不得不在更大的进程中——不单是英格兰特有的或仅仅是经济上的变化进程之中加以理解。整个欧洲都在 11 世纪经历了历史的低谷期。所以休谟声称，从最黑的子夜逐渐发展到 15 世纪的"晨光熹微"，既有观念的驱动，也是政治必需使然。"艺术和科学的兴起、发展、完善和衰落，是好奇心、深思的对象，与民政事务的叙述直接关联。""没有一个特殊时期的历史事件能得到充分解释，除非思考人们在那些特殊时期达到的发展程度。"[1] 读者接着被告知，尤为重要的是 1130 年在阿马尔菲城意外发现的罗马民法。"也许没有任何事件，"休谟写道，"想要进一步推动那个时代的进步。"[2] 罗马法在英格兰意义重大，因为英格兰的法理学很不完善，还因为它教给英格兰人自由是如何在法治中发现的。但是，从休谟自己的叙述来看，这一课需要一段时间才能学会。来自《民法大全》的观念并没有像休谟讲述的那样在英格兰的中世纪史中发挥显著的作用。这是另一个事件，就像《大宪章》和平民呼唤议会代表权一样，其丰硕成果耗费了几个世纪才日益显著。

休谟《英格兰史》的第二部和最后一部，封面上写的刊行时间是 1762 年，但实际上由米勒于 1761 年 11 月 17 日出版。[3] 休谟肯定很努力地写作，才能够在两年时间完成他的中世纪史。如我们所见，他可能从布雷迪和卡特那里吸取了叙事结构，围绕英格兰封建主义的实施和崩溃来组织材料。他

---

[1] *History of England*, *from the Invasion of Julius Caesar to the Accession of Henry VII* (1762), vol. ii, p.440.

[2] *History of England*, *from the Invasion of Julius Caesar to the Accession of Henry VII* (1762), vol. ii, p.441.

[3] 参见 Todd, 'David Hume: A Preliminary Bibliography', p.198. 在《大卫·休谟的生平和著作》中，里奇提到，"书商一般在封面上把所有准备好在 11 月或之后销售的书的日期推到来年"（pp.8-9fn）。

们关于早期英格兰史的视角完美揭穿了辉格派讲述的自由故事的真相：从盎格鲁 - 撒克逊起，自由一直持续数个世纪。当涉及既是史学编纂又是政治的问题——贤人会议的结构，威廉一世是否既征服了英格兰又征服了哈罗德，《大宪章》的意义，平民在 1265 年之前是否有代表权，当涉及这些批评性的问题时，休谟站在布雷迪和卡特一边反对辉格历史学家，并且还暗示说，只有狂热分子才会反对布雷迪和 17 世纪古文物学家积累的证据。在休谟得出这些评判之前，我们不可能知道休谟是否研究过相关的主要文献资料。他的脚注和往常一样，几乎只提到已出版的材料，暗示他没有研究过主要文献。说休谟没有卡特的焦虑或许是公平的。卡特的焦虑在于，"若不费尽心思地研究古代，不和已经研究过古代的博学之人大量通信，不爬梳那些既不容易读也一直不好理解、不知道它们恰当用处的古文献，没有持续关注和谨慎评论"，就不可能书写历史。[1] 休谟当然阅读了所有重要的资料，但人们觉得，他这么做是因为知道他想要从这些资料中找到内容，寻找为他的目的服务的事实和逸事。就像斯图亚特和都铎的历史一样，休谟中世纪史的一个最明显的特征是它很简洁。四开本 900 页的内容，功夫在于优雅地浓缩洗练。同一时期的历史书，拉潘写了双栏对开本 650 页。格思里、卡特撰写的前都铎时期的英格兰通史，分别用了对开本 1,800 页和对开本 1,700 页。休谟的方法不是堆积有利于为英格兰史做特殊解释的证据。他也没兴趣细致入微地剖析与他不同的那些阐释。他理想的读者是已经读过拉潘、卡特、格思里和其他作者的史书的人，这些读者熟悉将这些作者区分开来的各种问题。休谟想给读者留下的印象，并且让读者感到有趣的，是他让他的前辈互相争论的方式：以托利派观点反击辉格正统派。不过，这样做的目的是作出一个论断，而这个论断不可能在动机上被理解成托利派——休谟一直就是这么认为的。

1762 年 3 月，安德鲁·米勒手中的修订版《大不列颠史》和 4 卷本《英格兰史》存量不足，他打算出一个新的合集版。休谟很高兴。他告诉威廉·斯特拉恩，"我总在想，整个 6 卷应该一起印刷，当作一部连贯的著作阅读"。[2] 新

404

---

[1] Carte, *Collection of Several Papers*, p.2

[2] *Letters of David Hume*, ed. Greig, vol. i, p.353.

版的标题是《自尤利乌斯·恺撒入侵至 1688 年革命以来的英格兰史》。通过改变都铎和斯图亚特两卷的章节数量，这 6 卷的连贯性得到了保障，所以，"古代史"的第一章成了整部著作的第 1 章。奥兰治的威廉 1688 年在托贝登陆，詹姆斯二世逃亡法国的内容就成了第 71 章。休谟对整个 6 卷都做了校对。前 2 卷的校对很少，它们的第一版才刚刚印出来。第 3 卷、第 4 卷也没有很多实质性的修改。为了让都铎王朝和早期斯图亚特王朝的宪政保持连贯性，休谟增加了一个脚注，这个脚注包含了从柯克《英格兰法律原理》

405 （*Institutes of the Laws of England*）中抽出的一段，这段话明确表明，在亨利八世统治期间，"那时的人民几乎没什么守护他们自由的概念，他们渴望让国王独立自主，只想尽可能地让他们摆脱政府的重担"[1]。关于反对苏格兰人的玛丽女王在她丈夫达恩利勋爵死亡事件中清白无罪的说辞[2]，休谟做了改进，并进一步强调她被处决的野蛮性[3]。最重要的改动是，休谟在概述伊丽莎白统治时期的政府、风俗、商业、艺术和学问时增加了一个关于"英格兰古代宪政"的脚注。休谟解释说，"古代宪政"

> 意味着，在我们现在的自由方案确定之前，它就已经盛行。还有一种更古的宪政，但在那个年代，人民或许不如在都铎治下自由，而国王的权威也更小：男爵们的权力是对国王权威的巨大遏制，并对他们施行大暴政。但是还有一个更古老的宪政，即在签署《大宪章》之前，人民或男爵都没有任何规范的权威，政府的权力几乎完全在国王手中。英格兰的宪政和其他所有地区一样，一直处于不断的起伏变化之中。[4]

---

[1] *History of England，From the Invasion of Julius Caesar to the Revolution in 1688*（1762），vol. iii，p.223 fn.

[2] *History of England，From the Invasion of Julius Caesar to the Revolution in 1688*（1762），vol. iv，p.94 fn（增加的脚注）；vol. iv，p.96 fn（一个有利于证明梳妆盒信件真实性的思考被删掉了）。

[3] *History of England，From the Invasion of Julius Caesar to the Revolution in 1688*（1762），vol. iv，p.220；比较一下 1759 年《都铎治下的英格兰史》第 622 页［*History of England，Under the House of Tudor*（1759），p.622］。

[4] *History of England，From the Invasion of Julius Caesar to the Revolution in 1688*（1762），vol. iv，pp.314-315 fn.

借此，休谟试图把绝对主义政治的痕迹从他赞成布雷迪、卡特对威廉一世带来变化的强调中过滤干净。正如后 1688 年的自由不取决于前诺曼时代的宪政，它也不依赖封建时代的自由。没有一部英国宪政（本质上是英格兰的宪政）能对抗这个国家的其他统治体系。相反，宪政变革的故事恰恰是无止境的。[1]

这里，休谟完全打破了英国史学编纂的传统。事实上，休谟断言，过去没有任何政治意义。过去不可能用来支持或反对王室权力的绝对主义概念。从政治上说，重要的恰是现在和未来。历史应该留给历史学家。[2]接下来，休谟不得不极为谨慎地不让他的《英格兰史》看起来仿佛在提出一种党派政治的观点。他还是担心他在斯图亚特一卷该如何描绘事情。他在第二版所做的改动看起来还不够。还有更多"令人讨厌的辉格主义偏见"要修改。"当我开始从这两朝统治写历史时，"1763 年 3 月，他告诉艾略特，"我现在发现与其他所有朝代相比，我写的这两朝历史被辉格积怨腐蚀，我实际上也称得上党派作家的名号，自吹自擂，毫无我公正无偏的本色。"[3]休谟接着让艾略特关注 1762 年新版所做的更多修改：1610 年，詹姆斯一世行使征收新关税的特权，此事不再被说成没前例可循，相反，"根据那个时代的原则和实践，此事可以被证明是合理的"[4]；休谟现在质疑詹姆斯被说成清教徒的迫害者是否恰当[5]；他在亨利八世统治时期找到了查理一世征收吨税和磅税的先例[6]。他告诉艾略特，他还对詹姆斯二世行使豁免权——"这一权力与宪政、

406

---

[1] 这里还是和本章以及第 6 章一样，我接受了福布斯的观点："在休谟那里，根本没有一种独特的古代宪政，而是好几种宪政，它们组成了一个不断累积的系列。"（*Hume's Philosophical Politics*，p.267）

[2] 如 J.B. 斯图亚特（J. B. Stewart）指出的，在阐释党派政治诉诸历史的无效性时，"休谟击溃了过去很多研究历史时的判断"。斯图亚特接着评论说，"值得注意的是，当他完成从根本上否定过去判断的任务时，他却没有开始另一部历史著作"（*The Moral and Political Thought of David Hume*，p.299）。

[3] *New Letters of David Hume*，ed. Klibansky and Mossner，p.70.

[4] *History of England*，*From the Invasion of Julius Caesar to the Revolution in 1688*（1762），vol. v，p.33；比较一下 1759 年《大不列颠史》第 1 卷第 31 页［*History of Great Britain*（1759），vol. i，p.31］。

[5] *History of England*，*From the Invasion of Julius Caesar to the Revolution in 1688*（1762），vol. v，p.114.

[6] *History of England*，*From the Invasion of Julius Caesar to the Revolution in 1688*（1762），vol. v，p.181.

君主制紧密交织在一起"——的判断更明朗。[1]这有点夸大其词。休谟实际上只是删掉了以下观点,即对詹姆斯豁免权的反对解释与对它的赞成解释一样多,相反,他指出传统王室特权"在任何程度上都能符合那些后来形成的准确规范的限制"这一说法纯属妄想。[2]1688年的革命宣言"成功终结了所有这些争端",从此以后,"为了他们彼此的幸福,国王和人民最终被教导着去了解他们适当的限制和边界",这仍然有效。消除第一版《大不列颠史》所谓辉格积怨的痕迹,并不意味着转换立场,站在相反的托利党一边。公正无偏是高于一切的目标。1762年,米勒推出了6卷四开本的《英格兰史》全集,次年推出了不太贵的8卷八开本全集。"便宜的版本有助于它声名远播,"休谟评论说,"并且助长它的声名,我觉得,它的名声现在仍然没有完全战胜所有的偏见。"[3]

407

---

[1] *New Letters of David Hume*, ed. Klibansky and Mossner, p.70.

[2] *History of England*, *From the Invasion of Julius Caesar to the Revolution in 1688*(1762), vol. vi, p.395;比较一下1759年的《大不列颠史》第2卷第395页 [*History of Great Britain*(1759), vol. ii, p.395]。

[3] *Letters of David Hume*, ed. Greig, vol. i, p.377. 休谟后来很不喜欢1763年的八开本。8年后,米勒的公司仍然还有这一版的副本,而且这一版挡住了18世纪70年代初期全新版的《英格兰史》的销路。见下文第456—458页(本书边码)。

第八章　巴黎、伦敦、爱丁堡

　　休谟从《英格兰史》中赚了很多钱。他从第一版《大不列颠史》中赚了1,100英镑，接着把第二版的版权卖给米勒，赚了800基尼（830英镑）。米勒付给休谟都铎卷的版权费700英镑，中世纪史1,400英镑。这样，《英格兰史》总共帮休谟赚得4,000英镑以上。[1]1762年夏天，休谟用其中一部分钱在爱丁堡老城高街不远的詹姆斯宅院买了一处房屋。[2]他给吉尔伯特·艾略特写信说，他再也不是这个地球上的流浪汉了。[3]但现在他打算做什么呢？流传的谣言说他打算从教会开创之日起写一部基督教教会史，但这一年年初他便告诉安德鲁·米勒，这个谣言是假的。"我开始很喜欢平和度日，"他补充说，"我决心比以前更小心，不为自己树敌。"[4]更有可能的是，他将继续写他的英国史，一部包含威廉、玛丽、安妮，可能还有乔治一世统治的历史。但这部历史可能不合适在爱丁堡写。查阅英格兰私人藏家收藏的资料

---

[1] 参见 Sher, *The Enlightenment and the Book*，pp.240-241。18 世纪中期 4000 英镑的购买力相当于今天的 50 万英镑。

[2] 这是休谟在爱丁堡幸存的唯一一处住所。他待在巴黎期间把房子租给了休·布莱尔。1771 年，他迁往爱丁堡新城时，他把房子租给了詹姆斯·鲍斯威尔。他在遗嘱中表示他妹妹凯瑟琳终生享有这所公寓的租金。

[3] *Letters of David Hume*，ed.Greig，vol. i，p.367.

[4] *Letters of David Hume*，ed.Greig，vol. i，p.352. 1762 年 11 月，他跟大卫·马利特说，写基督教历史的计划，"与其说是基于我喜欢的念头，不如说是基于认真的、至少是目前实施它的计划"（*Letters of David Hume*，ed.Greig，vol. i，p.369）。如我们在下文第 414 页（本书边码）中所见到的，休谟总有一天将开始写基督教教会史这个计划的谣言跟着他到了巴黎。休谟的基督教教会史会怎样写，对此的推测性论述可参见 Emerson，'Hume and Ecclesiastical History'。

很有必要，但休谟不确定这些私人收藏的主人是否愿意把这些资料向严重践踏辉格党和托利党的宗教原则以及政治原则的某个人开放。在他能够再次开始严肃的历史研究之前，英格兰的派系主义需要熄灭。另一个问题是：由于布特伯爵对乔治三世的影响，大多数英格兰人在 18 世纪 60 年代初更讨厌苏格兰人了。1762 年担任首相的布特标志着辉格党 40 年霸权的终结，忽然发现自己不在公职之列的辉格党，尽其所能促成英格兰民众对苏格兰人以及所有苏格兰事物的厌恶。休谟的好几位朋友，包括艾略特、詹姆斯·奥斯瓦尔德，都在布特手下高升掌权了，但即便如此，休谟认为，新执政者们更有可能妨碍而非帮助他进一步写《英格兰史》。

有理由认为这段时间他在考虑出版《自然宗教对话录》。但似乎他的朋友们说服他放弃了出版。[1] 所以他无事可做，就像他跟他的通信者们承认的那样，以永无止境地重读、校对他已经出版的著作来填充日子。接着，1763 年夏天，他出乎意料地收到了一封邀请函，"带着巨大的希望和期盼"——如他告诉亚当·斯密的那样——陪同新英国大使赫特福德伯爵，事实上是作为伯爵秘书去往巴黎。在接受邀请之前，他有些犹豫，不过没有犹豫很久。他在爱丁堡无所牵绊，不用担心接下来写什么，这肯定也让他长舒一口气。

此事的结果便是在某种意义上结束了休谟作为一名作家的生涯。在他生命中接下来的 13 年时间里，他仅写了一些又短又小的文章。他在巴黎待了两年多，和法国启蒙运动很多重要的男人、女人成了朋友，但那里没有激发他写新东西的欲望。在快要结束巴黎生活的时候，他认识了让 - 雅克·卢梭，并于 1766 年 2 月把他带回英格兰。他们友谊的灾难性结局耗费了休谟接下来几个月的所有精力和注意力，因为他在犹豫要不要讲一讲他这一边的故事，然后他决定先在巴黎发表一个册子，一个月后再在伦敦发表。1767 年春天，在卢梭事件刚刚熄火之后，休谟又接到赫特福德伯爵的另一封邀请函，这次给他提供的职位是在他哥哥康威将军手下担任伦敦的北方事务大臣。休谟又抓住了这次离开爱丁堡的机会，把他的书抛在了脑后。这次，英国政府需要他服务的时间不到一年。大臣职务在 18 世纪 60 年代没有持续很长时间，康威甚至在 1768 年的普选之前就退休了。那些选举是在伦敦前所

---

[1] See *Letters of David Hume*, ed. Greig, vol. i, p.380；以及下文第 444—445 页。

未有的社会混乱中进行的，而休谟在结束北方事务大臣职务之后待在首都一年多，在那里，他目睹了那场混乱。结果，他变得更怀疑后 1688 年宪政带来的自由与权威的争斗制衡了。当他继续修改《关于若干主题的论文和论述》《英格兰史》时，他做了大量修改来表达强烈的怀疑。他在信中对不列颠美洲殖民地不断恶化的事务状况也有大量评论。在他 1769 年最终回到爱丁堡之后，政治似乎是他思想的主要问题。多亏了他从《英格兰史》挣的钱和他从服务政府事务中得到的津贴，他现在是位非常富裕的人了。就像他告诉威廉·斯特拉恩的那样，他"彻底决定不再继续写我的《英格兰史》了"[1]。1775 年春天，他感到他的肠胃炎已经非常严重了，次年 8 月，这场疾病夺走了他的生命。不过，在他快要去世的那段时间里，他的心思再次回到《自然宗教对话录》上。他在手稿上增加了好几处重要的补充，竭尽全力确保它在他去世后不久出版。

一位怀疑论者在一群独断论伙伴中间

1756 年到 1763 年间，英法交战。实际上，在 1748 年《亚琛和约》签订以后，和平从未适时出现。18 世纪 50 年代初，英法在印度和北美也冲突不断，七年战争正式开战之前，两国的仇恨很可能积蓄已久。随着两组条约的签订，战争变得不可避免。1756 年 1 月，英国和法国的旧盟友普鲁士宣布结成防御性联盟，英国方面的动机是需要确保汉诺威不被奥地利进攻。接着，1756 年 5 月，法国结束了与奥地利的长期敌意，签订了第一次《凡尔赛同盟条约》。法国人知道，现在英国而非奥地利才是他们的主要对手，而奥地利人希望从普鲁士手中夺回西里西亚。8 月，普鲁士的弗里德里希入侵萨克森，打算侵入奥地利的波希米亚，这就把奥地利的盟友法国也拖进了战争。战争局势因波旁联盟开始变好，但在 1757 年后，风向转而有利于英国和普鲁士，到 1759 年，法国似乎灾祸来临。在英国的帮助下，弗里德里希在欧洲羞辱了法国陆军，保障了汉诺威的安全，而英国在大西洋摧毁了法国

[1] *Letters of David Hume*, ed. Greig, vol. ii, p 223.

海军，结果在北美战争中取得了决定性的优势。1759年，法国放弃加拿大还有密西西比河以东的所有美洲领土，交由英国人控制。英国人还获得了包括瓜德罗普岛在内的加勒比海地区的重要胜利。到1761年，英国在塞内加尔的路易斯堡（Fort Louis）和印度的本地治里（Pondicherry）建造了主要的贸易站点。即便法国在1761年8月与西班牙联盟，也不能把战争扭转到有利于法国的局面。次年1月，西班牙加入战争支持法国，却发现自己在英国海军面前也无能为力，只能任由英国人摆布，并很快被迫放弃了加勒比的哈瓦那和菲律宾的马尼拉。然而，此时的英国对进一步冲突的胃口逐渐变小。1760年，乔治三世继承王位，他和他的首相布特伯爵强烈意识到这不是他们的战争。这是威廉·皮特的战争。1761年皮特退休之后，硬撑战争的军费不断膨胀，这也成为快速结束战争的一个原因。虽然皮特的战争代价昂贵，但它大规模地增加了英国的海外利益。它把五花八门的殖民地和贸易站的集合体变成了一个帝国。1763年2月，签订的《巴黎和约》让英国得到了加拿大和密西西比河以东的土地，从西班牙手中斩获了佛罗里达，英国手握加勒比海的格林纳达、圣文森特、多米尼加和多巴哥，并认为自己是印度孟加拉的统治者。据伏尔泰在《风俗论》的增补篇所言，英国人"征服了这个世界上的所有四个地区"[1]。

对法国，尤其是对法国国王而言，《巴黎和约》是一场灾难。法国外交官威根伯爵说，《巴黎和约》的条款"刻在我的心脏上"，并声称它"刺耳严酷、最不公正的条款"显然说明英国人希望看到法国受到羞辱。[2]路易十五有实无名的宰相德·舒瓦瑟尔公爵（Duc de Choiseul）的主要任务是挽回这个国家的荣誉。[3]1761年，他让他的堂兄德·普拉斯林公爵（Duc de Praslin）担任外交事务大臣，由他们两位开始着手落实他们能够履行的《巴黎和约》条款。乔治三世挑选了一个人作为他在法国的外交使节去和舒瓦瑟尔、普拉斯林交涉，执行《巴黎和约》，这个人就是赫特福德伯爵，弗朗西

---

[1] Voltaire, *Universal History . . . With a Supplement Carrying the History to the Peace of Versailles*, vol. iv, p.317.

[2] Quoted in Simms, *Three Victories and a Defeat*, pp.501-502.

[3] Jones, *The Great Nation*, pp.244-245.

斯·西摩·康威。1763 年，赫特福德为何邀请休谟陪他去巴黎，这一点尚不清楚。他们此前没有私人交往。赫特福德拒绝接受王室指派的秘书人选查尔斯·班伯里，而且不能给休谟秘书的头衔和全薪，直到班伯里 1765 年 7月正式从秘书职位退休方可。"赫特福德大人的庄重虔诚，让人们不仅好奇，在班伯里就职期间，他为何选择著名的自由思想家大卫·休谟，一个他完全不了解的人做他的秘书，"沃尔波尔在《乔治三世国王统治回忆录》中如此写道，"不过，这是其他苏格兰人推荐的结果，而这些苏格兰人在赫特福德大人和赫特福德小姐心中的分量很重。"[1] 1763 年，布特首相已经退休，但苏格兰人在伦敦事务上的影响仍然很大。

411

休谟告诉斯密，在接受赫特福德的邀请之前，他犹豫再三，并认为"在我有生之年进入一个新舞台，把自己交由运气裁夺，想来有点可笑"。"不过，"他接着说，"几经斟酌，我曾经一度发誓放弃整个文人生涯，我曾下定决心把我后半世的光阴全都付诸消遣作乐，这么一想，这次旅行，尤其是和赫特福德大人这样品格的人同行，是再好不过的消遣了，而且，这将很容易让人们看我时觉得我没有哪怕一点攀附的意味。"[2] 赫特福德虔敬的声名在外，但宗教不是大使和他的助手形成亲密友谊的障碍。休谟的信清楚表明，与赫特福德及其妻儿在一起的亲密生活是他在巴黎最快乐的时光之一。赫特福德报之以对休谟的足够信任，当他 1765 年夏天前往爱尔兰时，他让休谟全权处理**巴黎事务**。休谟掌控的事务的一部分，是在面临舒瓦瑟尔和普拉斯林的阴谋诡计时继续执行《巴黎和约》的条款：监督法国人拆除敦刻尔克的防御性港口，尝试让英国商人合理定居在加拿大，致力于把法国纸币兑换成贵金属，让法国人遵守经过双方共同议定的在纽芬兰沿海捕鱼权利的限制。[3]

1764 年 6 月，休谟写信给威廉·穆尔说，"我发现，公务，与博学之人相伴，陪同大人物尤其是陪同女士们，这些事情充斥了我的生活，我都没

---

[1] Walpole, *Memoirs of the Reign of King George III*, ed. Rusell Barker, vol. i, p.209（quoted in Mossner, *Life of David Hume*, p.435）. 莫斯纳推测说（pp.436-437）——但这一推测毫无证据，巴芙勒伯爵夫人在邀请休谟这件事情上起了作用。

[2] *Letters of David Hume*, ed. Greig, vol. i, pp.391-392.

[3] See *New Letters of David Hume*, ed. Klibansky and Mossner, pp.89-130, and pp.xx-xxv.

时间翻书，除非是新出版的书，这些新书可以成为聊天的谈资"[1]。当然，他和某些博学之人的联系已经有一段时间了，比如爱尔维修。1759 年，爱尔维修写信给他说起普雷沃神父翻译的《大不列颠史》，表示对前两卷已经被翻译这一事实感到遗憾，不过他保证自己对第二版所作的修订会以附录形式发表。[2] 战争似乎对爱尔维修很重要，这主要是因为战争阻碍了他个人跨过海峡去拜访休谟。1763 年夏天，休谟开始与法国的文人世界建立进一步的联系。他给米拉波和霍尔巴赫寄去了一些书，毫无疑问，他也给其他人寄了书。在他收到的感谢信中，米拉波跟他说，他的《英格兰史》能与修昔底德、塔西陀的历史一样，流芳"于任何时代、任何地方"[3]。霍尔巴赫告诉他，阅读他的著作"不仅激起我对您的天赋和可亲品格的无限敬仰，还让我极度想要熟识这位世上最伟大的哲学家、人类最优秀的朋友"[4]。休谟曾在巴黎霍尔巴赫的沙龙里见到并认识了那群**哲人**，朱·德·莱斯皮纳斯小姐（Julie de Lespinasse）、乔芙兰夫人（Marie-Thérèse Rodet Geoffrin）、德芳侯爵夫人（Marquise du Deffand）。"这里的文人真的很让人喜欢，"1763 年12 月，休谟跟休·布莱尔说，"这个圈子里的所有人，彼此都一团和气，或几乎一团和气，在道德上完全无可指摘。"[5] 他接着说，他最喜欢达朗贝尔、

412

---

[1] *Letters of David Hume*，ed. Greig，vol. i，p.447. 休谟有点夸大其词。他的阅读当然比他这里表示的认真得多。举个例子，1763 年 12 月，他跟威廉·罗伯逊说，他找了点时间去"考察"保存在巴黎苏格兰学院的詹姆斯二世的《回忆录》，并且有了"大发现"，见 *Letters of David Hume*，ed. Greig，vol. i，p.417；还可参见休谟致安德鲁·米勒的信（vol. i，pp.418，426，433，444），还有给哈德维克伯爵（Earl of Hardwicke）的信（pp.453-455）。《回忆录》揭示 1670 年秘密的《多佛条约》的内容改变了休谟对查理二世的看法："我想他草率随意、粗心大意的性格让他没法固执己见，终其一生，他都在自然神论和天主教之间摇摆不定，"他跟哈德维克说道，"不过我发现，哈利法克斯大人更清楚他的情感，当他说，国王只是感染了不信教情绪，为的是掩盖他对天主教信仰的狂热。"（p.454）范·霍尔东在《休谟和他 1763 年版的〈英格兰史〉》中认为这是休谟唯一重要的档案发现（p.146）——并指出，休谟也没有根据这一点对《英格兰史》作出实质性的改变。根据范·霍尔东所言，这证明"他的心中不是着力于历史发现，而是打磨他最初心中想到的那些信息"（p.147）。

[2] Burton（ed.），*Letters of Eminent Persons Addressed to David Hume*，pp.6-9.

[3] Burton（ed.），*Letters of Eminent Persons Addressed to David Hume*，p.23.（任何年代、任何地方都不过时。）

[4] Burton（ed.），*Letters of Eminent Persons Addressed to David Hume*，p.252.

[5] *Letters of David Hume*，ed. Greig，vol. i，p.419.

布丰、马蒙泰尔（Marmontel）、狄德罗、杜克洛（Duclos）、爱尔维修、埃诺（Hénault）。随着时间的流逝，他与杜尔阁、莫尔莱（Morellet）、格里姆（Grimm）、斯华（Suard）成了朋友。休谟似乎与达朗贝尔的友谊更近，并一度打算和他一起到意大利旅行，还在遗嘱中给他留了 200 英英镑。[1] 他从未碰到伏尔泰，但他确实寄了一封信到费内（Ferney），"我在这封信中表达了我对他毫无疑问的天赋的敬仰"[2]。休谟与伊波利特·德·萨戎即巴芙勒伯爵夫人的友谊尤为亲密。1761 年 3 月，她给休谟写了一封满篇赞誉的信，两年后，她来到伦敦，显然是希望私下里与休谟见面。但休谟那时不在伦敦，他们第一次见面是休谟到巴黎的第一个冬天，1763 年的 11 月或 12 月。如我们将要看到的，正是在她的吩咐之下，休谟自己第一次对让-雅克·卢梭的窘境有了兴趣。[3]

休谟肯定对英格兰和法国两地文人处境的差异印象深刻。伦敦没有什么可说的文人协会。"那里，值得交谈的人很少，"1765 年他写信给布莱尔时说，"冷漠，不爱交际，或者只因同属派系和政治小集团而热络。这样，一个在公共事务中毫无角色的人就彻底变得无足轻重，而且，如果他不富裕，他甚至都是可鄙的。"这就是为什么英格兰人——休谟肯定是指区别于苏格兰人的英格兰人——"故态复萌，陷入极度的愚蠢、基督教和无知之中"。相反，在巴黎，"一个文笔出众的人，会立即赢得尊重和关注"。休谟一到巴黎就立即受到大人物尤其是女士们的欢迎，但就像他告诉布莱尔的那样，他从那里收获的这份关注是令人愉快的，"既不在期望之中、掌控之内，也不

[1] 休谟在日期为 1766 年 11 月 20 日致沃尔波尔的信中写道，他认为达朗贝尔是"一个有着某些特殊才能的人，而非有着杰出天赋的人"（*Letters of David Hume*, ed. Greig, vol. ii, p.110）。他的"特殊才能"可能最明显"体现在我认为你我都没读过的著作，以及他的几何学和代数学能力中"。"我同意你的看法，"他接着说，"即在某些方面，卢梭被称为一个杰出天才可能更恰当，虽然他过于恣意，以致我倾向于不给他那个称号。"

[2] *Letters of David Hume*, ed. Greig, vol. i, p.423.伏尔泰给休谟的答复，在 2006 年一份手稿售卖中得见天日。"自我读了你的书，我就一直是你的崇拜者，"他跟休谟说，"我打心眼儿是你的朋友。这些情感属于那个在真理研究中有足够远见卓识发现它，并有足够的无畏说出它的人。我庆贺并羡慕我的同胞可以在与你的交谈中有所提升。"见 Cronk, 'Une Lettre de Voltaire à David Hume', p.369。

[3] 把休谟和巴芙勒伯爵夫人的关系变成一种情感小说的材料，这种叙述可参见 Mossner, *Life of David Hume*, ch. 32。

413　在回忆之中"。仅仅因为他一度"结识了（他的）那个熟人圈子"，他才开始享受那里的生活。他很喜欢巴黎，甚至曾经"动过在巴黎度完余生的念头"[1]。然而，没有迹象表明，即便在那个更收缩的朋友圈子里，休谟在巴黎发现了什么事让他重思他的哲学或历史。在巴黎，他似乎没思考出什么新东西。他没写一个字回应他在沙龙里耳闻目睹的观点，也没回应他在那些他偏爱的更亲近的聚会上讨论过的问题。几乎没有证据表明，休谟和**哲人**之间确实存在真正的思想吸引力。他们希望他更激进，尤其是在宗教方面更激进，而不是一个可能的怀疑论者，因为休谟不愿意更进一步彻底摧毁基督教，对此，他们似乎感到好笑，甚至可能感到失望。他们热切希望他继续写《英格兰史》，但更强烈地希望他开始写谣传中的基督教史。爱尔维修、达朗贝尔、格里姆都写信鼓励他继续这个写作计划，爱尔维修形容这个计划是"这世上最棒的"，格里姆说它是"哲学和人性最重要的工作"[2]。1773 年，休谟在一封讨论查尔斯·爱德华·斯图亚特即"漂亮王子查理"的信中描述说，人们是如何普遍认为这位觊觎者"学习了巴黎的哲学家而感染上鄙视一切宗教的情绪"的。爱尔维修和休谟的朋友乔治·基思都认为鄙视宗教是很棒的事情。"这两位，"休谟写道，"常常都嘲笑我思考这些具体事情的狭隘方式。"[3]显然，嘲笑"一切宗教"不符合休谟的趣味。吉本在他的自传中详细叙述了在他们"尚可容忍的狂热中"，"哲学家们和百科全书派这些奥尔巴赫（d'Olbach）和爱尔维修的朋友……如何嘲笑休谟的怀疑主义，以独断论者的固执宣扬无神论信条，谴责一切有信仰的人都是荒唐的、可鄙的"[4]。

---

[1] *Letters of David Hume*，ed. Greig，vol. i，pp.497-499. 一年前，即 1764 年 4 月，他告诉布莱尔他在巴黎住上一些日子，根据或然性来决定生活（*Letters of David Hume*，ed. Greig，vol. i，p.437）。

[2] 关于爱尔维修和达朗贝尔写给休谟的信，参见 Burton（ed.），*Letters of Eminent Persons Addressed to David Hume*，pp.13，183；至于格里姆写给他的信，参见 Bongie，*Prophet of the Counter-Revolution*，p.25。

[3] *Letters of David Hume*，ed. Greig，vol. i，p.274.

[4] Gibbon，*Autobiographies*，ed. Murray，p.204. 博吉（Bongie）详细描述了那些哲人如何看到休谟或希望能够看到休谟作为"伏尔泰反对'无耻下流'的宣传战争中的另一名勇士"（David Hume，*Prophet of the Counter-Revolution*，p.25）——实际上他如何被宗教传统主义者们更贴近地解读。

休谟没法与哲人和百科全书派心中的激情同情共感，这或许可以解释这一时期留存下来的关于最实质性的思想交流的记录，是与杜尔阁在"征税方式上，对土地所有物征税更好还是对消费品征税更好"[1]——用休谟的话说——这一问题的交流。这或许是休谟喜欢讨论的那类话题。杜尔阁评论说，这是"我们争论过很多次的问题"[2]。休谟对法国税收体系的兴趣，至少从1741年就有了。在《论自由与专制》、1758年标题改为《论公民自由》的文章中，休谟指出，法国征税方式的改进是完全有可能的，一旦改进了征税方式，"（法国的）绝对政府与我们的自由政府之间的差异，就将更多是字面上的而非实际的区别"[3]。然而，休谟断定，杜尔阁相信不削弱经济或不激起社会动荡的最大化税收收入的最好方式，是对土地地租上的收入征收直接税，这种想法是错的。不能断定，对消费品征收间接税——这种消费税很大程度上势必落到劳动阶层头上，无论怎样最终都会由地主支付，因为征间接税必定会导致工资上涨。税收上涨并不总是，也并不处处都会导致工资上涨。无论如何，现代经济不仅仅是由土地所有者和穷苦劳动者构成的，还有商人、店主、大贸易商。休谟指出，"这些人应该付钱来维持这个共同体，这是非常公平的，因而只能对消费品征税"[4]。正如他在《政治论丛》的《论税收》一文中指出的，消费税"在某种程度上，似乎是自愿的……缴纳消费税是渐进的、不知不觉的：由于和商品的自然价格融合在一起，它们几乎不会被消费者感觉到"[5]。杜尔阁给休谟的回复清楚表明，他承认**经济学家**或者说"重农学派"的原则，严格意义上的土地地租是唯一的收入税形式，制造业和商业阶层的收入最终都由农业支付，而这时，他对"商业和工业自由发展、充满活力的国家"[6]的经济著作已有了成熟的看法。实际上，与休谟的讨论可能对杜尔阁写作其主要经济学著作《关于财富的形成和分配的考察》

414

---

[1] *Letters of David Hume*, ed. Greig, vol. ii, p.93.

[2] Burton（ed.），*Letters of Eminent Persons Addressed to David Hume*, p.130（我们有时会质疑的问题。）

[3] *Essays, Moral and Political*（1741），p.136.

[4] *Letters of David Hume*, ed. Greig, vol. ii, p.94.

[5] *Political Discourses*（1752），p.119.

[6] Burton（ed.），*Letters of Eminent Persons Addressed to David Hume*, p.155（在一个商业和勤勉自由蓬勃发展的国度。）

有一定影响，该书写于 1766 年，出版于 1769—1770 年。[1]

1768 年，"威尔克斯和自由"骚乱刚开始后，休谟在写给杜尔阁的信中取笑他的朋友"值得敬佩，如果不抱太乐观的希望的话，人类社会能够永远处于走向完善的过程中，知识的增长将仍然有助于好政府的形成，自印刷术发明以来，我们不需要再害怕倒退到常见的野蛮无知之中"[2]。休谟不怀疑欧洲在科学发展上取得的进步，也不怀疑风俗、对政治自由本质的理解的进步。他反对的是巴黎的某种自信——最著名的便是孔多塞《人类精神进步史表纲要》中的观点——相信这一进程永远不会倒退，其阐释的历史法则是社会将越来越走向理想状态。休谟与卢梭一样，均认为不能对人类的未来抱以乐观的心态。卢梭声名鹊起于 1749 年夏天，他意识到自己不相信艺术和科学的进步与道德和政治的进程能够齐头并进。因此，这就诱使人们设想，正是对这种共同事业的认识，促使休谟在巴芙勒伯爵夫人跟他提及 1762 年《爱弥儿》遭到巴黎和日内瓦谴责后是否可以说服卢梭到英格兰避难时回应热烈。休谟跟伯爵夫人说，"整个欧洲没有一个人让我给予最高的评价，没有一个人让我最自豪地为之服务"[3]。他跟卢梭本人写信说，"自孟德斯鸠院长去世之后，所有欧洲文人中，你是我最尊敬的人，我不仅尊重你天才的魄力，还尊重你伟大的心灵"[4]。

然而，休谟肯定知道，他们对**哲人们**的某些原则——进步观、独断论者的无神论所基于的独断的形而上学——共有的怀疑主义也存在着某些深刻的分歧。最重要的是，休谟没有卢梭那种对现代人生活状况的过度悲观意识。我们不知道休谟如何理解《论人类不平等的起源和基础》，但这本书可能是一本让他相信——如他在给巴芙勒伯爵夫人的另一封信中所说的——卢

---

[1] See Meek, 'Introduction' to *Turgot on Progress, Sociology and Economics*, p.18.

[2] *Letters of David Hume*, ed. Greig, vol. ii, p.180.1750 年，杜尔阁在索邦神学院的演说《人类心灵不断推进的哲学评论》(*A Philosophical Review of the Successive Advances of the Human Mind*) 中非常鲜明地表达了他对人类永无止境的进步和自我改进的能力的信心。印刷术的发明在杜尔阁的论证中有着重要的作用："古代的珍藏马上就从尘埃中挽救出来，流传到人们手中，渗透到世界的每个角落，照亮了因无知而被废弃的天才，从深远的隐居之地召唤着天赋。"(*Turgot on Progress, Sociology and Economics*, p.57.)

[3] *Letters of David Hume*, ed.Greig, vol. i, p.363.

[4] *Letters of David Hume*, ed.Greig, vol. i, p.364.

梭"选择的主题不是出于劝服，更多是出于显露他创作的愉悦，并以他的反论震惊读者"[1]。正如亚当·斯密在《爱丁堡评论》中对卢梭《论人类不平等的起源和基础》的讨论，曼德维尔"自赏"（self-liking）的概念为卢梭分析人的社会性（human sociability）提供了基本工具——正如它也是休谟的工具一样。但是，休谟以解剖学家的冷静、客观眼光批评的内容，被卢梭认为是严重的心理伤害的原因，是"自我之外的生活"的根源，而这些让每个人不再可能享有最基本需求的那种自由。休谟承认骄傲和对奢侈的嗜欲两者之间有联系，进而在《论奢侈》一文中指出，"优雅、奢侈的年代既幸福，也最有道德"[2]。卢梭主张，奢侈"既腐蚀富人也腐蚀穷人，它让富人渴想占有，让穷人贪念四起；它让祖国陷入散漫、虚荣的境地；它让所有的公民失去国家，把他们变成另一个国家的奴隶，让所有公民沦为舆论的奴隶"。[3]

　　休谟也没有像卢梭一样认为现代这个时代受到各种根本性的问题的困扰，解决这些问题的办法，要么只能是剧烈的政治变革，要么发展出一整套全新的儿童教育方法。卢梭的共和政治是休谟憎恶的。他批评卢梭的《山中书简》"有煽动言论的目的"[4]，进而必定认为卢梭一门心思强调从外在权威下解放出来是对社会和平有序的可能性条件的深刻误解。休谟把英国的统治形式描述为"人类已知的最彻底的自由体系"[5]。"英国人认为他们是自由的，"卢梭在《社会契约论》中写道，"这是一个大误会，英国只是在选举议员时才是自由的，一旦议员们被选出来，英国便沦为奴隶，什么都不是了。"[6]他指出，真正的自由，与任何形式的政治代议制都是矛盾的。它取决于人民本身的主权。卢梭跟休谟说，他认为《社会契约论》是他最好的著作，而休谟则认为卢梭的选择和弥尔顿把《复乐园》当作他所有著作中

416

---

[1] *Letters of David Hume*, ed.Greig, vol. i, p.373.

[2] *Political Discourses*（1752），p.24. 很有可能——虽然根本没有证据——《论奢侈》某种意义上是对卢梭 1750 年的《论科学与艺术》的回应。

[3] Rousseau, *Social Contract*, transl. Gourevitch, p.91［III.iv］.

[4] *Letters of David Hume*, ed. Greig, vol. i, p.493.

[5] *History of Great Britain*（1754–1757），vol. ii, p.443; *History of England*, *From the Invasion of Julius Caesar to the Revolution in 1688*（1762），vol. vi, p.441.

[6] Rousseau, *Social Contract*, transl. Gourevitch, p.114［III.xv］.

最好的作品一样"荒唐可笑"。在休谟看来,《朱莉》是卢梭的杰作。[1] 而且,休谟似乎根本对教育哲学不感兴趣。他不可能认真对待《爱弥儿》。他跟巴芙勒伯爵夫人说,《爱弥儿》"带给他的乐趣不如(卢梭)以前的作品"。他还跟她评论道,"萨瓦省牧师的信仰告白"遭受那样的攻击并不奇怪。卢梭"并不准备掩饰他对成见的鄙视,当他不屑于掩饰他对成见的鄙视时,他不可能对所有狂热分子都反对他感到惊讶"[2]。休谟自己也经历过狂热分子的暴怒,他愿意帮助卢梭找一个庇护所,但即便在这方面,这两人之间也不可能有亲近感。因为休谟非常敏锐地看到,卢梭鄙视成见的背后,是一种深切、真诚的宗教虔诚。值得注意的是,1766 年 2 月,休谟告诉布莱尔,"迄今为止,这个时代最受迫害的哲学家,恰是那些最虔诚的人"[3]。

417

最初,这些哲学差异、政治分歧都不是两人之间的障碍。1765 年 10 月,卢梭被迫离开他在瑞士的最后庇护地,开始是伯尔尼的圣 - 皮耶尔岛,接着是比尔,10 月末他回到法国境内,在去往巴黎的路上。他已经接受休谟帮他在英格兰找一处庇护所和一份津贴的提议。在这个节骨眼上,大使们几乎都在换岗,休谟在巴黎大使馆的日子已接近尾声。1766 年 1 月初,当他离开巴黎赶赴伦敦时,他的确是和卢梭一起。没有理由怀疑休谟是发自内心地同情卢梭所处的境地。卢梭可能有些放肆无礼,但他对人格独立的狂热执着在休谟那里产生了共鸣。回溯到 1762 年 7 月,休谟跟巴芙勒伯爵夫人说,他敬重卢梭"伟大的心灵,这样的心灵让他承担了责任和信赖"。"我曾虚荣地想,"他接着说,"纵观我的一生,我曾努力做到在那些准则上与他相似。"[4] 从卢梭方面来看,他被说服与休谟一起去伦敦,在某种程度上是因为英格兰享有"自由国度"——尽管它是代议制形式——的名声,在某种程度上是因为他对自己与大卫·休谟相熟而感到荣幸,即便他们没有思想上的亲缘性。"向文人们表明,两位有如此不同原则的人结成真诚同盟的好榜样,"卢梭写

---

[1] *Letters of David Hume*, ed. Greig, vol. ii, p.28.

[2] *Letters of David Hume*, ed. Greig, vol. i, p.374.

[3] *Letters of David Hume*, ed. Greig, vol. ii, p.13.

[4] *Letters of David Hume*, ed. Greig, vol. i, p.363.

信给休谟说，"我感到自己很有面子。"[1]1766 年初，卢梭在伦敦是非常顺遂的。"我从未见到如此合适的好伙伴，似乎也从没像在这样的陪伴中感到快乐"，休谟给布莱尔写信时说道。[2]但卢梭很快厌倦了伦敦，想要过一种更宁静的生活。在休谟的帮助下，他迁往奇西克（Chiswick），然后住在城外的一个乡村里。他仍然定期到伦敦，在某种程度上是让艾伦·拉姆齐为他画像。休谟为这次画像付了钱，同时也再次坐在拉姆齐面前让他为自己画像。后来，这两幅画像挂在休谟爱丁堡圣安德鲁广场的房子里，现在它们一起挂在爱丁堡国家画廊里。从这两幅画像很难得出结论说，拉姆齐清楚地意识到这两个人的差异。他们看起来反而不像朋友。[3]

418

卢梭在奇西克没待多久。他又在休谟的帮助下，从那里迁到位于斯塔福德郡和德比郡荒凉交界处的伍顿庄园。休谟认为这是个错误。他担心，这种与世隔绝的生活对一个如此敏感的人所产生的影响。就像休谟对布莱尔形容的那样，他就像"一个被剥除了衣服还有皮肤的人，结果是，在那种处境中，他要和那种一直困扰下等社会的粗俗而喧嚣的事物做斗争"[4]。休谟意识到，这种敏感细腻的情感势必让卢梭感到在哪里生活都不快乐，而且导致他非常迅速地触怒别人，并推断友好慷慨的表象之下尽是对他的恶意和嘲笑。他在伍顿庄园没待多久，就找理由怀疑休谟是个真正的"叛徒"，休谟的目的是让他名誉扫地。卢梭从一开始就敏锐地意识到他们感受力之间的差异，也意识到他们的原则分歧。1762 年 8 月，他写给巴芙勒伯爵夫人的信中提到，他，

---

[1] *Correspondance Complète de Jean-Jacques Rousseau*，ed. Leigh，vol. xxx，p.30［§5274］（两位文人的原则如此不同，却能结成友盟，这为文人们树立了一个好榜样，对此，我感到很荣幸。）

[2] *Letters of David Hume*，ed. Greig，vol. ii，p.29.

[3] Scottish National Portrait Gallery：Acc. Nos. 820（Rousseau）and PG 1057（Hume）. 卢梭在 1766 年 7 月给休谟的长信中声称，画这幅肖像是休谟的主意（这一点，休谟在《简要说明》中否认了），"我觉得这个想象太明显了，我不知道我该怎样卖弄自己的表情"［*Correspondance Complète de Jean-Jacques Rousseau*，ed. Leigh，vol. xxx，p.31（§5274）］。后来在《卢梭审判让 - 雅克》（*Rousseau，Juge de Jean Jacques*）中，卢梭声称，拉姆齐的肖像画随后被他的敌人篡改，"取代最初被描画的那位冷峻、充满活力的人，敌人们渐渐把他说成卑鄙的冒充者、下流的说谎精，无耻的骗子，小酒馆和下等地方的常客"（*Rousseau，Judge of Jean-Jacques*，transl. Kelly and Bush，p.94）. 对两幅肖像画的评注，参见 Coltman，'The "Peculiar Colouring of the Mind"'，以及 Mankin，'Authority，Success and the Philosopher：Hume vs Rousseau'，pp.188-194。

[4] *Letters of David Hume*，ed. Greig，vol. ii，p.29.

卢梭，强烈谴责专制主义和不宽容，"休谟先生说，这就是不宽容、专制主义所做之事：他全面考察了是哪种激情让我只能以一种方式看问题"[1]。一旦卢梭反复思忖他在伦敦的经历，并逐渐相信他和休谟的友谊表象与事实之间有道裂缝——就像他和狄德罗、格里姆还有其他以前巴黎**哲人**中的朋友之间已经证明有裂缝一样，他们之间的事情就变得糟糕了。[2]在卢梭一段时间的怀疑和猜忌后，休谟又不能在情感上充分地、郑重地再次保证时，这种裂缝就自己显露出来了。在卢梭看来，休谟没能通过这次考验，这不奇怪。到现在为止，卢梭预计他们的朋友们会失望，而休谟超然的、分析性的心灵尤其让他不可能给予卢梭所需要的同情。而如果休谟不是朋友，那肯定就是敌人，确实是伏尔泰、达朗贝尔、贺拉斯·沃尔波尔针对他策划的泛欧洲阴谋诡计的一个成员。这个所谓阴谋的关键事件是沃尔波尔假冒普鲁士的弗里德里希写给卢梭的一封讽刺信，在这封信中，弗里德里希告诉卢梭，他将很乐意为他似乎非常享受的迫害提供帮助。卢梭开始确信，休谟染指了这封信，而且插手了此信的散播。最初，他在日期为4月9日的写给维尔德兰夫人的信中明确表示他对休谟的猜疑。[3]接着，不到两个多月，他就直接控诉休谟了。"你没藏好，"他非常愤怒地写道，"我看清你的面目了，你也知道这一点。"[4]为了答复休谟茫然不知的回信[5]，他写了一封很长的信（日期是7月1日），以第三人称详细描述了休谟对他名誉的攻击。休谟为卢梭所做的一切——为他找住处、为他从国王那里寻求一份津贴，全都只是掩盖其真实目的的花样。[6]

419

[1] *Correspondance Complète de Jean-Jacques Rousseau*，ed. Leigh，vol. xii，p.217 [§2093]（休谟先生说，这就是不宽容和专制主义所做之事。他全面考察了是哪种激情让我只能以一种方式看问题。）

[2] 一些评论暗示卢梭与休谟的关系说明"卢梭试图让自己被人喜欢的那种焦虑如何导致了相反的结果"，参见 Starobinski，*Jean-Jacques Rousseau*: *Transparency and Obstruction*，pp.134-137，159。

[3] *Correspondance Complète de Jean-Jacques Rousseau*，ed. Leigh，vol. xix，pp.99-102 [§5151].

[4] *Correspondance Complète de Jean-Jacques Rousseau*，ed. Leigh，vol. xix，p.275 [§5242].

[5] *Letters of David Hume*，ed. Greig，vol. ii，pp.55-57.

[6] *Correspondance Complète de Jean-Jacques Rousseau*，ed. Leigh，vol. xxx，pp.29-46 [§5274]. 扎雷茨基和斯科特（Zaretsky and Scott）在《哲学家的争吵》中表明，卢梭肯定没有被休谟出卖，此事不是因为任何公开的可见证件，而更在于纯粹的情感（pp.167ff）。他们认为休谟和卢梭之间的争吵代表了启蒙运动与反启蒙运动的微妙斗争。关于这场争论中的修辞性力度的叙述，参见 Goodman，'The Hume-Rousseau Affair: From Private *Querelle* to Public *Procès*'；相反的论述，参见 Lilti，*Le monde des salons*，pp.342-355。

休谟对卢梭指控的回应，从其方式上说，也极端到令人难以理解。他收到卢梭的第一封信时立即给伍顿庄园的主人理查德·达文波特写了封信，请求他在"我整个生命中卷入的这个最重要的事情"上施以援手。[1] 几天后，他跟布莱尔说卢梭"肯定是现在这个世界上最黑良心、最恶毒的坏蛋，无人能与之相比"。[2] 他似乎还以同样的语气给霍尔巴赫写了两封信，在这两封现在已经佚失的信中，他打算让他巴黎的朋友和熟人都知道此事。休谟的一位巴黎收信人暗示他已经在这些信中提到过卢梭是"令人性蒙羞的、最黑良心、最恶毒的坏蛋"。[3] 很难理解，当休谟成为卢梭病态的极度敏感并迅速冒犯的对象时，他为何不能在考虑卢梭显然受到折磨的心灵后二思而行，采取一种更客观的、更同情的态度。他很清楚如果出版卢梭的信件，他就会"彻底毁了这个不幸的人"[4]——如他在给巴芙勒伯爵夫人的信中所指出的那样。而他依然决定那样做。休谟决定将此事公之于众，对此唯一的解释似乎在于他担心卢梭也打算做同样的事情。在休谟看来，卢梭写作第二封长信时心中所想的似乎是大众。而且，休谟还知道卢梭正在写他的回忆录，他知道这些回忆录会如何详细坦白、一目了然。他可能还担心他会在《忏悔录》中像郎贝西耶小姐、加蕾小姐和"妈妈"一样有一席之地。[5] 所以，他不顾他的好几位苏格兰朋友——包括布莱尔和斯密在内——的劝阻，在巴黎狄德罗和斯华的帮助下，于 1766 年 10 月集合出版了《关于休谟先生和卢梭先生之间争端的简要说明以及相关附件》（以下简称《简要说明》）。英译版本于 11 月在伦敦出版。此文是一篇叙事文，穿插以 1766 年前后休谟和卢梭两人之间的通信，还有贺拉斯·沃尔波尔的几封信，说明休谟与戏仿弗里德里希大帝的事件无关。在编者序言中，狄德罗和斯华力求证明休谟发表的决定是合

420

[1] *Letters of David Hume*，ed. Greig，vol. ii，p.54.

[2] *Letters of David Hume*，ed. Greig，vol. ii，p.57.

[3] 1766 年 7 月 17 日 Guichard de Meinieres 的来信，见：NLSMS 23153，item47。这封信对卢梭的个性表示怀疑。

[4] *Letters of David Hume*，ed. Greig，vol. ii，p.61.

[5] 实际上，《忏悔录》结束于 1765 年末卢梭离开瑞士之时。据莫斯纳所言，卢梭的自传"在 1765 年戛然而止，这个时间恰在他让自己处于休谟的保护之下"，这是个"令人费解的谜"［*The Forgotten Hume*，p.13；莫斯纳关于休谟—卢梭关系的详细描述，参见《被遗忘的休谟》（*The Forgotten Hume*）第 6 章］。

理的，并告知读者，这是休谟关于此事的最后的话："事实全都摆在公众面前：休谟把他的前因后果交给每个理智、正直的人来评判。"[1] 然而，休谟或许开始后悔发表《简要说明》。他的名言是——就像他在《我的一生》中所说的那样——绝不答复任何人。"我的脾气不是很暴躁，"他在那里接着说，"我很容易让自己置身于一切文学争端之外。"[2] 或许，卢梭事件不是严格意义上的文学争端。但这的确说明，休谟很容易暴躁。这不符合他自己在《我的一生》中描绘的形象，甚至不是那里暗示的那种模样。

威尔克斯与美洲

休谟在伦敦一直待到 1766 年 9 月末。接着，他回到苏格兰，开始停留在九泉，后来前往爱丁堡。在 1766 年夏末和秋天的信中，他基本上谈的都是卢梭事件以及《简要说明》的出版和翻译。只有到了 10 月，他才告诉他的书商安德鲁·米勒，说他正"回到我过去研究和静思的习惯"中。米勒仍然力劝他继续写《英格兰史》，而休谟仍然支支吾吾。"我很欣喜地看到派系偏见稍稍减少了些，"他解释说，"为我进入大人物的内阁扫平道路。"[3] 但是，"可能"，他"勾勒了随后的两朝或三朝统治时期的纲要"（"随后"的意思是指詹姆斯二世以后），那么，在伦敦条件允许的情况下，他将完成这些内容。[4] 次年 2 月，他仍然待在爱丁堡。他跟巴芙勒伯爵夫人说，"我以前源于本性和习惯的研究激情，因为如此漫长的中断，现在更强烈地捕获了我，我全身心地投入现在的事情中，以致我没有什么长远的决心"——例如，没有下定决心搬回巴黎，伯爵夫人正在怂恿他搬回巴黎，而他此时似乎也认为完全有可能搬回去。[5] 然而，当他下一次给伯爵夫人写信时，他只能

421

---

[1] *Concise and Genuine Account of the Dispute between Mr. Hume and Mr. Rousseau*（1766）, p.viii; cp.*Exposè Succinct de la Contestation qui s'est E'levée entre M. Hume et M. Rousseau*（1766）, p.xii.

[2] *The Life of David Hume*（1777）, p.15.

[3] *Letters of David Hume*, ed. Greig, vol. ii, p.98.

[4] *Letters of David Hume*, ed. Greig, vol. ii, p.106.

[5] *Letters of David Hume*, ed. Greig, vol. ii, p.118.

宣告他从爱丁堡搬到了伦敦。赫特福德伯爵再次联系了他，这次是力劝他接受他哥哥康威将军手下北方事务部的副国务大臣一职。休谟似乎抓住这个荒废他研究的机会，转而投身于沉浸公共事务所带来的消遣中。他曾在伦敦写信给巴本坦纳侯爵夫人（Marquise de Barbentane）说，他现在"从一个哲学家堕落成一个无聊的政治家，而且完全投身于政治中"[1]。"经过审视，"他写信给杜尔阁说，"我的境况看来远非令人讨厌，而且我发现，对于一个有文学取向的人来说，当他眼前没什么大文章时，事务，尤其是公共事务，是打发余生的最好事情……在我从事过一番辛苦的研究之后，公务对我来说反而是一种放松，而非辛劳。"[2]18 世纪 60 年代的英国政治状况意味着休谟相信他的职位不会持续太久。事实也是如此。1768 年 1 月，康威从他查塔姆大臣（Chatham ministry）的职位上退下来，这就结束了休谟待在北方事务部的岁月。与此同时，如他在给布莱尔的信中指出的，他帮助处理了英格兰与法国北部的国家——包括苏格兰——的关系，并且找时间"开始读本书，或写封私人信件，或与召唤我的朋友交谈"[3]。他此时阅读的这些内容中，有吉本写的瑞士革命的断代史手稿。他给这位作者写了一封满是赞誉的信，但建议他以英语而非法语写作，"……保证英语语言更好的稳定性和持续性"[4]。

　　在结束他北方事务部的职务后，休谟在伦敦待了 18 个月。没有证据表明，他待在伦敦是为了研究光荣革命之后的英国史。他需要确保应该拨给副国务大臣的津贴。他还需要决定，他将在哪里度过他余生的岁月。巴芙勒伯爵夫人和巴黎的朋友继续劝他回到他们中间，休谟花了些时间决定巴黎不是他要去的地方，又花了些时间找到告诉伯爵夫人这个决定的方式。法国、法国与英格兰的差异，肯定是他这段时间心中萦绕的问题。1768 年 5 月，伦敦似乎受到支持约翰·威尔克斯的民众彻底破坏法律和秩序的威胁。休谟跟巴本坦纳侯爵夫人说，他确信，大多数法国人必须离开伦敦回到

422

---

[1] *Letters of David Hume*, ed. Greig, vol. ii, p.128.

[2] *Letters of David Hume*, ed. Greig, vol. ii, p.137.

[3] *Letters of David Hume*, ed. Greig, vol. ii, p.134.

[4] *Letters of David Hume*, ed. Greig, vol. ii, p.171.

家乡，他们庆幸自己生在一个不易产生如此"不便"的政府。[1]休谟在巴黎的时光没有削弱他那种对英格兰过于自负、自信其统治形式有更多优点的无凭无据的认识。他写信跟图迪纳·德·蒙蒂尼（Trudaine de Montigny）说，"体会我的同胞中平庸大众的偏见，感受他们对法兰西民族的憎恶，从来就不是我的目的，而且我相信我也没那么多底气：我太了解他们，以致无法心生那样的情感"[2]。"威尔克斯和自由"旗号下的庸众很大程度上受到那些偏见的影响。文人圈的民众支持者们也是如此。对于他们其中的一个人，即历史学家凯瑟琳·麦考莱，1764年，休谟撰文解释说，他"认为所有类型的权力表现——从法国的君主制到瑞士一些州的最自由的民主制，如果是根据习惯和权威建立起来的，那它们同样都是合法的"[3]。这就是为何继承伊丽莎白的詹姆斯一世、查理一世的政府形式，如休谟在斯图亚特史中指出的，都是合法的政府形式，应该服从和效忠。这也是为何18世纪60年代末，休谟在面对他跟巴芙勒伯爵夫人描述的英格兰的"放纵不羁"[4]时，返回法国对他是个很有吸引力的主意。

休谟向德·蒙蒂尼评论说，思考哪些"琐碎小事"足以让英国和法国不断争吵、不断打仗令人"黯然神伤"。他接着说，七年战争"源于最草率的原因。它肯定不是因为你们野心的精神，但我们在海峡这边却是这么认为的；这场战争几乎也不是因为我们的野心，但我们在战争中的胜利让这一点成为欧洲的既有智慧。它是由某些名不见经传的设计者煽动起来的，有悖于两位国王、两国大臣甚至两个民族普通大众的初衷"[5]。这里，休谟又回到他在七年战争初期所写的一篇散文的主题上，这篇文章的题目是《论贸易的猜忌》[6]。1758年，凯姆斯转给休谟几篇乔舒亚·塔克的文章，讨论的是富国的财富在穷国低工资的竞争性优势下最终是否会流失，一如休谟在《政治论

---

[1] *Letters of David Hume*，ed. Greig，vol. ii，p.178.

[2] *New Letters of David Hume*，ed. Klibansky and Mossner，p.235.

[3] *New Letters of David Hume*，ed. Klibansky and Mossner，p.81.

[4] *Letters of David Hume*，ed. Greig，vol. ii，p.191.

[5] *New Letters of David Hume*，ed. Klibansky and Mossner，p.235.

[6] 和《论党派联盟》一样，《论贸易的猜忌》首次发表于1759年，但第一次出现在《关于若干主题的论文和论述》的目录中是在1760年版中，参见 *Letters of David Hume*，ed. Greig，vol. i，p.317.

丛》中提出的问题。[1]休谟发现塔克没有令人信服地驳倒他的观点，尽管如此，他仍然告诉凯姆斯，塔克在批评为了贸易而继续战争这个观念上（换言之，是 1763 年塔克将要出版的一本小册子的标题）是对的。[2]休谟特别喜欢塔克抛出来的"线索"，这样他就"会把这一线索作为一篇政治论文的主题"。因为塔克增加了休谟在一般原则上的信心，即最荒谬的事莫过于"国家间狭隘的恶意和嫉妒，见不得邻邦繁荣，只会一直恼火于其他国家为发展工业采取的任何新举措"[3]。《论贸易的猜忌》认为战争逻辑与贸易逻辑有着危险的冲突。[4]贸易不是零和博弈。没有一个国家能从摧毁邻邦的商业并把他们变穷这个事情中有所获。相反，一国只有从邻国的繁荣昌盛中有所得。商业野心和竞争精神保证一个国家的制造业因国际竞争对手的成就而得到促进，那些对手反过来又为国内市场无法吸收的制造业提供了市场。邻邦中技艺和制造业的普遍改进不会威胁出口："大自然给予了各国不同的创造能力、气候和土壤，保证他们相互交流、彼此通商——只要他们都勤劳开化。"[5]因而，留给贸易自己关心的，就像在《贸易的平衡》中指出的，就是钱的事。它也不需要政府强势干预的"保护"。当自我标榜的爱国者喜欢鼓捣的战争爆发时，人们认为胜利在于把英国邻邦变穷了，让邻国破产了，从他们手中夺取了殖民地。但是，谁会买英国的制造品呢？而且，何事会激起并引导英国的国内产业呢？"因此，我将斗胆宣布，"休谟总结说，"作为一个人，而且作为一个英国臣民，我祈祷德意志、西班牙、意大利甚至法国的商业繁荣昌盛。我至少相信大不列颠以及所有这些国家都将更加繁荣，如果他们的君主和大臣对彼此采取更大的格局、更仁慈的情感的话。"[6]

《论贸易的猜忌》补充证明了休谟在《论势均力敌》一文中的主张，即英国应该缓和一下它在回应想象中的法国造成的普遍君主制威胁时的狂热。

[1]休谟不赞同塔克的意见，对此，洪特在《"富国—穷国"之争》第 283—289 页有讨论（Hont, 'The "Rich Country- Poor Country" Debate'，pp.283-289）。

[2]Tucker, *The Case of Going to War for the Sake of Procuring*, *Enlarging*, *or Securing of Trade*, *Considered in a New Light*.

[3]*Letters of David Hume*，ed.Greig, vol. i, p.272.

[4]对这个问题的全面讨论，参见 Hont, 'Jealousy of Trade：An Introduction', esp.pp.6-8。

[5]*Essays and Treatises on Several Subjects*（1760），vol. ii, p.107.

[6]*Essays and Treatises on Several Subjects*（1760），vol. ii, p.110.

事实是，一个不受约束的国际通商的年代不存在那样的威胁。[1] 任何引导武力攻击邻国的国家都会所失大于所得。最终，就像塔克指出的，任何国家的问题一直是：不是征服了多少土地，而是它商品的价格如何，它是否能为它的商品找到市场。[2] 对于那些认为自己受到一国嚣张要求的威胁的国家，最糟糕的政策便是以牙还牙，并认为国家的安全在于帝国的扩大。对于以这种方式看待国际政治的人而言，《巴黎和约》不是值得庆贺的由头。另外，也没有必要进行七年战争，因为战争导致了军费问题，事实是，它所导致的国债将近翻番，从 7400 万英镑变成了 1.33 亿英镑。[3] 这加剧了休谟对抵押未来税收以支付当前开支这种行为的政治后果的悲观主义。在初版的《论社会信用》中，休谟就曾认为，英国政府的自愿破产或许能与国家自由的维持保持一致。在 1764 年版的《关于若干主题的论文和论述》增加的这篇文章中，他要悲观得多。[4] 他预测，如果国债急剧增加，高到该国税收基础能够支撑的最大值，那么，财富以及由此而来的权力，肯定不可避免会榨干提供绝大多数税收岁入的土地阶层和大商人。结果，"国王和人民之间的中产阶层"就不能发挥其遏制走向专制主义君主制趋势的作用。国王收入的唯一源泉将是债务人，由于债务人不可能愿意一直支付他们贷款的利息，国王除了取得绝对权力并在需要的时候以武力宣扬绝对权力外，没有其他的办法。因而，休谟 1752 年提出的两种选择之一，就变得更加迫在眉睫：要么，国家现在必须采取行动、欠债不还，要么，债务摧毁国家。当然，就像休谟本人完全预料到的，不列颠的政治家拒绝听从这一警戒。1771 年，休谟写信给斯特拉恩说，他能够"预见的只是，要么果断迅速地毁灭国家，要么摧毁公共债主"[5]。这也是进一步怀疑英国自由美德大国沙文主义颂歌的理由。

---

[1] 理解休谟这个观点的意义所必需的语境，参见 Robertson, 'Universal Monarchy and the Liberties of Europe', esp.368-373。

[2] Tucker, *The Case of Going to War for the Sake . . . of Trade*, pp.40-41.（"我进一步问，当你的物品被拿到他们的市场时，外国将会有怎样的行为呢？他们从来不会研究，你是不是胜利者，而仅仅会研究，你卖的商品是否便宜，或者至少和其他国家的商品一样便宜。"）

[3] 参见 Brewer, *Sinews of Power*, p.115。

[4] *Essays and Treatises on Several Subjects*（1764）, vol. i, pp.391-394. 关于《论社会信用》的修订意义，参见 Hont, '*The Rhapsody of Public Debt*', pp.340-346。

[5] *Letters of David Hume*, ed. Greig, vol. ii, p.237.

18 世纪 60 年代初的一段时间，休谟一直坚信乔治三世治下的政府会有所不同。1762 年 11 月，他告诉大卫·马利特（David Mallet），"现在的派系似乎完全消除了"[1]。6 个月后，他的话更准确了，但仍然很乐观。"党派以某种方式消除了，"他给马利特写信说，"至少辉格党和托利党的派系消除了。"似乎有理由希望，马利特计划中的马尔伯勒公爵的生平和职业的历史，还有休谟自己的《英格兰史》中的"真相"，从现在起被大众接受、受大众欢迎。[2]但是，18 世纪 60 年代中期，派系又恢复了。而且，不仅有辉格派和托利派的冲突，还有辉格派和辉格派的冲突。因为这些冲突从新政府开启的统治喷涌而出，还裹挟着对布特根深蒂固的敌意，1761 年选举出的首相并没有将辉格党拉得更近。现在与罗金汉侯爵联盟的纽卡斯尔与 1766 年在查塔姆伯爵支持下的皮特，在这两者持续仇恨的压力下，辉格党分崩离析。辉格党在布特失宠下台后于 18 世纪 60 年代中期重返政府，也仍然没能促进该党的统一。查塔姆再次表明自己对党派联系兴趣不大，他更在意把支持他偏好的政策的每个人都纳入政府中。在纽卡斯尔—罗金汉派的辉格人来看，这是伯克在猛烈抨击布特风格的政府的著作——《对当前不满的原因的反思》——中所摒弃的"不是人而是手段的能耐"的典型代表。[3]休谟还在北方事务部时，他在信件中指出，鉴于大臣们手握的实际权力少之又少，他们从公众那里受到的谩骂如此之多，而且还有防止他们从职位上捞钱的制衡机制，大臣职位不断变更是预料之中的事。那些好不容易得到最高职位的人几乎马上就后悔了。1767 年 9 月，休谟询问艾略特："那么，一个出生高贵、有钱、有地位的人，为何要为了不懂感激的公众而牺牲自己的名声和安宁？这就是最十全十美的完美政府导致的缺陷。"[4]动荡、踌躇、短视塑造了一种政治体系，而这种体系自己却因以臣民的自由限制了政府的权力而感到自豪。

1768 年的事件让休谟对这一诊断更加自信。这一年是大选之年，约翰·威尔克斯第一次被选出来作为米德塞克斯在下议院的代表，接着以不法

425

---

[1] *Letters of David Hume*，ed. Greig，vol. i，p.368.

[2] *Letters of David Hume*，ed. Greig，vol. i，p.385.

[3] Burke，*Thoughts on the Cause of the Present Discontents*，p.58.

[4] *Letters of David Hume*，ed. Greig，vol. ii，p.161；cp.Burke.

之徒为由被赶出议会。[1] 4 年前，他因为一首名叫《论女人》的诗被控淫荡下流，以及反布特的政治杂志《北不列颠》被控妖言惑众而未能进入议会。威尔克斯已因后者而服过刑。1764 年，他又因以书的形式重新出版该文而继续受审。主要问题是这本杂志的最后一期，即第 45 期，在这一期中，威尔克斯似乎含沙射影地说乔治三世是个骗子，因为他声称自己是议会召开之际的国王演讲的作者，而人人都知道，这份演讲词出自首相——当时令人憎恶的布特——之手。反对威尔克斯所采取的措施让他自己成为英国自由事业的殉道者，在伦敦的大小商人和工匠中他有很多支持者，他们狂热地赞成以下观点，即他们的自由正受到追逐私利的苏格兰阴谋集团的威胁，而这群苏格兰人实际上把年轻的乔治国王囚禁起来了。在 1768 年大选和威尔克斯被议会驱逐之后，他以不法之徒之名而被审判，结果，伦敦及其周边地区因数周的骚乱而动荡不已。5 月 10 日，在关押威尔克斯的圣乔治广场监狱周边的骚乱中，《骚乱法案》被宣读，士兵向民众开火了。20 个人被杀死，很多人都受伤了。1769 年 2 月米德塞克斯重新选举，在更多民众的强烈支持下，威尔克斯再次当选。接下来的这个月，威尔克斯被议会驱逐，接着再次当选，几次三番。只是在下议院宣布政府官员亨利·勒特雷尔（Henry Luttrell）"应该"成为米德塞克斯的议员时，这场闹剧才最终结束。此后，为了摆脱政府的腐败和专制，威尔克斯的支持者们向国王提出了一系列果断却毫无效力的请愿书。大约有 6 万名农村土地保有者和城市市民在这些请愿书上签了名。

那时仍在伦敦的休谟，把所有这一切都当作英国政府体系疲软无力的进一步证据。18 世纪 50 年代时，休谟在苏格兰度日时便认识了威尔克斯，而且和他关系不错，所以他对《北不列颠》强烈的反苏格兰基调感到愤愤不平。"就他而言，他与我们的同胞交谈了这么多，"他写信给安德鲁·米勒说，"这个名声很坏。"[2] 但是，休谟在 18 世纪 60 年代末的通信中抱怨的不

[1] 完整的叙述，参见 Rudé, *Wilkes and Liberty*。

[2] *Letters of David Hume*, ed. Greig, vol. i, p.383. 可能正是威尔克斯让《论自杀》和《论灵魂不朽》这两篇未经授权出版的文章流传开来。他在巴黎逃避英国司法制裁时告诉休谟，安德鲁·米勒给了他一本仍然包含这两篇在内的《论文》。"你把那个副本委托给他是不谨慎的"，休谟跟米勒写信说（*Letters of David Hume*, ed. Greig, vol. i, p.444）。当威尔克斯图书馆出售时，米勒拿回了那本书，并销毁了"那两篇令人憎恶的文章"——如休谟在同一封信中对那两篇文章的称呼一样。但威尔克斯可能事先就制作了几个副本。

是威尔克斯本人，而是威尔克斯的支持者们——"那帮流氓暴民"。威尔克斯的事业为伦敦手工艺人对他们薪资和工作条件的普遍不满提供了一个发泄的渠道，不过，据我们所知，休谟从未对这一事业表达过同情。也没有证据表明，他对 1768 年 5 月圣乔治广场逝去的生命有惋惜之情。两周后，休谟写道，"这些暴动毫无根基"[1]。"这里的人民陷入混乱（我希望是不太危险的混乱），"他 6 月份给杜尔阁写信时说，"纯粹是因为滥用自由，主要是滥用言论自由。我不得不说，没有任何实际上的冤屈，而只是想象中的不满，他们中没有一个人能够说出一种他们希望矫正的政府状况，他们叫嚣着自由，但他们却显然比这世上任何民族都要自由。他们拥有太多的自由，超过了他们应得的自由，可能还要超过任何人应该拥有的自由。"[2]休谟似乎认为新一届政府对威尔克斯骚乱的回应过于宽容了。首相的"玩忽职守或者说无知、懦弱，"他跟艾略特说，"应该让他们感到羞耻、脸上无光。"[3]"当法律、宪政、国王和整个立法机构受到公然侮辱，却免遭惩罚时"，他跟穆尔说，他们的行为简直"可耻"。[4]他写信给巴芙勒伯爵夫人说，"放任自由，或者可以说是对自由的狂热，占据了我们的脑子，把任何事情都变成一团糟"[5]。"这里的每件事都让我愤怒，这种愤怒我既不能控制也不想隐瞒，"他给罗伯逊写信时说，"不过在一位哲学家、一位历史学家看来，人类的疯癫、痴愚、邪恶应该都是寻常事而已。"[6]1769 年 3 月，看到威尔克斯反复当选又反复被驱逐，他开始认为整件事情的"荒唐"甚至远胜于天主教阴谋。[7]

　　后 1688 宪政解决方案为何像看上去那样已然崩溃，在这个问题上，1768—1770 年这几年发展出了三种宽泛的思路。[8]政府方面认为，民众骚乱说明日渐繁荣、普遍财富过度所带来的不可避免的风俗变化。贪婪和奢侈

---

[1] *Letters of David Hume*, ed. Greig, vol. ii, p.178.

[2] *Letters of David Hume*, ed. Greig, vol. ii, p.180.

[3] *Letters of David Hume*, ed. Greig, vol. ii, p.184.

[4] *Letters of David Hume*, ed. Greig, vol. ii, p.189.

[5] *Letters of David Hume*, ed. Greig, vol. ii, p.191.

[6] *New Letters of David Hume*, ed. Klibansky and Mossner, p.186.

[7] *Letters of David Hume*, ed. Greig, vol. ii, p.197.

[8] 参见 esp.Brewer, *Party Ideology and Popular Politics at the Accession of George III*, ch. 12；还有 'English Radicalism in the Age of George III'。

让人们不愿忍受和平有序的社会所必需的约束和限制。而皮特和纽卡斯尔心中的反对党政治家们，据说软弱乏力、毫无节操，为了党派目的，不惜进一步煽动这种毫无依据的不满。与之相反，另一方的观点认为，民众和骚乱对政府的腐败进行了可以理解的回击。18世纪60年代初，国王和下议院的关系出了些差错。下议院名义上的功能是代表人民的意志，但它没能形成对宫廷权力的有效制衡。那么多财富和权力现在都集中在国王手中，以致下议院充斥着完全仰仗执政者的臣僚，结果，首相却不关心那些臣僚所代表的意愿。从这一点来看，1768年米德塞克斯的选举，可以说是人民——至少是那些有选举权的人民——被褫夺选举权的标志。而且，由于下议院完全屈服于宫廷的影响之下，这就轮到人民来明确表示：事情得变一变了。当然，这个世纪上半叶的反对党"乡村党"的话语和博林布鲁克用来反对沃尔波尔的话语，这两者之间有一些相似之处，但它们同样也有重要的差别。18世纪60年代末的反对党辉格派，在1768年纽卡斯尔去世之后，围绕在罗金汉侯爵身边的群体相对较少，他们认为，解决办法不在于土地士绅的智慧和爱国主义，准确地说反而是在于回到沃尔波尔式的政府。这是伯克《对当前不满的原因的反思》一书观点的精髓。辉格党的显赫人物"诚意联手"从"幕后"秘密运行的内阁中夺回权力才是需要做的事情。还有一些反对现状的人，包括凯瑟琳·麦考莱在内，都希望进一步迎合威尔克斯党的特殊要求，这就意味着不仅采纳诸如更频繁的召开议会、提供职位和津贴的议案等（这两者都是伯克明确拒绝的）"乡村党"的政策，而且还要采取一种全新的政治代议制体系。他们指出，选举层需要以过去乡村党从未想过的方式扩大。[1]

没有证据表明休谟赞成这些观点。他显然对政府谴责威尔克斯暴乱者行为的意愿抱有一些同情，并完全否定激进派的要求。虽然休谟肯定知道自己能够同意伯克《对当前不满的原因的反思》中的某些内容，但他不可能接受阴谋论，这个阴谋论被认为是驱使回归到老辉格党做事路子的动力。但是，休谟似乎的确承认以下观点，即威尔克斯骚乱证明英国政治的结构与动力发

---

[1] 比如，凯瑟琳·麦考莱对伯克的批评，可参见 *Observations on a Pamphlet, entitled, Thoughts on the Cause of the Present Discontents*。

生了根本的变化，18世纪60年代末参与争论的绝大多数人——即便不是所有人——都承认这一点。时代发生了翻天覆地的变化。因此，《关于若干主题的论文和论述》必然需要某种修订。自1748年以来，《罗伯特·沃尔波尔爵士其人》一直都是《论政治可以简化为一门科学》这篇文章的一个脚注，这个脚注在1770年新版的《关于若干主题的论文和论述》中被彻底删掉。休谟肯定认为，沃尔波尔的善恶，不再是哲学政治家的兴趣点了。而且，休谟现在似乎适当地缓和了一下他对汉诺威时代英国功绩的称赞。《论新教徒继承》一文的删减似乎就显得特别重要。威尔克斯已经说明，人们不可能再相信"一位侵权的暴君或胡说八道的偏执狂，单凭他自己的不当言行，就能惹怒整个国家"[1]。同时删掉的还有这一观点，即自由"是社会极其珍贵的福祉，无论怎样都能促进社会的发展和安全，几乎每个热爱人类的人都会对它爱不释手"[2]。自由赋予社会福祉的一个重要的、更恰当的观点，可能是删掉《论新闻自由》结尾几段话的原因。现在的这篇文章突然结束于这一评论："我们政府的共和性质……将自然谨慎地保持新闻自由，这对于政府自身的持存同样重要。"休谟没有像前面所有版本一样接着论述道，新闻自由"带来的不便如此之少，乃至它可以被认为是人类的一般权利"[3]。他对法律、秩序的崩溃甚至促使他修改了他对国债的悲观态度。公债的首要弊端是，它导致人民和财富都集中在首都。而且，休谟现在补充说，庞大的伦敦"使得人们拉帮结派、桀骜不驯、煽动叛乱，甚至可能真的发动叛乱"。但不得不承认，对于这一点，国债本身也提供了一种补救措施。因为，所有股票持有人都会为了自己的利益而竭尽全力支持政府采取抵制混乱的措施，无论威胁是来自"詹姆斯党人的暴乱还是民主派的狂乱"[4]。

《关于若干主题的论文和论述》的下一版也是最后一版，是休谟身后出

429

---

[1] 比较一下 *Essays and Treatise on Several Subjects*（1768），vol. i，p.558 和 *Essays and Treatises on Several Subjects*（1770），vol. ii，p.326。

[2] 比较一下 *Essays and Treatise on Several Subjects*（1768），vol. i，pp.560-561 和 *Essays and Treatises on Several Subjects*（1770），vol. ii，p.328。

[3] 比较一下 *Contrast Essays and Treatise on Several Subjects*（1768），vol. i，p.12 和 *Essays and Treatises on Several Subjects*（1770），vol. i，p.13。

[4] *Essays and Treatises on Several Subjects*（1770），vol. ii，p.140.

版的 1777 年版。这一版增加了一篇全新的文章，标题是《论政府的起源》。这篇文章完成于 1774 年 3 月[1]，虽然该文没有提到具体的历史事件，但它可以理解为作者对那个时代的政治状况的进一步回应。这篇文章认为，政府的起源在于人类拥有的某些最基本的需求，对社会的需求、对作为确保社会和平稳定的正义的需求。而且，这篇文章的结尾提醒读者，无论采取何种形式，政府维持社会秩序的方式是限制人类曾在自然状态下拥有的自由。实际上，自由最好定义为法治。然而，即便在法治而非人治的政府中，人类总是渴望自由，以致自由和权威的平衡杠杆注定永远在相互较量。"在所有政府中，"如休谟所言，"**自由和权威**永远都在或公开或秘密地内斗，在这场较量中，任何一方都不可能取得决定性的胜利。"[2] 在这个问题中有一点无可争议，而且休谟肯定完全意识到他在很大程度上超出了老生常谈的政治思想来建构那篇文章。重点似乎是让那些人——休谟心中想的可能是威尔克斯派的激进分子——那些要求自由，除了自由别无所求的人回归理智。自由是"文明社会的完善"，这是真的。但权威是一个社会能够存在的必要条件，这也是真的，而且需要被人们记住。这就暗示了自由与权威的争斗，通常，权威是应该赢的那一方。然而，在这篇文章的最后一句，休谟对这一最后的主张做了修饰，他承认，有更多理由关心什么才是社会的完善（自由），而非什么是社会存在的必要条件（权威），这一点可以说"是有某种理由的。"[3] 当休谟的写作对象是公众时，他总是想让他看起来公正无偏，"富有哲理"。在他的信中，如我们看到的，他毫不含糊地认为，当前需要加强的恰是权威。

休谟在先前的文章中探索了这篇新文章的主题。《人性论》第三卷有一节的标题是《论政府的起源》，而《论原始契约》这篇文章让休谟回到政治社会最初是如何形成的这一问题。这三篇论政府起源的文本之间是有连续性的，但也存在一些重要的差异。被统治者的同意之下是否可能树立效忠政府的义务，休谟对此的怀疑论没有妨碍他在《人性论》《论原始契约》中诉诸同意来解释人类最开始创造一种能够补救人们偷窃、违背合作协议这一自然

---

[1] *Letters of David Hume*，ed. Greig，vol. ii，p.287.

[2] *Essays and Treatises on Several Subjects*（1777），vol. i，p.38.

[3] *Essays and Treatises on Several Subjects*（1777），vol. i，p.39.

倾向的能力。除了理性的自利的同意才能找到脱离原始的自然状态的出路，除此别无其他。这是因为，自然状态下的每个人，多多少少都和其他人一样强壮，所以若没有对他人的帮助，没人能够强迫他人服从自己，而那种帮助——以邪恶的循环解释相要挟——不得不免费给予。[1] 在《论政府的起源》一文中，休谟将以同意为基础的故事作为开头，但现在与之形成鲜明对比的则是一种完全不同的叙述，它讲述了一个似乎更合理的故事，即政府真正是如何形成的。[2] 因为人类不可能足够理性，在仍处于自然状态时，他们就可能认为政府是必需的，并全都同意组成一个可能的政府。事实非常可能是更"偶然的"、更"不完善的"。事实可能是政府源于自然状态下一定存在的永恒战争。一个人可能因为自己的勇气和智慧脱颖而出，他的同胞逐渐形成了臣服于他意志的习惯。接着，他们就习惯了不仅在战争期间，而且在和平时期都承认他的权威，彼时，他成为裁定纠纷、解决争吵的仲裁者。换言之，从自然状态过渡到政治社会不是一蹴而就的。这一变化是逐渐发生的，发生的时候可能没人知道正在发生什么事。而这一驱动力便是对权威的需要，而不是自由的个体想要维持他最珍贵的自由的欲望。这里，人们再次意识到18 世纪 60 年代末休谟经历的伦敦暴民事件对他的影响。《论原始契约》一文的观点从《论政府的起源》的角度来看就必须修改一下，而在 1777 年的版本中，它又新增了一段，这段话强调最初对另一个人意志的同意是"非常欠缺的，不能作为常规执政的基础"[3]。新增的另一段坚称，无论个体还是立法者都没有权利作出"剧烈的革新"，因为政治革新弊大于利几乎是一致的历史教训。[4]

　　这次对《论原始契约》的最后修订在某种程度上解释了休谟对威尔克斯被下议院驱逐所造成的国内动荡的反应为何是那样的态度。人们很容易理解

[1] 参见 *Treatise of Human Nature*（1739–1740），vol. iii，p.135 ［III.ii.vii：SBN 535-536］；*Essays and Treatises on Several Subjects*，vol ii，pp.270-271。

[2] *Essays and Treatises on Several Subjects*（1777），vol. i，pp.38-9. J. B. 斯图亚特提醒说，"休谟在他后来的著作中日益……强调……政府原则不是出于人类的洞见和设计，反而是作为偶然的、未曾预料的后果——不太配得上人类的努力——自我实现的程度"（*Moral and Political Thought of David Hume*，p.158）。

[3] *Essays and Treatises on Several Subjects*（1777），vol. i，p.474.

[4] *Essays and Treatises on Several Subjects*（1777），vol. i，p.483.

他对暴民的过分谴责，以及他在《关于若干主题的论文和论述》最后一版就权威主义的修改，这种权威主义只有在一位几近暮年的老人身上看到，尤其是在一个仅在晚年才获得财富、名声和政府赞助的人身上看到。更激进的辉格派中那些休谟的批评者肯定认为，他的政治著作和历史著作的托利主义最终直接流露出来了。然而，休谟谴责狂热分子追求自由就意味着他对国王和贵族毫无批评的尊重，总是这样看待他也是不对的。休谟对威尔克斯和自由的反应毋宁说是受到以下信念的激励，即他相信英国的灾难是共和党人政治想象的唯一可能的结果。此前，17 世纪四五十年代已经尝试过共和国，其结果不是自由，而是恰恰相反。正在被削弱的政治权威造成了无政府，而在无政府中产生的是专制主义。休谟觉得，想一想同样的事情再次发生是有道理的。1775 年 2 月，他写信给他的侄儿大卫·休谟说，虽然大卫的格拉斯哥教授约翰·米勒认为在抽象思考中共和主义可能是最好的政府形式，这一点是对的，但共和主义也是一种"仅仅适用于小国家"的政府形式。"在我们国家，任何试图建立共和制的尝试，"休谟接着说，"只会产生无政府，而无政府是专制主义的直接预兆。"[1] 多于当前宪政允许的自由——比如，更频繁的选举，或者采取措施限制国王在议会的影响，或者扩大选举权——都会削弱政府，结果让政府不能履行维持社会和平和秩序的功能。

休谟写信给他侄儿的时候，另一场反抗运动兴起，挑战着 1688 年革命以来一直运行的宪政格局。1775 年，在大西洋彼岸，英国军队和那些认为议会无权向 13 个美洲殖民地施加其意志的人之间爆发了武装冲突。最初的挑衅是 18 世纪 60 年代中期通过了旨在对殖民地开征新税的法案。抵抗非常激烈，以致最令人憎恶的一条法案——《印花税法案》——被立即废除了。休谟是支持废除该法案的人之一。他就议会争论的这个问题写给赫特福德伯爵一封长信，信中说，如果废除的请求被拒绝，罗金汉侯爵普遍亲美的大臣将会下台，接着，美洲人"将会陷入绝望，可能会负隅顽抗，导致最致命的后果"[2]。但无论如何，这些致命的后果还是发生了，因为英格兰只有几个人

---

[1] *Letters of David Hume*, ed. Greig, vol. ii, p.306. 这封信认为共和主义只有在小国才能实施，这一主张与《完美共和国的观念》中的观点相反，令人费解。参见上文第 287 页（本书边码）。

[2] *Letters of David Hume*, ed. Greig, vol. ii, p.22.

打算和皮特一起承认，英国议会是否有权不经美洲殖民地同意——殖民地不会同意，因为他们没有议会代表——就对他们征税，这才是真正的原则性问题。至少，这是皮特**说过的**他在关于废除《印花税法案》的争论中承认的问题。一旦他作为查塔姆伯爵从罗金汉侯爵手中接过首相一职，他对美洲的支持就冷却了，他容忍他的财政大臣查尔斯·汤森德变着法儿加重美洲人的税收负担。美洲人再次反抗，而且政府又退让了，并废除了汤森德所有的税收，除了茶税。在休谟看来，这些"美洲善事"进一步表明政府在回应威尔克斯骚乱中形成的那种"玩忽职守、无知和懦弱"。[1]殖民地迎来了几年相对的和平，1773 年 12 月 16 日，当波士顿人民把一船东印度公司的茶叶倾倒在城市港口时，和平化成了泡影。接踵而来的是一系列"强制法案"，这些法案反过来刺激了进一步的反对，最终导致 1775 年 4 月列克星敦绿地武装对抗的爆发。"血溅四方，"伯克在接下来的 1774 年 1 月写道，"闸门大开——战争在哪里结束，何时结束，如何结束，只有上帝知道。"[2]

在列克星敦绿地冲突爆发前的一个月，伯克在议会的演讲中指出，让美洲人服从英国国王的和平解决法仍然是有可能的。[3]相反，4 年前，休谟确信，"根据事物的性质"，英国与美洲的联盟"不可能维持很久"[4]。但严格说来，联盟何时会结束呢？1774 年 2 月，休谟认为，虽然美洲人政治上不再幼稚，也已经过了适合用鞭子鞭策他们效忠的年代，但他们"仍然还没成年"，像本杰明·富兰克林提出的那样彻底脱离母国的想法还不成熟。[5]然而，1775 年 10 月，他断定，对于殖民地而言，那个时机的到来"完全取决于他们自己"。休谟给斯特拉恩写信说，如果他在内阁讨论美洲境况的问题，他将指出，英国人继续致力于把他们的意志强制性地施加在一个如此遥远又公然敌对的国家，这种做法没有一点财政意义。若没有殖民者自身的合

---

[1] *Letters of David Hume*, ed. Greig, vol. ii, p.184.

[2] 引自哈里斯为伯克《前革命时期的著作》(*Pre-Revolutionary Writings*) 所写的"导言"，第 205 页。

[3] 这是以《与殖民地和解》为标题发表的那篇演讲。"只要你有聪明才智维持这个国家的君主权威并庇护自由……，"伯克对他的同胞议员说，"无论在哪里，被选中的英格兰种族和子民都崇敬自由，他们都将把脸转向你。"（p.60）

[4] *Letters of David Hume*, ed. Greig, vol. ii, p.237.

[5] *Letters of David Hume*, ed. Greig, vol. ii, p.288.1771 年秋天，富兰克林在爱丁堡休谟家做客好几个星期。

作，一支 3 万人的军队不足以维持殖民地的秩序，而且，谁来为这支军队买单呢？显然不是殖民者，也不是英国人，因为这将"彻底摧毁我们的财政状况"。也没有决定性的财政优势来维持垄断贸易，而垄断贸易应该是维护英国和美洲的殖民关系的根本理由。这种垄断最多带来六七百万英镑的收入，即便美洲港口向所有人开放，英国和美洲的大多数贸易也会继续，想想这个问题是有道理的。[1]1776 年 2 月，他给斯密写信时说，虽然英国海军或许会因美洲独立而遭到损失，因为从事北美大西洋贸易的不再只有英国船只，但英国制造业受到的影响或许不大，因为美洲仍然需要英国的货物。因此，整个美洲问题"没有一般想象的那么重要"[2]。对两国而言，最好的事情是放下武器，握手言和，成为朋友。[3]

"从本性上说，我是一名美洲人，"休谟在另一封信中宣称，"而且希望我们能让他们以他们认为适当的方式自己统治或统治无方。"[4]不过，休谟从其本性上说当然不是真正的美洲人，正如伯克一样。他没有改变他近期对共和主义的看法，并在几年前批评威尔克斯派暴民时彻底否定了共和主义。我们在 1775 年 12 月给他侄子的信中看到，他断定共和主义在一个像英国这么大的国家——以及拥有数倍于英国的 13 个殖民地——无法实行。这就让他对美洲问题的立场非同寻常了。英国大多数支持美洲独立的人相信美洲反叛的事业是正确的，英国继续统治殖民地的观念是错误的。理查德·普莱斯在其 1776 年的小册子《论公民自由的本质》中指出，与美洲的竞争"是一场不可能源于优势的竞争"："没钱，因为美洲各省在其荒无人烟的时候，不会提供任何收入，换言之，如果他们应该给钱，征服他们并让他们服从的费用将会大大超过那笔收入。也没有任何贸易优势，因为，认为通过贸易让我们的顾客变穷，并在他们心中留下对我们永远的憎恨简直是仅次于疯狂的愚蠢。"[5]他还指出，英国想赢的不是战争。然而，普莱斯最初反对战争是因

---

[1] *Letters of David Hume*, ed. Greig, vol. ii, pp.300-301.

[2] *Letters of David Hume*, ed. Greig, vol. ii, p.308.

[3] 关于休谟对美洲问题的立场的研究性思考，以及这一立场所告诉我们的作为一个整体的休谟政治思想，可参见 Pocock, 'Hume and the American Revolution: The Dying Thoughts of a North Briton'。

[4] *Letters of David Hume*, ed. Greig, vol. ii, p.303.

[5] Price, *Political Writings*, ed. Thomas, pp.47-48.

为战争从根本上说是不正义的。战争是暴君的行为，除此别无其他。因为，"一切文明政府，只要是名义上的自由政府，都是人民的创造物。它根源于人民。它在人民的引导下行动，除了人民的幸福别无他想。"法治而非人治的政府不足以定义自由：重要的是法律是谁制订的。美洲人应该自由地生活在他们为自己制定的法律之下。[1]托马斯·潘恩的《常识》以更丰富的语言表达出了相同的观点。如果休谟表达过支持哪方的权利，那不是在留存下来的信件中。他的"美洲性"看来纯粹是实用的、经济的。他对这个问题的看法和乔舒亚·塔克有相似之处。塔克认为，对于英国人来说，唯一可行的行动计划是让美洲独立，不是因为他们有独立的自然权利，而只是因为唯一的行动准则是英国的利益。没理由认为英国会失去它的美洲贸易，把所有的英国官员和军人撤回国内将会节省一大笔钱，美国人为了偿还他们的英国债务必须变得更好，到美洲的移民会停止，等等。[2]他和斯密在《国富论》的最后一段所表达的观点也有相似之处。和斯密一样，休谟认为，如果英帝国的一个省不能被强迫着为作为整体的帝国贡献一点力量，那英国应该"让她自己"免除战争期间保卫这个省、和平时期支持该省民事和军事建设的那笔开销。如斯密指出的，对英国而言，是时候"努力让她未来的前景和规划适应她真实的日常状态了"。[3]

如斯密没有指出的，美洲战争势必产生巨额开支[4]，而休谟对日益增加的国债造成的政治后果的担忧似乎在他晚年进一步加剧。此时的人们对英国债务前景的态度比较乐观。比如，休谟在巴黎认识的伊萨克·德·品托——休谟受雇于北方事务部时曾给品托担任助手[5]——在其《流通的性质》（1771）中指出，关于英国必将毁灭国债或国债必将毁灭英国，这不是事实。德·品托指出，英国国债"远非一种压迫性的负担，它让王国变得富

[1] Price, *Political Writings*, ed. Thomas, pp.23-24.

[2] 参见 Tucker's *The True Interest of Great-Britain set forth in regard to the Colonies*，还可参见他早期的 *Letter from a Merchant in London, to his Nephew in America, both in Four Tracts*（1774）。

[3] Smith, *Wealth of Nations*, ed. Campbell, Skinner, and Todd, p.947.

[4] 结果，国债从 1775 年的 1310 万英镑剧增到 1783 年的 2450 万英镑，见 Brewer, *Sinews of Power*, p.115。

[5] 参见 Popkin, 'Hume and de Pinto' and 'Hume and Isaac de Pinto: Five Unpublished Letters'。

裕，刺激了商业”[1]。政府偿还其借款的利息增加了流通中的货币，而流通货币的增加又刺激了制造业。健康的经济证明国家的信誉度，让政府有可能再举新债，由此进一步促进了流通。当然，这种良性的流通取决于政府总是能够偿还利息（据德·品托看来，偿还本金从来都不是必需的），可以采取各种各样的措施确保总是能够支付利息。在巴黎的时候，休谟就见过德·品托这一观点的最初设想，但他没有被说服。他最后修订的《英格兰史》中有一个他对都铎时期政府一般评论的脚注，该脚注比较了伊丽莎白的节制开销和现代政治家的极度挥霍，考虑到与 16 世纪下半叶英国卷入为民族存亡而战的战争相比，最近的战争有多“无聊”，这种挥霍就更加令人厌恶。“我们最近的谬见超出了历史上的任何想法，”休谟写道，“甚至连十字军东征的那些谬见都不例外。因为，我觉得，没有数学上的甚至较少算术上的论证证明通往圣地的道路不是通往天堂的道路，而无休止的国债增长直接导致国家毁灭，这一点也无须数学证明。”“1776 年这一年，”休谟继续说，“这片土地上的所有收入，特伦特河以北、雷丁以西的收入，都被永远地抵押了，或者说永远预支了。”而且，没有任何可以想象的情况认为英国的债权人会放弃他们对国家未来收入的要求，也没有哪种情况能让国家乐意拖欠债务。“我们实在太笨了，”休谟总结说，“乃至我们在等待自己的无数灾难中竟然丧失了同情。”[2] 共和派的激进分子对待他们磨坊的蓓粉时如此悲观。1778 年，普莱斯把这个新脚注形容为“休谟先生对这个王国的临终警告”[3]。

末世式的启示录经常公然出现在 18 世纪 60 年代末和 70 年代的休谟信件中。即便美洲形势未成战争时，他也有种强烈的灾难意识——这些灾难会降临在严重举债的英国政府头上。实际上，他偶尔似乎更乐意想象灾难的到来。“我乐意看到英格兰每时每刻陷入疯狂愚蠢的地步”，1769 年 10 月，他在爱丁堡写信说。“这些特性交织在一起才是一部优秀历史叙述的真正要素，

---

[1] De Pinto，*Essay on Circulation and Credit*，p.42.

[2] *History of England from the Invasion of Julius Caesar to the Revolution in 1688*（1778），vol. v，pp.475-476.

[3] Price，*Additional Observations on the Nature and Value of Civil Liberty*，*and the War with America*，printed with *Two Tracts on Civil Liberty*，p.xiii. 波科克认为休谟相信“国债”最终会颠覆英国社会的整个结构这一观念是“他经济思想的瓶颈”：'Hume and the American Revolution'，p.139。

尤其是如果一些标志性、毁灭性的骚乱接踵而来的话，因为我希望那些事情马上落到那些坏人身上。"[1]"尽管我年事已高"，一周后他写道，"我还是希望看到社会破产，美洲彻底反叛，英格兰人被赶出东印度，伦敦缩小到不到现在的一半，政府交还给这个王国中的国王、贵族和绅士"[2]。六年后，他仍然肯定地主张，英国将会很快失去它在美洲的所有土地，它还会失去东印度贸易，这个国家的信誉将被彻底摧毁。[3]当然，这些信件中的极端主义和反英格兰语调本意是逗乐它们的读者，但无论如何，它们还是包含了不止一点的严肃内容。实际上，休谟的确思考过英国不久会面临重大经济问题和政治灾难。他似乎相信，英国的问题比其他欧洲国家的问题要严重得多。这里无须多说，随后发生的事件证明他完全错了。但是，信用危机即将吞没法国，准确地说，随之而来的是休谟最害怕的那个循环圈——先是无政府，后是专制主义。[4]

437

修订《自然宗教对话录》

　　1769 年 8 月，休谟离开伦敦前往苏格兰。[5]两个月后，他写信给吉尔伯

---

[1] *Letters of David Hume*，ed. Greig，vol. ii，p.208.

[2] *Letters of David Hume*，ed. Greig，vol. ii，p.210.

[3] 参见致托伦斯的安德鲁·斯图亚特的信，日期是 1775 年 8 月 1 日，收录在 Baumstark，'The End of Empire and the Death of Religion'，pp.256-257.

[4] 参见 Bossenga，'Financial Origins of the French Revolution'。米歇尔·肖索尼（Michael Sonenscher）在《大洪水来临前》（*Before the Deluge*）中表明，法国旧制度下的很多焦虑和休谟对英国未来的担忧很相似，他还指出，1789 革命可以视为一个破产的国家如何履行其对债权人和公民两者责任这个问题的解决办法。肖索尼引用乔治·查莫斯（George Chalmers）而非休谟式的答复来回答休谟的担忧："我们国家拥有大量的人民，他们得到更好的引导，更勤劳，他们将大量资本用在更多赚钱的事情上，他们从宪政中汲取能量，信任他们的统治者"，这群人保障了英国未来的稳定（p.56）。在查莫斯看来，"休谟认为每个人都围在他身边，却没有感觉到他们的偏离"（p.55）。就像肖索尼继续说的，詹姆斯·斯图尔特 1767 年的《政治经济学原理研究》（*Inquiry into the Principles of Political Oeconomy*），完整答复了休谟关于国债政治后果的悲观主义。

[5] 1769 年 9 月 6 日，《卡里多尼亚水星报》发表了一首由"Philocalos"创作的诗歌，题目是"To D- H-，Esq; on his return to Edinburgh"。这首诗的开头是这样的："O thou to Albion's deathless honour born，/Whom worth，wit，wisdom，eloquence，adorn."利维斯通猜测作者可能是约翰·霍姆，参见 'A Poem by Philocalos Celebrating Hume's Return to Edinburgh'.

特·艾略特说，他"身心都在爱丁堡，对伦敦甚至巴黎，再也没有一丁点儿眷念之情"[1]。在《我的一生》中，他宣称，他现在"非常富有（因为我每年有 1000 英镑的收入）、健康，虽然常年有点小毛病，但未来可长享清福，目睹我的声名日起"[2]。他在詹姆斯宅院的公寓中待了一段时间，但很快他在最近建立的新城圣安德鲁广场上买了一块地，并于 1772 年圣神降临周搬进了新建的、非常宽敞的大房子。他在写给艾略特的同一封信中说，旧城的公寓太小了，"不能施展我高超的厨艺天赋，我打算余生都沉湎于这门学问"[3]。他把艾略特留在伦敦，但其他很多老朋友都住在苏格兰首都，或在爱丁堡度过一年中的好时光，现在，他全身心地享受他们的陪伴。现在，即便在给巴芙勒伯爵夫人的信中，他也不再谈起在灯火辉煌的巴黎找一处住所了。"这里有一些很会交谈的人，"1772 年 1 月，他向伯爵夫人解释说，"与他们交往，一起谈论我的书，占据了我的大量时间，我都不得空闲。"[4]可能休谟一回到爱丁堡，他就意识到是回到了家，而这种感觉是其他地方感受不到的。这不是说，即便在他的亲友中间，他与他们完全志趣相投，因为，他的确拥有很多他同时代人不曾有过的想法，并在很多重要的事情上——比如宗教、死亡——与他们有不同的看法。但是，这些事情他不喜欢谈论，我们可以推测，在爱丁堡，没有人强迫他谈论那些话题，除了恬不知耻的詹姆斯·鲍斯威尔——1776 年 7 月，鲍斯威尔把探明休谟"是否不相信来世，即使当时他就在他眼前过世"当作自己的正事。[5]从休谟的信件判断，即便在最亲近的朋友中间，休谟也似乎更愿意讨论政治而非哲学。在苏格兰的大社交圈子里，他自由地放纵他的天性，就像亨利·麦肯齐说的，"淳朴、自然、好玩，他的交谈让朋友们感到快活，甚至常常平息他的哲学怀疑所伤害、冒犯的那

---

[1] *Letters of David Hume*, ed. Greig, vol. ii, p.208.

[2] 'My Own Life', in *The Life of David Hume*（1777），p.30.

[3] *Letters of David Hume*, ed. Greig, vol. ii, p.208.

[4] *Letters of David Hume*, ed. Greig, vol. ii, p.255.

[5] 鲍斯威尔在《我与大卫·休谟先生的最后一面》（'An Account of My Last Interview with David Hume, Esq'）中详细描述了这次交谈，参见 *Boswell in Extremes*, pp.11-15。在某种程度上，他让自己相信休谟"或许不是没有对来世的某种希望，他意识到（或至少有一种概念）他的行为是高尚的，这一意识支持着他（即休谟）的精神"（p.15）。

些信仰原则的人的怒火——如果没有能力撼动的话"[1]。相反，在巴黎的哲人中、沙龙里，休谟无疑总是被迫准确地讨论形而上学和宗教问题，而他几乎不喜欢在公众面前抛出这些问题。他还被要求发表他对这些问题的看法，而他认为在一场机智的交谈中很难复杂地表达清楚一个主题。

但是，休谟返回爱丁堡后几乎没写任何东西，他依然保持文人的身份，但忙碌的社交生活让他一天没几个小时能坐下来阅读。古典著作还是他的心头好。一点儿也不奇怪他去世前几天还在读卢西恩。[2]当时，鲍斯威尔说，他发现休谟面前摊开的是乔治·坎贝尔新近出版的《修辞学哲学》。在休谟人生的最后几年，他似乎重点紧跟苏格兰作家出版的每部作品。他似乎还确信，他阅读的同时代人的大多数——虽然肯定不是所有的——著作，都证明苏格兰的文人比英格兰优秀，尤其是历史方面的著作。[3]"我相信，这是一个历史的时代，这是一个历史的国度"，1770 年 8 月，他给斯特拉恩写信时说道。[4]他很高兴看到罗伯逊的《查理五世大帝的统治史》（1769），即便像他跟布莱尔说的，事实是查理的性格还有他的生平本身都没什么意思。他甚至对罗伯逊计划的下一部著作"美洲史"——这部著作实际上直到 1777 年才出版——有很多期许。他打算承认詹姆斯·麦克弗森《大不列颠和爱尔兰

439

---

[1] 引自 Burton, *Life and Correspondence of David Hume*, vol. ii, p.439。麦肯齐叙述说，休谟从未在交谈中引入"道德事实或宗教现实的理论性原理"，"相反，当交谈有这种倾向时，他更希望避免任何严肃的讨论，他希望限制在冷静哲学中那些更重要、更不危险的思考。或许可以说……他有两颗心：一颗心纵情于那些他的天赋能够创造的形而上学的怀疑主义，另一颗心是单纯的、自然的、戏谑的（等等）"（pp.438-439）。

[2] 休谟正在读的卢西恩的确切篇目，参见 Baier, 'Hume's Deathbed Reading'。在艾米利奥·马扎（Emilio Mazza）的帮助下，贝尔确定休谟读的不是《与逝者对话》，而是《归西之旅》（*Kataplous*）。

[3] 让休谟不高兴的一本苏格兰著作是他的朋友亚当·弗格森的《文明社会史论》。1759 年，休谟跟斯密说，他确定这将是一本"值得赞美的著作"（*Letters of David Hume*, ed. Greig, vol. i, p.304），他还告诉罗伯逊，这是本"天才之作，是部优雅的作品"（p.308）。但当他 1766 年读到《文明社会史论》的手稿时，他失望了。他告诉休·布莱尔，该书"不适合……摆到公众面前"（vol. ii, p.12）。休谟如此严厉地评判该书，或许可以用伊丽莎白·蒙塔古的判断来解释，休谟 1767 年 3 月给罗伯逊的信中详细叙述了原因："除了苏格兰人，几乎不可能有人能写出这种风格的文章。"（vol. ii, p.132）相关的讨论，参见 Raynor, 'Why Did David Hume Dislike Adam Ferguson's *Essay*?'。

[4] *Letters of David Hume*, ed. Greig, vol. ii, p.230.

历史简介》（1772）"体现了很多天资和优秀的写作"[1]。他也愿意尽其所能确保苏格兰新人作家的成功。1770年，罗伯特·亨利，一位爱丁堡新方济各的修士，发广告说他正在寻求一位出版商出版一部"根据新计划写作的"大不列颠史。这部事件叙事史将从第一次罗马入侵一直写到当时，共分为10卷，每卷有7章。如亨利所言，这些章节"将各自同时进行，最终一起结尾：每章解读一个具体事件的历史"[2]。借此，亨利将在民事史和军事史的基础上增加宗教史、宪政史、学术史、艺术史、商业史和风俗史。1770年8月，休谟告诉斯特拉恩，他已经读了亨利写过的内容，并认为这部史书相当不错。休谟向这位出版商推荐过好几位作者——"我无法拒绝公正地对待他的著作"[3]。两年后，休谟对亨利的《大不列颠史》的赞誉有增无减，他还为一本新的苏格兰文学杂志《爱丁堡杂志与评论》写了第2卷的书评。[4]在这一卷中，亨利涉及的年代从449年撒克逊人抵达到1066年诺曼入侵。休谟指出，这一阶段，"以前被认为是相当模糊的。""实际上，这段历史很精彩，"他接着说，"亨利博士能够从这些不堪造就的素材中完成这本著作，很有教育意义，甚至很有趣！[*Tantum series juncturaque pollet*]该书体系磅礴，衔接得当，意义重大！"[5]

休谟认为英格兰文人不如苏格兰文人，这种认识促使他对吉本说他很惊讶《罗马帝国衰亡史》出自一位英格兰人之手。[6]这也可能促使他希望彻底解决以下这一问题：1760年詹姆斯·麦克弗森呈现给这个世界的、从盖尔

---

[1] *Letters of David Hume*, ed. Greig, vol. ii, p.267.

[2] Henry, *History of Great Britain ... Written on a New Plan*, vol. i, p.iv. 亨利在他的《大不列颠史》的"总序"中重写了一遍他的写作大纲。

[3] *Letters of David Hume*, ed. Greig, vol. ii, p.231.

[4] 莫斯纳在《作为文学赞助人的休谟》（'Hume as Literary Patron', pp.374-382）中转录了这一书评。就像莫斯纳详细叙述的，在这件事中，休谟的书评被杂志编辑吉尔伯特·斯图亚特拒绝了，出于不为人知的原因，斯图亚特讨厌亨利，希望要一篇更贬损的书评，而非休谟的书评。

[5] Mossner, 'Hume as Literary Patron', p.374.

[6] *Letters of David Hume*, ed. Greig, vol. ii, pp.309-311. "在我看来，你的同胞几乎整整一代人，似乎都放任自己陷入野蛮荒谬的派系之中，"休谟告诉吉本，"我从未期待他们能写出什么有价值的东西。"1776年4月1日，他写信给斯密祝贺他的《国富论》，休谟又回到这个主题。"可悲的是，"他写道，"我们这个时代，这个民族（即英格兰）在文学上有多颓废。"（p.312）

语翻译过来的《古代诗歌残篇》到底是真的还是伪造的。[1] 休谟最初是持怀疑态度的。他跟大卫·达尔林普尔爵士说，他对"一些片段中出现的常规性计划感到吃惊，它们似乎是更文明年代的工作"[2]。但他的顾虑很快被打消了，部分是因为约翰·霍姆，部分是因为他的爱国热诚，他相信苏格兰真的能够拥有自己的荷马。1761 年 2 月，他为麦克弗森写了一封推荐信给他自己的印刷商威廉·斯特拉恩，介绍麦克弗森是"一些高地诗歌残篇"的译者，"而这些残篇极受大众的欢迎"，他还翻译了"一首更长的诗，一首关于伟大古代的叙事史，该诗晦涩难懂，如果不是他的挽救，就可能被淹没在尘土中了"[3]。然而，1763 年，休谟疑虑再起，很大程度上是因为麦克弗森拒绝拿出他的译作本应有的原稿。[4] 1765 年的某个时刻，休谟对麦克弗森是否确实存有"莪相"手稿的怀疑变为确信他在撒谎。休谟或许开始认为，这位冒牌货能得到爱丁堡的普遍承认，是为了苏格兰的好名声。休谟亲笔写的几篇仅存的未出版的手稿，其中一篇是《论莪相的诗》，写于 1773 年或之后。[5] 这篇文章或许是写给读者看的，其主要内容关心的是从各个方面说明麦克弗森所谓的埃尔斯语传说的译本的形式和内容都与它们的真实性不符。休谟回到他先前对诗歌中的规范性的顾虑。这一点"泄露了一个没有天分的人，他熟悉文明民族的作品，他的想象过于局限于那些条条框框，他甚至都不可能模仿他假装呈现的那种个性"[6]。

更令人震惊、令人难以置信的，是诗歌中所展现的那种慷慨顽强的风范，没有巨人、怪兽和魔法，也没有任何宗教的痕迹，以及制造技艺发展到能够建造石头房屋所蕴含的意义。麦克弗森对其角色的描述一点儿不像他们

440

---

[1] 关于"莪相"事件的完整叙述，参见 Stafford, 'Introduction' to Gaskill（ed.），*The Poems of Ossian*. 关于休谟对麦克弗森及其诗歌的态度转变，参见 Raynor, 'Ossian and Hume'。

[2] *Letters of David Hume*，ed. Greig, vol. i, p.330.

[3] *Letters of David Hume*，ed. Greig, vol. i, pp.342-343.

[4] 特别参见 1763 年 9 月 19 日、10 月 6 日写给休·布莱尔的信：*Letters of David Hume*，ed. Greig, vol. i, pp.398-401, and 403-404。布莱尔的著作《芬戈之子莪相诗歌之批评》（*Critical Dissertation on the Poems of Ossian, the Son of Fingal*，以下简称《莪相诗歌之批评》）出版于 1763 年初。休谟改变态度很可能是在伦敦和巴黎的途中。在伦敦，他跟布莱尔说，"我常常听说这些诗歌完全因为显而易见的最无耻的抄袭而被鄙视，被愤慨地否定"（p.399）。

[5] NLS MS 23159，item 17. 休谟指的是麦克弗森翻译的《伊利亚特》，这个译本出版于 1773 年，"遭到了普遍的嘲讽，这是它应得的"（p.15）。

[6] NLS MS 23159，item17, p.5.

在爱尔兰传统中的特征。他如此详细的故事是高地普遍都知道的知识，这一主张与没有其他人致力于搜集"苏格兰的精彩历史"并把它们抄录下来这一事实相悖。接着，休谟转向了"外部的实证证据"——布莱尔在 1763 年的《莪相诗歌之批评》中对诗歌真实性的论述便有赖于此，他指出，这么长、这么平淡的一首诗歌，在 1500 年的时间里，若没被记下来，是不可能流传下来的，尤其是高地苏格兰人一直生活在那种悲惨、恶劣的环境中。"这整个故事唯一真正令人好奇的，"休谟写道，"是这个人物，这个人的趣味如此优雅，就仿佛布莱尔博士应该是这些作品的伟大崇拜者一样，以及一个如此清楚、冷静的评判搜集来证明它们真实性的证据。"[1] 休谟给吉本写信时引用这篇文章说，"两万句以上的诗节，还有无数的历史事实，能够通过五十代人的口口相传保存下来，通过欧洲所有民族中可能是最原始、最匮乏、最动荡、最不安定的那个民族保存下来，任何理智的人都认为这有可能，这确实有点奇怪"。"人们强烈渴望，"他补充说，"给出有利于讨好他们激情、偏向他们民族偏见的证据。"[2] 他可能是有感而发。民族偏见导致他最开始相信麦克弗森。现在，民族偏见正领着他走向相反的方向。

即便如此，休谟没有塞缪尔·约翰逊那种对以苏格兰自己的荷马史诗自诩的译者极端个人化的、极度道德化的厌恶之情。他乐意赞同麦克弗森的不列颠和爱尔兰的历史，如我们所看到的，他看起来至少半认真地把约翰逊作为自己《英格兰史》的"续写者"推荐给斯特拉恩。[3] 在休谟看来，这是思想分歧，而非个人恩怨。假如有一场争论，就像休谟 1767 年写信给理查德·普莱斯争论神迹一样，有着"适当的体面和良好的风度"，没有"仇恨和敌意"[4]，那么，于休谟而言，对他自己观点的批评有多尖锐并不重要。在休谟眼里，长期以来，威廉·沃伯顿都是没能以恰当方式进行文学争论的典范。1770 年，他的队伍中加入了詹姆斯·比蒂，阿伯丁马歇尔学院的道德哲学和逻辑学教授，《论真理的本质与永恒性，答复诡辩术和怀疑主义》的

---

[1] NLS MS 23159, item17, p.18.

[2] *Letters of David Hume*, ed. Greig, vol. ii, pp.310, 311.

[3] *Letters of David Hume*, ed. Greig, vol. ii, p.269.

[4] *New Letters of David Hume*, ed. Mossner and Klibansky, p.234.

作者。《论真理的本质与永恒性，答复诡辩术和怀疑主义》几乎对所有的现代哲学——尤其是休谟的哲学——充满仇恨和敌意。[1] 比蒂把休谟描绘成普通人民日常信仰的潜在毁灭者、美德和宗教的颠覆者。换句话说，休谟的哲学是危险的，休谟哲学对于那些关心名声而非真理的人的影响完完全全是有毒的。而且，因为驳倒休谟的怀疑主义非常重要，所以，如比蒂看到的，尽可能地使用一切武器——包括嘲讽、自相矛盾的论证、人身攻击，都是完全可以接受的。"进入科学的一点点怀疑主义马上让整个科学都融入它自己的特性，"他在《论真理的本质与永恒性，答复诡辩术和怀疑主义》最后一章中声称，"致命的发酵一旦开始，顷刻间就扩散得越来越广，直到整个大众都被腐化、毒害。"[2] 因此，当一个人不得不驳倒的对象是"人类的敌人和瘟疫"时，人们就不可能不热烈地表达自己的观点。当前哲学状况中的唯一慰藉在于怀疑主义的时尚马上改变这一事实：

442

> 那些不自然的作品，那颗又硬又蠢的心灵流露出的邪恶，把自己的躁动不安误当成活跃的天赋，把自己的慎独当作聪慧的理解力，和其他怪兽一样，可能因其独树一帜而一度欣喜。但它的魅力迅速消失了，后世将会震惊地听到，他们的祖先会被这些愚蠢的想法迷惑、逗乐。[3]

《论真理的本质与永恒性，答复诡辩术和怀疑主义》在英格兰大获成功，尤其是约翰逊和沃伯顿的圈子，这只会加剧休谟对其作者的怒火。比蒂完全而且有意误解休谟怀疑主义的本质。扰乱日常常识从来不是休谟怀疑主义的目标。**解释**常识——我们为什么相信我们日常所相信的，这才是休谟的目标。他试图在《人类理解力研究》中说清楚这一点，因此，他特别恼火比蒂大段大段地引用《人性论》。里德在《人类心灵常识原则研究》中也是一

---

[1] 比蒂为何觉得休谟让他很烦，对这一原因同情性的解释可参见 Phillipson，'James Beattie and the Defence of Common Sense'。

[2] Beattie，*Essay on the Nature and Immutability of Truth*，pp.496-497.

[3] Beattie，*Essay on the Nature and Immutability of Truth*，p.502.

样。这就促使休谟在下一版《关于若干主题的论文和论述》的第二卷写了一篇《告读者》，提醒读者"青年时期幼稚的"《人性论》从未获得其作者的认可。[1] 休谟希望，今后，"只有"《道德原则研究》《人类理解力研究》《论激情》"被视为体现了他的哲学情感和原则"[2]。

比蒂的《论真理的本质与永恒性，答复诡辩术和怀疑主义》卖得很好，8 年内出版了 6 版，但该书遭到了爱丁堡的冷遇。爱丁堡的医学实践教授约翰·格雷高利（John Gregory）告诉比蒂，"爱丁堡或许是英国唯一一个你可以说身处敌国的地方"[3]。休谟完全有理由认为 18 世纪 70 年代的爱丁堡实现了他长期坚持、深深珍爱的自由进行哲学探讨的理想。正是在这里，友谊证明自己能包容思想、政治还有宗教问题上的歧见。或许，这也证明了《自然宗教对话录》中描述的那种思想世界不是只存在于休谟的想象中。苏格兰教会不再是这一理想的威胁。虽然苏格兰教会有分裂，而且尤其在赞助人问题上偶尔会分崩离析，但 1763—1764 年罗伯逊作为温和派当选，保证了温和党的上台，他有相当多的技巧管理教会政治——尽管这些技巧常常有待考验，确保民众派在那两年成为没有影响力的少数。1770 年，卡莱尔被达尔基斯的长老教会指控参与了《道格拉斯》的演出，反而被选为温和派。1767 年，卡莱尔在一篇某种程度上回应休谟《论民族性》中批评教牧的布道辞中声称，教牧绝非苏格兰文人的威胁，他们正成为苏格兰"普遍学术的主力军"，甚至"我们的大学都从教会借鉴了很多它们最漂亮的装饰"[4]。从 1760 年起，布莱

---

[1] 休谟在《告读者》中声称，《人性论》是"作者在离开大学之前计划的一部作品，离开大学后不久，他就写完并出版了这本书"。这是夸大其词。没有理由认为休谟在读大学期间就计划写《人性论》，也没有理由认为他在结束学生生涯后不久就写完并出版了这本书。

[2] *Essays and Treatises on Several Subjects*（1777），vol. ii，p.[i]. 他告诉斯特拉恩，这份《告读者》是对"里德博士还有那位偏执愚蠢的比蒂的完整答复"（*Letters of David Hume*，ed. Greig，vol. ii，p.301）。为了符合他不答复任何批评的名言，他从未回答比蒂。他可能认为匿名的《苏格兰人评论典范》中对《论真理的本质与永恒性，答复诡辩术和怀疑主义》的嘲讽是最好的回答。据称，比蒂写《论真理的本质与永恒性，答复诡辩术和怀疑主义》仅仅是因为休谟对他的诗歌表达过不赞同的意见。接着发生的是比蒂非常滑稽的行为："在这次宝贵的争论中，那位作者提出了很多非同寻常的真理。比如，他承认，休谟先生是一位优秀的历史学家，但同时也让我们断定，他对人性的无知着实令人遗憾。"（pp.4-5）诸如此类。

[3] Forbes, *Beattie and his Friends*, p.66.

[4] Carlyle, *The Tendency of the Constitution of the Church of Scotland*, p.37.

尔就是爱丁堡的修辞学教授；两年后，罗伯逊当选为校长；弗格森于1764年获得了道德哲学教席。"这个都市的居民是幸福的，"休谟在一篇未发表的对亨利著作的评论中写道，"这座城市自然深刻影响了这个国家，同一批人，既在渎神的学术中取得了重要的成就，又受托引导人民的精神关怀。"[1]此时的爱丁堡与休谟学生时代的爱丁堡大不相同。此时的爱丁堡与18世纪四五十年代的爱丁堡也很不相同。当伦敦充斥着威尔克斯派的喧嚣时，爱丁堡平静安宁，它聚焦于如何改善生活在这片土地上的人民的生活，它对自己的文学成就感到非常自豪。正是这样的爱丁堡，才让休谟感到彻底放松。

然而，《自然宗教对话录》仍然没有出版。"不让我发表我的《自然宗教对话录》，"休谟1763年询问艾略特，"难道你不比任何专横的斯图亚特王朝法案都要强硬、蛮横吗？"[2]休谟建议，或许"一份恰当的献词"可以让这本书更容易被人接受，他跟布莱尔开玩笑说，他可能要把这本书献给布莱尔。布莱尔的意见是，《自然宗教对话录》应该在身后尽快出版，最好不要出版，可能艾略特和休谟的其他朋友也这么认为。[3]所以，休谟15年没管这份手稿，就像他后来告诉斯密的那样。[4]休谟在信中再次提到这篇文章一直要到1776年5月。他在遗嘱中把所有的文件都交由斯密处置。所有5年前的文件都要毁掉，除了《自然宗教对话录》。他请求斯密帮他出版《自然宗教对话录》。斯密似乎有些犹豫，并请休谟提供一封信件，在名义上清楚表明出版《自然宗教对话录》不是斯密的选择，而是遵从休谟遗嘱条款之举。[5]斯密的担心肯定进一步强化了，因为6月初，休谟还在巴斯的时候便写信给斯特拉恩，跟他说，一俟回到爱丁堡，他将有500本印刷出来的副本。[6]100本作为礼物送出，剩下的"以及整个的文学财产"全都留给斯特

444

---

[1] Mossner, 'Hume as Literary Patron', p.382.

[2] *Letters of David Hume*, ed. Greig, vol. i, p.380.

[3] "看在上帝的分儿上，如果它要得见天日的话，让它（即《自然宗教对话录》）成为身后之作。但我真的认为最好不要出版。"见布莱尔致休谟的信，（1763年）9月29日。NLS MS 23153, item51.

[4] *Letters of David Hume*, ed. Greig, vol. ii, p.334.

[5] *Letters of David Hume*, ed. Greig, vol. ii, pp.316-318.

[6] 关于斯密顾虑的性质的某些暗示，参见 Campbell and Ross, 'The Theory and Practice of a Wise and Virtuous Man', pp.68-72。

拉恩，"假如以你编辑身份的目前处境来说没什么顾虑的话"[1]。斯特拉恩同意了这些要求。[2]休谟肯定很快意识到，他的健康不足以支撑他看到《自然宗教对话录》的出版，于是把这本书留给斯特拉恩在他死后出版。但是，斯特拉恩没有这样做。《自然宗教对话录》最终于1779年出版，是在休谟的侄子大卫的催促下出版的。而大卫是休谟在他遗嘱的最终修订版中的指定人：如果在他死后两年内没人出版这本书的话，他要求大卫确保这本书万无一失地面世。[3]斯密是个谨慎的人，但斯特拉恩不愿出版这本书则更难理解。他保存下来的所有解释是，他断定"此书将可能激起这个世界的喧嚣，并给各种读者以各种方式解读"[4]。人们试着设想，斯特拉恩实际上涉及了1779年的出版，而他为了安全，没有让自己的名字出现在封面上。无论如何，整个过程的反讽之处在于，在这次事件中，《自然宗教对话录》的出版几乎没有搅起半点声响。1779年8月，布莱尔写信给斯特拉恩说，他很"惊讶，尽管这本书出版了一段时间，却没弄出一点动静"[5]。尤其是对斯密而言，更多的麻烦来自在休谟身后发表了他简短的自传《我的一生》。

如我们在第五章看到的，《自然宗教对话录》的辩证动力，源于18世纪40年代末休谟自己在苏格兰的处境。休谟小心谨慎地勾画了一位怀疑论者在严格的正统派和有哲学倾向的温和派之间的处境，这一点看来不可能是一个完全的巧合。当然，这并不是说，《自然宗教对话录》只与18世纪中期的苏格兰有关，或者被休谟理解成只与18世纪中期的苏格兰有关。虽然《自然宗教对话录》明确表示谈话发生在现代，在"愚昧和无知的年代"之后，但文本中没有参考文献与苏格兰甚至英国有关联。参与对话的希腊名字——斐罗、克里安提斯、第美亚，有助于消除具体的地理语境。这些名字还突出了休谟的文本与西塞罗的对话录《论神性》的关联：斐罗是西塞罗学园派怀疑论的代言人科塔

445

---

[1] *Letters of David Hume*, ed. Greig, vol. ii, pp.323-324.

[2] 参见1776年6月10日休谟致斯密的信：*Correspondence of Adam Smith*, ed. Mossner and Ross, p.199。

[3] "1776年8月我的遗嘱的修改附件"（NLS MS 23159 item 24）。休谟的要求是，如果没有其他人把休谟的签名添加到这份修改附件的主要内容上，那么，由他的侄子出版《自然宗教对话录》。

[4] 1777年3月3日，斯特拉恩致约翰·休谟的信：NLS MS 23158, item 44。斯特拉恩补充说，如果这本书由他出版，"我可能会有出于利益动机的嫌疑，在这种情形下，我就没有容身之处了"。

[5] 1779年8月3日，布莱尔致斯特拉恩的信：EUL MS. Dc. 2. 76^{10}（誊抄本）。"它们极其优雅，"布莱尔继续说，"它们集中了他之前的独特推理，但原理本身都在他以前的著作中说过。"

的老师；克里安提斯是西塞罗眼中的斯多葛学派大师之一——巴布斯。休谟可能希望他的读者了解西塞罗的对话，最终把《自然宗教对话录》理解为《论神性》的现代版，新瓶装陈酒，在新近发展的自然哲学的激励下以新方法讨论老问题。因为，在《自然宗教对话录》中争论最激烈的，是自然世界的归纳研究能够在大多程度上提出有神论——相信有一位明智的、仁慈的宇宙创造者——的理性基础。这里讨论的是 18 世纪整个欧洲都想解决的问题——虽然更多是在关于抛弃证明上帝存在传统证据的智慧的争辩语境中，而非在答复怀疑论的语境中。因此，《自然宗教对话录》可以视为休谟力争在一个真正的欧洲的文人共和国的世界中占有一席之地的一次努力，就像《道德原则研究》和《政治论丛》这两本同时写作于 1749—1751 年间的著作一样。这个文本参考了法国作家，比如马勒伯朗士、帕斯卡尔、阿尔诺、尼科莱、培尔，以及同样著名的英国作家如培根、弥尔顿和洛克。而且，该文本处处体现了休谟对风格的关心，将哲学和清晰、新颖的典雅之风融为一体。

　　《自然宗教对话录》也可理解为休谟回到了他早年对沙夫茨伯里的狂热中。沙夫茨伯里在《道德学家》中解释了对话体为何从现代哲学中缺失，是因为“我们这个时代”肤浅和教条的“才能”。“人们喜欢马上成群结队。他们受不了被人怀疑。这场考试折磨着他们。”相反，对话体的精髓在于怀疑和质疑，并愿意围绕一个尽可能开放的话题展开。[1] 而且，沙夫茨伯里在《给一位作者的建议》中声称，古代作家的对话体关心的是让他们的人物形象看起来真实，“他们不仅教导我们去认识**他人**”，而且，对话体的首要也是最高的美德在于“他们教会我们去认识**自我**”[2]。对话体对于讨论宗教主题很有帮助，因为它让休谟在自己和怀疑论者斐罗之间保持一定的距离。卢梭在 446 “一个萨瓦省牧师的信仰告白”中就没有使用这种方式，即一种在作者自己情感上“掩上一层纱幕”的方式。这或许也是让休谟坦承他自己丧失信仰这一事实的一种方式；1751 年，他跟艾略特描述他开始了暗潮涌动的怀疑浪潮，开始在普通观念和躁动不安的想象力的创造之间进行“永恒的斗争”[3]。

[1] Shaftesbury, *Characteristicks*, ed. Den Uyl, vol. ii, p.107.

[2] Shaftesbury, *Characteristicks*, ed. Den Uyl, vol. i, p.121.

[3] *Letters of David Hume*, ed. Greig, vol. i, p.154.

休谟对话体的运用和沙夫茨伯里是有区别的，因为《人、风俗、意见、时代之特征》的作者最终目的是体现理性对怀疑的胜利，而休谟却以怀疑结尾。对休谟而言，《自然宗教对话录》的重点不是确立他自己的立场，确切地说，他没有要鼓吹的立场。它反而最可能表现出有神论，并表明在理性的考验下它是如何几乎将一切化为齑粉的。在《自然宗教对话录》的导论中，休谟让克里安提斯的学生潘斐留斯开口说，"任何哲学，是那样的晦暗和不定，以致人类的理性在这方面得不到任何牢靠的决定。如果这种问题理应得到充分对待的话，那么似乎引导我们自然而然地进入对话和交谈的文体中"。因为一篇对话不是必须得出最终结论："对立的见解，即使没有什么决定，也能提供一种令人愉悦的消遣。而如果这个主题令人好奇而且有趣，那么，本书将以这种方式把我们引入友朋之中，并把人生两大最伟大、最纯洁的幸事——研究与社交——结合起来。"[1]

休谟的这本书包含多少关于自然宗教的对话并不是特别清楚。前 11 篇似乎都是斐罗、"精确哲学家"克里安提斯、"严苛顽固的正统派"第美亚之间的单独交谈。我们确信，这场交谈的主题无关上帝的存在，而是上帝的本质。这场讨论特别讨论了上帝的两个属性：上帝的明智（第 2—8 篇）和上帝的善（第 10—11 篇）。克里安提斯提出来供思考的主要命题是，经验提供了理性的基础去断定：上帝，宇宙存在的创造者和维系者，拥有的智慧属性和道德属性与人的智慧属性和道德属性相当。斐罗称这个命题为"神人相似论"。这在基督教初期是异端的别名，但到了 18 世纪中期，这种"相似论"，就像休谟描述的，仅仅是一种常识。实际上，克里安提斯描述"相似论"的方式偶然让人想起比蒂在《论真理的本质与永恒性，答复诡辩术和怀疑主义》一书中答复休谟的方式。因此，克里安提斯跟斐罗说，他的反对理由"不比那些否定运动的哲学家抽象的空洞无物好多少。应该以同样的方式，以图示、样例和实例来反驳，而非以严肃的论证和哲学来反驳"[2]。他请斐罗思考一下人类的眼睛这个例子。"考察一下眼睛的结构和设计，"他说，"并告诉我，根据你自己的感觉，是不是有一个设计者的观念没有立即像那种感

447

---

[1] *Dialogues Concerning Natural Religion*（1779），p.3.

[2] *Dialogues Concerning Natural Religion*（1779），pp.39-40.

官的力量一样涌入你的心中。"[1]

我们被告知，在克里安提斯完整地提出这一思考线索之后，"斐罗有点窘迫、迷茫"[2]。当他回过神来予以回击时，他的意图就清楚了：他主要是想表明，克里安提斯的"设计者观念"远没有克里安提斯他自己喜欢思考的那样是确定的。斐罗指出，没有办法确认上帝是明智的或是仁慈的，就像某种程度上和人类一样是明智或仁慈的。斐罗自己没有与之匹敌的命题。他没有为无神论作出解释。也就是说，他没有提出一种没有明智秩序原则的宇宙解释。在第 6 篇，他告诉克里安提斯，如果他"不得不为某个特殊体系辩护"，他将选择"把永恒的、固有的秩序归因于这个社会的那套体系，尽管伴随着巨大而持续的革命和变革"[3]。但他实际上没有为那套体系辩护，而且清楚地意识到它的核心命题也过于模糊，无法令人满意。实际上，这一切就相当于抛弃以下观念，即宇宙的创造及其历史可能是单纯的机会——斐罗说，这一机会"没有任何怀疑论的宗教的假设"。在**某个地方**，肯定有"一个原发的、固有的秩序原则"[4]。一切必定都由稳定的、不可侵犯的法则主宰着。然而，原发的、固有的原则是什么，它是不是超凡的智慧或某些内在的原则之类，我们都不得而知。[5]

在第 8 篇，斐罗引入了"古老的**伊壁鸠鲁假设**"，并指出，经过无数代的混乱无序，宇宙可能"从缺乏引领的永恒变革"中"最终安定下来……以便在它各个成分持续的运动和起伏中维持一致的表象"，这一点至少是可能的。[6]但他这么做的动机仅仅是想表明，这样一种假设，从证据上讲，并

[1] *Dialogues Concerning Natural Religion*（1779），p.43.

[2] *Dialogues Concerning Natural Religion*（1779），p.45.

[3] *Dialogues Concerning Natural Religion*（1779），p.71.

[4] *Dialogues Concerning Natural Religion*（1779），pp.71-72.

[5] 因而，休谟在《早期札记》中列出的"三类无神论者"："1. 否认上帝的存在。比如狄亚哥拉斯（Diagoras）、西奥多罗斯（Theodorus）；2. 否认天启，注入伊壁鸠鲁学派和爱奥尼亚学派；3. 否认神的自由意志，比如亚里士多德、斯多葛派等"（Mossner, 'Hume's Early Memoranda', p.501）。斐罗不属于任何一类。他也不赞成斯特拉波的无神论，休谟在《早期札记》中说斯特拉波是"古人（无神论形式）中最危险的，他认为世界源于自然，换言之，世界的起源一直是活动的"（p.501）。斐罗关心的问题一直都是认识论的：他的观点一直是，没有证据证明宇宙根本的形而上结构的这种或那种理论。

[6] *Dialogues Concerning Natural Religion*（1779），pp.82-87.

不比"神人相似论"更糟。它不能解释一切。不过，这样，神人相似论精打细算的那种相似本身就绝非完美了。这就在关于后验的、或然性的自然宗教的讨论的最后得出以下结论：唯一合适的态度是那位怀疑论者的态度，他认为，"在这些主题上，不应该赞成任何体系：因为这个直白的原因，在这样的主题上，不应该赞成任何谬论"[1]。《自然宗教对话录》第11篇的读者似乎被邀请着支持斐罗的观点："我们没有数据去建立任何体系的宇宙进化论"，"搁置我们的判断是我们这里唯一合理的策略"[2]。上帝的本质，如培尔曾认为的那样，完全超出人类理性的范围。[3]

斐罗批评神人相似论的核心内容已经在《人类理解力研究》的第11章提过，在那一章关于自然宗教的对话中，休谟坚称，哲学神学必须适应"现在的自然表象"。不过，那里的争论焦点是现世的行为是否承认来世奖惩分配的推论。在《自然宗教对话录》中，斐罗坚持不懈地聚焦于更一般的主张，即认为人类的工作与上帝的工事具有相似性。他这里的目标靶子有点像一种舆论氛围，一种普遍看法，正如设计，尤其是手段契合目的的设计，在人类制造的物品中显然确实可以见到，而我们周围的这个世界也同样可以见到。斐罗攻击的不是这种观念谨慎的、详细阐释的构想。相反，有大量文献声称牛顿和波义耳的那门新科学为自然宗教的真理提供了不可辩驳的证据。休谟在他建构《自然宗教对话录》中斐罗的观点时汲取了一些内容。他在构思《自然宗教对话录》时尤其对科林·麦克劳林1748年出版的《论艾萨克·牛顿的哲学发现》的内容感兴趣。这种设想似乎是有道理的。"对所有

---

[1] *Dialogues Concerning Natural Religion* （1779）, p.89.

[2] *Dialogues Concerning Natural Religion* （1779）, pp.75, 89.

[3] 肯普·史密斯说，从18世纪语境看，无神论包含的"关于现实的观点，比休谟本人声称的内容要积极得多"（'Introduction' to his edition of the *Dialogues*, p.37）。在这一点上我同意肯普·史密斯的观点。我和他在休谟"有神论"方面的观点不太一致，不过，总体上，当他认为，休谟的立场包括"承认一切基本模式的存在的神秘特征，或可能或必需地拒绝承认任何一种更确定性的断言"（p.38），他似乎是基本正确的。亚历山大·卡莱尔评论说，休谟"表面上是一个怀疑论者，但绝非一个无神论者"（*Autobiography*, p.286），这一评论在我看来也是对的。但我不认为，也就是说像加斯金（Gaskin）认为的那样，休谟是个自然神论者，他相信"神唯一的属性是理智，这种理智可能与人的理智存在某些微妙的相似性"（*Hume's Philosophy of Religion*, p.223）。

人都是显而易见的，而且无可抗拒相信的神的存在这种浅显的观点"，麦克劳林声称，"是出于显而易见的设计，以及我们在宇宙的所有组成部分中遇到的各种事物彼此的契合性。在这个问题上不需要漂亮或精妙的推理：一个明显的设计直接表明有一位设计者。它就像一种感知敲打着我们；反驳它的人为推理可能会迷惑我们，但不会动摇我们的信念"。"任何了解光学原理和眼睛结构的人，"麦克劳林接着说，"都不可能认为没有这门科学的技能就看不见东西。"[1] 在写作《自然宗教对话录》的初稿时，休谟当然还熟悉凯姆斯提出的观点。在 1751 年出版的《论道德原理和自然宗教》一书中，凯姆斯坚称，"神不会把他的存在交给一堆毫不可靠、牵强附会的论据去证明。我们只需要睁开自己的眼睛，从我们感觉到的几乎每件事物中接受神的印象。当我们发现外部对象时，换句话说根据我们感官的证据，我们以同样的方式发现神的存在和属性"[2]。无论是麦克劳林还是凯姆斯或其他人，都不认为有必要把这个观点说出来。克里安提斯提出这一点回应斐罗的批评，很可能是第一次尝试把人类本位论的逻辑说清楚。[3]

在巧妙彻底地讽刺破坏人类本位论的过程中，斐罗一直都得到第美亚的支持，第美亚从一开始就宣称他这一观点的承诺是，上帝的本质，"因为人类理解力的软弱……完全不能被我们理解，也不能被我们了解"[4]。第美亚对于克里安提斯将神学置于一个或然性基础的愿景感到恐惧。他断定，我们可以绝对确定上帝的存在，他同样还断定，我们不知道他的本质。因此，他所喜欢的自然宗教的策略是"那种简单的、庄重的**先验**论，这种先验论通过为我们提供绝对可靠的论证，立即斩断了一切怀疑和困难"[5]。他的先验推理的风格类似于洛克在《人类理解论》第 4 卷第 10 章以及塞缪尔·克拉克在《阐释上帝的存在和属性》(*Demonstration of the Being and Attributes of God*) 中

449

---

[1] Maclaurin, *Account of Sir Isaac Newton's Philosophical Discoveries*，p.381. 将《自然宗教对话录》的观点理解为"首要目标是让科学和宗教和解的牛顿式尝试"，对此可参见 Hurlbutt, *Hume, Newton, and the Design Argument*。

[2] Kames, *Essays on the Principles of Morality and Natural Religion*, ed. Moran, p.207.

[3] 参见 Stewart, 'Arguments for the Existence of God: The British Debate', pp.719-720。

[4] *Dialogues Concerning Natural Religion*（1779），p.21.

[5] *Dialogues Concerning Natural Religion*（1779），p.90.

提出的推理。在第美亚眼中，先验论的优点在于它为上帝的存在提供了确定性，并且强调上帝属性的"无限性"。它没有赋予人类心灵与神之间可能存在一种相似性这一观念任何重要意义。毕竟，第美亚问道，"人的灵魂是什么？各种才能、激情、情感、观念的组合，这些确实联合成了一个人本身或一个人格，而且是彼此区别的一个人或一个人格"。如休谟自己在《人性论》中指出的，反思只流露出萦绕在我们心中的意见和激情的变化和多变。"这如何适应完全的不变性和单一性？"，第美亚问道，"而所有真正的有神论者都将不变性和单一性归到神的头上。"[1] 第美亚就像合着斐罗的拍子攻击克里安提斯的立场，概述他的战绩，偶然还提醒他一下，促使斐罗更加清晰地说出要点。而在第9篇，当斐罗和克里安提斯一起攻击先验论时，第美亚没有离开谈话。

450 他没有试图为先验论辩护以反对斐罗，而是仓促尝试反驳。这是因为，哲学式的宗教实际上不是他主要关心的问题。他迅速转变立场，转而声称，宗教的**真正**基础不是推理，而是情感，是"对愚蠢和不幸……的意识"，这种意识引领人类追求神的保护。"生命中不计其数的弊病中，哪些才是根源？"他问道。"难道宗教没有提示一些赎罪的方法，以平息那些一直让我们焦虑、让我们受折磨的恐惧？"[2] 第美亚最先想要的是确定性。对他而言，这种确定性的根源在何处，它是理性的还是一种情感依恋，这些都不重要。重要的是表明宗教信仰在怀疑论问题上是立于不败之地的。第美亚最终直指内心，意识到不幸和罪恶是宗教信念的根源，这一点肯定有某种浓厚的加尔文主义。

斐罗抓住第美亚对不幸生活的铺陈，把它作为摧毁人类经验为相信神圣的良善提供了理由这一观点的一种手段。第美亚认为，在自然界的任何地方，人们都看不到令克里安提斯印象如此深刻的手段和目的的合乎常规、优雅契合，相反，只有一种造物对另一种造物的永恒战争，而所有的争斗都是为了让自己在迫切紧缺、饥饿和匮乏的条件中活下去。人类一起加入社会是为了自我保护，但这样一种补救比疾病好不了多少。"人是人最大的敌人，"斐罗宣称，"压迫、不义、藐视、傲慢、暴力、煽动叛乱、战争、诽谤、背叛、欺骗，人们用这些手段彼此相互折磨。如果不是害怕那些在分散状态下

---

[1] *Dialogues Concerning Natural Religion*（1779），p.49.

[2] *Dialogues Concerning Natural Religion*（1779），p.79.

必将伴随他们的更大弊病，他们将很快瓦解他们已经形成的社会。"[1] 因此，弊病就源于他们身体和灵魂的疾病。如果上帝能阻止这一切，为什么他不阻止呢？如果他不能阻止这一切，他所谓的全知全能是怎么回事呢？休谟的著作，从早期"札记"以及"关于邪恶的残篇"开始，一个标志便是普遍拒绝承认那些解释自然之恶和道德之恶存在的通常方式。在《英格兰史》中，他对于常常描述的恐惧存在某种天启的解释这一观点有一种不言而喻的鄙视。不必要的痛苦和苦难是人类状况真实的、不可否认的特征。这一点或许也有点加尔文主义，这一迹象表明休谟是在这种宗教中长大的。他在《自然宗教对话录》的第 11 篇中通过斐罗得出的要旨是，说明有神论与恶之存在相符还不够。有神论者的真正问题是，恶的存在正面告诉我们上帝的道德特征是什么。斐罗暗示说，如果有神论者坚持希望在恶之根源方面给予上帝一种道德的刻画，那么，很难看到他如何避免得出恶之根源——作为恶的根源——就是恶本身的结论。在这个论证的节骨点上，第美亚突然意识到源于恶的论证已经超出了他的掌控，他对斐罗现在"正陷入极端放肆之徒、极端异教徒的主题"感到恐惧，很快便随便找了个"借口"离开了谈话。[2] 斐罗和克里安提斯同意，要汲取的教训是，强调人类生活的虚荣和不幸或许是"愚昧无知时代"产生宗教的原因，这将不再是现在有了推理和论证能力的人们的理由。

因而，重要的问题是那个区分斐罗和克里安提斯的问题：有没有一种理性宗教，它的基础仅仅在于对本质——包括人的本质——的研究，告诉我们什么是神圣的心灵。正是这个问题把休谟和麦克劳林、凯姆斯区分开来，把他和哈奇森、利奇曼区分开来，也把他和主导 18 世纪 70 年代爱丁堡生活的年轻一代区分开来了。斐罗和克里安提斯在《自然宗教对话录》的第 12 篇重新回到这一问题。这或许可以完全当作一篇新对话，因为第美亚现在已经离开了。当然，这篇对话开始的方式很难和迄今为止已经发生的事情对上号。斐罗告诉克里安提斯，他承认自己宣泄了太多怀疑论的论断，只是因为他知道怀疑主义不可能"腐蚀任何有常识的人"，因为任何有常识的人都知道，无论克里安提斯称他的"争论精神"是什么，"只有当人们在自然可以

451

---

[1] *Dialogues Concerning Natural Religion*（1779），p.101.

[2] *Dialogues Concerning Natural Religion*（1779），pp.128，129.

解释的设计和巧计中获得自己的理性，他才能让更深的宗教感印在他的心间，或者对神圣的存在给予更重的敬意"。"一个目标、一个意图、一个设计，处处都在敲打那个最粗心、最愚蠢的思想家，"他接着说，"没人能在荒唐的体系中如此铁石心肠，乃至在任何时候都否定那个目标、意图或设计。"[1]突然，令人惊讶的是，斐罗一直把自己描述为基本同意克里安提斯的观点。他一直以来的目标，似乎是粗俗的迷信，而非自然宗教之类。毕竟，在某种意义上，神圣的存在"自己发现理性"。在某种意义上，一个宇宙演化论者、一位有神论者，比其他人更可取。休谟的读者不禁会想起《宗教的自然史》的导言及其主张："自然的整个框架本身就彰显了一个理智的创造者。没有哪个有理性的探究经过严肃反思后，会把他对真正的有神论和宗教之首要原则的信仰搁置片刻。"[2]有一种可能是，休谟在这两本书里意在撒下迷惑的种子，以便他有可能否认他对待宗教的明显倾向——正如比蒂宣称的那样——是动摇普通读者的信仰。但也有可能休谟声称克里安提斯和斐罗之间的争论"在某种程度上只是言辞之争"时是郑重其事的。因为，理性的宗教结果根本不虔信，该词的任何平常意义都不是笃信宗教的。

1751 年，休谟写信给艾略特说，他希望克里安提斯的观点"能够被分析，以致被当成非常正式常规的观点"。有神论仅仅是一种"心灵的偏好"还不够。"我们必须努力证明，这种偏好与我们在云朵中寻找自己的形象、在月亮中发现自己的脸庞，甚至在没有生命的事物中发现自己的激情和情感是稍稍不同的。"[3]休谟可能认为，这一点是麦克劳林在牛顿式基础上提出的自然神学所存在的问题，也是凯姆斯《论道德原理和自然宗教》的立场的问题。凯姆斯明确表示，我们不能通过"推理过程"发现上帝的存在。相反，我们被"自然之光"引导着。[4]休谟似乎认为，有神论者可以做得比这更好。对于有神论者来说，没有必要假设信仰上帝和譬如相信自然的统一性、相信外部世界的存在、相信自我在时间之流中的持续存在。信仰上帝不是那种自然强迫我们的信仰，即便理性没有给予信仰任何支持。斐罗说他承认有

[1] *Dialogues Concerning Natural Religion*（1779），p.131.

[2] *Four Dissertations*（1757），p.1.

[3] *Letters of David Hume*，ed. Greig，vol. i，p.155.

[4] Kames，*Essays on the Principles of Morality and Natural Religion*，ed. Moran，p.207.

神论是理性的。"一个**神**的存在，"他告诉克里安提斯，"显然是由理性确定的。""**大自然**的工事和技艺之作有着巨大的相似性，这一点是显而易见的，"他说，"而且，根据一切良好推理的原则，我们应该推断，如果我们从根本上讨论它们，那它们的原因就有一定的相似性。"[1] 不过，我们当然也得承认——也是斐罗在这一观点上一直坚持的——自然的工事与技艺之作也有**不能类比之处**。尤其是，我们得承认，自然工事的缘由在"力量和能力"方面远远超过人类的心灵。因此，当我们试图谈论某些原因时，我们必须承认，自然与人类心灵的智慧之间肯定存在"巨大的差异"，这种差异如此巨大，以至于当我们讨论上帝的智慧时我们实际上不知道我们指的是什么。

453

　　这是休谟 1776 年春回归《自然宗教对话录》的手稿时极力澄清的最后一个观点。他重新写了两段话，扩展了怀疑论和哲学式的有神论之间的差异只是字面上的差异这一观点。[2] 在这两个核心观念中，宗教已被清除了一切迷信踪迹。宗教是纯粹理性的，是《宗教的自然史》挑出的"真正宗教"意义上的"真"：这两者中最核心的观念几乎空洞无物，完全没有内容。这样一种宗教被简化成一个赤裸裸的论断，认为宇宙中很有可能存在着某种秩序原理，而非空无一物。宇宙并没有在考察中显示出混沌和随机性。在确立事物秩序的过程中，智慧似乎肯定起了作用，这一点在很多方面都是事实。斐罗提到"在任何年代、任何情形下，这个世界的所有组成部分也是有条理的，存在明显的共感"。看来，在萝卜的腐烂过程中，在动物的代际繁衍中，在人类心灵的思维方式中，处处都有设计。他问一位想象的无神论者，"宇宙中从一开始就排列秩序，现在仍然维持秩序的这条原则，和**大自然**的其他运行、人类心灵和思想体系中的其他工作……难道没有某种微妙的、难以想象的相似之处？"[3] 有神论者和怀疑论者的唯一分歧在于如何描述这种相似的程度。有神论者坚称，上帝的心灵和人类的心灵一样；怀疑论者否认这一点。但双方都不得不承认这里没有精确的测量方法。一切全靠你如何定义"相似"，这是一个随意武断的问题。经过详尽的考察，有神论者和无神

---

[1] *Dialogues Concerning Natural Religion*（1779），pp.134-135.

[2] *Dialogues Concerning Natural Religion*（1779），pp.135-138."所有看起来有理性的人都讨厌字面上的争论……"以及 pp.151-152"如果整个自然神学……"。

[3] *Dialogues Concerning Natural Religion*（1779），p.137.

论者争论的这个主题消失了。"有神论者承认，最初的秩序原则完全不同于人类理性；无神论者承认，最初的秩序原则与人类理性有某种微妙的相似之处。"[1]因此，"真正的宗教"，不过是"一种简单的但有些模棱两可，至少是不明确的设想，即宇宙中秩序的原因或各种原因可能与人类的智慧有某种微妙的类似"[2]。换句话说，真正的宗教无非是以下主张和认识两者的结合，即断言肯定有某种解释说明宇宙为何如其所是——宇宙不可能是机遇的产物，同时也承认我们对这种解释是什么一无所知。[3]

454

　　显而易见，这样的"宗教"，完全不是通常理解的虔敬和崇拜的宗教。就像在《宗教的自然史》中所说的一样，这样的宗教看起来仿佛**任何**宗教实践都必定是迷信的，是一种腐败。1776 年，休谟强调了这一点，他让斐罗开口说，他接受的自然神论"没有提出任何影响人类生活的推论，也不可能是任何行为或宽容的源泉"[4]。结果，正是这个问题把斐罗和克里安提斯最彻底地区分开来。克里安提斯似乎愿意承认斐罗的主张，即他们在神和人类心灵是否存在相似之处这个问题上的观点分歧只是字面上的。但克里安提斯不愿承认宗教在人类生活中没有实践意义上的作用。"无论宗教多么腐败，"他说，"从根本上说仍然比没有宗教好。"[5]他这里说的宗教是指对善恶赏罚分明的死后生活的信念。这样的信念如此强烈，而且对于"道德保障"非常必需，以至于社会的存在依赖的便是这种信念。这一点在 18 世纪当然完全是一种传统的观念，也是休谟不敢苟同的一种观念。斐罗对这种观念进行全面抨击后，紧接着便是克里安提斯转向了一个不同的立场：相信来世——作为"首要而且是唯一重要的生命慰藉，作为我们遭受一切逆境打击的主要支

---

[1] *Dialogues Concerning Natural Religion*（1779），p.137.

[2] *Dialogues Concerning Natural Religion*（1779），p.151.

[3] 还有一处后来的增补，1779 年作为一个脚注发表，但可能打算作为文本主体内容（这里，我同意普莱斯的观点。参见他编辑的《对话录》的第 250 页注释 5），休谟把有神论和无神论之间的分歧视为更一般意义上的"怀疑论者"和"独断论者"之间"单纯字面"差别的一个例子。怀疑论者和独断论者都承认，"在所有感觉和所有科学的认识"上有诸多难题；同时还承认，"尽管有这些难题，但我们仍然在相信并推理这些主题，甚至常常带着自信和安心赞同这些主题"上有绝对的必然性（pp.138-139 fn）。这里的分歧在于：怀疑论者强调难题，独断论者强调必然性。这或许可以视为休谟澄清他怀疑主义的特征和意义的最后尝试。

[4] *Dialogues Concerning Natural Religion*（1779），p.151.

[5] *Dialogues Concerning Natural Religion*（1779），p.139.

撑"——是很有必要的。[1] 斐罗还是不同意，他反驳说，现实是"宗教的恐怖通常超过了它的慰藉"[2]。克里安提斯没有说服斐罗相信除了真正的宗教，信仰还有政治或情感的需要。休谟一边试图说服斯特拉恩出版《对话录》，一边对斯特拉恩说，斐罗"确实被驳倒了，而且最终放弃了他的观点，不但如此，他还坦言只是用他所有的吹毛求疵让自己找个乐子"[3]。这种关于神的智慧的争论终止之处的表述方式很不真诚，而它在宗教和生命行为的联系这个问题上显然也是一个谎言。《自然宗教对话录》第12篇暗示，这个问题总体上尚未解决。就像休谟在开始写作《英格兰史》之前就肯定知道的，这个问题的答案只能在不同的历史语境和政治语境中以不同的方式回答，也只能在对不同气质、不同困境下的不同种族的思考中回答。

455

　　休谟似乎不可能想象他能让他的同时代人——无论是像克里安提斯那样的现代、温和的有神论者，还是像第美亚那样的传统主义者——转而相信有神论和怀疑主义的区别"仅仅是字面意义上的"。休谟知道，对于他的同时代人而言，从一种超然的、纯粹哲学的角度上思考宗教，甚至比从政治、经济或历史的角度思考宗教还难。显而易见，宗教，比任何其他事情都重要。它与日常生活如此紧密相连，以致一种超然的、真正的哲学反思视角对于每个人而言几乎是不可能的。宗教的实践意义——宗教信仰的需要——极其强烈地被感受到了。或许如斐罗在第12篇接近尾声的时候指出的，"当一个人生性快乐时，他……不会想起宗教"，但如休谟清醒地意识到的，他同时代人的大部分天性让他们几乎不断地想到宗教。就像休谟所有著作一样，作为一个整体的《自然宗教对话录》，试图帮助读者从日常实践的关注中后退一步，从宗教的普遍原则来思考这个近在咫尺的问题。休谟希望他的读者忍耐的是，他所接受的内容是不顾证据相信上帝的存在需要相当大的心理压力，他希望读者思考什么东西才是确切意义上的信仰——只要这信仰有理性的基础。他向压力屈服了，《自然宗教对话录》直到他死后才出版，这一事实或许可以认为休谟承认了在这一实践中能够站在他这一边的读者寥寥无几。

---

[1] *Dialogues Concerning Natural Religion*（1779），pp.146-147.

[2] *Dialogues Concerning Natural Religion*（1779），p.147.

[3] *Letters of David Hume*，ed. Greig, vol. ii, p.323.

18 世纪 60 年代，新版的《关于若干主题的论文和论述》还有《英格兰史》每隔一段时间就出版一次。1768 年，安德鲁·米勒去世，此后，接管米勒生意的托马斯·卡德尔在伦敦出版休谟的著作。休谟写给卡德尔的信只有一封流传下来。休谟与印刷商威廉·斯特拉恩关系更近，给他写信时提到很多关于英国政治的剖析内容，斯特拉恩也是休谟对其著作永无止境地细微改进的指示的接受者。1770 年加印《关于若干主题的论文和论述》的请求提出时，休谟和往常一样，确实在非常谨慎地、不厌其烦地校对校样。例

456

如，他指出《道德原则研究》附录三的第一句话有个"醒目的错误"：排字员把 "Nothing is more usual than for philosophers to encroach upon the province of grammarians" 改成了 "Nothing is more *useful* than for …"[1]。休谟在 1770 年末收到了新版的样书，1771 年 1 月 5 日，他就写信给斯特拉恩，指出"一些新的难以避免的错误"，并附上一份勘误表。[2] 两个星期后，他又写信改正了勘误表中的一个错误。休谟向斯特拉恩承诺，他将把这一新版读上"好几遍"，并"通过一个可靠之人"寄去改正后的版本。[3] 休谟还希望全新的《英格兰史》也能出来。卡德尔仍然在试图卖掉休谟讨厌的 1763 年的八开本。他带着一贯的夸大其词跟斯特拉恩说，他猜想"你将找不到一本那种开本、那种价格，印刷得如此糟糕的英语著作"[4]。在准备他可能无法活着看到的新版时，他准备了一个副本，其中"有多处校对，尤其是前 4 卷"[5]。1771 年 3 月，他跟斯特拉恩说他甚至考虑在不适用英国版权法的都柏林出一个新版。[6] 特别值得注意的是，休谟希望出一个新版的《英格兰史》，正如休谟没有跟斯特拉恩指出的是，他已经完全把此书版权让渡给米勒及其公司，因此对他而言，从财务上说，卡德尔卖出多少本都毫无差别。休谟关心的只是校正书中的错误。卡德尔继续销售休谟认为有严重瑕疵的版本，似乎足以让他感到不安了。

1771 年夏天，新版的《英格兰史》似乎正在准备之中。休谟跟斯特拉

---

[1] *Letters of David Hume*, ed. Greig, vol. ii, p.225.

[2] *Letters of David Hume*, ed. Greig, vol. ii, p.233.

[3] *Letters of David Hume*, ed. Greig, vol. ii, pp.233-234.

[4] *Letters of David Hume*, ed. Greig, vol. ii, p.228.

[5] *Letters of David Hume*, ed. Greig, vol. ii, p.225.

[6] *Letters of David Hume*, ed. Greig, vol. ii, p.235.

恩说，他在纠正文风和事实错误时感到"极大的痛苦"[1]，不过斯特拉恩不可能相信休谟 1771 年 7 月所说的话，他说，他已经一劳永逸地"做完了校正，也不会检查它们了，除非草率为之"[2]。文字润色和校对勘误花了好几个月，所以休谟有时间写"一段话插入亨利八世统治时期"——包括"一小段关于亨利八世和简·西摩结婚的议会方案摘要"[3]。"我几乎不会再想做任何校对了"，他在 1772 年 2 月时宣称。10 天后，他又写道，这段时间他心中有了更重要的修改。休谟"如此憎恶令我们讨厌的爱国者们的放纵不羁"——他可能指的是威尔克斯暴民——以致他提到"目前享有的独特而幸福的政府"（that singular and happy government which enjoy at present）时只是说"我们目前享有的独特政府"（that singular government which we enjoy at present）。然而，考虑再三，他似乎还是恢复了以下这句被删掉的话："英国政府当然是幸福的，但由于过度自由，它可能不是长久之计。"（as the English government is certainly happy, though probably not calculated for duration, by reason of its excessive liberty.）但是，如果太迟，这里提到的几页已经印刷出来了，那也没有多大关系。"我也乐见这种怒气和愤慨保留下来。"[4]因为卡德尔手头还有 1763 年版的副本，所以，新版的《英格兰史》直到 1773 年才出版。这年 1 月，休谟意识到叙述亨利七世的一个注释需要实质性的修改，因为这一时期诺森布里亚公爵新近发表的"家庭藏书"提供了都铎生活的详细信息。公爵及其家族很反感休谟，因为休谟用这一卷证明他的主张，"与那些以前依靠大家族的懒惰的侍臣相比，一个勤劳的商人既是一个更好的人，也是一个更好的公民。与此同时，一个现代贵族的生活也比一个古代男爵的生活更值得称赞"[5]。3 月，休谟要求补充另一条注释，这次是关于詹姆斯二世的叙述。1775 年 10 月，新版《英格兰史》出版在即，休谟已经准备做进一步的

457

---

[1] *Letters of David Hume*, ed. Greig, vol. ii, p.243.

[2] *Letters of David Hume*, ed. Greig, vol. ii, p.247.

[3] *Letters of David Hume*, ed. Greig, vol. ii, p.257.

[4] *Letters of David Hume*, ed. Greig, vol. ii, p.261.

[5] *History of England from the Invasion of Julius Caesar to the Revolution in 1688*（1773）, vol. iii, p.400.
这条注释在第 460—464 页；休谟在这条注释中评论说，"如果我们思考一下那时威尼斯人和其他意大利贵族恢宏高贵的风度，我们就不会奇怪他们为何视山区民族为野蛮人"（p.464）。

修订。11 月，他告诉斯特拉恩，他很高兴一个新版即将出来，"大约 6 个星期后"，他将寄去前 4 卷的修订本。最后 4 卷的修订将"从容而至"[1]。休谟也没忽视《关于若干主题的论文和论述》。1776 年 4 月，他旅行到伦敦咨询他的医生时带着一本修订本，他告诉斯特拉恩，"带着它将是安全的，无论我是否死在路上"[2]。卡德尔在 1777 年出版了最后一版《关于若干主题的论文和论述》，1778 年出了最后一版的《英格兰史》。

休谟在给斯特拉恩的信中不止一次提到诗人让 - 巴蒂斯特·卢梭（Jean-Baptiste Rousseau）的一句话，"一个人的前半生太短，不足以写一本书，后半生也太短，不足以修改这本书"[3]。他与斯特拉恩的通信清楚地说明，1762 年以后，休谟再也没有发表过什么重要的新作，这一事实并不意味着他彻底放弃了文人的生活。休谟把大量的精力都花在阅读上，重读他随后版本的著作，指出需要修订的地方，确保那些修订是正确的，然后为下一版撰写一个勘误表。休谟在《我的一生》中宣称的主宰他生命的激情——文学激情，很重要的一部分在于痴迷修订和文风。这两者都是达到目的的必要手段，而这一目的，至少在 18 世纪 30 年代末休谟撰写散文时就有了，也是他在《关于人类理解力的哲学论文集》的开篇明确宣布的。这个目的便是弥合"浅显易懂的哲学"与"精确抽象的哲学"两者之间的鸿沟，并表明作为一个作家，他不是必须在西塞罗或亚里士多德，在拉布吕耶尔或马勒伯朗士，在艾迪生或洛克之间做出选择。休谟相信，深奥的研究有可能与清晰、真实和新颖协调一致。不过，这是一部终生的著作。

458

459

---

[1] *Letters of David Hume*, ed. Greig, vol. ii, p.304.

[2] *Letters of David Hume*, ed. Greig, vol. ii, p.315.

[3] *Letters of David Hume*, ed. Greig, vol. ii, pp.243, 304. 参见 Rousseau, *Oeuvres*, 'Préface'："一位小心珍爱其荣誉的作家，他的前半生总是太短不足以写一本书，后半生则太短不足以修订它。"（p.ii）

尾声：逝世与品格

1776 年初，休谟知道他已病入膏肓。2 月，他告诉斯密他的体重掉了 "整整 5 英石（1 英石约 6.35 千克）" [1]。1 月初，他立了一份新遗嘱，把 1,200 英镑和 "我所有的英文书籍" 留给他的妹妹凯瑟琳，剩下的几乎所有东西都留给了他的哥哥约翰。在朋友中，他单独挑出弗格森和达朗贝尔，各赠他们 200 英镑。他请斯密担任他的文学执行人，全权处理 "我所有的手稿，希望他发表我关于自然宗教的对话录……但不出版他认为不在这 5 年之内写的其他文章，并在他有空的时候毁掉它们"。他自信他能够信任 "我们之间一直维系的这份亲密的、真诚的友谊，他能够忠实地执行我遗嘱的这部分要求" [2]。和休谟写的所有文章一样，他的遗嘱也有重要的变更和修订。4 月 15 日，他添加了一个附件，该附件明确要求，如果他死在苏格兰，他应该埋在爱丁堡卡尔顿山上教堂墓地的南面，"在我尸骨上面立一块碑，价格不超过 100 英镑，碑上只刻我的名字、生卒年，其他的留给后人补充" [3]。他改变了把所有 "英文书籍" 留给他妹妹的主意，而是由她任意选择 100 本书。[4] 如我们所见，面对斯密的顾虑，他不得不改变关于《自然宗教对话录》出版的指令。[5] 4 月底，他的健康状况非常糟糕，以致他被说服去巴斯旅行，接受那里的水疗。

---

[1] *Letters of David Hume*，ed. Greig，vol. ii，p.308.

[2] National Archives of Scotland［NAS］，CC8/8/125，p.863.

[3] NAS CC8/8/125，pp.866-867.

[4] NAS CC8/8/125，p.867. 可能休谟决定的是，凯瑟琳拥有的 100 本书都是她想要的。

[5] 'Codicil to my Will 7 of August 1776'：NLS MS 23159，item24.

但经过短暂的康复后，他的健康状况继续恶化。7 月，他返回爱丁堡，已是"一身残躯"，如他告诉斯特拉恩的那样。[1] 8 月 13 日，他写信给他哥哥说，他的医生告诉他，他就快死了，"在我看来，这消息没什么不快"[2]。一周后，他告诉巴芙勒伯爵夫人，他看到死亡即将来临，"没有一丝焦虑或遗憾"[3]。保留下来的最后一封信，是休谟对他侄子大卫口述的，这封信是给斯密的，它表示很遗憾高烧已过，"我希望高烧能快点了结这冗沉的疾病"[4]。3 天后，休谟去世。时间定格在 1776 年 8 月 25 日，周日，下午 4 点。

461

从伦敦到巴斯的路上，休谟写信给斯密说，斯密手中负责的文稿中有一篇"不讨人厌的文章，即《我的一生》，这篇文章是我离开爱丁堡前几天写的，那时我想——我所有的朋友都是这样想的——我的生命将尽"[5]。《我的一生》的日期是 1776 年 4 月 18 日。[6] 休谟的想法是，这篇文章应该作为未来《关于若干主题的论文和论述》以及《英格兰史》的"序言"。这篇文章很短，包含的内容"无非是我的著作史"，一如休谟所言。[7] 他生命中的主要经历都提到了，包括到布里斯托跟商人学经商的失败之旅，在法国写作《人性论》的时光，担任安南戴尔侯爵家庭教师的那年，担任圣克莱尔将军秘书时的远途跋涉，成为律师协会的图书管理员，在巴黎和伦敦承担政府职务的几段时间。不过，卢梭事件被彻底遗漏了，一同漏掉的还有休谟两次被提名大学教席未遂之事，以及 18 世纪 50 年代中期休谟和凯姆斯一起差点被逐出苏格兰教会的事情。以上种种，无一不是轻描淡写。休谟好几次提及他的友谊，但他从来没说谁是他的朋友。所以，也就没有提到斯密、布莱尔、艾略特或奥斯瓦尔德，也没提到达朗贝尔、霍尔巴赫、杜尔阁，或者巴芙勒伯爵夫人。《我的一生》几乎完全聚焦于塑造主宰一生的两种激情：文名之爱与财

[1] *Letters of David Hume*, ed. Greig, vol. ii, p.329.

[2] *Letters of David Hume*, ed. Greig, vol. ii, p.332.

[3] *Letters of David Hume*, ed. Greig, vol. ii, p.335.

[4] *Letters of David Hume*, ed. Greig, vol. ii, p.336.

[5] *Letters of David Hume*, ed. Greig, vol. ii, p.318.

[6] 布朗说《我的一生》是"记忆自然迸发的结果，是一天写就的作品"('Introduction' to *David Hume：My Own Life*, p.15)。但是，该手稿文本（布朗编辑的《我的一生》中复制的文本）清楚表明，休谟没有让他自然迸发的所有记忆都处于未予纠正的状态。

[7] 'My Own Life', in *The Life of David Hume*（1777），p.1.

务独立的渴望。"我的一生，"休谟写道，"差不多都消耗在文学追求和文学消遣上。"[1]他很早就下定决心，"除了培养我的文学天赋外，视其他一切事物为草芥"[2]。休谟每本著作的出版和接受都被谨慎地叙述了一遍。它们的作者从"资财微薄之人"到获得财务保障、再到颇为富裕的过程也被叙述了一遍。

休谟在《我的一生》中关于财务成功的细节描述引人注目。这篇文章提出了一个可以说与该叙事的另一个主题完全相对的主题，即休谟的著作如何被他同时代人接受的故事。这个故事的开头，是《人性论》死于印刷机的挫败，接着是《关于人类理解力的哲学论文集》的彻底被忽视，然后来到《道德原则研究》不受关注、未被评论的世界，第·卷《大不列颠史》出版时让人难受的失望，《宗教的自然史》发表时稀里糊涂的公众参与，都铎王朝史激起的喧嚣，《英格兰史》中世纪卷"还过得去的，仅仅是还过得去的"成功。根据这种解释，休谟只有三本书还算有点成功：《道德和政治论文集》最初的两卷、《政治论丛》、《大不列颠史》的第二卷。剩下的著作，要么几乎被普遍忽视，要么几乎遭到普遍的谴责。[3]斯图亚特史的第一卷最先遭到所有人的谴责，"英格兰人、苏格兰人、爱尔兰人，辉格党和托利党，教会人士和宗派人士，自由思想家和宗教家，爱国者和宫廷派"[4]，然后是不被理睬。"似乎埋在了尘埃里"，休谟如是说。[5]休谟挣的钱不是都源于他写的书。他为圣克莱尔、赫特福德、康威服务获得的报酬是额外的津贴，还有各种投资赚的钱。不过，《我的一生》的读者仍然禁不住想问，鉴于休谟著作普遍糟糕的接受情况，他是如何变得如此富有的？而且，一位如此不成功的作家为何在18世纪60年代选择担任相当重要的政府职位呢？人们觉得，整个故事讲得一点也不全面。

和历史上的国王或女王的统治一样，《我的一生》的结尾是休谟对自己

462

---

[1] 'My Own Life', in *The Life of David Hume* (1777), p.2.

[2] 'My Own Life', in *The Life of David Hume* (1777), p.6.

[3] 还有一点奇怪的是，《我的一生》中根本没提到《关于若干主题的论文和论述》。相关的讨论，参见 Sher, *Enlightenment and the Book*, pp.54-5.

[4]《我的一生》的手稿表明"爱国者和宫廷派"是在写完初稿后的某个时候加上去的，仿佛休谟是后来才想起他在第一卷《英格兰史》中憎恶的社会宗派。

[5] 'My Own Life', in *The Life of David Hume* (1777), pp.18-19.

性格的描述。"我的为人，或者毋宁说我从前的为人……，"休谟写道，"生性温和、性情节制、开诚布公、与人合群、性格乐观、与人亲善，几乎不会与人为敌，我所有的激情都是相当温和的。"[1]休谟打算就对自己说这么多。总体上，这篇自传与卢梭、吉本、富兰克林这样的同时代人所写的自传大相径庭。[2]坦白说，卢梭的《忏悔录》是一个极端，是对自我的非凡探究和重造，如其作者所知道的，《忏悔录》在欧洲文人中前无古人。它的目标如此新颖，连卢梭都认为，它需要一种新的语言："我该采取何种语调、何种风格，才能解开那纷繁芜杂的情感？如此多样、如此矛盾，常常邪恶偶尔又如此崇高的情感，永无止境地在我的心中激荡。"[3]吉本完全重新打造但并不完整的回忆录对于《罗马帝国衰亡史》作者的内心生活也没说多少，但内
463 心生活仍然潜藏在字面之下，偶然会随着他与苏珊·屈尔绍的初恋爱情这样的"细腻情感"浮出字面。[4]《我的一生》中没提及这样的时刻。富兰克林的《自传》在这一点上和休谟一样没有人情味。[5]但它没有给人留下把重要事情藏着掖着的印象。这个故事，就是一个男人行动、创造和组织的故事，这些是他自己和其他每个人在美洲这片新大陆所需要的。可以说，作为自我认同世界这个过程的结果，这个本杰明·富兰克林和生命一样宽广。相反，休谟的《我的一生》说明这位作者极力把自己掩藏在他的著作后面。这个人写了那些著作，而他打算把他的自传作为那些著作的序言，但这份自传只透露了那么一点点信息。《我的一生》暗示，那些著作才是读者应该感兴趣的。这份自传只比卡尔顿山上的坟墓多说了一点而已。[6]

即便如此，休谟显然希望《我的一生》不仅仅是重述他的著作史，描述

---

[1] 'My Own Life', in *The Life of David Hume*（1777），pp.32-33.

[2] 普莱斯指出，18 世纪在作者有生之年或去世后不久就出版"自传，这种现象有点奇怪，并不常见。信件、日记、传记和大事记比比皆是，但没有自传"（'Introduction' to Horne, *Letter to Adam Smith*, pp.x-xi）。

[3] 引自 Damrosch, *Jean-Jacques Rousseau*, p.439.

[4] See Gibbon, *Autobiographies*, ed. Murray, pp.150-152.

[5] 《我的一生》与富兰克林的《自传》的比较，可参见 Hanley, 'Hume's Last Lesson'.

[6] 值得注意的是，那座坟墓修建时，它是卡尔顿山上唯一重要的纪念性建筑。它是爱丁堡东北边风景中最突显的一个地方。据说斯密曾说过，这座墓地是"我见过的我的朋友休谟最虚荣的事情"（引自 Greig, *David Hume*, p.410）。

他发财致富的不同阶段。同样重要的，想必是明确表示一位怀疑论者——怀疑他那个时代的宗教的几乎所有主要学说——能够平静地面对死亡和消散。休谟坦言，在他病情日益严重的那一年，他"从未感到片刻的精神萎靡"："如果让我说出我最想选出生命中的某个时期再经历一遍的话，我想可能会是较后的这一阶段"，这有点"奇怪"，却真真确确。"我像往常一样有着同样的研究热情，"他继续解释说，"在伙伴中间感到同样的快乐。"[1] 问题在于他的精神状态将被公开，因为，休谟如何死去，将不可避免会激起人们广泛、强烈的好奇心。1777 年 3 月，《每月评论》的一位作者评论说，"像休谟先生的人品和著作突显出的那些**立场**、那些**原则**，当他直面死亡迫在眼前的恐惧时，这个世界总会好奇地想学学以何种方式来支撑他们面对这场艰难的战斗"[2]。休谟清醒地意识到，他的同时代人很认真地认同古人的观点：如果一个人的生命没有将他的哲学原则付诸实践，那就说明他的哲学原则不值得被认真对待。[3] 最能说明一个人的生活的，莫过于他的死亡方式。《关于若干主题的论文和论述》和《英格兰史》的哲学——即便是最鲜活的道德、政治和宗教信念，都采取毫无偏见、冷静客观的分析——如果有人怀疑休谟在死亡临近时最终抵御不了一般的恐惧，那他的哲学就有被揭穿的风险。但这不是说，休谟希望让自己以苏格拉底或加图的死亡方式去世。他相信古代哲学不适用于现代生活，这份自信最终没有令他失望。所以，《我的一生》没有表明，休谟以苏格拉底或斯多葛的方式断言理性的自我主宰肉体和俗世的关切。他生命最后的好脾性不能描述为自主自制。"我几乎没有在我的身体失调中感到多少痛苦"，他对他的读者说。如我们所见，在《我的一生》的最后一段中，休谟接着强调他的好运在于他性情温和、生性乐观、激情相当温和。重点在于，在眼前疾病的"迅速摧毁"下，他天然的性情没有离他而去。这是另一次好运，而不是多年学习以西塞罗或蒙田的方式如何死去

464

---

[1] 'My Own Life', in *The Life of David Hume*（1777），p.31.

[2] 引自 Fieser（ed.），*Early Responses to Hume*，vol. ix，pp.264-265，出版《我的一生》的一段公告。关于 18 世纪"临终场景的热衷情形"，参见 Miller，*Three Deaths and Enlightenment Thought*，ch. 1.

[3] 根据个人偏好形成的论断没有什么明显的谬误，换言之，没什么不公平的，参见 Haakonssen，'The History of Eighteenth-Century Philosophy'，p.17。

的结果。[1]

休谟知道《我的一生》势必激怒一些人，这些人乐意认为他的初衷——用比蒂的话说——是"颠覆人类幸福唯一持久的基础"[2]。他还知道，对一位怀疑论者在凝视死亡时无动于衷的描述很可能会遭到怀疑。当鲍斯威尔告诉约翰逊，休谟已经告诉他，"他对想到他在此世之后应该**不存在**的焦虑，不会多于他想到在他存在以前他**已不存在**的焦虑"。约翰逊的回应是，休谟不是疯子就是骗子。[3]对《我的一生》可能产生的这种反应让休谟有理由同意斯密的请求："加上几行您对您自己生活的叙述，以我自己的名义叙述一下您在这次疾病中的表现"。"您的健康日渐下滑，"斯密接着说，"两年多来，您病魔缠身，疲惫不堪，现在直面死亡，或者说您至少相信死亡临近，您还是一如既往地乐观，这种情形，很少有人能够坚持几个小时，即便他们身体都很健康。"[4]8月14日，斯密跟亚历山大·韦德伯恩说，休谟快要离开人世了，"他还是很乐观，很幽默，相比基督徒口口声声说相信顺从上帝的意志，死时却哭哭啼啼，他对人终有一死真正做到了泰然处之"[5]。对休谟临终时言行举止如何的描述可以证实：那个认为没有合理的理由相信死后有来世的人，最终没有寻求宗教慰藉。在他写给斯密的最后一封信中，他给予他的朋友"充分自由"，按他喜好随意增添《我的一生》。[6]

465

对休谟短小自传的增补结果，看起来像是 1776 年 11 月 9 日由斯密写给威廉·斯特拉恩的一封信，该信"叙述了我们已故好友休谟先生在他最后一次病中的情形"[7]。该信的主题是休谟在他最后几周的"乐观"精神。"乐观"（cheerfulness）这个词用了 6 次。为了说明休谟即使经历严重的病痛不适仍然幽默诙谐，斯密又讲了一遍他最初讲给韦德伯恩的故事，即上述引用

---

［1］参见 Mankin，'*My Own Life* de David Hume'，esp.pp.258-259；还可参见 Guimares，'Skeptical Tranquility and Hume's Manner of Death'，esp.p.129。

［2］Beattie，*Essay on the Nature and Immutability of Truth*，p.363.

［3］Boswell，*Life of Johnson*，ed. Womersley，pp.314-315. 此时是 1769 年 10 月。鲍斯威尔不可能跟休谟讲约翰逊说过的话。

［4］*Correspondence of Adam Smith*，ed. Mossner and Ross，p.206.

［5］*Correspondence of Adam Smith*，ed. Mossner and Ross，p.203.

［6］*Letters of David Hume*，ed. Greig，vol. ii，p.336.

［7］'Letter from Smith to Strahan'，in *The Life of David Hume*（1777），p.41.

的那封信的故事。这个故事说的是休谟在读卢西恩，为了在跨过冥河、进入阴曹地府之前能宽限几日，他跟冥府渡神卡戎说了几个借口。休谟曾告诉斯密，问题是他已经做完了他想做的一切事情。而且，像他现在这样富有，能在他死时让他的亲友获益，没有理由期望他活得更久能给他们带来更多好处。因此，"他完全有理由死得心满意足"[1]。就像斯密跟韦德伯恩讲的那个故事一样，休谟终于想到一个可以跟渡神说的主意，"仁慈的卡戎，我一直致力于开拓人民的眼界，稍稍宽限一下，让我欣慰地看到教会关闭，牧师们只得四处谋事"。但是，他知道，卡戎只会回说，此事"这两百年"都不会发生，并命令他立即上船。[2]那封给斯特拉恩的信公开发表时，斯密稍稍润色了一下这段逸事。休谟给卡戎的借口是他一直"致力于开拓人民的眼界"，如果他能再活几百年，他或许会"满意地看到现在某些流行的迷信思想已经分崩离析了"。卡戎的回答是，"再过几百年那也不会发生"[3]。斯密还加了一个休谟梦想的延搁策略：他一直在为他的新版校正他的著作，并希望看到公众如何接受这些更改。但是，休谟知道，卡戎的回答将是，当他看到那些更改的效果后，他又想再做别的修改了。"这些借口都不会有结果的，"卡戎说，"所以，诚实的朋友，快上船吧。"[4]在这封信的最后一段，斯密总结说，承认人民"会以各种方式评判"休谟的哲学观点，但否认他们会对其品格和言行的评判存在分歧。"总而言之，"斯密总结说，"我始终认为，无论生前死后，他都近乎是人类脆弱本性所容许的一位明智贤达、道德高尚的完美典范。"[5]

　　斯特拉恩遵从休谟的遗嘱，为了方便《我的一生》的出版，把它作为将

466

---

[1] 'Letter from Smith to Strahan', in *The Life of David Hume* (1777), p.48.

[2] *Correspondence of Adam Smith*, ed. Mossner and Ross, p.204.

[3] 'Letter from Smith to Strahan', in *The Life of David Hume* (1777), pp.50-51.

[4] 'Letter from Smith to Strahan', in *The Life of David Hume* (1777), p.50.

[5] 'Letter from Smith to Strahan', in *The Life of David Hume* (1777), p.62.关于斯密写给斯特拉恩的信，参见 Ainslie, 'Hume's "Life" and the Virtues of the Dying', pp.134-138, 以及 Schliesser, 'The Obituary of a Vain Philosopher'。关于休谟想象的与卡戎争论的另一种叙述，参见威廉·卡伦致约翰·亨特的信，收录于 Fieser (ed.), *Early Responses to Hume*, vol. ix, pp.291-293。

来出版的著作的序言，并加上斯密的"信"，作为一个独立成篇的文章。[1]斯密鼓励他这样做的原因，是他担心《自然宗教对话录》可能会在新版的《英格兰史》和《关于若干主题的论文和论述》之前出版，因为他想要为他的"信"做的最后一件事是将信作为《自然宗教对话录》的序言——他跟斯特拉恩说，《自然宗教对话录》"虽然写得很好，但我还是希望作为手稿只在几个人中间流传"[2]。斯特拉恩有点犹豫，只将《我的一生》和斯密来信组成一本书太短了，打算用休谟写给他的几篇论政治主题的信件扩充容量。[3]斯密回复说，这肯定有违休谟的遗嘱。斯密解释说，休谟的遗嘱明确表示除了《自然宗教对话录》和《我的一生》，其他的一切文件都要销毁。"他的传记不足以成一本书，"他跟斯特拉恩说，"但它可以做成一个小册子。"[4]1777年3月，这本小册子面世了，题目是"大卫·休谟先生亲自写的传记"。这本小册子很快出了3版。[5]

一本休谟亲自写的传记册子肯定会激起评论，但包含斯密的"致斯特拉恩的信"的册子肯定会挑起争论。3年后，斯密跟一位通信者说，"就一页，而且我认为是完全无害的一页纸，我只是在这页纸上碰巧写了我们已故好友休谟先生的去世，这页纸给我带来的抨击，比我在《国富论》中对大不列颠整个商业体系的猛烈抨击十倍还多"[6]。考虑到"致斯特拉恩的信"描述了休谟开玩笑说他几乎毫不掩饰地希望看到基督教崩溃，有点奇怪斯密会对此感到惊讶。人们认为斯特拉恩不会惊讶——事实上，作为这本小册子的出版商，作为休谟《英格兰史》的出版商，他希望的恰是这种争议。1777年7月9日，"毫无疑问，你已经阅读了大卫·休谟本人写的所谓"自传"，还有亚当·斯密博士附上的那封信"，鲍斯威尔给约翰逊写信时说。"这难道不是这

---

[1] 另一方面，休谟的哥哥约翰确定单独出版《我的一生》有违休谟遗嘱的条款。他担心这篇文章可能会被认为是"出自他人之手，而非（休谟）本人之手"（引自 Brown, 'Introduction' to *David Hume：My Own Life*，p.24.）。

[2] *Correspondence of Adam Smith*，ed. Mossner and Ross，p.211.

[3] *Correspondence of Adam Smith*，ed. Mossner and Ross，p.222.

[4] *Correspondence of Adam Smith*，ed. Mossner and Ross，p.224.

[5] 首次发表《我的一生》和字面上的斯密致斯特拉恩的信，是在1777年1月那期的《苏格兰人杂志》上。尚不清楚这是怎么发表的。相关的阐发，参见 Todd, 'The First Printing Hume's Life（1777）'，pp.124-125，以及 Brown, 'Introduction' to *David Hume：My Own Life*，pp.23-24.

[6] *Correspondence of Adam Smith*，ed. Mossner and Ross，p.251.

个时代最厚颜无耻的事情吗？……你或许该敲敲休谟和斯密这两个人的脑袋，让自负卖弄的异教徒变得极其滑稽可笑。难道你不值得花点时间碾碎这些道德花园里的毒草吗？"[1] 约翰逊似乎认为不值得为此花点时间。另一方面，乔治·霍恩，那时牛津大学的副校长，匆匆炮制了《一位基督徒民族的一员，就亚当·斯密博士的朋友大卫·休谟先生的生平、去世和哲学致斯密博士的一封信》（*A Letter to Adam Smith LL.D. on the Life, Death, and Philosophy of his Friend David Hume, Esq. By one of the people called Christians*）。"宗教的敌人醒了，"他宣称，"不让她的朋友睡觉了。"[2] 在一篇竭力回应却往往没能回应休谟调侃卡戎的语调的文章中，霍恩说休谟"对一切所谓的宗教都不可救药地憎恶"，"绷紧每一根神经去压制、消灭人们中间的宗教精神，如果他能够影响宗教的话，它的名字本不会再被人记住"[3]。霍恩的《一位基督徒民族的一员，就亚当·斯密博士的朋友大卫·休谟先生的生平、去世和哲学致斯密博士的一封信》出了好几版，1799 年仍然在出版。1784 年，约翰逊去世，此事促使牛津的另一个人——莫德林学院的威廉·阿格特（William Agutter）——进行了一次布道，并发表了一篇布道辞《正直之士与邪恶之人去世时的差别，以塞缪尔·约翰逊博士和大卫·休谟先生为例》（*On the Difference between the Deaths of the Righteous and the Wicked, Illustrated in the Instance of Dr. Samuel Johnson, and David Hume, Esq.*）。约翰逊终其一生都害怕死亡，对他是否能得救一直很焦虑：阿格特说，这是每一个基督徒应该有的样子。"那位异教徒的自信或平静不能说明什么。"[4] "漫不经心地玩完这支死亡飞镖后，"约翰·威斯利在 18 世纪 90 年代宣讲的一篇布道辞中质问休谟，"你现在还认为宗教是个笑话吗？你现在怎么看待卡戎呢？他让你渡过冥河了吗？他终于教你知道了一点你自己的心！"在威斯利看来，斯密描述的休谟比那不思悔改的罗伯特·沃尔波尔或那位"尊敬的倒霉蛋"切斯特菲尔德勋爵还要可恶。[5]

斯密没有就休谟人品的评价为其进行辩护。1777 年初，塞缪尔·布拉

---

［1］Boswell, *Life of Johnson*, ed. Womersley, p.585.

［2］Horne, *Letter to Adam Smith*, p.ii.

［3］Horne, *Letter to Adam Smith*, pp.10-11.

［4］Agutter, *On the Difference between the Deaths of the Righteous and the Wicked*, p.11.

［5］Wesley, 'On the Deceitfulness of the Human Heart', p.342.

特（Samuel Pratt），一位失业演员尝试以文为生，他发表了《大卫·休谟先生传增补，附真正的逸事，以及他去世和葬礼的补白》(*Supplement to the Life of David Hume，Esq. Containing Genuine Anecdotes，and a Circumstantial Account of his Death and Funeral*)。布拉特那时在巴斯生活，休谟 1776 年 5 月至 6 月间在巴斯的时候，他估计和休谟或休谟的朋友建立了某种联系。这篇《大卫·休谟先生传增补，附真正的逸事，以及他去世和葬礼的补白》试图借着《大卫·休谟传》的臭名捞一笔钱。该文绝大部分是流言蜚语、道听途说，不得不用休谟遗嘱这一"确定文件"来补充。[1] 布拉特另一次最实质性的尝试，即《为大卫·休谟先生的生平和著作声辩》，是对霍恩的答复，意图"证实"斯密对休谟性格的评价，"以及正义基础上的哲学诉求"[2]。这种"哲学诉求"究竟想确立什么并不清楚。布拉特谨慎地说，他不打算为休谟的哲学原则进行辩护，而是强调休谟的生平、逝世与他那些原则的一致性，并将这种一致性与那些口口声称是基督徒却没能践行他们宣讲的那一套的虚伪性进行比较。而且，布拉特声称，休谟的例子说明，"即便是怀疑论者，相比那些从未涉足生僻领域的研究的杰出人士，他们可能更配得上成为社会成员，在第一原因——无论这个原因是什么——上更值得尊敬，本质上更是人类的朋友"[3]。对斯密主题截然相反的阐释，由亨利·麦肯齐于 1779 年 6 月发表在他自己的杂志《镜报》上。据称，《拉罗赫的故事》('The Story of La Roche')讲述的是一位瑞士新教牧师（同名的拉罗赫）、他的女儿与"一位英国哲学家"的关系。这位英国哲学家因在母国"感到失望"而被驱赴海外。这位哲学家似乎很容易被当作休谟。他"被某些人指责缺乏温度和情感，但所有人都承认他性情温和"。他不是"基督徒"，却是"不信教者中最大的好人"。"我认识的所有人中，"讲述者评论说，"他的日常交谈是最没有学究味的，也可以说最不像写文章的。"[4] 这个故事的核心是新教的拉罗赫对待生死的态度与那位怀

---

[1] 但是，布拉特对休谟"以极其细腻的感受去体会每一件影响他文学名声的事情"这一性情还是很有洞察力的："尽管他夸耀自己的平静，但哲学不能保护他免遭那些名誉的嫉妒偏见之箭所带来的过分懊恼的攻击"（Supplement, p.8）。

[2] Pratt, *Apology for the Life and Writings of David Hume*, p.v.

[3] Pratt, *Apology for the Life and Writings of David Hume*, pp.97-99.

[4] Mackenzie, *The Mirror*, vol. ii, pp.42, 43, 46, 56, 59.

疑论哲学家的思想体系之间的分歧，而这点分歧几乎无关道德。拉罗赫承认哲学家的美德。哲学家的怀疑主义不妨碍他们最真诚的友谊。[1]

这样，斯密和休谟其他早期的辩护者就勾勒出了现在熟悉的休谟肖像轮廓：一个乐观的、合群的、有道德的无神论者典范。这幅画像表明休谟生动地反驳了 18 世纪的常见主张，即认为宗教信仰对于好脾性和好道德是必需的。一个人拒绝神圣天启，拒绝在来世善有善报、恶有恶报这种观念的慰藉，所以人们普遍认为，这个人肯定对他生活的这个世界感到绝望，对于值得争取的美德也丧失了认知，但在直面困境，直面死亡、彻底灰飞烟灭之际，天生的善意不足以维持乐观和仁慈。这些就是斯密自己为 1790 年版《道德情操论》中《论德性的品格》这一卷所证实的。"一个无父的世界"，斯密声称，这个观念在仁爱之人看来势必是"所有思考中最令人忧伤的"。只有当一个人"彻底相信，这个宇宙中所有的居民，最卑微的人和最伟大的人，都处于那位伟大、仁慈、全知全能的存在的直接照拂和直接保护之下"，美德和幸福才能结合在一起；"那位伟大、仁慈、全知全能的存在，指引一切自然的运动，以自己不可改变的完美来决定任何时候都维持尽可能多的幸福"[2]。于是，休谟的与众不同之处就在于，他善良乐观，却缺乏这种信念。

斯密竟然说，虽然休谟缺乏宗教信仰，但他仍然几乎接近人类可能达到的完美道德。这是一个非同寻常的论断，尤其引人瞩目的是，斯密选择把这个美德与智慧的典范描绘成公开承认他的目的是消除他同胞的宗教信仰——而宗教信仰是他们的主要慰藉和支撑。这只能证明较不宽容的批评者对休谟所持的看法。这势必暗示沃伯顿和比蒂的想法是对的——他们认为，休谟受到尽其所能摧毁宗教事业这一欲望的驱使。沃伯顿有理由声称休谟执意成为"害群之马"，危害公众[3]，一如他在给米勒的信中指出的。比蒂认为休谟极

469

---

[1] 麦肯齐主张，斯密认为，《拉罗赫的故事》中，借休谟之口说出的情感"如此自然，以致他像平常一样心不在焉地告诉我，他想知道他以前从未听到的逸事"（*Anecdotes and Egotisms*，p.171）。

[2] Smith, *Theory of Moral Sentiments*, ed. Raphael and Macfie, p.235 [VI.ii.3]。

[3] Warburton, *Selections from Unpublished Works*, p.310."你常常告诉我这个人（即休谟）的道德德性"，沃伯顿在劝说米勒不要出版《论文四篇》时这样写道。"他也许有很多我不知道的美德，但容我提醒您，他**心身**皆恶，而且，我认为一个更邪恶的心灵更执意于做出我不知道的危害公众之举。"

力"破坏那些可怜人最后的避难所,把他们在不幸、恶毒和专制蹂躏中幸存下来的唯一一点慰藉都掠夺了"[1]。比蒂这么说也是对的。休谟不仅是伟大的异教徒,他还是**好人大卫**。他还让他的事业竭尽所能摧毁宗教,尤其是基督教,并削弱它对广大人民的控制。因此,一些人一定会认为,乔舒亚·雷诺兹在他的比蒂画像中,很有理由把休谟和伏尔泰都描述成被《论真理的本质与永恒性,答复诡辩术和怀疑主义》的作者打败的形象。因为休谟和伏尔泰一样,都想消除基督教的卑鄙无耻。这至少是《致斯特拉恩的信》可能暗示的信息。斯密为何想把那个令人发怒的笑话公之于众,休谟为何愿意让他那样做,这些问题就成了一个谜。[2]

　　休谟允许斯密把那个他知道肯定会激起怒火的笑话公之于众,可能是因为,激起众怒将会让《我的一生》所讲述的文学事业这个故事具有十足的吸引力,他的文学事业没有得到公正对待,却招来偏执狂们的仇恨。休谟在《我的一生》中说道,他坚定不移地决心"绝不答复任何人",他的脾气一点儿也不易怒,能轻松地让自己置身于文学争吵之外。[3]但是,他的自传清楚表明并公开表示,他不答复他的批评者并不意味着他不关注他的批评者。实际上,自传强烈暗示他对敌对的批评比对表扬更敏感。他两次提到沃伯顿及其"流派"对他的粗暴态度。纵观他的整个生涯,他在结尾时声称,他"恣

470

---

[1] Beattie, *Essay on Truth*, p.500.

[2] 斯密在 8 月 22 日的信中跟休谟说,在他希望给《我的一生》中增加的"几行"中,他可能会提到休谟关于他"希望给卡戎一个借口"的笑话。斯密说,"这将不会成为这段历史令人不快的内容"(*Correspondence of Adam Smith*, ed. Mossner and Ross, p.206)。而且,这里的意思可能是,这就只是个笑话。《我的一生》毕竟是相当严肃的事情,斯密或许只是希望举一个"常用客套话"的例子,他在《致斯特拉恩的信》中的最后一段声称,"这是他的好性格、好脾气的真情流露,他谦逊、体贴,没有一点儿恶意,而这常常是他人身上所谓的机智讨厌的根源"['Letter from Smith to Strahan', in *The Life of David Hume* (1777), pp.60-61]。或许这是休谟常常开的玩笑。1775 年 8 月 1 日,休谟写信给托伦斯的安德鲁·斯图亚特时宣称,在他看来,有 4 件事情确立了英国的繁荣:"第一,我们在美洲没有哪怕一英尺能称为是我们自己的土地;第二,由于亚洲各国的一条共同法令,任何怕死的英国人都不敢穿好望角;第三,如果国王、贵族、平民打算以 20% 的价格发行他们 1000 英镑的联合债券,他们就不能繁荣起来;第四,所有的教会都转变为骑术学校、制造厂、网球场或剧院。我虽然老了,但我期望看到前三件事能完成,希望第四件能推进不少。"(参见 Baumstark, 'The End of Empire and the Death of Religion', p.257。)

[3] *The Life of David Hume* (1777), p.15.

意"暴露在狂热分子及其党派的政治愤怒和宗教怒火中。他在 1776 年 6 月初写给斯特拉恩的一封信中说，他的著作带给他的唯一满足是，他连续出版的每个版本都极力接近完美的风格和表达。"因为，公众对我选集的细心、精确、辛劳、无私和勇气所回馈的适当认同，"他解释说，"这些还是没有出现。但我已是一把年纪，我也活不到公正评价我的那一天了。"[1] 休谟心中的某些事情似乎妨碍他承认——甚至可能在他自己看来也不可否认——自己的成功。他在给斯特拉恩的一封信中承认，他一直都没得到公正的待遇，这一信念可能出于"自负和先入为主的偏见"。《我的一生》开篇和结尾都坦言为自己做葬礼演说的虚荣心，　如休谟指出的。而且，他所获得的成就实际上没有完全未被重视，准确地说，拒绝承认这一点很有可能也是虚荣心作祟。因为，对休谟而言，如果在《我的一生》中表现得更扬扬自得、诚实坦率，或许就如他所见，可能会有削弱读者相信他纯粹的文学激情的风险。

或许正是出于这个原因，《我的一生》没有直接承认以下事实，即便休谟遭到某些人的疯狂攻击，即便他没有信徒，也没有鼓吹什么流派，他去世时仍然是那个时代最著名、最广受尊敬的文人之一。休谟在他生命的终点承认，有"很多迹象表明我的文名最终会爆发出夺目的光彩"——但他立即努力表明，即便他没有病入膏肓，这也不会更令他高兴，因为无论发生什么，他"也只剩下几年时光去消受了"[2]。《我的一生》没有告诉它的读者，那些批评但认真对待休谟著作的人名有一长串，至少包括苏格兰的凯姆斯勋爵、罗伯特·华莱士、亚当·斯密、托马斯·里德、乔治·坎贝尔，英格兰的理查德·普莱斯、乔舒亚·塔克、贺拉斯·沃尔波尔，法国的伏尔泰、杜尔阁、伊萨克·德·品托。休谟还赢得了和孟德斯鸠、狄德罗、罗伯逊、吉本、伯克、富兰克林一样的尊重。1767 年，一个朋友跟他说："你说你被讨厌是因为你是苏格兰人，被嫌弃是因为你是个文人，这些话都是顾影自怜的废话。我肯定你是我所认识的人中最广受各阶层人民爱戴的人，我从未遇到一个这样的人，他认为你的书不如这个世界上几乎所有作家创作的作品那般

471

---

[1] *Letters of David Hume*, ed. Greig, vol. ii, p.322.

[2] *The Life of David Hume*（1777）, pp.31-32.

寓教于乐，却还能装出几分品味和见识。"[1] "欧洲有没有一个文人不熟悉休谟著作的？"卡罗·丹尼纳（Carlo Denina）在他的《论文学革命》（*Discorso sopra la Vicende della Letteratura*）中反问道。[2] 休谟去世后不久，有人从比蒂的家乡阿伯丁给《伦敦年鉴》写道，"最现代的阅读莫过于读已故休谟先生的著作，换言之，赢得公众更多赞同的人，莫过于已故的休谟先生。如果他不是最伟大的哲学家，至少他还有一个与众不同的优点，即与那个时代的其他作家相比，他拥有更多的哲学天赋"。而且，"在那个充满历史学家的年代，他的地位卓然而立，几乎是无与伦比的。他作为历史学家的声誉，几乎盖过了他作为哲学家的成就"[3]。当然，可以肯定的事实是，休谟年轻时在九泉追求的文学梦想，最终全部实现了。

472

---

[1] 1767 年 1 月 20 日约翰·克劳福德致休谟的信（John Crawford to Hume, 20 January 1767）：NLS 23154，item44。克劳福德在告诉休谟他"真的不可能下定决心在爱丁堡定居"时引入了这个话题。

[2] Denina, *Essay on the Revolutions of Literature*, p.279.

[3] *The London Chronicle* 40（1776），p.248 [no. 3083, 7-10 September；重新收录在 Fieser（ed.），*Early Responses to Hume*，vol. ix, p.338]。这封信发表于 9 月的《苏格兰人杂志》。很快有人回应了这封信，用词比《伦敦年鉴》恶毒得多 [p.509; no. 3116, 23-25 November；重新收录在 Fieser（ed.），*Early Responses to Hume*, vol. ix, pp.339-340]。这一回应后来也发表在《苏格兰人杂志》上。

参考文献

（1）休谟发表的著作

An Abstract of a Book lately Published; Entituled, A Treatise of Human Nature, &c. Wherein the Chief Argument of that Book is farther Illustrated and Explained. London. Printed for C. Borbet, at Addison's Head, over-against St. Dunstan's Church, in Fleet-street. 1740.

A Concise and Genuine Account of the Dispute between Mr. Hume and Mr. Rousseau: With the Letters that passed between them during their Controversy. As also, the letters of the Hon. Mr Walpole and Mr. D'Alembert, relative to this extraordinary Affair. Translated from the French. London. Printed for T. Becket and P. A. De Hondt, near Surry-street, in the Strand. 1766.

Dialogues Concerning Natural Religion. Printed in 1779.

An Enquiry Concerning the Principles of Morals. London. Printed for A. Millar, over-against Catherine-street in the Strand. 1751.

Essays and Treatises on Several Subjects. 4 vols. London. Printed for A. Millar, in the Strand; and A. Kincaid and A. Donaldson, in Edinburgh. 1753.

Essays and Treatises on Several Subjects. A New Edition. London. Printed for A. Millar, in the Strand; and A. Kincaid and A. Donaldson, at Edinburgh. 1758.

Essays and Treatises on Several Subjects. A New Edition. 4 vols. London. Printed for A. Millar, in the Strand; and A. Kincaid and A. Donaldson, at Edinburgh. 1760.

Essays and Treatises on Several Subjects. A New Edition. 2 vols. London. Printed for A. Millar, in the Strand; and A. Kincaid and A. Donaldson, at Edinburgh. 1764.

Essays and Treatises on Several Subjects. A New Edition. 2 vols. London. Printed for A. Millar, A. Kincaid, and A. Donaldson, in Edinburgh. And sold by T. Cadell, in the Strand. 1768.

Essays and Treatises on Several Subjects. A New Edition. 4 vols. London. Printed for T. Cadell (Successor to Mr. Millar) in the Strand; and A. Kincaid and A. Donaldson, at Edinburgh. 1770.

Essays and Treatises on Several Subjects. A New Edition. 2 vols. London. Printed for T. Cadell, in the Strand; and A. Donaldson and W. Creecch, at Edinburgh. 1777.

Essays, Moral and Political. Edinburgh. Printed by R. Fleming and A. Alison, for A. Kincaid Bookseller, and Sold at his Shop above the Cross. 1741.

Essays, Moral and Political. The Second Edition, Corrected. Edinburgh. Printed for A. Kincaid Bookseller, near the Cross 1742.

Essays, Moral and Political. Volume II. Edinburgh. Printed for A. Kincaid, near the Cross, by R. Fleming and A. Alison. 1742.

Essays, Moral and Political. The Third Edition, Corrected, with Additions. London. Printed for A. Millar, over against Catharine Street in the Strand; and A. Kincaid in Edinburgh. 1748.

Expose' Succinct de la Contestation qui s'est E'leveèentre M. Hume et M. Rousseau, Avec les Pièces Justificatives. London, 1766.

Four Dissertations. London. Printed for A. Millar, in the Strand. 1757.

The History of England, From the Invasion of Julius Caesar to the Accession of Henry VII. 2 vols. London. Printed for A. Millar, in the Strand. 1762.

The History of England, From the Invasion of Julius Caesar to the Revolution in 1688. A New Edition, Corrected. 6 vols. London. Printed for A. Millar, in the

Strand. 1762.

The History of England, From the Invasion of Julius Caesar to the Revolution in 1688. A New Edition, Corrected. 8 vols. London. Printed for T. Cadell, (Successor to A. Millar) in the Strand. 1770.

The History of England, From the Invasion of Julius Caesar to the Revolution in 1688. A New Edition, Corrected. 8 vols. London. Printed for T. Cadell, in the Strand. 1773.

The History of England, From the Invasion of Julius Caesar to the Revolution in 1688. A New Edition, With the Author's Last Corrections and Improvements. 8 vols. London. Printed for T. Cadell, in the Strand. 1778.

The History of England, Under the House of Tudor. 2 vols [with continuous pagination]. London. Printed for A. Millar, in the Strand. 1759.

The History of Great Britain. Vol. I. Containing the Reigns of James I and Charles I. Edinburgh. Printed by Hamilton, Balfour, and Neill. 1754.

The History of Great Britain. Vol. II. Containing the Commonwealth, and the Reigns of Charles II and James II. London. Printed for A. Millar, opposite Catharine-Street, in the Strand. 1757.

The History of Great Britain under the House of Stuart. The Second Edition Corrected. 2 vols. London. Printed for A. Millar, in the Strand. 1759.

A Letter from a Gentleman to his Friend in Edinburgh: Containing Some Observations on A Specimen of the Principles Concerning Religion and Morality, said to be maintain'd in a Book lately publish'd, intituled, A Treatise of Human Nature, &c. Edinburgh. 1745.

The Life of David Hume, Esq. Written by Himself. London. Printed for W. Strahan; and T. Cadell, in the Strand. 1777.

Philosophical Essays Concerning Human Understanding. London. Printed for A. Millar, opposite Katharine-Street, in the Strand. 1748.

Philosophical Essays Concerning Human Understanding. The Second Edition. With Additions and Corrections. London. Printed for A. Millar, opposite to Katharine- Street, in the Strand. 1750.

Political Discourses. Edinburgh. Printed by R. Fleming, for A. Kincaid and A. Donaldson. 1752.

Three Essays, Moral and Political: Never before published. Which compleats the former Edition, in two Volumes. London. Printed for A. Millar, over against Catharine Street in the Strand; and A. Kincaid in Edinburgh. 1748.

A Treatise of Human Nature: Being An Attempt to Introduce the Experimental Method of Reasoning into Moral Subjects. 3 vols. London. Vols. i-ii: Printed for John Noon, at the White-Hart, near Mercer's-Chapel, in Cheapside. 1739. Vol. iii: Printed for Thomas Longman, at the Ship in Pater-noster-Row. 1740.

A Treatise of Human Nature. Ed. L. A. Selby-Bigge, revised by P. H. Nidditch. Oxford: Clarendon Press, 1978.

A True Account of the Behaviour and Conduct of Archibald Stewart, Esq; Late Lord Provost of Edinburgh. In a Letter to a Friend. London. Printed for M. Cooper, in Pater-noster-Row. 1748.

（2）休谟未经授权的出版物、手稿、信件和其他未发表的文章

未经授权的出版物

Essays on Suicide and the Immortality of the Soul, Ascribed to the Late David Hume, Esq. Never Before Published. With Remarks, intended as an Antidote to the Poison contained in these Performances, By the Editor. To which is added, Two Letters on Suicide, from Rousseau's Eloisa. London, 1783.

Two Essays. London. 1777.

手稿

'Articles of Agreement ... between David Hume ... and John Noone'. NLS 23159, item 5.

'Codicil to my Will 7 of August 1776'. NLS MS 23159, item 24.

'An Historical Essay on Chivalry on Modern Honour'. NLS MS 23159, item 4. Transcribed in Wright, 'Hume on the Origin of "Modern Honour" ', pp. 204-209. 'My Own Life'. NLS 23159, item 23. Facsimile copy reproduced in Ian Gordon Brown (ed.), *David Hume: My Own Life*. Edinburgh: The Royal Society of Edinburgh, 2014. pp. 59-72.

'Of the Poems of Ossian'. NLS MS 23159, item 17.

'Order of the Curators of Advocates Library for removing certain Books 27 June 1754'. NLS MS 23159, item 16.

'Sect. 6. Conclusion of this Book'. NLSMS 23159, item 15. Facsimile copy reproduced in Norton and Norton (eds.), *A Treatise of Human Nature*, 'Editing the Texts', pp. 664-667.

'Sect. 7. Fourth Objection'. NLS Accession 10805. Transcribed (with facsimile copy) in Stewart, 'An Early Fragment on Evil', pp. 165-168.

'A Treatise of Fluxions by Mr. George Campbell: Professor of Mathematicks in Edinburgh. Written by David Home, 1726'. Photocopy held by NLS, Accession 11333. Original held by the library of Tokyo International University.

Untitled notes on several subjects. NLS 23159, item 14. Transcribed in Mossner, 'Hume's Early Memoranda, 1729-1740', pp. 499-518.

'Last Will and Settlement', dated 4 January 1776, with later emendations. National Archives of Scotland, CC8/8/125, pp. 858-868.

编辑的通信集

The Letters of David Hume. Ed. J. Y. T. Greig. 2 vols. Oxford: Clarendon Press, 1932.

New Letters of David Hume. Ed. Raymond Klibansky and Ernest C. Mossner. Oxford: Clarendon Press, 1954.

Further Letters of David Hume. Ed. Felix Waldmann. Edinburgh: Edinburgh Bibliographical Society, 2014.

杂信

To James Birch, 18 May 1735: transcribed in Mossner, 'Hume at La Fle`che', pp. 31-33.

To Patrick Murray, fifth Lord Elibank, 8 January 1748: transcribed in Mossner, 'New Hume Letters to Lord Elibank', pp. 437-438.

To Michael Ramsay, 26 and 31 August 1737: transcribed in Kozanecki, 'Dawida Hume' a nieznane listy', pp. 133-134.

To Hugh Blair, 4 July 1762: transcribed in Wood, 'David Hume on Reid's *Inquiry*', pp. 415-416.

To Andrew Stuart of Torrance, 1 August 1775: transcribed in Baumstark, 'The End of Empire and the Death of Religion', pp. 256-257.

To David Hume the younger, 21 January 1776: transcribed in Kozanecki, 'Dawida Hume' a nieznane listy', p. 137.

To David Hume the younger, 20 May 1776: transcribed in Kozanecki, 'Dawida Hume' a nieznane listy', pp. 138-139.

其他未发表的著作

Four Dissertations. NLS MS.509. Bound with typeset texts of 'Of Suicide' and 'Of the Immortality of the Soul'.

（3）1800 年前的著作

Addison, Joseph, Steele, Richard, et al. *The Spectator*. Ed. Donald F. Bond. 4 vols. Oxford: Clarendon Press, 1965.

Admonition and Exhortation by the Reverend Presbytery of Edinburgh. To All Within Their Bounds. Edinburgh, 1757.

Agutter, William. *On the Difference between the Deaths of the Righteous and the Wicked, Illustrated in the Instance of Dr. Samuel Johnson, and David Hume,*

Esq. London, 1800.

Allestree, Richard. *The Whole Duty of Man, Laid down in a Plain and Familiar Way for the Use of All, but especially the Meanest Reader.* London, 1715.

Amory, Thomas. *A Dialogue on Devotion after the Manner of Xenophon; in which the Reasonableness, Pleasure, and Advantages of It are Considered.* London, 1733.

Anderson, George. *The Use and Abuse of Diversions. A Sermon on Luke xix.13. With an Appendix, Shewing that the Stage in Particular is an Unchristian Diversion.* Edinburgh, 1733.

_____. *Infidelity a Proper Object of Censure.* Glasgow, 1756.

Arnauld, Antoine and Nicole, Pierre. *Logic or the Art of Thinking.* Transl. and ed. Jill Vance Buroker. Cambridge: Cambridge University Press, 1996.

Bacon, Francis. *The History of the Reign of King Henry VII.* Ed. Brian Vickers. Cambridge: Cambridge University Press, 1998.

Balfour, James. *A Delineation of the Nature and Obligations of Morality: With Reflexions upon Mr. Hume's Book, intitled, An Inquiry Concerning the Principles of Morality.* Edinburgh, 1753.

Baxter, Andrew. *An Enquiry into the Nature of the Human Soul; wherein the Immateriality of the Soul is evinced from the Principles of Reason and Philosophy.* London, [1733].

Bayle, Pierre. *Miscellaneous Reflections, Occasion'd by the Comet Which Appear'd in Deccember 1680. Chiefly Tending to Explode Popular Superstitions.* Transl. anon. 2 vols. London, 1708.

_____. *The Historical and Critical Dictionary.* Transl. anon. 5 vols. London, 1734.

Beattie, James. *An Essay on the Nature and Immutability of Truth, In Answer to Sophistry and Scepticism.* Edinburgh, 1770.

Berkeley, George. *The Querist.* Ed. Joseph Johston. Dundalk: Dundalgan Press, 1970.

_____. *Philosophical Works.* Ed. M. R. Ayers. London: Dent, 1975.

Birch, Thomas. *An Inquiry into the Share, which King Charles I had in the Transactions of the Earl of Glamorgan.* 2nd edn. London, 1756.

Blair, Hugh. *Observations upon a Pamphlet, intitled, An Analysis of the Moral and Religious Sentiments Contained in the Writings of Sopho and David Hume, Esq.* Edinburgh, 1755.

Bolingbroke, Henry St. John, Earl of. *Remarks on the History of England. From the Minutes of Humphry Oldcastle, Esq.* London, 1743.

_____. *Some Reflections on the Present State of the Nation, Principally with Regard to her Taxes and Debts; and on the Causes and Consequences of Them.* Published with *A Letter to Sir William Windham and A Letter to Mr. Pope.* London, 1753.

_____. *Political Writings.* Ed. David Armitage. Cambridge: Cambridge University Press, 1997.

Bonar, James. *An Analysis of the Moral and Religious Sentiments Contained in the Writings of Sopho and David Hume, Esq; Addressed to the Consideration of the Reverent and Honourable Membersof the General Assembly of the Church of Scotland.* Edinburgh, 1755.

Boswell, James. *Boswell in Extremes: 1776–1778.* Ed. Charles McC. Weis and Frederick A. Pottle. The Yale Edition of the Private Papers of James Boswell. London: Heinemann, 1971.

_____. *The Life of Samuel Johnson.* Ed. David Womersley. London: Penguin, 2008.

Brady, Robert. *An Introduction to the Old English History.* London, 1684.

_____. *A Complete History of England, From the First Entrance of the Romans Under the Conduct of Julius Caesar, Unto the End of the Reign of King Henry III.* London, 1685.

_____. *An Historical Treatise of Cities, Burghs, and Boroughs.* 2nd edn. London, 1714.

Brandolini, Aurelio Lippo. *Republics and Kingdoms Compared.* Ed. and transl. James Hankins. Cambridge, MA: Harvard University Press, 2009.

Burke, Edmund. *A Philosophical Enquiry into the Origin of our Ideas of the Sublime and Beautiful.* London, 1757.

_____. *Thoughts on the Cause of the Present Discontents.* London, 1770.

_____. *The Speech of Edmund Burke, Esq; on Moving his Resolution for Conciliation with the Colonies, March 22, 1775*. London, 1775.

Burnet, Gilbert. *The History of the Reformation of the Church of England*. 4th edn. 3 vols. London, 1715.

_____. *History of His Own Time*. 2 vols. London, 1724-1734.

Butler, Joseph. *The Analogy of Religion, Natural and Revealed, to the Constitution and Course of Nature*. London, 1736.

Calamy, Edmund. *A Letter to Mr. Archdeacon Echard upon the Occasion of his History of England*. London, 1718.

Cantillon, Richard. *Essai sur la Nature du Commerce en Ge´ne´ral*. Ed. Henry Higgs. London: Macmillan and Co., 1931.

Carlyle, Alexander. *The Tendency of the Constitution of the Church of Scotland, to form the Temper, Spirit, and Character of her Ministers*. Edinburgh, 1767.

Carte, Thomas. *A Collection of the Several Papers published by Mr. Thomas Carte, in Relation to his History of England*. London, 1744.

_____. *A General History of England*. 4 vols. London, 1747-1755.

Cary, John. *A Discourse on Trade, and Other Matters Relative to It*. 3rd edn. London, 1745.

Catalogue of the Library of the Faculty of Advocates, Edinburgh. Part the First. Edinburgh, 17[7]2.

Cheyne, George. *The English Malady: or, A Treatise of Nervous Diseases of All Kinds*. London, 1733.

Cicero. *On Duties*. Transl. Walter Miller. Loeb Classical Library. Cambridge, MA: Harvard University Press, 1913.

_____. *Tusculan Disputations*. Transl. J. E. King. Loeb Classical Library. Cambridge, MA: Harvard University Press, 1927.

Clarendon, Edward Hyde, Earl of. *The History of the Rebellion and the Civil Wars in England, Begun in the Year 1641*. 3 vols. Oxford, 1702-1704.

The Confession of Faith, and the Larger and Shorter Catechism, First agreed upon by the Assembly of Divines at Westminster. N.p., 1717.

Dalrymple, John. *An Essay towards a General History of Feudal Property in Great Britain*. London, 1757.

Decker, Matthew. *An Essay on the Causes of the Decline of Foreign Trade*. London, 1744.

Denina, Carlo. *An Essay on the Revolutions of Literature*. Transl. John Murdoch. London, 1771.

Derham, William. *Physico–Theology: or, A Demonstration of the Being and Attributes of God, from His Works of Creation*. London, 1713.

Dubos, Jean Baptiste, abbe'. *Re'flexions Critiques sur la Poe'sie et sur la Peinture*. 6th edn. 3 vols. Paris, 1765.

Dudgeon, William. *The State of the Moral World Consider'd; Or, a Vindication of Providence in the Government of the Moral World*. Edinburgh, 1732.

―――. *The Philosophical Works of Mr. William Dudgeon. Carefully Corrected*. N.p., 1765.

Du Tot, Charles de Ferre`re. *Political Reflections upon the Finances and Commerce of France*. Transl. anon. London, 1739.

Early Responses to Hume. Ed. James Fieser. 10 vols. Bristol: Thoemmes Press, 1999.

Echard, Laurence. *The History of England. From the First Entrance of Julius Caesar and the Romans . . . to the Conclusion of the Reign of King James the Second, and Establishment of King William and Queen Mary*. 3 vols. 1707-1718.

Esprit, Jacques. *Discourses on the Deceitfulness of Humane Virtues*. Transl. William Beauvoir. London, 1706.

Essays and Observations, Physical and Literary. Read before a Society in Edinburgh, and Published by Them. Volume I. Edinburgh, 1754.

Ferguson, Adam. 'An Excursion in the Highlands: Discourse on Various Subjects', in Vincenzo Merolle (ed.), *The Manuscripts of Adam Ferguson*. London: Pickering and Chatto, 2006. 47-70.

Fletcher, Andrew. *Political Works*. Ed. John Robertson. Cambridge: Cambridge University Press, 1997.

Fontenelle, Bernard le Bovier de. 'Re´flexions sur la Poètiquè, in vol. iii of *Oeuvres Comple`tes*. 8 vols. Paris: Fayard, 1989. 111-159.

Gerard, Alexander. *An Essay on Taste . . . with Three Dissertations on the Same Subject by Mr. de Voltaire, Mr. D'Alembert F.R.S, Mr Montesquieu*. London, 1759.

Gervaise, Isaac. *The System or Theory of the Trade of the World*. Ed. J. M. Letiche. Baltimore: The Johns Hopkins University Press, 1954. [1st publ. 1720.]

Gibbon, Edward. *Autobiographies. Printed Verbatim from Hitherto Unpublished Manuscripts*. London: J. Murray, 1896.

Goldsmith, Oliver. *An Enquiry into the Present State of Polite Learning in Europe*. London, 1759.

Grey, Zachary. *A Defence of our Antient and Modern Historians, Against the Frivolous Cavils of a Late Pretender to Critical History*. London, 1725.

Grotius, Hugo. *The Rights of War and Peace*. Ed. Richard Tuck. 3 vols. Indianapolis: Liberty Fund, 2005.

Guthrie, William. *A General History of England, from the Invasion of the Romans under Julius Caesar, to the Late Revolution in 1688*. 3 vols. London, 1744-1751.

Hale, Matthew. *The History of the Common Law in England*. 2nd edn. London,1716.

Harrington, James. *Political Works*. Ed. J. G. A. Pocock. Cambridge: Cambridge University Press, 1977.

Harris, James. *Hermes: or, A Philosophical Inquiry Concerning Language and Universal Grammar*. London, 1751.

Heineccius, Johann Gottlieb. *A Methodical System of Universal Law, with Supplements and a Discourse by George Turnbull*. Transl. George Turnbull. Ed. Thomas Ahnert and Peter Schröder. Indianapolis, IN: Liberty Fund, 2008.

Henry, Robert. *The History of Great Britain, From the First Invasion of it by the Romans under Julius Caesar*. 6 vols. London, 1771-1793.

Hervey, John, Baron. *Ancient and Modern Liberty Stated and Compar'd*. London, 1734.

Hobbes, Thomas. *The Elements of Law: Human Nature and De Corpore Politico*. Ed. J. C. A. Gaskin. Oxford: Oxford University Press, 1994.

_____. *Behemoth, or, The Long Parliament*. Ed. Paul Seaward. Oxford: Clarendon Press, 2010.

_____. *Leviathan*. Ed. Noel Malcolm. 3 vols. Oxford: Clarendon Press, 2012.

Home, John. *The History of the Rebellion in the Year 1745*. London, 1802.

_____. *A Sketch of the Character of Mr. Hume and Diary of a Journey from Morpeth to Bath, 23 April – 1 May 1776*. Ed. David Fate Norton. Edinburgh: The Tragara Press, 1976.

Horne, George. *A Letter to Adam Smith, LL.D. on the Life, Death, and Philosophy of his Friend David Hume Esq. By one of the People called Christians*. Oxford, 1777.

Howard, Sir Robert. *The History of Religion*. London, 1694.

Hurd, Richard. *Moral and Political Dialogues*. London, 1759.

Hutcheson, Francis. *A System of Moral Philosophy . . . To which is prefixed some Account of the Life, Writings, and Character of the Author, by the Reverend William Leech-man*. 2 vols. Glasgow, 1755.

_____. *An Essay on the Nature and Conduct of the Passions and Affections, with Illustrations on the Moral Sense*. Ed. Aaron Garrett. Indianapolis: Liberty Fund, 2002.

_____. 'On the Natural Sociability of Mankind', in James Moore and Michael Silverthorne (eds.), *Logic, Metaphysics, and the Natural Sociability of Mankind*. Indianapolis: Liberty Fund, 2006.

_____. *Philosophiae Moralis Institutio Compendiaria: with A Short Introduction to Moral Philosophy*. Ed. Luigi Turco. Indianapolis: Liberty Fund, 2007.

_____. *An Inquiry into the Original of Our Ideas of Beauty and Virtue*. Ed. Wolfgang Leidhold. Revised edn. Indianapolis: Liberty Fund, 2008.

Johnson, Samuel. *A Dictionary of the English Language*. London, 1755.

Johnston, Edward. *A View of The Edinburgh Review, Pointing Out the Spirit and Tendency of that Paper*. Edinburgh, 1756.

Kames, Henry Home, Lord. *Essays upon Several Subjects in Law, sciz., Jus Tertii, Bene–ficium Cedendarum Actionum, Vinco Vincentem, Prescription.* Edinburgh, 1732.

_____. *Historical Law–Tracts.* 2 vols. Edinburgh, 1758.

_____. *Essays on the Principles of Morality and Natural Religion.* Ed. Mary Catherine Moran. Indianapolis: Liberty Fund, 2005.

Kenyon, J. P. (ed.). *The Stuart Constitution: Documents and Commentary.* Cambridge: Cambridge University Press, 1966.

King, William. *An Essay on the Origin of Evil.* Trans. Edmund Law. London, 1731.

Law, John. *Money and Trade Considered, With a Proposal for Supplying the Nation with Money.* 2nd edn. Edinburgh, 1720.

Le Blanc, Jean Bernard. *Letters on the English and French Nations; Containing Curious and Useful Observations on their Constitutions Natural and Political.* Transl. anon. 2 vols. London, 1747.

_____. (transl). *Discours Politiques, Traduits de Anglois de David Hume.* Paris, 1754. Lediard, Thomas. *A Charge Delivered to the Grand Jury . . . on Wednesday the 16th of October 1754.* London, 1754.

Leechman, William. *The Nature, Reasonableness, and Advantages of Prayer: With an Attempt to Answer the Objections against It.* Glasgow, 1743.

Leibniz, Gottfried Wilhelm von. *Theodicy: Essays on the Goodness of God, the Freedom of Man, and the Origin of Evil.* Ed. Austin Farrer. Transl. E. M. Huggard. Chicago: Open Court, 1985.

A Letter to the Reverend the Moderator, and Members of the Presbytery of Haddington. Edinburgh, 1757.

Locke, John. *An Essay Concerning Human Understanding.* Ed. Peter H. Nidditch. Oxford: Clarendon Press, 1975.

Lockman, John. *A New History of England by Question and Answer, Extracted from the most celebrated English historians, particularly M. Rapin de Thoyras.* London, 1734.

Macaulay, Catherine. *Observations on a Pamphlet, entitled, Thoughts on the Cause of the Present Discontents*. London, 1770.

Mackenzie, Henry. *The Anecdotes and Egotisms of Henry Mackenzie 1745–1831*. Ed. Harold William Thompson. London: Oxford University Press, 1927.

[Mackenzie, Henry et al.] *The Mirror: A periodical Paper, published at Edinburgh in the years 1779 and 1780*. 3 vols. Edinburgh, 1781.

Maclaurin, Colin. *An Account of Sir Isaac Newton's Philosophical Discoveries*. London, 1748.

MacQueen, Daniel. *Letters on Mr Hume's History of Great Britain*. Edinburgh, 1756.

Maitland, William. *The History of Edinburgh: From its Foundation to the Present Time*. Edinburgh, 1753.

Malebranche, Nicolas. *The Search after Truth*. Transl. and ed. Thomas M. Lennon and Paul J. Olscamp. Cambridge: Cambridge University Press, 1997.

Mandeville, Bernard. *Free Thoughts on Religion, the Church, and National Happiness*. 3rd edn. London, 1731.

_____. *An Enquiry into the Origin of Honour, and the Usefulness of Christianity in War*. London, 1732.

_____. *The Fable of the Bees: or, Private Vices, Publick Benefits*. Ed. F. B. Kaye. 2 vols. Oxford: Clarendon Press, 1924.

Massie, Joseph. *An Essay on the Governing Causes of the Natural Rate of Interest*. London, 1750.

Melon, Jean-François. *A Political Essay upon Commerce. Translated, With Some Anno-tations and Remarks, by David Bindon, Esq*. Dublin, 1739. [1st publ. 1734.]

Middleton, Conyers. *Free Inquiry into the Miraculous Powers, Which are Supposed to have Subsisted in the Christian Church, From the Earliest Ages Through Several Successive Centuries*. London, 1749.

Millar, John. *The Origin of the Distinction of Ranks*. Ed. Aaron Garrett. Indianapolis: Liberty Fund, 2006.

Montesquieu, Charles Secondat, baron de. *Considerations on the Causes of the Greatness of the Romans and Their Decline*. Transl. David Lowenthal.

Indianapolis: Hackett, 1965.

_____. *The Spirit of the Laws*. Ed. and transl. Anne Cohler, Basia Miller, and Harold Stone. Cambridge: Cambridge University Press, 1989.

Oldmixon, John. *The Critical History of England Ecclesiastical and Civil: Wherein the Errors of the Monkish Writers, and Others before the Reformation, are Expos'd and Corrected*. London, 1724-1726.

_____. *The History of England, During the Reigns of the Royal House of Stuart*. London, 1730.

_____. *The History of England, During the Reigns of King William and Mary, Queen Anne and King George I*. London, 1735.

_____. *The History of England, During the Reigns of Henry VIII, Edward VI, Queen Mary, Queen Elizabeth. Including the History of the Reformation of the Churches of England and Scotland ... Also Including a History of Mary, Queen of Scots*. London, 1739.

Paris-Duverney, Joseph. *Examen du Livre Intitulè, Reflexions Politiques sur les Finances et le Commerce*. 2 vols. La Haye, 1740.

Pascal, Blaise. *Pensées and Other Writings*. Transl. and ed. Honor Levi. Oxford: Oxford University Press, 1995.

[Perceval, John, second earl of Egmont.] *Faction Detected by the Evidence of Facts*. London, 1743.

Petty, Sir William. *Political Arithmetick*. London, 1691.

Petyt, William. *The Antient Right of the Commons of England Asserted; or, A Discourse Proving by Records and the Best Historians, that the Commons of England were ever an Essential Part of Parliament*. London, 1680.

Philips, Erasmus. *The State of the Nation, in Respect to her Commerce, Debts, and Money*. London, 1725.

Pinto, Isaac de. *An Essay on Circulation and Credit, in Four Parts; and a Letter on the Jealousy of Commerce*. Transl. S. Baggs. London, 1774.

Pope, Alexander. *An Essay on Man*. Ed. Maynard Mack. London: Methuen, 1950.

_____. *Poetical Works*. Ed. Herbert Davis. Oxford: Oxford University Press, 1966.

Postlethwayt, Malachy. *The Universal Dictionary of Trade and Commerce, Translated from the French of Monsieur Savary ... With Large Additions and Improvements Throughout the Whole Work*. 2 vols. London, 1751.

Pratt, Samuel. *Supplement to the Life of David Hume, Esq*. London, 1777.

_____. *An Apology for the Life and Writings of David Hume*. London, 1777.

Price, Richard. *Four Dissertations*. London, 1767.

_____. *Two Tracts on Civil Liberty, the War with America, and the Debts and Finances of the Kingdom: With a General Introduction and Supplement*. London, 1778.

_____. *Political Writings*. Ed. D. O. Thomas. Cambridge: Cambridge University Press, 1991.

_____. *The Correspondence of Richard Price: Vol. I: July 1748 – March 1778*. Ed. W. Bernard Peach and D. O. Thomas. Durham, NC: Duke University Press, 1983. Pringle, John. *Six Discourse ... To which is Prefixed the Life of the Author*. London, 1783.

Proctor, Percival, et al. *The Modern Dictionary of Arts and Sciences; or, Complete System of Literature*. 4 vols. London, 1774.

Ralph, James. *History of England during the Reign of K. William, Q. Anne, and K. George I*. 2 vols. London, 1744-1746.

_____. *The Case of Authors by Profession or Trade Stated; With Regard to Booksellers, the Stage, and the Public*. London, 1758.

Ramsay, Andrew Michael, the Chevalier. *The Philosophical Principles of Natural and Revealed Religion. Unfolded in Geometrical Order*. 2 vols. Glasgow, 1748-1749.

Rapin de Thoyras, Paul. *Dissertation sur les Whigs et les Torys: or, An Historical Dissertation upon Whig and Tory. Shewing, The Rise, Progress, Views, Strength, Interest, and Characters of those Two Contending Parties*. Transl. Ozell. London, 1717.

_____. *The History of England*. Transl. N. Tindal. 2nd edn. 2 vols. London, 1732.

Recueil Philosophique ou Melange de Pieces sur la Religion & la Morale. 2 vols.

London, 1770.

Reid, Thomas. *An Inquiry into the Human Mind on the Principles of Common Sense*. Ed. Derek R. Brookes. Edinburgh: Edinburgh University Press, 1997.

_____. *The Correspondence of Thomas Reid*. Ed. Paul Wood. Edinburgh: Edinburgh University Press, 2002.

Remarks of the Committee of the Presbytery of Glasgow upon Mr. Leechman's Sermon on Prayer. Edinburgh, 1744.

Robertson, William. *The History of Scotland, During the Reigns of Queen Mary and of King James VI, Till his Accession to the Crown of England*. 2 vols. London, 1759.

Rousseau, Jean-Baptiste. *Oeuvres*. London, 1748.

Rousseau, Jean-Jacques. *Correspondance Comple`te de Jean–Jacques Rousseau*. Ed. R. A. Leigh. 49 vols. Oxford: The Voltaire Foundation, 1965-1998.

_____. *The Social Contract and Other Later Political Writings*. Transl. Victor Goure- vitch. Cambridge: Cambridge University Press, 1997.

_____. *Rousseau, Judge of Jean–Jacques: Dialogues*. Transl. Christopher Kelly and Judith R Bush. Hanover, NH: Dartmouth College Press, 1990.

Shaftesbury, Anthony Ashley Cooper, Third Earl of. *Characteristicks of Men, Manners, Opinions, Times*. Ed. Douglas Den Uyl. 3 vols. Indianapolis: Liberty Fund, 2001.

Smith, Adam. *An Inquiry into the Nature and Causes of the Wealth of Nations*. Eds. R. H. Campbell, A. S. Skinner, and W. B. Todd. 2 vols. Oxford: Oxford University Press, 1976.

_____. *The Theory of Moral Sentiments*. Eds. D. D. Raphael and A. L. Macfie. Oxford: Oxford University Press, 1976.

_____. *The Correspondence of Adam Smith*. Eds. Ernest Campbell Mossner and Ian Simpson Ross. Oxford: Oxford University Press, 1977.

Smollett, Tobias. *Plan of a Complete History of England*. London, 1757.

_____. *A Specimen of the Scots Review*. Edinburgh, 1774.

Temple, Sir William. 'An Essay upon the Original and Nature of Government.

Written in the Year 1672', in *Miscellanea*, vol. i. 5th edn. 3 vols. London, 1705.

_____. *Introduction to the History of England*, in vol. iv of *The Works of Sir William Temple*. 4 vols. Edinburgh, 1754.

_____. *Observations upon the United Provinces of the Netherlands*. Ed. Sir George Clark. Oxford: Clarendon Press, 1972.

Tillotson, John. *The Wisdom of Being Religious*. London, 1664.

_____. *The Trial of Archibald Stewart, Esq; Late Lord Provost of Edinburgh, Before the High Court Justiciary in Scotland*. Edinburgh, 1747.

Tucker, Josiah. *A Brief Essay on the Advantages and Disadvantages which Respectively Attend France and Great Britain, With Regard to Trade*. 3rd edition. London, 1753.

_____. *The Case of Going to War for the Sake of Procuring, Enlarging, or Securing of Trade, Considered in a New Light*. London, 1763.

_____. *Four Tracts, Together with Two Sermons, on Political and Commercial Subjects*. Gloucester, 1774.

Turgot, Anne-Robert-Jacques. *Turgot on Progress, Sociology and Economics*. Transl. and ed. Ronald L. Meek. Cambridge: Cambridge University Press, 1973.

Turnbull, George. *The Principles of Moral and Christian Philosophy*. Ed. Alexander Broadie. Indianapolis: Liberty Fund, 2005.

Tyrell, James. *The General History of England, both Ecclesiastical and Civil; From the Earliest Accounts of Time, To the Reign of His Present Majesty, King William III*. 3 vols. London, 1697-1704.

Vandelint, Jacob. *Money Answers All Things: or, An Essay to Make Money Sufficiently Plentiful Amongst All Ranks of People [etc.]*. London, 1734.

Voltaire, Jean-Marie Arouet de. *The History of Charles XII, King of Sweden*. Transl. anon. London, 1732.

_____. *Letters Concerning the English Nation*. London, 1733.

_____. *An Essay on the Age of Lewis XIV*. Transl. Lockman. London, 1739.

_____. *The General History and State of Europe, From the Time of Charlemain to*

Lewis XIV. Transl. anon. 3 vols. Edinburgh, 1757.

_____. *An Essay on Universal History, the Manners and Spirit of Nations ... With a Supplement Carrying the Down the History to the Peace of Versailles*. Transl. Nugent. 4 vols. Edinburgh, 1777.

_____. *Articles Extraits de la Gazette Littèraire de l'Europe*, in vol. xli of *Oeuvres de Voltaire*, ed. M. Beuchot, Paris, 1831.

Wallace, Robert. *A Dissertation on the Numbers of Antient and Modern Times: In Which the Superior Populousness of Antiquity is Proved*. Edinburgh, 1753.

_____. 'Letter from a Moderate Freethinker to David Hume Esquire Concerning the Profession of the Clergy'. Edinburgh University Library MS La.II.97/1. Transcribed by Miguel A. Bad'ıa Cabrera in Wallace, *A Letter from a Moderate Freethinker to David Hume*. Ann Arbor, MI: Scholars' Facsimiles & Reprints, 2013.

Walpole, Horace. *Historic Doubts on the Life and Reign of King Richard the Third*. London, 1768.

_____. *Memoirs of the Reign of King George the Third*. Ed. G. F. Russell Barker. 4 vols. London, 1894.

Warburton, William. *A Selection from Unpublished Papers*. Ed. Francis Kilvert. London, 1841.

Wesley, John. 'On the Deceitfulness of the Human Heart', in vol. vii of *The Works of the Rev. John Wesley, A.M.* London, 1872.

Whitaker, John. *The History of Manchester*. 2nd edn. 2 vols. London, 1773.

Witherspoon, John. *Ecclesiastical Characteristics: or The Arcana of Church Policy. Being an Humble Attempt to Open Up the Mystery of Moderation*. Edinburgh, 1753.

_____. *A Serious Apology for The Ecclesiastical Characteristics*. Edinburgh, 1763.

（4）1799 年后的著作

Abramson, Kate. 'Sympathy and the Project of Hume's Second Enquiry'. *Archiv für Geschichte der Philosophie* 83 (2001): 45-80.

Adair, Douglass. '"That Politics May Be Reduced to a Science": David Hume, James Madison, and the Tenth Federalist'. *Huntingdon Library Quarterly* 20 (1957): 343-360.

Ahnert, Thomas. 'Religion and Morality', in Harris (ed.), *The Oxford Handbook of British Philosophy in the Eighteenth Century*, pp. 638-657.

_____. *The Moral Culture of the Scottish Enlightenment 1690–1805*. New Haven: Yale University Press, 2014.

Ainslie, Donald. 'Hume's "Life" and the Virtues of the Dying', in Thomas Mathien and D. G. Wright (eds.), *Autobiography as Philosophy: The Philosophical Uses of Self–Presentation*. Abingdon: Routledge, 2006. 120-140.

Allen, John. 'Review of Lingard's History of England'. *Edinburgh Review* 42 (1825): 1-31.

Andrew, Edward G. *Patrons of Enlightenment*. Toronto: University of Toronto Press, 2006.

Appleby, Joyce. *Economic Thought and Ideology in Seventeenth–Century England*. Princeton, NJ: Princeton University Press, 1978.

Á rdal, Páll S. *Passion and Value in Hume's Treatise*. Edinburgh: Edinburgh University Press, 1966.

Armitage, David. 'Introduction' to Bolingbroke, *Political Writings*. Cambridge: Cambridge University Press, 1997.

Ayers, Michael. 'Hume and Berkeley: A Question of Influence', in Richard Rorty, J .B. Schneewind, and Quentin Skinner (eds.), *Philosophy in History: Essays in the Historiography of Philosophy*. Cambridge: Cambridge University Press, 1984. pp.303-328.

Baier, Annette C. *A Progress of Sentiments: Reflections on Hume's Treatise*. Cambridge, MA: Harvard University Press, 1991.

_____. 'David Hume, Spinozist'. *Hume Studies* 19 (1993): 237-252.

_____. 'Hume's Deathbed Reading: A Tale of Three Letters'. *Hume Studies* 32 (2006): 347-356.

_____. 'Enquiry Concerning the Principles of Morals: Incomparably the Best?', in Elizabeth S. Radcliffe (ed.), A Companion to Hume. Oxford: Blackwell, 2008. pp.293-320.

_____. 'Promises, Promises, Promises', in The Cautious Jealous Virtue: Hume on Justice. Cambridge, MA: Harvard University Press, 2010. pp.163-199.

_____. The Pursuits of Philosophy: An Introduction to the Life and Thought of David Hume. Cambridge, MA: Harvard University Press, 2011.

Bailey, Alan, and O'Brien, Dan, (eds.). The Continuum Companion to Hume. London: Continuum, 2012.

Barfoot, Michael. 'Hume and the Culture of Science in the Early Eighteenth Century', in Stewart (ed.), Studies in the Philosophy of the Scottish Enlightenment, pp. 151-190.

Basker, James. 'Scotticisms and the Problem of Cultural Identity in Eighteenth-Century Scotland', in John Dwyer and Richard B. Sher (eds.), Sociability and Society in Eighteenth–Century Scotland. Edinburgh: Mercat Press, 1993. pp.81-95.

Baumstark, Moritz. 'The End of Empire and the Death of Religion: A Reconsideration of Hume's Later Political Thought', in Savage (ed.), Philosophy and Religion in Enlightenment Britain, pp. 231-57.

Baxter, Donald L. M. 'Hume's Theory of Space and Time in Its Skeptical Context', in Norton and Taylor (eds.), The Cambridge Companion to Hume, pp. 105-146.

Beauchamp, Tom L. 'Introduction' to Hume, An Enquiry Concerning the Principles of Morals: A Critical Edition. Oxford: Clarendon Press, 1998.

_____. 'Introduction' to Hume, An Enquiry Concerning Human Understanding: A Critical Edition. Oxford: Clarendon Press, 2000.

_____. 'Introduction' to Hume, A Dissertation on the Passions and The Natural History of Religion: A Critical Edition. Oxford: Clarendon Press, 2007.

Beljame, Alexandre. Men of Letters and the English Public in the Eighteenth Century: 1660–1744, Dryden, Addison, Pope. Transl. E. O. Lorimer. London:

Kegan, Paul, Trench, Trubner and Co., 1948.

Black, J. B. *The Art of History: A Study of Four Great Historians of the Eighteenth Century*. London: Methuen and Co., 1926.

Blumenberg, Hans. *Shipwreck with Spectator: Paradigm of a Metaphor for Existence*. Transl. Steven Randall. Cambridge, MA: MIT Press, 1997.

Bongie, Laurence L. 'The Eighteenth-Century Marian Controversy and an Unpublished Letter by David Hume'. *Studies in Scottish Literature* 1 (1964): 236-252.

_____. *David Hume, Prophet of the Counter–Revolution*. Oxford: Clarendon Press, 1965.

Bossenga, Gail. 'Financial Origins of the French Revolution', in Thomas E. Kaiser and Dale K. Van Kley (eds.), *From Deficit to Deluge: The Origins of the French Revolution*. Stanford: Stanford University Press, 2011. pp. 37-66.

Box, M. A. *The Suasive Art of David Hume*. Princeton, NJ: Princeton University Press, 1990.

Box, M. A., Harvey, David, and Silverthorne, Michael. 'A Diplomatic Transcription of Hume's "Volunteer Pamphlet" for Archibald Stewart: Political Whigs, Religious Whigs, and Jacobites'. *Hume Studies* 29 (2003): 223-266.

Box, M. A., and Silverthorne, Michael. 'The "Most Curious & Important of All Questions of Erudition" : Hume's Assessment of the Populousness of Ancient Nations', in Spencer (ed.), *David Hume: Historical Thinker, Historical Writer*, pp. 225-254.

Brandt, Reinhard. 'The Beginnings of Hume's Philosophy', in G. P. Morice (ed.), *David Hume: Bicentenary Papers*. Austin: University of Texas Press, 1977. pp. 117-127.

Brewer, John. *Party Ideology and Popular Politics at the Accession of George III*. Cam-bridge: Cambridge University Press, 1976.

_____. 'English Radicalism in the Age of George III', in J. G. A. Pocock (ed.), *Three British Revolutions: 1641, 1688, 1776*. Princeton: Princeton University Press, 1980.

_____. *The Sinews of Power: War, Money and the English State, 1688–1783*. Cambridge, MA: Harvard University Press, 1990.

Braudy, Leo. *Narrative Form in History and Fiction: Hume, Fielding and Gibbon*. Princeton: Princeton University Press, 1970.

Broadie, Alexander. *Agreeable Connexions: Scottish Enlightenment Links with France*. Edinburgh: John Donald, 2012.

Brodie, George. *A History of the British Empire, From the Accession of Charles I to the Restoration*. 4 vols. Edinburgh: Bell and Bradfute, 1822.

Brougham, Henry. *Lives of Men of Letters and Science, Who Flourished in the Time of George III*. London: Charles Knight and Co., 1845.

Brown, Iain Gordon. 'Introduction: "Embalming a Philosopher" - the Writing, Reception, and Resonance of David Hume's "My Own Life"', in Brown (ed.), *David Hume: My Own Life*. Edinburgh: The Royal Society of Edinburgh, 2014.

Browning, Reed. *Political and Constitutional Ideas of the Court Whigs*. Baton Rouge: Louisiana State University Press, 1982.

Brumfitt, J. H. *Voltaire, Historian*. London: Oxford University Press, 1958.

Buckle, Stephen. *Natural Law and the Theory of Property: Grotius to Hume*. Oxford: Clarendon Press, 1991.

_____. 'British Sceptical Realism: A Fresh Look at the British Tradition'. *European Journal of Philosophy* 7 (1999): 1-29.

_____. *Hume's Enlightenment Tract: The Unity and Purpose of An Enquiry Cconcerning Human Understanding*. Oxford: Clarendon Press, 2001.

Burrow, John. *A History of Histories: Epics, Chronicles, Romances and Inquiries from Herodotus and Thucydides to the Twentieth Century*. London: Penguin, 2007.

Burton, John Hill. *Life and Correspondence of David Hume*. 2 vols. Edinburgh: William Tait, 1846.

_____. (ed.). *Letters of Eminent Persons Addressed to David Hume*. Edinburgh: W. Blackwood and Sons, 1849.

Butterfield, Herbert. *The Englishman and his History*. Cambridge: Cambridge University Press, 1944.

Caffentzis, C. George. 'Hume, Money, and Civilization: or, Why was Hume a Met- alist?'. *Hume Studies* 27 (2001): 301-336.

Cairns, John W. 'The Origins of the Edinburgh Law School: The Union of 1707 and the Regius Chair'. *Edinburgh Law Review* 11 (2007): 300-348.

Carabelli, Giancarlo. *On Hume and Eighteenth–Century Aesthetics: The Philosopher on a Swing*. Transl. Joan Krakover Hall. New York: Peter Lang, 1995.

Carlyle, Alexander. *The Autobiography of Dr. Alexander Carlyle of Inveresk 1722–1805*. Ed. John Hill Burton. London and Edinburgh: T. N. Foulis, 1910.

Campbell, T. D., and Ross, I. S. 'The Theory and Practice of a Wise and Virtuous Man: Reflections on Adam Smith's Response to Hume's Deathbed Wish'. *Studies in Eighteenth–Century Culture* 11 (1982): 65-74.

Castiglione, Dario. 'Considering Things Minutely: Reflections on Mandeville and the Eighteenth-Century Science of Man'. *History of Political Thought* 7 (1986): 463-488.

Chamley, Paul. 'The Conflict between Montesquieu and Hume: A Study in the Origins of Adam Smith's Universalism', in Andrew S. Skinner and Thomas Wilson (eds.), *Essays on Adam Smith*. Oxford: Oxford University Press, 1975. pp. 274-305.

Charles, Loic. 'French "New Politics" and Hume's *Political Discourses*', in Wennerlind and Schabas (eds.), *David Hume's Political Economy*.

Chartier, Roger. 'L'Homme de Lettres', in Michel Vovelle (ed.), *L'Homme des Lumie`res*. Paris: E´ ditions du Seuil, 1996. pp. 159-209.

Christensen, Jerome. *Practicing Enlightenment: Hume and the Formation of a Literary Career*. Madison: University of Wisconsin Press, 1987.

Coleman, Donald. 'Mercantilism Revisited'. *Historical Journal* 23 (1980): 773-791.

Collins, A. S. *Authorship in the Days of Johnson: Being a Study of the Relation between Author, Patron, Publisher and Public, 1726–1780*. London: Robert Holden & Co. Ltd., 1927.

Coltman, Viccy. 'The "Peculiar Colouring of the Mind" : Character and Painted

Por-traiture in the Scottish Enlightenment', in Thomas Ahnert and Susan Manning (eds.), *Character, Self, and Sociability in the Scottish Enlightenment*. New York: Palgrave Macmillan, 2011. pp. 163-186.

Connon, R. W. 'Some MS Corrections by Hume in the Third Volume of his Treatise of Human Nature'. *Long Room* 11 (1974): 14-22.

Costelloe, Timothy M. 'Hume's Aesthetics: The Literature and Directions for Future Research'. *Hume Studies* 30 (2004): 87-126.

_____. *The British Aesthetic Tradition from Shaftesbury to Wittgenstein*. Cambridge: Cambridge University Press, 2013.

Craig, Edward. *The Mind of God and the Works of Man*. Oxford: Clarendon Press, 1987.

Cronk, Nicholas. 'Une Lettre de Voltaire à David Hume (D 11499r)'. *Revue Voltaire* 8 (2008): 369-375.

Damrosch, Leo. *Jean–Jacques Rousseau: Restless Genius*. Boston: Houghton Mifflin, 2005.

Darwall, Stephen. 'Hume and the Invention of Utilitarianism', in Stewart and Wright (eds.), *Hume and Hume's Connexions*, pp. 58-82.

Debes, Remy. 'Humanity, Sympathy and the Puzzle of Hume's Second Enquiry'. *British Journal for the History of Philosophy* 15 (2007): 27-57.

_____. 'Has Anything Changed? Hume's Theory of Association and Sympathy after the Treatise'. *British Journal for the History of Philosophy* 15 (2007): 313-338.

Devine, T. M. *The Scottish Nation: 1700–2000*. London: Penguin, 1999. Dickson, P. M. G. *The Financial Revolution in England: A Study in the Development of Public Credit 1688–1756*. London: St Martin's Press, 1967.

Douglas, David C. *English Scholars 1660–1730*. London: Cape, 1939.

Elliott, Robert C. 'Hume's "Character of Sir Robert Walpole" : Some Unnoticed Additions'. *Journal of English and Germanic Philology* 48 (1949): 367-370.

Emerson, Roger. 'The Social Composition of Enlightened Scotland: The Select Society of Edinburgh, 1754-1764'. *Studies on Voltaire and the Eighteenth*

Century 104 (1973): 291-329.

_____. 'The Philosophical Society of Edinburgh, 1737-1747'. *British Journal for the History of Science* 12 (1979): 154-191.

_____. 'The Philosophical Society of Edinburgh, 1748-1768'. *British Journal for the History of Science* 14 (1981): 133-176.

_____. 'Science and Philosophy in the Scottish Enlightenment', in M. A. Stewart (ed.), *Oxford Studies in the Philosophy of the Scottish Enlightenment*, pp. 151-90.

_____. 'The "Affair" at Edinburgh and the "Project" at Glasgow: The Politics of Hume's Attempts to Become a Professor', in M. A. Stewart and J. P. Wright (eds.), *Hume and Hume's Connexions*, University Park: The Pennsylvania State University Press, 1995. pp.1-22.

_____. 'Hume and the Bellman, Zerobabel MacGilchrist'. *Hume Studies* 23 (1997): 9-28.

_____. 'Select Society (act. 1754-1764)', *Oxford Dictionary of National Biography*, Oxford University Press, 2004; online edn, May 2006. [www.oxforddnb.com/ view/article/73614, accessed 23 December 2014].

_____. 'The Scottish Contexts for David Hume's Political-Economic Thinking', in Wennerlind and Schabas (eds.), *David Hume's Political Economy*, pp. 10-30.

_____. *Essays on David Hume, Medical Men and the Scottish Enlightenment: Industry, Knowledge, and Humanity*. Farnham: Ashgate, 2009.

_____. 'The World in which the Scottish Enlightenment Took Shape', in *Essays on David Hume, Medical Men and the Scottish Enlightenment*, pp. 1-19.

_____. 'Hume's Intellectual Development: Part II', in *Essays on David Hume, Medical Men and the Scottish Enlightenment*, pp. 103-126.

_____. 'Hume's Histories', in *Essays on David Hume, Medical Men and the Scottish Enlightenment*, pp. 127-154.

_____. 'What is to be Done About the Scottish Enlightenment?', in *Essays on David Hume, Medical Men and the Scottish Enlightenment*, pp. 225-248.

———. 'Hume and Ecclesiastical History: Aims and Contexts', in Spencer (ed.), *David Hume: Historical Thinker, Historical Writer*, pp. 13-36.

———. *An Enlightened Duke: The Life of Archibald Campbell (1682–1761), Earl of Ilay, 3rd Duke of Argyll*. Kilkerran: Humming Earth, 2013.

Falkenstein, Lorne. 'Hume on Manners of Disposition and the Ideas of Space and Time', *Archiv für Geschicte der Philosophie* 79 (1997): 179-201.

Fieser, James. 'Hume's Classification of the Passions and its Precursors'. *Hume Studies* 18 (1991): 1-17.

Finkelstein, Andrea. *Harmony and the Balance: An Intellectual History of Seventeenth–Century English Economic Thought*. Ann Arbor: University of Michigan Press, 2000.

Fletcher, F. T. H. *Montesquieu and English Politics (1750–1800)*. London: Edward Arnold and Co., 1939.

Flew, Antony. *Hume's Philosophy of Belief: A Study of His First Inquiry*. London: Routledge and Kegan Paul, 1961.

Forbes, Duncan. 'Review of Giarizzo, Politico e Storico'. *Historical Journal* 6 (1963): 280-294.

———. 'Introduction' to David Hume, *The History of Great Britain*. Harmondsworth: Penguin, 1970.

———. *Hume's Philosophical Politics*. Cambridge: Cambridge University Press, 1975.

Forbes, Margaret. *Beattie and His Friends*. Westminster: Archibald Constable and Co., 1904.

Force, James. 'Hume's Interest in Newton and Science'. *Hume Studies* 13 (1987): 166-217.

Force, Pierre. *Self–Interest before Adam Smith: A Genealogy of Economic Science*. Cam-bridge: Cambridge University Press, 2003.

Foxon, David, and McLaverty, James. *Pope and the Early Eighteenth–Century Book Trade*. Oxford: Clarendon Press, 1991.

Frasca-Spada, Marina. *Space and Self in Hume's Treatise*. Cambridge: Cambridge

University Press, 1998.

Frasca-Spada, M., and Kail, P. J. E. (eds.). *Impressions of Hume*. Oxford: Clarendon Press, 2005.

Garrett, Aaron. 'Hume's Revised Racism Revisited'. *Hume Studies* 26 (2000): 171-178.

_____. 'Human Nature', in Haakonssen (ed.), *Cambridge History of Eighteenth– Century Philosophy*, pp. 160-233.

Gaskin, J. C. A. *Hume's Philosophy of Religion*. 2nd edn. Basingstoke: Macmillan, 1988.

Gill, Michael B. *The British Moralists on Human Nature and the Birth of Secular Ethics*. Cambridge: Cambridge University Press, 2006.

Glass, D. V. *Numbering the People: The Eighteenth–Century Population Controversy and the Development of Census and Vital Statistics in Britain*. Farnborough: Saxon House, 1973.

Goldie, Mark. 'The English System of Liberty', in Goldie and Wokler (eds.), *The Cambirdge History of Eighteenth–Century Political Thought*, pp. 40-78.

Goldie, Mark, and Wokler, Robert (eds.). *The Cambridge History of Eighteenth– Century Political Thought*. Cambridge: Cambridge University Press, 2006.

Goldsmith, M. M. 'Regulating Anew the Moral and Political Sentiments of Mankind: Bernard Mandeville and the Scottish Enlightenment'. *Journal of the History of Ideas* 49 (1988): 567-606.

Goodman, Dena. 'The Hume-Rousseau Affair: From Private Quèrelle to Public Procès'. *Eighteenth–Century Studies* 25 (1991-1992): 171-201.

Gopnik, Alison. 'Could David Hume Have Known about Buddhism? Charles François Dolu, the Royal College of La Flèche, and the Global Jesuit Intellectual Network'. *Hume Studies* 35 (2009): 5-28.

Gossman, Lionel. 'Two Unpublished Essays on Mathematics in the Hume Papers'. *Journal of the History of Ideas* 21 (1960): 442-449.

Graham, Michael F. *The Blasphemies of Thomas Aikenhead: Boundaries of Belief on the Eve of the Enlightenment*. Edinburgh: Edinburgh University Press, 2008.

Graham, Roderick. *The Great Infidel: A Life of David Hume*. East Linton: Tuckwell Press, 2004.

Grant, Alexander. *The Story of the University of Edinburgh during its first Three Hundred Years*. 2 vols. London, 1884.

Gray, John. *Voltaire*. London: Phoenix, 1998.

Greig, J. Y. T. *David Hume*. London: Jonathan Cape, 1931.

Griffin, Dustin. *Literary Patronage in England, 1650–1800*. Cambridge: Cambridge University Press, 1996.

_____. *Authorship in the Long Eighteenth Century*. Newark: University of Delaware Press, 2014.

Grober, Max. '"A Steady Contempt of Life": Suicide Narratives in Hume and Others'. *Journal of Scottish Philosophy* 10 (2012): 51-68.

Grose, T. H. 'History of the Editions', in Hume, *Essays, Moral, Political, and Literary*. Ed. T. H. Green and T. H. Grose. 2 vols. London: Longman, Greens, and Co, 1875. Vol. i, pp. 15-84.

Guerrini, Anita. *Obesity and Depression in the Enlightenment: The Life and Times of George Cheyne*. Norman: University of Oklahoma Press, 2000.

Guimarães, Lívia. 'Skeptical Tranquility and Hume's Manner of Death'. *The Journal of Scottish Philosophy* 6 (2008): 115-134.

Gunn, J. A. W. *Factions No More: Attitudes to Party in Government and Opposition in Eighteenth–Century England: Extracts from Contemporary Sources*. London: Cass, 1972.

Haakonssen, Knud. *The Science of a Legislator: The Natural Jurisprudence of David Hume and Adam Smith*. Cambridge: Cambridge University Press, 1981.

_____ (ed.). *The Cambridge History of Eighteenth–Century Philosophy*. Cambridge: Cambridge University Press, 2006.

_____. 'The History of Eighteenth-Century Philosophy: History or Philosophy?', in Haakonssen (ed.), *The Cambridge History of Eighteenth–Century Philosophy*, pp. 3-25.

_____. 'Introduction' to Haakonssen (ed.), *Thomas Reid on Practical Ethics*.

Edin-burgh: Edinburgh University Press, 2007.

_____. 'Natural Jurisprudence and the Identity of the Scottish Enlightenment', in Savage (ed.), *Philosophy and Religion in Enlightenment Britain*, pp. 258-277.

Hamilton, Sir William. *Lectures on Metaphysics and Logic*. Ed. H. L. Mansell and John Veitch. 4 vols. Edinburgh: William Blackwood and Sons, 1865.

Hanley, Ryan Patrick. 'Hume's Last Lesson: The Civic Education of My Own Life'. *The Review of Politics* 64 (2002): 659-685.

_____. 'David Hume and the Modern Problem of Honor'. *The Modern Schoolmanv* 84 (2007): 295-312.

_____. 'The Eighteenth-Century Context of Sympathy from Spinoza to Kant', in Eric Schliesser (ed.), *Sympathy: A History*. New York: Oxford University Press, forthcoming.

Harris, Ian. 'Introduction' to Burke, *Pre–Revolutionary Writings*, ed. Harris. Cambridge: Cambridge University Press, 1993.

Harris, James A. 'Answering Bayle's Question: Religious Belief in the Moral Philoso-phy of the Scottish Enlightenment', in Daniel Garber and Steven Nadler (eds.), *Oxford Studies in Early Modern Philosophy* 1 (2003): 229-253.

_____. *Of Liberty and Necessity: The Free Will Debate in Eighteenth–Century British Philosophy*. Oxford: Clarendon Press, 2005.

_____. 'Hume's Use of the Rhetoric of Calvinism', in Frasca-Spada and Kail (eds.), *Impressions of Hume*, pp. 141-160.

_____. 'The Reception of Hume in Nineteenth-Century British Philosophy', in Jones (ed.), *The Reception of David Hume in Europe*.

_____. 'Hume's Four Essays on Happiness and their Place in the Move from Morals to Politics', in Mazza and Ronchetti (eds.), *New Essays on David Hume*, pp. 223-36.

_____. 'The Reception of Hume in Nineteenth-Century British Philosophy', in Jones (ed.), *The Reception of David Hume in Europe*, pp. 314-326.

_____. 'Editing Hume's Treatise: A Review of David Fate Norton and Mary Norton (eds.), A Treatise of Human Nature'. *Modern Intellectual History* 5 (2008):

633-641.

_____. 'The Epicurean in Hume', in Neven Leddy and Avi S. Lifschitz (eds.), *Epicurus in the Enlightenment*. Oxford: Voltaire Foundation, 2009. pp.161-181.

_____. '"A Compleat Chain of Reasoning"; Hume's Project in A Treatise of Human Nature, Books 1 and 2'. *Proceedings of the Aristotelian Society* 109 (2009): 129-148.

_____. 'Of Hobbes and Hume: A Review of Paul Russell, The Riddle of Hume's Treatise'. *Philosophical Books* 50 (2009): 38-46.

_____ (ed.). *The Oxford Handbook of British Philosophy in the Eighteenth Century*. Oxford: Oxford University Press, 2013.

_____. 'The Government of the Passions', in Harris (ed.), *The Oxford Handbook of British Philosophy in the Eighteenth Century*, pp. 270-288.

_____. 'Shaftesbury, Hutcheson, and the Moral Sense', in Sacha Golob and Jens Timmermann (eds.), *The Cambridge History of Moral Philosophy*. Cambridge: Cambridge University Press, forthcoming.

Harris, James A., and Tolonen, Mikko. 'Hume In and Out of Scottish Context', in Aaron Garrett and James A. Harris (eds.), *Scottish Philosophy in the Eighteenth Century: Volume I*. Oxford: Oxford University Press, 2015. pp.163-195.

Henderson, G. D. *Chevalier Ramsay*. London: Thomas Nelson, 1952.

Herdt, Jennifer A. *Religion and Faction in Hume's Moral Philosophy*. Cambridge: Cambridge University Press, 1997.

_____. *Putting on Virtue: The Legacy of the Splendid Vices*. Chicago: University of Chicago Press, 2008.

_____. 'Artificial Lives, Providential History, and the Apparent Limits of Sympathetic Understanding', in Spencer (ed.), *David Hume: Historical Thinker, Historical Writer*, pp. 37-60.

Heydt, Colin. 'Relations of Literary Form and Philosophical Purpose in Hume's Four Essays on Happiness'. *Hume Studies* 33 (2007): 3-19.

_____. 'Practical Ethics', in Harris (ed.), *The Oxford Handbook of British Philosophy in the Eighteenth Century*, pp. 369-389.

Hicks, Philip. *Neoclassical History and English Culture: From Clarendon to Hume.* New York: St. Martins, 1996.

Hilson, J. C. 'Hume: The Historian as Man of Feeling', in Hilson, M. M. B.Jones and J. R. Watson (eds.), *Augustan Worlds*. Leicester: Leicester University Press, 1978. pp.205-222.

Hirschman, Albert O. *The Passions and the Interests: Political Arguments for Capitalism before its Triumph*. Princeton, NJ: Princeton University Press, 1977.

Holden, Thomas. 'Religion and Moral Prohibition in Hume's "Of Suicide" '. *Hume Studies* 31 (2005): 189-210.

Hont, Istvan. *Jealousy of Trade: International Competition and the Nation State in Historical Perspective*. Cambridge, MA: Harvard University Press, 2005.

_____. 'Jealousy of Trade: An Introduction', in *Jealousy of Trade*, pp. 1-156.

_____. 'The "Rich Country-Poor Country" Debate in the Scottish Enlightenment', in *Jealousy of Trade*, pp. 267-322.

_____. 'The Rhapsody of Public Debt: David Hume and Voluntary State Bankruptcy', in *Jealousy of Trade*, pp. 325-353.

_____. 'The Early Enlightenment Debate on Commerce and Luxury', in Mark Goldie and Robert Wokler (eds.), *The Cambridge History of Eighteenth–Century Political Thought*. Cambridge: Cambridge University Press, 2006. pp.379-418.

_____. 'The "Rich Country-Poor Country" Debate Revisited: The Irish Origins and French Reception of the Hume Paradox', in Wennerlind and Schabas (eds.), *David Hume's Political Economy*, pp. 243-323.

Hont, Istvan, and Ignatieff, Michael (eds.). *Wealth and Virtue: The Shaping of Political Economy in the Scottish Enlightenment*. Cambridge: Cambridge University Press, 1983.

Hundert, E. G. *The Enlightenment's Fable: Bernard Mandeville and the Discovery of Society*. Cambridge: Cambridge University Press, 1994.

Hurlbutt, Robert H. *Hume, Newton, and the Design Argument*. Lincoln: University of Nebraska Press, 1985.

Huxley, T. H. *Hume*. London: Macmillan, 1879.

Immerwahr, John. 'Hume's Essays on Happiness'. *Hume Studies* 15 (1989): 307-324.

_____. 'Hume's Revised Racism'. *Journal of the History of Ideas* 53 (1993): 481-486.

_____. 'Hume's Dissertation on the Passions'. *Journal of the History of Philosophy* 32 (1994): 225-240.

Jacquette, Dale. *David Hume's Critique of Infinity*. Leiden: Brill, 2001.

James, Susan. 'Sympathy and Comparison: Two Principles of Human Nature', in Frasca-Spada and Kail (eds.), *Impressions of Hume*, pp. 107-124.

Johnson, E. A. J. *Predecessors of Adam Smith: The Growth of British Economic Thought*. London: P. S. King and Son, 1937.

Jones, Colin. *The Great Nation: France from Louis XV to Napoleon*. London: Penguin, 2003.

Jones, Peter. *Hume's Sentiments: Their Ciceronian and French Context*. Edinburgh: Edinburgh University Press, 1982.

_____. (ed.). *The Reception of David Hume in Europe*. London: Thoemmes Continuum, 2005.

Jost, Jacob Sider. 'Hume's Four Philosophers: Recasting the Treatise of Human Nature'. *Modern Intellectual History* 6 (2009): 1-25.

Jurdjevic, Mark. 'Civic Humanism and the Rise of the Medici'. *Renaissance Quarterly* 52 (1999): 994-1020.

Kail, P. J. E. 'Hume's Ethical Conclusion', in Frasca-Spada and Kail (eds.), *Impressions of Hume*, pp. 125-139.

_____. 'Leibniz's Dog and Humean Reason', in Mazza and Ronchetti (eds.), *New Essays on David Hume*, pp. 65-80.

_____. 'Hume, Malebranche, and "Rationalism"'. *Philosophy* 83 (2008): 311-322.

Kemp Smith, Norman. *The Philosophy of David Hume: A Study of Its Origins and Its*

Central Doctrines. London: Macmillan, 1941.

_____. 'Introduction' to Hume, *Dialogues Concerning Natural Religion*, ed. Kemp Smith. 2nd edn. London: Thomas Nelson and Sons Ltd, 1947.

Kennedy, Thomas D. 'William Leechman, Pulpit Eloquence and the Glasgow Enlightenment', in Richard B. Sher and Andrew Hook (eds.), *The Glasgow Enlightenment*. East Linton: Tuckwell Press, 1995.

Kenyon, John. *Revolution Principles: The Politics of Party, 1689–1720*. Cambridge: Cambridge University Press, 1977.

_____. *The History Men: The Historical Profession in England since the Renaissance*. London: Weidenfeld and Nicolson, 1983.

Kidd, Colin. 'The Ideological Significance of Robertson's History of Scotland', in Stewart J. Brown (ed.), *William Robertson and the Expansion of Empire*. Cambridge: Cambridge University Press, 1997. pp.122-144.

Klein, Lawrence E. *Shaftesbury and the Culture of Politeness: Moral Discourse and Cultural Politics in Early Eighteenth–Century England*. Cambridge: Cambridge University Press, 1994.

_____. 'Coffeehouse Civility, 1660-1714: An Aspect of Post-Courtly Culture in England'. *Huntington Library Quarterly* 59 (1997-1998): 30-51.

Klever, Wim. 'Hume Contra Spinoza?' *Hume Studies* 16 (1990): 89-106.

Kozanecki, Tadeusz. 'Dawida Hume' a Nieznane Listy W Zbiorach Muzeum Czarto-ryskich'. *Archiwum Historii Filozofii Spolecznej* 9 (1963): 127-141.

Kramnick, Isaac. *Bolingbroke and His Circle: The Politics of Nostalgia in the Age of Walpole*. Cambridge, MA: Harvard University Press, 1968.

_____. 'Augustan Politics and English Historiography: The Debate on the English Past, 1730-1735'. *History and Theory* 6 (1967): 33-56.

Laird, John. *Hume's Philosophy of Human Nature*. London: Methuen, 1932.

Le Jallé, Éléonore. 'Hume, Malebranche, and the Self-Justification of the Passions'. *Hume Studies* 38 (2012): 201-220.

Letwin, William. *The Origins of Scientific Economics: English Economic Thought 1660–1776*. London: Methuen and Co., 1963.

Lilti, Antoine. *Le Monde des Salons: Sociabilité et Mondanité à Paris au XVIIIe Siècle*. Paris: Fayard, 2005.

Lipton, Peter. 'Waiting for Hume', in Frasca-Spada and Kail (eds.), *Impressions of Hume*, pp. 59-75.

Livingston, Donald W. *Hume's Philosophy of Common Life*. Chicago: Chicago University Press, 1984.

_____. 'A Poem by Philocalos Celebrating Hume's Return to Edinburgh'. *Studies in Scottish Literature* 24 (1990): 108-115.

Lomonaco, Jeffrey. 'Adam Smith's "Letter to the Authors of the Edinburgh Review" '. *Journal of the History of Ideas* 63 (2002): 659-676.

Loptson, Peter. 'Hume and Ancient Philosophy'. *The British Journal for the History of Philosophy* 20 (2012): 741-772.

Luehrs, Robert B. 'Population and Utopia in the Thought of Robert Wallace'. *Eighteenth–Century Studies* 20 (1987): 313-335.

Macpherson, C. B. 'Sir William Temple, Political Scientist?' *The Canadian Journal of Economics and Political Science* 9 (1943): 39-54.

Malherbe, Michel. 'Hume's Natural History of Religion'. *Hume Studies* 21 (1995): 255-74.

Mankin, Robert. 'Authority, Success, and the Philosopher: Hume vs. Rousseau', in Frèdèric Ogeè (ed.), *"Better in France?" : The Circulation of Ideas across the Channel in the Eighteenth Century*. Lewisburg: Bucknell University Press, 2005. pp.177-200.

_____. 'La Maladie comme Triomphe de la Nature: *My Own Life* de David Hume'. *Dix–Huitième Siècle* 47 (2015): 253-269.

Martin, Peter. *Samuel Johnson: A Biography*. London: Weidenfeld and Nicolson, 2008.

Maurer, Christian. 'Self-Interest and Sociability', in Harris (ed.), *Oxford Handbook of British Philosophy in the Eighteenth Century*, pp. 291-314.

Mazza, Emilio. 'Hume's Life, Intellectual Context and Reception', in Bailey and Dan O'Brien (eds.), *The Continuum Companion to Hume*, pp. 20-37.

Mazza, Emilio, and Ronchetti, Emanuele (eds.). *New Essays on David Hume*. Milan: FrancoAngeli, 2007.

Mazza, Emilio, and Piccoli, Eduardo. '"Disguised in Scarlet" : Hume and Turin in 1748'. *I Castelli di Yale 2010–11 (Hume, Nuovi Saggi/Hume, New Essays)*, pp. 71-108.

McArthur, Neil. *David Hume's Political Theory: Law, Commerce, and the Constitution of Government*. Toronto: University of Toronto Press, 2007.

McCosh, James. *The Scottish Philosophy, Biographical, Expository, Critical, from Hutcheson to Hamilton*. London: Macmillan, 1875.

McCracken, Charles J. *Malebranche and British Philosophy*. Oxford: Clarendon Press, 1983.

McDaniel, Iain. *Adam Ferguson in the Scottish Enlightenment: The Roman Past and Europe's Future*. Cambridge, MA: Harvard University Press.

McElroy, Davis D. *Scotland's Age of Improvement: A Survey of Eighteenth–Century Literary Clubs and Societies*. N.p.: Washington State University Press, 1969.

McIntosh, *Church and Theology in Enlightenment Scotland: The Popular Party, 1740-1800*. East Linton: Tuckwell Press, 1998.

McIntyre, Jane L. 'Hume's Passions: Direct and Indirect'. *Hume Studies* 26 (2000): 77-86.

———. 'Hume's "New and Extraordinary" Account of the Passions', in Traiger (ed.), *Blackwell Guide to Hume's Treatise*, pp. 199-215.

McLean, Ralph. *John Home's Douglas: A Tragedy, With Contemporary Commentaries*. Glasgow: Humming Earth, 2010.

Meek, Ronald S. 'Introduction' to *Turgot on Progress, Sociology and Economics*, ed. Meek. Cambridge: Cambridge University Press, 1973.

Meyer, Paul. 'Voltaire and Hume as Historians'. *Proceedings of the Modern Language Association* 73 (1958): 51-68.

———. 'Intellectual Exchanges and Scottish Authors Abroad: The Scottish-Dutch Trade', in Stephen W. Brown and Warren McDougall (eds.), *The History of the Book in Scotland, vol. 2: Enlightenment and Expansion 1707–1800*. Edinburgh:

Edinburgh University Press, 2012.

Mill, John Stuart. *Collected Works*. Ed. J. M. Robson et al. 33 vols. London: Routledge and Kegan Paul, 1963-1995.

_____. 'Brodie's History of the British Empire', in Robson et al., ed., *Collected Works*, vol. vi, pp. 3-58. Originally published in *The Westminster Review* 2 (1824): 346-402.

_____. 'Carlyle's French Revolution', in Robson et al., ed., *Collected Works*, vol. xx, pp. 131-166. Originally published in *The London and Westminster Review* 5 & 27 (1837): 17-53.

_____. 'Bentham', in Robson et al., ed., *Collected Works*, vol. x, pp. 75-115. Originally published in *The London and Westminster Review* 7 & 29 (1838): 467-506.

Miller, David. *Philosophy and Ideology in Hume's Political Thought*. Oxford: Clarendon Press, 1981.

Miller, Jon Charles. 'Hume's Citation of Strabo and the Dating of the Early Memo- randa'. *Hume Studies* 39 (2013): 197-202.

Miller, Stephen. *Three Deaths and Enlightenment Thought: Hume, Johnson, Marat*. Lewisburg: Bucknell University Press, 2001.

Millican, Peter (ed.). *Reading Hume on Human Understanding: Essays on the First Enquiry*. Oxford: Clarendon Press, 2002.

_____. 'The Context, Aims, and Structure of Hume's First *Enquiry*', in Millican (ed.), *Reading Hume on Human Understanding*, pp. 27-66.

_____. 'Hume's "Scepticism" about Induction', in Bailey and O' Brien (eds.), *The Continuum Companion to Hume*, pp. 57-103.

Monod, Paul Kléber. 'Thomas Carte, the Druids and British National Identity', in Paul Monod, Murray Pittock and Daniel Szechi (eds.), *Loyalty and Identity: Jacobites at Home and Abroad*. Basingstoke: Palgrave Macmillan, 2010. pp.132-148.

Moore, James. 'Hume's Theory of Justice and Property', *Political Studies* 24 (1976): 103-119.

_____. 'Hume's Political Science and the Classical Republican Tradition', *Canadian Journal of Political Science* 10 (1977): 809-839.

_____. 'The Social Background of Hume's Science of Human Nature', in David Fate Norton et al. (eds.), *McGill Hume Studies*. San Diego: Austin Hill Press, 1979. pp.23-41.

_____. 'Natural Law and the Pyrrhonian Controversy', in Peter Jones (ed.), *Philosophy and Science in the Scottish Enlightenment*. Edinburgh: John Donald, 1988.

_____. 'Hume and Hutcheson', in M. A. Stewart and J. P. Wright (eds.), *Hume and Hume's Connexions*, University Park: The Pennsylvania State University Press, 1995. pp.23-57.

_____. 'Utility and Humanity: The Quest for the Honestum in Cicero, Hutcheson, and Hume'. *Utilitas* 14 (2002): 365-386.

_____. 'Natural Rights in the Scottish Enlightenment', in Mark Goldie and Robert Wokler (eds.), *The Cambridge History of Eighteenth−Century Political Thought*. Cambridge: Cambridge University Press, 2006.

_____. 'The Eclectic Stoic, The Mitigated Skeptic', in Mazza and Ronchetti (eds.), *New Essays on David Hume*, pp. 133-169.

Moore, James, and Silverthorne, Michael. 'Gershom Carmichael and the Natural Jurisprudence Tradition in Eighteenth-Century Scotland', in Hont and Ignatieff (eds.), *Wealth and Virtue*, pp. 73-88.

Moore, James, and Stewart, M. A. 'A Scots-Irish Bookseller in Holland: William Smith of Amsterdam (1698-1741)'. *Eighteenth−Century Scotland* 7 (1993): 8-11.

Moriarty, Michael. *Early Modern French Thought: The Age of Suspicion*. Oxford: Oxford University Press, 2003.

_____. *Disguised Vices: Theories of Virtue in Early Modern French Thought*. Oxford: Oxford University Press, 2011.

Morrisroe, Michael. 'Hume's Ecclesiastical History: A New Letter'. *English Studies* 53 (1972): 431-433.

_____. 'Did Hume Read Berkeley? A Conclusive Answer'. *Philological Quarterly* 52(1973): 310-315.

Mossner, Ernest Campbell. 'Was Hume a Tory Historian?' *Journal of the History of Ideas* 2 (1941): 225-236.

_____. 'An Apology for David Hume, Historian'. *Proceedings of the Modern Language Association* 56 (1941): 657-690.

_____. 'Hume as Literary Patron: A Suppressed Review of Robert Henry's "History of Great Britain", 1773'. *Modern Philology* 39 (1942): 361-382.

_____. *The Forgotten Hume: Le Bon David*. New York: Columbia University Press, 1943.

_____. 'Hume's Epistle to Dr. Arbuthnot, 1734: The Biographical Significance'. *Huntingdon Library Quarterly* 7 (1944): 135-152.

_____. 'Hume's Early Memoranda, 1729-1740: The Complete Text'. *Journal of the History of Ideas* 9 (1948): 492-518.

_____. 'Hume at La Flèche, 1735: An Unpublished Letter'. *Texas Studies in English* 37 (1958): 30-33.

_____. *The Life of David Hume*. 2nd edn. Oxford: Clarendon Press, 1980.

Mossner, Ernest Campbell, and Ransom, Harry. 'Hume and the "Conspiracy of the Booksellers": The Publication and Early Fortunes of the "History of England"'. *The University of Texas Studies in English* 29 (1950): 162-182.

Mullan, John. *Sentiment and Sociability: The Language of Feeling in the Eighteenth Century*. Oxford: Clarendon Press, 1988.

Murphy, Antoin. 'John Law and the Scottish Enlightenment', in Alexander Dow and Sheila Dow (eds.), *A History of Scottish Economic Thought*. London: Routledge, 2006. 9-26.

Nethery, Wallace. 'Hume's Manuscript Corrections in a Copy of A Treatise of Human Nature'. *Papers of the Bibliographical Society of America* 57 (1963): 446-447.

Neto, José R. Maria. 'Hume and Pascal: Pyrrhonism vs. Nature'. *Hume Studies* 17 (1991): 41-50.

Nichols, John. *Literary Anecdotes of the Eighteenth Century; Comprizing Biographical Memoirs of William Bowyer, Printer, F. S.A and Many of his Learned Friends.* 6 vols. London, 1812.

Norton, David Fate. 'History and Philosophy in Hume's Thought', in David Fate Norton and Richard Popkin (eds.), *David Hume: Philosophical Historian.* Indianapolis: Bobbs-Merill, 1965.

_____. *David Hume: Common-Sense Moralist, Sceptical Metaphysician.* Princeton, NJ: Princeton University Press, 1982.

Norton, David Fate, Capaldi, Nicholas, and Robison, Wade L. (eds.). *McGill Hume Studies.* San Diego: Austin Hill Press, 1979.

Norton, David Fate, and Norton, Mary. *The David Hume Library.* Edinburgh: Edinburgh Bibliographical Society, 1996.

_____. 'Historical Account of A Treatise of Human Nature from its Beginnings to the Time of Hume's Death', in David Hume, *A Treatise of Human Nature,* ed. David Fate Norton and Mary Norton. Oxford: Clarendon Press, 2007. pp.433-588.

_____. 'Editing the Texts of the Treatise, the Abstract, and the Letter from a Gentleman', in David Hume, *A Treatise of Human Nature,* ed. David Fate Norton and Mary Norton. Oxford: Clarendon Press, 2007. pp.589-684.

_____. 'Editor's Annotations', in David Hume, *A Treatise of Human Nature,* ed. David Fate Norton and Mary Norton. Oxford: Clarendon Press, 2007. pp.685-979.

_____. 'An Introduction to Hume's Thought', in Norton and Taylor (eds.), *The Cambridge Companion to Hume,* pp. 1-39.

Norton, David Fate, and Perinetti, Dario. 'The Bibliothéque Raisonée Review of Volume 3 of the Treatise: Authorship, Text, and Translation', *Hume Studies* 32 (2006): 3-52.

Norton, David Fate, and Taylor, Jacqueline. *The Cambridge Companion to Hume.* 2nd edn. Cambridge: Cambridge University Press, 2009.

Noxon, James. *Hume's Philosophical Development: A Study of His Methods.* Oxford:

Clarendon Press, 1973.

Nuttall, A. D. *Pope's Essay on Man*. London: Allen and Unwin, 1984.

O' Brien, Karen. *Narratives of Enlightenment: Cosmopolitan History from Voltaire to Gibbon*. Oxford: Clarendon Press, 1997.

O' Brien, Patrick K. 'The Political Economy of British Taxation, 1660-1815'. *Economic History Review*, 2nd series, 41 (1988): 1-32.

Okie, Laird. *Augustan Historical Writing: Histories of England in the English Enlightenment*. Lanham, MD: University Press of America, 1991.

Owen, David 'Hume's Doubts About Probable Reasoning: Was Locke the Target?', in Stewart and Wright (eds.), *Hume and Hume's Connexions*, pp. 140-159.

_____. *Hume's Reason*. Oxford: Oxford University Press, 2000.

Palgrave, Frances. 'Hume and his Influence upon History', in vol. 9 of *Collected Historical Works*, ed. R. H. Inglis Palgrave. 10 vols. Cambridge: Cambridge University Press, 1919-1922.

Passmore, John. *Hume's Intentions*. 3rd edn. London: Duckworth, 1980.

Penelhum, Terence. *David Hume: An Introduction to His Philosophical System*. West Lafayette, IN: Purdue University Press, 1992.

Perinetti, Dario. 'Philosophical Reflections on History', in Haakonssen (ed.), *Cambridge History of Eighteenth–Century Philosophy*, pp. 1107-1140.

_____. 'Hume at La Flèche: Scepticism and the French Connection'. Unpublished MS.

Phillips, Mark Salber. *Society and Sentiment: Genres of Historical Writing in Britain 1740–1820*. Princeton, NJ: Princeton University Press, 2000.

_____. ' "The Most Illustrious Philosopher and Historian of the Age" : Hume's History of England', in Elizabeth S. Radcliffe (ed.), *A Companion to Hume*. Oxford: Blackwell, 2008. pp.406-422.

Phillipson, Nicholas. 'Culture and Society in the Eighteenth-Century Province: The Case of Edinburgh and the Scottish Enlightenment', in Lawrence Stone (ed.), *The University in Society*. Princeton, NJ: Princeton University Press,

1975. pp.407-448.

_____. 'James Beattie and the Defence of Common Sense', in Berhnard Fabian (ed.), *Festschrift für Rainer Gruenter*. Heidelberg: Winter, 1978. pp.145-154.

_____. *Hume*. London: Weidenfeld and Nicolson, 1989.

_____. 'Politics and Politeness in the Reigns of Anne and the Early Hanoverians', in J. G. A. Pocock (ed.), *The Varieties of British Political Thought, 1500–1800*. Cambridge: Cambridge University Press, 1993. pp.211-245.

_____. *Adam Smith: An Enlightened Life*. London: Allen Lane, 2010.

_____. *David Hume: The Philosopher as Historian*. London: Penguin Books, 2011. [A revised version of: *Hume*. London: Weidenfeld and Nicolson, 1989.]

Pink, Thomas. 'Promising and Obligation'. *Philosophical Perspectives* 23 (2009): 389-420.

Pitman, Joy. 'The Journal of John Boswell: Part I'. *Proceedings of the Royal College of Physicians of Edinburgh* 20 (1990): 67-77.

Pittion, J. P. 'Hume's Reading of Bayle: An Inquiry into the Source and Role of the Memoranda'. *Journal of the History of Philosophy* 15 (1977): 373-386.

Pocock, J. G. A. 'Robert Brady, 1627-1700: A Cambridge Historian of the Reformation'. *Cambridge Historical Journal* 10 (1950-1952): 186-204.

_____. *The Ancient Constitution and the Feudal Law*. Cambridge: Cambridge University Press, 1957.

_____. 'Machiavelli, Harrington, and English Political Ideologies in the Eighteenth Century'. *The William and Mary Quarterly* 22 (1965): 549-583.

_____. 'Hume and the American Revolution: The Dying Thoughts of a North Briton', in Norton, Capaldi and Robison (eds.), *McGill Hume Studies*, pp. 325-344. Reprinted in Pocock, *Virtue, Commerce, and History*, pp. 125-142.

_____. *Virtue, Commerce, and History: Essays on Political Thought and History, Chiefly in the Eighteenth Century*. Cambridge: Cambridge University Press, 1985.

_____. 'The Varieties of Whiggism from Exclusion to Reform: A History of

Ideology and Discourse', in Pocock, *Virtue, Commerce, and History*, pp. 215-310.

_____. *Barbarism and Religion, Vol. II: Narratives of Civil Government*. Cambridge: Cambridge University Press, 1999.

Popkin, Richard H. 'Hume and De Pinto'. *Texas Studies in Literature* 12 (1970): 417-430.

_____. 'Hume and Isaac de Pinto: Five New Letters', in W. B. Todd (ed.), *Hume and the Enlightenment*. Edinburgh: Edinburgh University Press, 1974. pp.99-127.

_____. 'David Hume and the Pyrrhonian Controversy', in *The High Road to Pyrrhonism*, pp. 133-147.

_____. 'Bayle and Hume', in *The High Road to Pyrrhonism*, pp. 149-59.

_____. 'Hume and Jurieu: Possible Calvinist Origins of Hume's Theory of Belief', in *The High Road to Pyrrhonism*, pp. 161-180.

Potkay, Adam. *The Fate of Eloquence in the Age of Hume*. Ithaca, NY: Cornell University Press, 1994.

_____. *The Passion for Happiness: Samuel Johnson and David Hume*. Ithaca, NY: Cornell University Press, 2000.

_____. 'Discursive and Philosophical Prose', in David Hopkins and Charles Martin- dale (eds.), *The Oxford History of Classical Reception in English Literature: Volume 3: 1660–1790*. Oxford: Oxford University Press, 2012. pp.593-613.

Price, John Valdimir. 'David Hume's Dialogues Concerning Natural Religion: Composition and Publication', in A. Wayne Colver and John Valdimir Price (eds.), *David Hume on Religion*. Oxford: Clarendon Press, 1976.

_____. 'Introduction' to George Horne, A Letter to Adam Smith and Samuel Pratt, *Apology for the Life and Writings of David Hume, Esq*. London: Routledge/ Thoemmes Press, 1994.

Pringle-Pattison, Andrew Seth. *Scottish Philosophy: A Comparison of the Scottish and German Answers to Hume*. Edinburgh: William Blackwood and Sons,

1885.

Radcliffe, Elizabeth S. (ed.), *A Companion to Hume*. Oxford: Blackwell, 2008.

Rashid, Salim. 'David Hume and Eighteenth-Century Monetary Thought: A Critical Comment on Recent Views'. *Hume Studies* 5 (1984): 156-164.

Rasmussen, Dennis C. *The Problems and Promise of Commercial Society: Adam Smith's Response to Rousseau*. University Park: Pennsylvania State University Press, 2008.

Raven, James. 'Publishing and Bookselling 1660–1780', in John Richetti (ed.), *The Cambridge History of English Literature, 1660–1780*. Cambridge: Cambridge University Press, 2005. pp.13-36.

Raynor, David. '"Minima Sensibilia" in Berkeley and Hume'. *Dialogue* 19 (1980): 196-200.

_____. 'Hume and Robertson's History of Scotland'. *British Journal for Eighteenth-Century Studies* 10 (1987): 59-63.

_____. 'Ossian and Hume', in Howard Gaskill (ed.), *Ossian Revisited*. Edinburgh: Edinburgh University Press, 1991.

_____. 'Why Did David Hume Dislike Adam Ferguson's Essay on the History of Civil Society?', in Eugene Heath and Vincenzo Merolle (eds.), *Adam Ferguson: Philosophy, Politics, and Society*. London: Pickering and Chatto, 2009. pp.45-72.

Read, Rupert, and Richmond, Kenneth A. (eds.). *The New Hume Debate*. Revised edn. London: Routledge, 2000.

Richetti, John J. *Philosophical Writing: Locke, Berkeley, Hume*. Cambridge, MA: Harvard University Press, 1983.

Ritchie, Thomas Edward. *An Account of the Life and Writings of David Hume, Esq.* London: T. Cadell and W. Davies, 1807.

Rivers, Isabel. *Reason, Grace, and Sentiment: A Study of the Language of Religion and Ethics in England, 1660–1780*. 2 vols. Cambridge: Cambridge University Press, 1991–2000.

Robel, Gilles. 'Introduction' to David Hume, *Essais Moraux, Politiques et*

Litté raires, ed. Robel. Paris: Presses Universitaires de France, 2001.

Robertson, John. 'The Scottish Enlightenment at the Limits of the Civic Tradition', in Istvan Hont and Michael Ignatieff (eds.), *Wealth and Virtue*. Cambridge: Cambridge University Press, 1983. pp.137-178.

_____. *The Scottish Enlightenment and the Militia Issue*. Edinburgh: John Donald, 1985.

_____. 'Universal Monarchy and the Liberties of Europe: David Hume's Critique of an English Whig Doctrine', in Nicholas Phillipson and Quentin Skinner (eds.), *Political Discourse in Early Modern Britain*. Cambridge: Cambridge University Press, 1993. pp.349-373.

_____. 'Hume, David (1711–1776)', *Oxford Dictionary of National Biography*, Oxford University Press, 2004; online edn, January 2009 [http://www.oxforddnb.com/ view/article/14141, accessed 23 December 2014].

_____. *The Case for the Enlightenment: Scotland and Naples 1680–1760*. Cambridge: Cambridge University Press, 2005.

Robison, Wade L. 'Hume's Other Writings', in Traiger (ed.), *The Blackwell Guide to Hume's Treatise*, pp. 26-40.

Rochemonteix, Camille de. *Un Collège de Jésuites aux XVIIe et XVIIIe Siècles: Le Collège Henri IV de La Flèche*. 4 vols. Le Mans: Leguicheux, 1889.

Rosen, Frederick. 'Utility and Justice: Epicurus and the Epicurean Tradition'. *Polis* 19 (2002): 93-107.

Ross, Ian Simpson. *Lord Kames and the Scotland of His Day*. Oxford: Clarendon Press, 1972.

_____. 'Hutcheson on Hume's *Treatise*: An Unnoticed Letter', *Journal of the History of Philosophy* 4 (1966): 69-72.

_____. 'The Emergence of David Hume as a Political Economist', in Wennerlind and Schabas (eds.), *David Hume's Political Economy*, pp. 31-48.

Rotwein, Eugene (ed.). *David Hume: Writings on Economics*. Edinburgh: Thomas Nelson, 1955.

Rudé, George. *Wilkes and Liberty: A Social Study of 1763-1774*. Oxford: Clarendon

Press, 1962.

Russell, Paul. *Freedom and Moral Sentiment: Hume's Way of Naturalizing Responsibility*. New York: Oxford University Press, 1995.

_____. 'Dudgeon, William (1705/6—1743)', *Oxford Dictionary of National Biography*, Oxford University Press, 2004 [www.oxforddnb.com/view/article/8140, accessed 23 December 2014].

_____. *The Riddle of Hume's Treatise: Skepticism, Naturalism, and Irreligion*. New York: Oxford University Press, 2008.

Sabl, Andrew S. *Hume's Politics: Coordination and Crisis in the History of England*. Princeton, NJ: Princeton University Press, 2012.

Sakamoto, Tatsuya. 'Hume's Economic Theory', in Elizabeth S. Radcliffe (ed.), *A Companion to Hume*. Oxford: Blackwell, 2008. pp.373-387.

_____. 'Hume's "Early Memoranda" and the Making of his Political Economy'. *Hume Studies* 37 (2011): 131-164.

Savage, Ruth (ed.). *Philosophy and Religion in Enlightenment Britain: New Case Studies*. Oxford: Oxford University Press, 2012.

Schabas, Margaret. 'Hume on Economic Well-Being', in Bailey and O'Brien (eds.), *The Continuum Companion to Hume*, pp. 332-348.

Schliesser, Eric. 'Hume's Newtonianism and Anti-Newtonianism'. *The Stanford Encyclopedia of Philosophy* (Winter 2008 Edition), Edward N. Zalta (ed.), [http://plato.stanford.edu/archives/win2008/entries/hume-newton/].

_____. 'The Obituary of a Vain Philosopher: Adam Smith's Reflections on Hume's Life.' *Hume Studies* 29 (2003): 327-362.

Schmidt, Claudia M. *David Hume: Reason in History*. University Park: Pennsylvania State University Press, 2003.

Scott, Jonathan. 'The Rapture of Motion: James Harrington's Republicanism', in Nicholas Phillipson and Quentin Skinner (eds.), *Political Discourse in Early Modern Britain*. Cambridge: Cambridge University Press, 1993. pp.139-163.

Scott, W. R. *Francis Hutcheson: His Life, Teaching, and Position in the History of Philosophy*. Cambridge: Cambridge University Press, 1900.

Selby-Bigge, L. A. 'Introduction' to Hume, *Enquiries Concerning the Human Understanding and Concerning the Principles of Morals*. Ed. Selby-Bigge. 2nd edn. Oxford: Clarendon Press, 1902.

Serjeantson, Richard. 'David Hume's Natural History of Religion (1757) and the End of Modern Eusebianism', in Sarah Mortimer and John Robertson (eds.), *The Intellectual Consequences of Heterodoxy 1600–1750*. Leiden: Brill, 2012. pp.267-295.

Sheldon, W. D. 'Massie, Joseph (d. 1784)', *Oxford Dictionary of National Biography*, Oxford University Press, 2004 [http://www.oxforddnb.com/view/article/18303, accessed 23 December 2014].

Sher, Richard B. *Church and University in the Scottish Enlightenment: The Moderate Literati of Edinburgh*. Princeton, NJ: Princeton University Press, 1985.

_____. 'Professors of Virtue: The Social History of the Edinburgh Moral Philosophy Chair in the Eighteenth Century', in Stewart (ed.), *Studies in the Philosophy of the Scottish Enlightenment*, pp. 87-126.

_____. *The Enlightenment and the Book: Scottish Authors and their Publishers in Eighteenth–Century Britain, Ireland, and America*. Chicago: University of Chicago Press, 2006.

Siebert, Donald T. *The Moral Animus of David Hume*. Newark: University of Delaware Press, 1990.

_____. 'Chivalry and Romance in the Age of Hume'. *Eighteenth–Century Life* 21 (1997): 62-79.

Simms, Brendan. *Three Victories and a Defeat: The Rise and Fall of the First British Empire: 1714–1783*. London: Allen Lane, 2007.

Skinner, Andrew S. 'Hume's Principles of Political Economy', in Norton and Taylor (eds.), *The Cambridge Companion to Hume*, pp. 381-413.

Skinner, Quentin. 'The Principles and Practice of Opposition: The Case of Bolingbroke versus Walpole', in Neil McKendrick (ed.), *Historical Perspectives: Studies in English Thought and Society in Honour of J. H. Plumb*. London: Europa, 1974. pp.93-128.

Skocylas, Anne. *Mr. Simson's Knotty Case: Divinity, Politics and Due Process in Eighteenth-Century Scotland.* Montreal & Kingston: McGill-Queen's University Press, 2001.

Slater, Graeme. 'Hume's Revisions of *The History of England*'. *Studies in Bibliography* 45 (1992): 130-157.

Smith, Norah. 'Hume's "Rejected" Essays'. *Forum for Modern Language Studies* 8 (1972): 354-371.

Smith, R. J. *The Gothic Bequest: Medieval Institutions in British Thought, 1688-1863.* Cambridge: Cambridge University Press, 1987.

Smout, T. C. *Provost Drummond.* Edinburgh: University of Edinburgh Department of Extra-Mural Studies, 1978.

Sonenscher, Michael. *Public Debt, Inequality, and the Intellectual Origins of the French Revolution.* Princeton, NJ: Princeton University Press, 2007.

Sortais, Gaston. *Le cartésianisme chez les jésuites franc,ais au XVIIe et au XVIIe siècle.* Paris: Gabriel Beauchesne, 1929.

Spencer, Mark G. (ed.). *David Hume: Historical Thinker, Historical Writer.* University Park: University of Pennsylvania Press, 2013.

_____. and Smith, Dale R. 'Canonization and Critique: Hume's Reputation as a Historian', in Jones (ed.), *The Reception of David Hume in Europe*, pp. 299-313.

Stafford, Fiona. 'Introduction' to Howard Gaskill (ed.), *The Poems of Ossian.* Edinburgh: Edinburgh University Press, 1996, v-xxi.

Starobinski, Jean. *Jean–Jacques Rousseau: Transparency and Obstruction.* Transl. Arthur Goldhammer. Chicago: University of Chicago Press, 1971.

Stephen, Leslie. *History of English Thought in the Eighteenth Century.* 2 vols. London: Smith, Elder, and Co., 1876.

Stern, Philip J., and Wennerlind, Carl. 'Introduction' to *Mercantilism Reimagined: Political Economy in Early Modern Britain and its Empire.* Oxford: Oxford University Press, 2014. pp.3-22.

Stewart, Dugald. *Dissertation Exhibiting the Progress of Metaphysical, Ethical and*

Political Philosophy since the Revival of Letters in Europe, in vol. i of *Collected Works*, ed. Sir William Hamilton. Edinburgh, 1854-1860.

_____. 'Account of the Life and Writings of William Robertson, D.D.', in vol. x of *Collected Works*, ed. Sir William Hamilton. Edinburgh, 1854–1860, 103-242.

Stewart, John B. *The Moral and Political Philosophy of David Hume*. New York: Columbia University Press, 1963.

Stewart, M. A. 'Berkeley and the Rankenian Club'. *Hermathena* 139 (1985): 25-45.

_____. (ed.). *Studies in the Philosophy of the Scottish Enlightenment*. Oxford: Clarendon Press, 1990.

_____. 'The Stoic Legacy in the Early Scottish Enlightenment', in Margaret Osler (ed.), *Atoms, Pneuma, and Tranquillity: Epicurean and Stoic Themes in European Thought*. Cambridge: Cambridge University Press, 1991. pp.273-296.

_____. 'An Early Fragment on Evil', in Stewart and Wright (eds.), *Hume and Hume's Connexions*, pp. 160-170.

_____. *The Kirk and the Infidel*. Lancaster: Lancaster University Publications Office, 1995.

_____. 'Hume's "Bellmen's Petition" : The Original Text'. *Hume Studies* 23 (1997): 3-8.

_____. 'The Dating of Hume's Manuscripts', in Paul Wood (ed.), *The Scottish Enlightenment: Essays in Reinterpretation*. Rochester: University of Rochester Press, 2000. pp.267-314.

_____. 'Principal Wishart (1692–1753) and the Controversies of his Day'. *Records of the Scottish Church History Society* 30 (2000): 60-102.

_____. 'Two Species of Philosophy: The Historical Significance of the First Enquiry', in Millican (ed.), *Reading Hume on Human Understanding: Essays on the First Enquiry*, pp. 67-95.

_____. 'Hume's Intellectual Development, 1711–1752', in Frasca-Spada and Kail (eds.), *Impressions of Hume*, pp. 11-58.

_____. 'Arguments for the Existence of God: The British Debate', in Haakonssen (ed.), *The Cambridge History of Eighteenth–Century Philosophy*, pp. 710-730.

Stewart, M. A., and Wright, J. P. (eds.). *Hume and Hume's Connexions*. University Park: The Pennsylvania State University Press, 1995.

Stirling, James Hutchison. 'Kant Has Not Answered Hume'. *Mind* 9 (1884): 531-547. Strachey, Lytton. *Portraits and Miniature and Other Essays*. London: Chatto and Windus, 1931.

Straka, Gerald. '1688 as Year One of English Liberty', in Louis T Milic (ed.), *Studies in Eighteenth–Century Culture*. Cleveland, OH: Press of Case Western Reserve University, 1971.

Strcminger, Gerhard. *David Hume: Sein Leben und sein Werk*. Paderborn: Ferdinand Schöningh, 1994.

Stroud, Barry. *Hume*. London: Routledge and Kegan Paul, 1977.

Sullivan, M. G. 'Rapin, Hume, and the Identity of the Historian in Eighteenth-Century England'. *History of European Ideas* 28 (2002): 145-162.

Susato, Ryu. 'The Idea of Chivalry in the Scottish Enlightenment: The Case of David Hume'. *Hume Studies* 33 (2007): 155-178.

Taylor, A. E. *David Hume and the Miraculous*. The Leslie Stephen Lecture 1927. Cambridge: Cambridge University Press, 1927.

Taylor, Jacqueline. 'Hume's Later Moral Philosophy', in Norton and Taylor (eds.), *The Cambridge Companion to Hume*, pp. 311-340.

_____. 'Hume on the Dignity of Pride'. *Journal of Scottish Philosophy* 10 (2012): 29-49.

_____(ed.). *Reading Hume on the Principles of Morals*. Oxford: Oxford University Press, forthcoming.

Todd, William B. 'The First Printing of Hume's Life (1777)'. *The Library* 6 (ser. 5) (1951): 123-125.

Tolonen, Mikko. 'Politeness, Paris and the Treatise'. *Hume Studies* 34 (2008): 21-42.

_____. *Mandeville and Hume: Anatomists of Civil Society*. Oxford: Voltaire Foundation, 2013.

Tomaselli, Sylvana. 'Moral Philosophy and Population Questions in Eighteenth-Century Europe', in Michael Teitlebaum and Jay M. Winter (eds.), *Population and Resources in Western Intellectual Traditions*. Cambridge: Cambridge University Press, 1989.

Traiger, Saul (ed.). *The Blackwell Guide to Hume's Treatise*. Malden: Blackwell, 2006.

Trevor-Roper, Hugh. 'A Huguenot Historian: Paul Rapin', in I. Scouloudi (ed.), *Huguenots in Britain and Their French Background, 1550–1800*. Basingstoke: Macmillan, 1987. pp.3-19.

Tucker, G. S. L. *Progress and Profits in British Economic Thought 1650–1850*. Cambridge: Cambridge University Press, 1960.

Turco, Luigi. 'Sympathy and Moral Sense: 1725–1740'. *British Journal for the History of Philosophy* 7 (1999): 79-101.

_____. 'Hutcheson and Hume in a Recent Polemic', in Mazza and Ronchetti (eds.), *New Essays on David Hume*, pp. 171-198.

Van Holthoon, Frederic L. 'Hume and the 1763 Edition of His History of England: His Frame of Mind as a Revisionist'. *Hume Studies* 23 (1997): 133-152.

_____. 'Hume and the End of History', in Spencer (ed.), *David Hume: Historical Thinker, Historical Writer*, pp. 143-162.

Viner, Jacob. 'English Theories of Foreign Trade before Adam Smith'. *Journal of Political Economy* 38 (1930): 249-301.

_____. *Studies in the Theory of International Trade*. London: Allen and Unwin, 1937.

_____. 'Power versus Plenty as Objectives of Foreign Policy in the Seventeenth and Eighteenth Centuries', in Viner, *Essays on the Intellectual History of Economics*, ed. Douglas A. Irwin. Princeton, NJ: Princeton University Press, 1991. pp.128-53.

Vitz, Rico. 'Sympathy and Benevolence in Hume's Moral Psychology'. *Journal of the History of Philosophy* 42 (2004): 261-275.

Wasserman, Earl R. 'The Pleasures of Tragedy'. *English Literary History* 14 (1947): 283-307.

Waxman, Wayne. *Hume's Theory of Consciousness*. Cambridge: Cambridge University Press, 1994.

_____. 'The Psychologistic Foundations of Hume's Critique of Mathematical Philosophy', *Hume Studies* 22 (1996): 123-167.

Wennerlind, Carl. 'An Artificial Virtue and the Oil of Commerce: A Synthetic View of Hume's Theory of Money', in Wennerlind and Schabas (eds.), *David Hume's Political Economy*, pp. 105-126.

Wennerlind, Carl, and Schabas, Margaret (eds.). *David Hume's Political Economy*. London: Routledge, 2008.

Wertz, Spencer K. *Between Hume's Philosophy and History: Historical Theory and Practice*. Lanham, MD: University Press of America, 2000.

Whelan, Frederick G. *Order and Artifice in Hume's Political Philosophy*. Princeton: Princeton University Press, 1985.

Wiles, Maurice. *Archetypal Heresy: Arianism through the Centuries*. Oxford: Clarendon Press, 1996.

Wood, P. B. 'David Hume on Thomas Reid's An Inquiry into the Human Mind, On the Principles of Common Sense'. *Mind* n.s. 95 (1986): 411-416.

_____. 'Introduction' to *Essays and Observations, Physical and Literary*. Reprinted. Bristol: Thoemmes Press, 2002.

Wootton, David. *Paolo Sarpi: Between Renaissance and Enlightenment*. Cambridge: Cambridge University Press, 1983.

_____. 'Hume's "Of Miracles" : Probability and Irreligion', in Stewart (ed.), *Studies in the Philosophy of the Scottish Enlightenment*, pp. 191-229.

_____. 'Hume, "the Historian" ', in Norton and Taylor (eds.), *The Cambridge Companion to Hume*, pp. 447-479.

Wright, John P. *The Sceptical Realism of David Hume*. Manchester: Manchester University Press, 1983.

_____. 'Dr. George Cheyne, Chevalier Ramsay, and Hume's Letter to a Physician'. *Hume Studies* 29 (2003): 125-141.

_____. *Hume's A Treatise of Human Nature: An Introduction*. Cambridge: Cambridge University Press, 2009.

_____. 'Hume on the Origin of "Modern Honour" : A Study in Hume's

Philosophical Development', in Savage (ed.), *Philosophy and Religion in Enlightenment Britain: New Case Studies*, pp. 187-209.

———. 'The Scientific Reception of Hume's Theory of Causation', in Jones (ed.), *The Reception of David Hume in Europe*, pp. 327-347.

Yalden-Thomson, D. C. 'More Hume Autograph Marginalia in a First Edition of the *Treatise*'. *Hume Studies* 4 (1978): 73-76.

Zachs, William. *David Hume 1711–1776: Man of Letters, Scientist of Man*. Catalogue of an exhibition at Edinburgh's Writer's Museum commemorating the 300th anniversary of Hume's birth. Edinburgh, 2011.

Zaretsky, Robert, and Scott, John T. The Philosophers' *Quarrel: Rousseau, Hume, and the Limits of Human Understanding*. New Haven, CT: Yale University Press, 2009.

博士论文和其他论文

Baumstark, Moritz. 'David Hume: The Making of a Philosophical Historian'. University of Edinburgh, 2009.

Bouchard, Gregory. 'The Philosophical Publishing Life of David Hume'. McGill University, 2013.

Grote, Simon. 'The Rejection of David Hume'. A.B. thesis, Harvard University, 2001.

———. 'The Moral Philosophy of William Cleghorn'. M.Phil thesis, University of Cambridge, 2005.

Merivale, Henry. 'An Enquiry Concerning the Passions: A Critical Study of Hume's *Four Dissertations*'. University of Leeds, 2014.

Slater, Graeme. 'Authorship and Authority in Hume's *History of England*'. University of Oxford, 1990.

索引 *

Addison, Joseph 艾迪生，约瑟夫，29，73，74，118，296

The Spectator《旁观者》，50，73-74，74，144，156-166，195-196，296

Advocates' Library 律师图书馆，30-31，307-308，326，350，353，354，538 n. 17

aesthetics 美学 see criticism, taste 参见批评，趣味

Agutter, William 阿格特，威廉，468

Aikenhead, Thomas 艾肯海德，托马斯，479 n.93

d'Alembert, Jean le Rond 达朗贝尔，让·勒朗，413，419，461

Allen, John 艾伦，约翰，5

America 美洲，33，152-153，172，217，273，274，384，410，422，433-438，**440**，464

Amory, Thomas 阿莫里，托马斯，205

Ancient philosophy 古代哲学，26，28，36，43-44，44，45，49，52-54，69-70，81，91，121，125-126，136，139，155，157，**190-195**，228，258，262，290，446，464，465，516 n. 183: see also Aristotle; Cicero; Epicureanism; Plato; Stoicism 同时参见亚里士多德；西塞罗；伊壁鸠鲁主义；柏拉图；斯多葛主义

ancient world (contrasted with modern) 古代世界（与现代世界相比），58，59，60，74，145，149-150，152，187，189-190，248，249，250，252，260，265，279，280，283，**284-286**，297-298，303-304，322

Annandale, Marquess of 安南戴尔侯爵，29，198，209，216-217

Anderson, George 安德森，乔治，356-357，364

Arbuthnot, John 阿巴斯诺特，约翰，76，244

Areskine (Erskine), Charles 埃尔斯金（厄尔斯金），查尔斯，41

Aristotle 亚里士多德，39，232，263，459

Arnauld, Antoine 阿尔诺，安东尼，80-81，228-229，446

Ashley, John 艾什利，约翰，148

association of ideas 观念的联结，6，75，83，85，97，99，119，128，224，258

Austrian Succession, war of 奥地利王位继承战争，167-168，181，198，218，242，266

Bacon, Francis 培根，弗朗西斯，85，244，329，341，383，446

Baier, Annette 贝尔，安内特，11，12

Balfour, James 巴尔夫，詹姆斯，299，302

Balguy, John 鲍尔吉，约翰，121

Barbeyrac, Jean 巴贝拉克，让，126，146

Baxter, Andrew 巴克斯特，安德鲁，66

---

* 本索引中的页码采用英文版页码，即本书边码。粗体数字表示本书或主题主要讨论的地方。

浙江省版权局著作权合同登记图字：11—2023—383号